科学出版社"十四五"普通高等教育研究生规划教材

中西医结合风湿病研究

主　编　郝慧琴　刘　维

编　委　（按姓氏笔画排序）

王　军　山西中医药大学	王炎焱　国家电网公司北京电力医院
王新昌　浙江中医药大学附属第二医院	叶志中　深圳市福田区风湿病专科医院
刘　杨　山西中医药大学	刘　英　山东中医药大学附属医院
刘　维　天津中医药大学第一附属医院	刘　琪　山西中医药大学
李兆福　云南中医药大学	肖长虹　南方医科大学中西医结合医院
何东仪　上海中医药大学附属光华医院	张　慧　天津中医药大学第一附属医院
张改连　山西省人民医院	张育敏　山西中医药大学
张莉芸　山西白求恩医院山西医学科学院	范永升　浙江中医药大学
赵　华　山西中医药大学	郝慧琴　山西中医药大学
段志光　山西医科大学	娄玉钤　河南风湿病医院
高明利　辽宁中医药大学附属医院	黄　烽　中国人民解放军总医院第一医学中心
彭江云　云南中医药大学第一附属医院	谢冠群　浙江中医药大学

编写秘书　刘　杨

科　学　出　版　社

北　京

内 容 简 介

本教材为科学出版社"十四五"普通高等教育研究生规划教材,重点介绍风湿病中西医结合研究的最新进展,主要包括绪论,风湿病概述,中西医结合防治风湿病的发展历程、思路与策略,风湿病中西医结合研究与中医药自信,抗风湿类中药的现代研究,中西医结合防治风湿病的新技术及特色疗法,影像学技术在风湿病防治中的应用,风湿病与生物制剂,风湿病与调节性 T 细胞治疗,风湿病与再生医学,风湿病的中西医结合护理以及风湿病的中西医康复疗法等内容。附篇部分包括风湿病中、西医诊治指南汇编和常用风湿病动物模型。本教材以促进中西医结合学科发展和坚持中西医并重为编写原则,重点阐述风湿病中西医结合防治研究领域的最新成果及诊疗进展,突出中西医结合的优势、特色及诊疗策略。

本教材可供中医院校中医、中西医结合等专业硕士及博士研究生使用,也可供风湿病领域的科研工作者阅读。

图书在版编目(CIP)数据

中西医结合风湿病研究 / 郝慧琴,刘维主编. —北京:科学出版社,2024.11
科学出版社"十四五"普通高等教育研究生规划教材
ISBN 978-7-03-075807-1

Ⅰ.①中… Ⅱ.①郝… ②刘… Ⅲ.①风湿性疾病-中西医结合-诊疗-研究生-教材 Ⅳ.①R593.21

中国国家版本馆 CIP 数据核字(2023)第 109128 号

责任编辑:李 杰 / 责任校对:刘 芳
责任印制:徐晓晨 / 封面设计:北京十样花文化有限公司

科 学 出 版 社 出版
北京东黄城根北街 16 号
邮政编码:100717
http://www.sciencep.com
固安县铭成印刷有限公司印刷
科学出版社发行 各地新华书店经销
*
2024 年 11 月第 一 版 开本:787×1092 1/16
2024 年 11 月第一次印刷 印张:21 3/4
字数:630 000
定价:128.00 元
(如有印装质量问题,我社负责调换)

前　　言

中西医结合医学是我国医药卫生事业的重要组成部分，是我国首创的一门独立医学学科。无论是抗击流行病的现实需求，还是提高我国医疗卫生服务水平的长远目标，我们都迫切需要让中西医结合承担更重大的责任、探索更具潜力的创新、释放更大的能量，以更好地满足人民群众医疗服务需求。作为我国医疗卫生事业的独特优势，我们要牢牢把握改革发展新机遇，乘势而上，进一步促进中医药传承创新发展，加强中西医结合，最大程度地发挥中医、西医各自优势。

风湿病是一组病因复杂、多伴有自身免疫功能紊乱的全身性、难治性疾病。近年来，中医、西医的专业理论和临床实践在风湿病临床诊疗实践中均已得到长足发展，且中西医结合防治风湿病的优势和特色日益彰显。但如何将中医、西医治疗风湿病的经验及研究进展进行取长补短和相互融合而实现"减毒增效"的目标，是风湿病学研究领域的重要课题。而《中西医结合风湿病研究》正是基于医疗发展需要、学科建设需要、科研创新需要、临床实践需要应运而生。

习近平总书记在党的二十大报告中强调"促进中医药传承创新发展"。本教材的编写以促进中西医结合学科发展和坚持中西医并重为方针，在介绍风湿病的西医发病机制、诊疗方案以及中医病因病机、中医辨证论治等内容的基础上，重点阐述中西医结合防治风湿病研究领域的最新研究成果，包括抗风湿类中药、生物制剂、细胞治疗、康复疗法及其他特色疗法在风湿病治疗中的前沿进展，充分突出中西医结合的优势、特色及中西医结合诊疗思维和策略。力争使学生对风湿病的研究进展具有更加全面的认识，同时培养学生中西医结合的科研思维，推动中西医结合风湿病学不断创新发展。

在本次教材的编写过程中，各位编委为本教材的撰写、修改等相关工作倾注了大量的心血和努力，在此表示诚挚的感谢！同时也要感谢李满意、邹玲华、南楠、杨娜、张雨蒙、高艳芳、刘念、晏蔚田等多位老师在本教材编写校对过程中给予的极大支持和帮助！在大家的共同努力下，我们得以保质保量地完成《中西医结合风湿病研究》的编写任务。本教材虽几经校稿和修正，但限于时间和水平，不妥之处望各位读者批评、指正，以便今后更好地修订和完善。

中西医结合是我国独具特色的医学学科，虽然中西医结合风湿病学发展初具雏形，尚有诸多需要完善和探索的问题，但随着中西医结合医学在临床实践中的经验总结、在教学体系中的理论完善、在科研探索中的思路创新，我们相信中西医结合医学一定会成为推动我国医疗卫生服务事业大变革、大发展的重要力量。未来的路，任重而道远。

本书编委会

2024 年 3 月

目　录

绪 论

学习目标

1. **知识目标** 掌握中西医结合的概念、内涵及外延；掌握风湿病的概念及主要病理变化；理解中西医结合治疗风湿病的重要性。
2. **能力目标** 学会如何运用中西医结合思维分析和解决风湿病防治中的常见问题。
3. **素质目标** 增强中医药文化自信。

几千年来，风湿病一直危害着人类的健康，人们也在征服风湿病的漫长历史进程中进行着不断的探索和研究。中西医结合是我国医药卫生事业的重要组成部分，是我国特有的一门学科，它是将传统的中医中药知识和方法与西医西药的知识和方法结合起来，在提高临床疗效的基础上，阐明机制进而获得新的医学认识。由于中医、西医防治风湿病各有优势，同时又各有不足，因此，用其所长、避其所短，中西医结合、中西医并重的防治策略势必会在风湿病的诊治中取得突破性进展。

第一节　中西医结合概述

中医、西医都是人类在和疾病做斗争的过程中产生的，都为人类健康作出了非常杰出的贡献，但是二者的哲学基础、思维方式又有着本质不同。西医是建立在生理解剖的基础上研究人体结构与功能、物质与能量变化规律的医学；中医是在长期的实践检验中不断概括、不断完善，研究整体层次上的机体反应状态及状态变化规律的医学。中医辨证而西医辨病，各有短长。中医、西医应该互相参照、互相信任，"遵古学古、参今用今"是中西医达到真正结合的基础。

一、中西医结合的概念

中国中西医结合研究会章程对"中西医结合"的概念做出了界定，即中西医结合是用现代科学（包括现代医学）理论知识和方法，加强中西医结合的研究，继承和发掘祖国医学遗产，取中医、西医之长，融会贯通，促进医学科学的繁荣与进步。中西医结合的重心在于"结合"，即在承认不同事物之矛盾、差异的前提下，把彼此不同的事物统一于一个相互依存的和合体中，并在不同事物的和合过程中取长补短，把不同但又相关的事物有机地合为一体，使之达到最佳组合，融会贯通，由此促使新事物的产生，推动事物的不断发展。

在经历了"结合思想的萌芽阶段"和"汇通互参阶段"之后，中西医结合这一概念首先由毛泽东于1956年提出，"把中医中药的知识和西医西药的知识结合起来，创造中国统一的新医学、新药学"。自此，中西医结合正在经历一个不断地发展、由低层次结合向高层次结合的历史过程。这个过程是多层次、分阶段逐步深化的，大抵经历了并且将要经历以下过程：衷中参西→中西兼容→优势互补、临床互用→在实践中寻求并逐步扩大结合点→理论阐释和新理论概念形成→构建中西医结合理论体系→在理论指导下结合医学实践→理论深化、中西医融贯结合→新医药学的创立。由此可以看出，中西医结合是一种反映医学科学向结合科学发展的思维形式，其概念可以从多角度进行概括。

（一）中西医结合的策略概念

这反映在我国医药卫生工作发展的方针、政策上。1996 年底党中央国务院召开的全国卫生工作会议将"中西医并重、发展中医药"列入"九五"计划和 2010 年远景目标，作为重大战略任务写入了《中共中央、国务院关于卫生改革与发展的决定》（简称《决定》）。《决定》明确提出："中西医要加强团结，互相学习，取长补短，共同提高，促进中西医结合。"进入 21 世纪以来，尤其是新冠疫情暴发后，中西医结合治疗在新冠感染的治疗中取得了可喜的效果。2019 年 10 月，习近平总书记对中医药工作作出重要指示指出，要遵循中医药发展规律，传承精华，守正创新，加快推进中医药现代化、产业化，坚持中西医并重，推动中医药和西医药相互补充、协调发展，推动中医药事业和产业高质量发展，推动中医药走向世界，充分发挥中医药防病治病的独特优势和作用，为建设健康中国、实现中华民族伟大复兴的中国梦贡献力量。2020 年 9 月，习近平总书记在教育文化卫生体育领域专家代表座谈会上强调："要促进中医药传承创新发展，坚持中西医并重和优势互补，建立符合中医药特点的服务体系、服务模式、人才培养模式，发挥中医药的独特优势。"

（二）中西医结合的实践概念

中西医结合的思维形式和研究方法是从实践开始，并在实践中发展深化，最终仍要以临床实践为归宿。因此，中西医结合就是在中、西医学兼容汇通的基础上，由中、西医工作者们相互合作，中、西医学术相互交流，中、西医药发挥互补互用，并存互彰，最终以提高临床效果为根本目的实践过程。

（三）中西医结合的学术概念

作为一门正在逐步发展成形的医学，中西医结合是"综合中医药学与现代医药学的理论方法，以及在中西医结合研究中不断创造的中西医结合理论方法，研究人体结构与功能、人体与环境（自然与社会）关系等，探索并解决人类健康、疾病及生命问题的一门医学"。其学术范畴有两种并非类同的观点，即边缘学说和新中医学体系说。前者认为中西医结合是中、西医学交叉发展，加上其他现代自然科学渗透促进，而逐渐形成的新兴医学、边缘科学；而后者认为中西医结合是用现代科学技术方法研究、丰富和发展中医药学，形成一个具有现代自然科学属性的、新的中医药学科体系，其工作大体有 4 种类型：①运用中医和西医理论与方法，结合临床对某些疾病过程的认识开展综合性研究，并进行学术交流；②用生理学、生物学等现代基础医学理论与方法研究中医传统理论，进而推动中西医结合基础医学的发展；③在运用中西医结合方法防治疾病的过程中，系统整理临床经验，总结中西医结合的临床规律和防治方法；④用现代科技方法从物理学、化学、电学等方面对中医学进行综合研究，以丰富和发展中医科学的内涵。

（四）中西医结合的体系范畴概念

中西医结合的思维形式可以反映于医学体系的各个领域范畴，构成一个相当完整的中西医结合体系（体系范畴说），主要体现在临床诊疗体系（包括诊断、治疗、预防、护理、养生、康复等）的中西医结合、科学研究体系（包括基础理论研究、临床与药学研究及其实验研究）的中西医结合、人才培养体系（包括西学中、中学西、全日制高等医学教育各层次中西医结合专业）的中西医结合，以及医学组织结构体系（包括中西医结合的人员群体、教学医疗科研机构、学术团体等）的中西医结合。

二、中西医结合的内涵与外延

概念的内涵，就是反映在概念中的对象的特有属性；概念的外延，就是具有概念所反映的特有属性的对象，通常称为概念的适用范围或概念所反映的具体事物。只有明确了"中西医结合"的内涵和外延，才能准确地理解和发展中西医结合。

（一）中西医结合的内涵

综合中、西医学的理论与实践经验，通过研究与实践的努力，创造中、西医学有机结合的新理论和新方法，是"中西医结合"的基本内涵。可以具体概括为以下几个方面。

1. 中、西医药知识的结合

中医药知识和西医药知识都是人类在研究生命活动及其规律、防治疾病、促进人类健康的实践中所获得的认知和经验的总和。它源于经验又超越经验。因此，中、西医药知识的结合是指两种医药学的认知和经验（包括理论、方法等）的综合统一和融会贯通，不能仅仅理解为经验层次或常识层次的中药加西药。中、西医药知识的结合是创造新医药学的前提，创造新医药学是中、西医药知识结合的目的和发展的必然结果。中、西医药知识的结合与创造新医药学紧密联系，构成了一个辩证统一和辩证发展的完整命题，同时，也反映了中西医结合的本质属性。

2. 中、西医药学科学技术发展规律的结合

人类不仅是知识的发明者，还是知识的综合应用者，更重要的是，可以根据知识的发展规律，在综合应用已知知识的过程中创造新知识。把中、西医药知识结合起来创造新医药学，不仅仅是在综合已知的中、西医药知识中创造新的医药知识，更是要把中、西医药学科学技术发展规律进行结合，从而揭示其共同的发展规律。这不仅符合现代科学技术的综合化、融合化的发展趋势，而且体现了思维与存在的统一观。

（二）中西医结合的外延

中西医结合这一概念不仅具有明确的内涵，而且可以外延化，即具有明确的适用范围，以及具有可以明确反映存在中西医结合本质属性或特征的具体事物。

1. 中西医结合学科

中西医结合学科是经过半个多世纪的研究，逐步形成且不断发展的、属于同一学科门类的中、西医药学互相交叉、渗透和综合而形成的交叉学科或综合学科。中西医结合学科形成的标志性要素有以下几个方面。

1）人才培养基地：迄今为止，我国绝大多数中医药大学和高等医学院校都建立了中西医结合学院或中西医结合系（专业），编写、出版了面向不同层次读者的中西医结合医学专业教材，形成了培养中西医结合人才的保障体系。

2）临床实践基地：从1982年开始，各级政府相继批准创办了中西医结合医院，或在综合医院创办了中西医结合科等医疗机构，并正式列入国务院批准的《医疗机构管理条例》，成为一种法定医疗机构类型。

3）科研基地：目前，全国各省、自治区、直辖市及高等医学院校，绝大多数成立了中西医结合研究院（所）等科学研究机构。中国中医研究院于2006年正式更名为中国中医科学院（China Academy of Chinese Medical Science），是我国中医学领域最高层次的研究机构。

4）学术团体：1981年，经卫生部和中国科学技术协会批准、民政部依法注册，确定中国中西医结合学会为国家一级学会，并下设若干专业委员会。各省、自治区、直辖市也相继依法注册成立了中西医结合学会和有关专业委员会，形成了一支中西医结合队伍。

5）学术期刊：自 1981 年创办《中国中西医结合杂志》之后，我国又陆续创办了《中西医结合学报》《中国中西医结合外科杂志》《中国中西医结合急救杂志》等 20 种学术期刊。1995 年创办的 *Chinese Journal of Integrative Medicine* 于 2010 年被列为美国科学引文索引（扩展库）（SCI-E）来源期刊，促进了中医西医结合学科的国际学术交流。

6）学术专著：自 20 世纪 50 年代以来，我国已陆续出版《中国中西医结合学科史》《中西医结合医学》《实用中西医结合内科学》《实用中西医结合外科学》《实用中西医结合妇产科学》《实用中西医结合儿科学》等学术专著，总数已达百余种。

7）执业医师：经人事部、卫生部、国家中医药管理局制定的有关执业医师、执业助理医师考试制度及技术职务晋升制度等，均设置了中西医结合系列。中西医结合医疗专业人员与中医学专业和西医学专业人员在医疗工作及职称晋升方面享有同等的权利及义务。

8）学术带头人：中国中西医结合学会及其学科专业委员会，各省、自治区、直辖市地方学会，均已推举产生各学科的学术带头人，部分学科带头人以中西医当选为中国科学院院士和中国工程院院士。

2. 中西医结合医学

根据构成一门学科概念的三要素（科学理论、研究方法，以及研究对象或研究任务）理论，中西医结合医学可以定义为综合运用中、西医药学的理论与方法，以及在中、西医药学互相交叉和综合运用中产生的新理论和新方法，研究人体结构与功能、系统与环境（自然与社会）的关系等，探索并解决人类健康、疾病和生命问题的科学。中西医结合医学既是综合和统一中西医药学知识而创造新医药学，并不断创新发展的一种医学形态或知识体系，又是中西医药学知识相互渗透、交融、综合而形成的具有创新性的综合体，同时，也是综合运用中西医药学理论和方法，以及通过科学研究创造中西医结合理论和方法，以防治疾病、促进人类健康的一门新兴医学。

中西医结合医学可以分为中西医结合基础医学、中西医结合临床医学、中西医结合护理学、中西医结合康复医学、中西医结合预防医学等。并且根据研究内容的不同，又可进一步划分出更细的分支学科，如中西医结合临床医学又可分为中西医结合内科学、中西医结合外科学、中西医结合妇产科学、中西医结合儿科学、中西医结合急诊医学、中西医结合眼科学、中西医结合耳鼻咽喉科学、中西医结合皮肤性病学、中西医结合精神病学等。中西医结合内科学又划分出中西医结合心血管病学、中西医结合消化病学、中西医结合神经病学等。

3. 其他

除了中西医结合学科及中西医结合医学外，中西医结合方针、中西医结合事业、中西医结合人才、中西医结合机构（包括医疗、教育、科研、学术、管理等）、中西医结合方法（包括诊断、治疗、科研、教学等）、中西医结合医学理论、中西医结合医学模式等，均属于中西医结合外延化的概念。

（三）中西医结合的发展历程

中西医结合是一项系统工程，从简单混合到有机结合，最终到完全融合是中西医结合发展的趋势。中、西医学体系的汇通结合大体经历了以下 5 个阶段。

1. 结合思想的萌芽阶段（16～19 世纪中叶）

中西医结合早期思想开始于西方文艺复兴时期，对应中国历史上的明朝。其涉及西医知识的内容由西方传教士（如意大利的利玛窦、德国的邓玉函）传入中国。在这一时期，西医学的介入对中华医学的影响很小。

2. 汇通互参阶段（1840～1949 年）

因鸦片战争和辛亥革命，中国在这一时期处于社会大变动状态。面对中医学发展停滞和西方医学知识大量涌入的现实，中、西医进入汇通互参阶段。

1）鸦片战争至辛亥革命：中西医结合以"汇通"为主线，国门的大开使得西医在中国大地广泛传播。在这种形势下，中国传统医学分化为国粹派和中西医汇通派。中西医汇通派的代表人物有以下几位：①唐宗海，著有《中西汇通医经精义》，主张"保存中说，西说为证"，以"折中归一"立论，基本观念是"重中崇古，取长补短"。②张锡纯，著有《医学衷中参西录》，突出的学术观点是提出中、西药物应"相济为用"，不应"互相抵牾"，不要有"畛域之见存其间"；以西药治标，中药治本。其在中西药的汇通上冲破承袭旧说、空谈理论的陋习，自觉地接受近代实验科学研究方法，汇通基本观点是"衷中参西"。③恽铁樵，著有《群经见智录》，汇通基本观点是"中医为主，兼采西医之长，但求改良中医"。④陆渊雷，著有《伤寒论今释》《金匮要略今释》《陆氏论医集》等，其汇通的基本观点是"以西释中"。这一阶段的中西医结合实质上是以中医为主体的汇通，在当时的历史条件和医学氛围下，只能是汇而未通。

2）辛亥革命至中华人民共和国成立：这一阶段是以"中医学存废"为中心的论争，是中医学历史上最为艰难的时期。外有西医学术体系对中医体系的挑战，内有民国政府对中医的限制，甚至企图否定中医。在抗争和求生存的思索中，促使大多数中医人投入改革中医、发展中医、融贯中西、创立新医学的时代潮流中，对中西医结合工作具有重要的先导意义。

3. 中西医结合队伍组织发展阶段（1949～1960 年）

中华人民共和国成立后，中医得到政策保障。以 1958 年 10 月党中央、毛主席批示卫生部党组《关于组织西医离职学习中医班的总结报告》为标志，形成了西医学习中医的高潮，培养了大批学习中医的西医人员，为以后的中西医结合临床与实验研究奠定了技术队伍基础。

4. 中西医结合广泛实践与理论研究阶段（20 世纪 60～70 年代）

这一阶段是在中西医结合理论指导下基础实验和临床研究较密集的时期，广大中西医结合工作者开展了大量临床实践研究，诸如中医藏象实质（肾本质、脾本质等）研究、经络实质与针刺麻醉原理研究及心血管病的中西医结合研究等，并对此进行积极讨论，取得了较大的进展，希冀以中西医结合的原则和方法寻找中西医结合契合点。

5. 中西医结合定位发展阶段（20 世纪 80 年代至今）

"文化大革命"结束后，中医和中西医结合事业又得到了新的发展。1980 年 3 月卫生部明确提出我国"中医、西医、中西医结合三支力量都要大力发展，长期并存"的方针。自 20 世纪 90 年代初以来，中西医结合教育体系逐渐形成，国家已将中西医结合人员培养定位在"高层次高等教育"上。21 世纪中西医结合的方式更加多样化，为最终创立我国中西医结合新医药学奠定基础。

第二节　风湿病概述

纵观风湿病学的发展历史，大致可以分为 3 个阶段：①公元前 3 世纪～公元 18 世纪，风湿病只是个模糊的概念，主要用来说明周身的酸痛和疼痛，其具体定义和临床范围并不清楚。②公元 18 世纪至 20 世纪 80 年代，随着自然科学的发展，人们逐渐认识到风湿病是一组全身性疾病。1642 年，有着"风湿病之父"之称的法国医生巴尤（Baillou）将风湿病（rheumatism）这个概念引入临床，并将它定义为运动系统疾病。③20 世纪 90 年代至今，随着免疫学和分子生物学理论及检测技术的飞速发展以及大量抗风湿类药物的涌现，风湿病学的发展也进入了黄金阶段。

一、风湿病的概念和分类

（一）风湿病的概念

风湿病是一组侵犯关节和骨骼及其周围软组织（包括肌肉、肌腱、滑膜、滑囊、韧带和软骨等）

以及其他组织和器官的慢性疾病，其中多数为自身免疫性疾病。病因多种多样，发病机制尚未阐述清楚。风湿病发病多较隐蔽而缓慢，病程较长，且大多具有遗传倾向。风湿病既可以是局部的损害，也可以引起全身性疾病，如不能及时得到诊治，多数疾病可能具有致残甚至致死的风险。因此，可以将风湿病的特点归结为"5D"，具体为痛苦（discomfort）、残疾（disability）、药物中毒（drug toxicity）、死亡（death）和经济损失（dollar lost）。

（二）风湿病的分类

由于风湿病的病因和发病机制复杂多样，至今尚无完善的分类。目前，关于风湿病的分类仍是沿用 1983 年美国风湿病学会所制定的分类方法，根据其发病机制、病理变化及临床特点，分为十大类。

1）弥漫性结缔组织病，如类风湿关节炎、系统性红斑狼疮、系统性硬皮病、多肌炎或皮肌炎、抗磷脂综合征、系统性血管炎综合征（大动脉炎、结节性多动脉炎、肉芽肿性多血管炎等）等。

2）脊柱关节炎，如强直性脊柱炎、反应性关节炎、炎症性肠病性关节炎、银屑病关节炎、未分化脊柱关节病等。

3）退行性变，如（原发性、继发性）骨关节炎等。

4）感染相关风湿病，如反应性关节炎、风湿热等。

5）遗传、代谢和内分泌疾病相关的风湿病，如马方（Marfan）综合征、先天性或获得性免疫缺陷病、痛风、假性痛风、肢端肥大症、甲状腺功能减退性关节病、甲状旁腺功能亢进性关节病等。

6）肿瘤相关风湿病，如滑膜瘤、滑膜肉瘤等原发性疾病和多发性骨髓瘤、转移癌等继发性疾病。

7）神经血管疾病，如神经性关节病、压迫性神经病变（周围神经受压、神经根受压等）、反射性交感神经营养不良等。

8）骨与软骨病变，如骨质疏松、骨软化、肥大性骨关节病、弥漫性特发性骨肥厚、骨炎等。

9）非关节性风湿病，如关节周围病变（滑囊炎、肌腱病等）、椎间盘病变、特发性腰痛、其他疼痛综合征（如纤维肌痛综合征）等。

10）其他有关节症状的疾病，如周期性风湿病、间歇性关节积液、药物相关风湿综合征、慢性肝炎等。

随着研究的逐渐深入，风湿病的分类和诊断标准仍在逐步更新和完善中。

二、风湿病的基本病理特点

风湿病的病理改变可分为炎症性病变及非炎症性病变两种。不同类型风湿病的靶器官、靶组织倾向性各不相同，由此而引起的病理改变也不尽相同。

（一）炎症性病变

炎症性病变主要是由免疫反应异常激活后引起，共同特征表现为局部组织出现大量淋巴细胞、巨噬细胞、浆细胞浸润和聚集。同时，还可以表现为一些疾病特异性的改变，包括滑膜炎（如类风湿关节炎）、附着点炎（如强直性脊柱炎）、关节腔炎症（如痛风）、小血管炎（如系统性红斑狼疮）、唾液腺炎及泪腺炎（如干燥综合征）、间质性肺炎（如系统性硬化病）、肌炎及间质性肺炎（如多发性肌炎或皮肌炎）、血栓及栓塞（如抗磷脂综合征）、血管炎（如不同大小的动脉炎、静脉炎）。

（二）非炎症性病变

非炎症性病变主要包括关节软骨变性（如骨关节炎）、骨质破坏（如类风湿关节炎）、皮下纤维组织增生、微血管病（如系统性硬化病）、肌萎缩（如多发性肌炎或皮肌炎）。

（三）血管病变

这是风湿病另一种常见的共同病理改变，可以是血管壁的炎症反应，造成血管壁增厚、管腔狭窄，也可以是血管舒缩功能障碍，可继发血栓形成，使局部组织器官缺血。部分弥漫性结缔组织病多系统损害的临床表现与此有关。

第三节　中西医结合思维在风湿病研究中的重要性

由于风湿病的临床特点复杂多变，中医和西医在对其发病机制的认识上以及诊断和治疗上都各有其优势和不足。中医宏观、辨证和扶正，而西医微观、辨病和祛邪，二者优势互补。中西医结合治疗风湿病不应该是单纯的中药加西药，而应该是在治疗策略、诊断思路上的辩证结合，取长补短，以最终达到提高疗效，减少毒副作用，改善患者生活质量的目标。

一、中西医结合应是"辨证"和"辨病"的有机结合

中医上所谓的"证"是指病发展过程中某一阶段的病理概括，它包括疾病的病因、病的部位、病的性质和正邪关系，反映了疾病发展过程中某一阶段病理变化的情况，是中医所特有的概念。而西医上所谓的"病"是指西医理论体系中疾病的名称，是具有稳定的内在规定性的特异的诊断概念，是对疾病全过程的总体属性、特性和疾病病理规律的概括。中医的辨证治疗认为一种疾病的不同阶段可以出现不同的证候，而不同的疾病在其发展过程中可能出现同样的证候，因此同一疾病的不同证候的治疗方法就不同；而不同疾病，只要辨证证候相同，运用同一种治疗方法就可以取得良好的治疗效果。西医的辨病治疗就是在确立病名的诊断过程之后，根据"病"的诊断结果直接施以特异性的治疗方法。

但"证"只是对当时病理变化的概括和判断，而产生当时症状的原因只是某种疾病发生发展的某一阶段，如果我们只认识到这一阶段的疾病情况而不能掌握疾病全程的发生发展，就不能掌握疾病发生过程中的发展规律。因此，临床上不仅需要理解对证的运用，也需要结合对病的把握，即病证结合。目前临床上多采用西医的病名，然后运用中医的"证"进行辨证治疗，这样既能全程把握疾病发生、发展及预后的客观规律，又能掌握疾病在发生、发展过程中某一阶段的病理变化。

但需要注意的是，中医辨证与西医辨病的理论相结合不能理解为中药加西药或用西药治标、中药治本，而是要运用中西医结合的基础理论、中西药的药理机制共同指导临床诊断与治疗，考究其相互之间可产生的相须、相使、相畏、相杀、相恶或相反的作用，从中取得它们之间相须、相使的协同作用，避免它们之间的相恶、相畏与相杀的不良反应，从而达到"减毒增效"的目的。

二、中西医结合应是多种治疗手段的有机结合

中西医结合治疗风湿病，不仅仅是中药和西药的结合，还可以是治疗手段的有机结合。中医和西医在治疗风湿病中均有一些代表性的治疗手段，并且有着不同的优势。如能在中西医结合治疗中把中西医不同手段的优势整合起来，就能取得更好的疗效。如中药离子导入疗法，就是应用药物离子透入仪输出的直流电，施加于中草药液的电极板上，使药物离子透入人体穴位或患部，从而获得药物与穴位的双重治疗效应的一种方法，适用于一些以关节病变为主的风湿病，对改善关节疼痛具有一定的疗效；对一些关节疼痛明显如急性期痛风、活动期类风湿关节炎等风湿病患者，为迅速控

制炎症，可以用中药复方制剂进行局部或关节腔注射。

三、中西医结合应是医-养-护的有机结合

中西医结合治疗风湿病，不仅仅要进行中西药物治疗，还应当根据风湿病患者体质、营养状况等因素，结合辨证论治的基本原则及"虚则补之、实则泻之、寒者热之、热者寒之、温者清之、凉者温之"等原则，以及现代营养学的基本理论，进行医养护结合的综合调摄。饮食时要根据"证"的阴阳、虚实、寒热，分别给予不同的饮食配方，同时也应了解食物中的营养成分，并把中西医辨证与现代营养成分结合起来。一般不采取炸、烤、煎等烹调方法，以免食物中有效成分被破坏，或使其性质发生改变而失去治疗作用。应采取蒸、炖、煮、煲汤等方法，烹饪的目的在于既使其美味可口，又保持其药性。此外，风湿病患者病程长，常终年服药，脾胃往往受到一定影响，故应根据患者的具体情况，制订相应的饮食治疗方案，食物应清淡易消化，避免过于辛辣、刺激及油腻，要因人、因时、因地选择食物，以调整脏腑功能，恢复阴阳平衡为目的。通过食物来扶正祛邪，以帮助患者恢复健康。

四、展　　望

从中西医汇通到中西医结合，我国的中西医结合治疗风湿病事业在探索中得到了不断发展与进步。但由于风湿病的发病原因和临床表现复杂多样，发病机制大多还没有阐释清楚，今后的发展依然任重而道远。风湿病的中西医结合治疗工作应在深入研究疾病演变规律方面继续努力，比较中西医的长处与不足，找准结合点，实现更高水平、更深层次、更有效果的有机结合；同时，针对风湿病发病过程中的重点环节展开中西医结合协同攻关，以取得突破性进展。

（郝慧琴）

第一章　风湿病概述

中西医对风湿病的认识历史悠久，对风湿病的治疗体现在将中医辨证论治思维与西医的辨病论治思维相结合，将中医对本病的宏观辨治与西医的微观病理相结合，中西对照渗透，相辅相成，充分显示祖国医学在风湿病治疗上的优势和广阔前景。

第一节　认识风湿病

风湿病的发生、发展有着十分悠久的历史。在原始社会，人类已开始采用烘火、热石块等手段治疗肢体疼痛，在漫长的生存发展历程中，人类与风湿病进行着不懈的斗争。因此，风湿病的历史就是古今医学工作者对这类疾病不断深化的认识过程。

一、西医对风湿病的认识

风湿（rheuma）一词最早见于公元前4世纪《希波克拉底全集》中有关"人体解剖"一文，有体液流动之意，反映了最初人们对此类疾病发病机制的推想，即病因学中的体液论。纪尧姆·德·巴尤在1642年发表的遗著中，介绍了风湿病的概念："关节炎在关节内的反应，就是风湿病在全身的反应。"1676年，西德纳姆（Thomas Sydenham）首次全面地记述了急性风湿病，其描述即为后人所称的风湿热。1776年，药剂师舍勒（Scheele）对于尿酸的发现标志着现代风湿病学的开始。1858年，加罗德（Garrod）最早提出"rheumatoid arthritis"一词。

风湿病学国际组织——国际抗风湿病联盟（International League Against Rheumatism，ILAR）成立于1928年。1949年承认了两个地区性组织，即欧洲抗风湿病联盟（European League Against Rheumatism，EULAR）及泛美抗风湿病联盟（Pan-American League Against Rheumatism，PANLAR）。1963年成立了东南亚太平洋地区抗风湿病联盟（South East Asia Pacific League Against Rheumatism，SEAPLAR）。1988年成立了非洲抗风湿病联盟（AFLAR）。我国于1985年成立中华医学会风湿病学分会（Chinese Rheumatology Association）。

二、中医对风湿病的认识

中医风湿病学的形成与发展，经历了漫长的历史发展过程。在长沙马王堆三号汉墓出土的目前我国发现最早的古医书《足臂十一脉灸经》中，有"疾畀（痹）"之称。《五十二病方》已收载了现今治疗痹病的常用药物，说明夏商时期对"痹病"已形成较为原始的认识。

《黄帝内经》（以下简称《内经》）特别设立《素问·痹论》专篇及《灵枢·周痹》专篇来描述痹病，从理论上系统地阐述了痹病，对其概念、病因、病机、病位、症状、鉴别及预后均有详尽记载，为后世理解和研究风湿病奠定了理论基础。《素问·痹论》曰："风寒湿三气杂至，合而为痹也。"即为最早的中医风湿病概念。"食饮居处，为其病本。"在病因方面，强调生活环境、饮食与该病关系密切。除此之外，亦强调了内因的重要性，如"粗理而肉不坚者，善病痹"。在疾病转归方面，《素问·痹论》认为"五脏皆有合，病久而不去者，内舍于其合也"。在治疗方面，《内经》提出了针刺和药熨疗法及"寒痹宜温"的治疗原则。总之，《内经》对风湿病的论述精辟，内容丰富，至今仍有效指导着临床实践。

汉代张仲景在《内经》的论述基础上，首次提出"风湿"与"历节"的病名。《金匮要略·痉湿暍病脉证》不仅提出"病者一身尽疼，发热，日晡所剧者，名风湿，此病伤于汗出当风，或久伤取冷所致也，可与麻黄杏仁薏苡甘草汤"，而且论及湿痹的证候与治法，"太阳病，关节疼痛而烦，脉沉而细者，此名湿痹。湿痹之候，小便不利，大便反快，但当利其小便"。《金匮要略·中风历节病脉证并治》另立"历节病"之名，并认为历节病乃为肝肾亏损，气血不足，营卫失调，复感寒伤冷所致，历节病的症状表现为"诸肢节疼痛，身体尪羸，脚肿如脱"，且拟定了桂枝芍药知母汤、乌头汤两方加以治疗。

华佗《中藏经》提出"七情致痹说"和"暑邪论痹说"，"气痹者，愁思喜怒过多，则气结于上……注于下则腰脚重而不能行""痹者，风寒暑湿之气中于人，则使之然也，其于脉候形证治疗之法，亦各不同焉"。

隋唐时期，隋代巢元方所著的《诸病源候论》对风湿病证候论述全面，堪称当时的风湿病证大全，其将痹证分为"风湿痹候""风痹候""风不仁候""血痹候""历节风候""风四肢拘挛不得屈伸候"等。巢元方提出的"痿痹""顽痹""偏风"名称，被后世广泛采用。孙思邈的《备急千金要方》涉及五体痹、五脏痹；《千金翼方》创制的"独活寄生汤"为后世治痹名方。王焘《外台秘要》将疼痛严重者"痛如虎咬，昼轻夜重"的风湿病称为"白虎病"。总之，这一时期风湿病的证候学取得了前所未有的发展，极大地丰富了证候及辨证论治。

《太平圣惠方》《圣济总录》等书，汇诸前人之说，惟于诸痹中独立热痹一门，治法上亦多用生地、升麻、犀角、羚羊角等甘寒苦寒药。另宋人治痹过程中，已注重对动物药（特别是虫类药物）的应用，这是中医治疗风湿病过程中的一大进展。

金元时期，战乱纷争，诸病蜂起，为四大家流派兴起提供了机遇。张子和主张于疾病早期及时用"汗、吐、下"三法攻痹。刘完素《黄帝素问宣明论方》治疗根据风寒湿之气偏胜，分别拟定防风汤、茯苓汤、茯苓川芎汤等方，热痹用升麻汤。李东垣《脾胃论》曰："肝木旺，则挟火热，无所畏惧而妄行也，故脾胃先受之，或身体沉重走痊疼痛。盖湿热相搏，而风热郁而不得伸，附著于有形也……或生痿，或生痹……"，创制了补中益气汤及羌活胜湿汤等健脾益气、除湿蠲痹的治风湿名方，并沿用至今。朱丹溪在《格致余论》中立"痛风"一名，曰："彼痛风者，大率因血受热，已自沸腾。其后或涉冷水，或立湿地，或扇取凉，或卧当风，寒凉外搏，热血得寒，污浊凝涩，所以作痛。夜则痛甚，行于阴也。"给后世活血化瘀祛痰浊的治法以很大的启发。《丹溪心法·痛风》曰："四肢百节走痛是也，他方谓之白虎历节证，大率有痰、风热、风湿、血虚。"首先提出"痰"为病因的问题。

明朝时期，中医风湿病学在辨证论治方面取得了重大进步。徐彦纯在《玉机微义·痹证门》设有"痹因虚所致"之专论，其曰："然此证因虚而感，既著体不去，须制对证药日夜饮之。虽留连不愈，能守病禁，不令人脏，庶可扶持也。"在痹证治疗方面注重扶正的治疗思想。李士材《医宗必读》提出了痹证"散邪、养正"的治疗原则，又曰："盖治风先治血，血行风自灭"，使后人对于痹证的治疗，在治风的同时重视养血活血。张介宾在《景岳全书》中十分重视风寒湿三气之痹，曰："痹因外邪，病本在经，而深则连脏。故其在上则有喘呕，有吐食；在中则为胀满，为疼痛；在下则为飧泄，为秘结诸病。"又曰："凡见此者，当于各门权其缓急先后，而随证治之。"对痹证涉及肢体外而累及脏腑的表现，主张随证治之。

清代以来，对风湿病学术进行了大胆创新。叶天士主张风湿病"从络论治"的治疗理念，丰富和发展了风湿病的病因病机理论，并擅用活血化瘀及虫类药物搜剔通络，如全蝎、地龙、穿山甲、蜣螂虫、蜂房。吴鞠通《温病条辨》重视热痹，曰："因于寒者固多，痹之兼乎热者亦复不少。"并提出"暑湿痹"一名，认为其病机为"湿聚热蒸，蕴于经络"。王清任《医林改错》认为"凡肩痛、臂痛、腰疼、腿疼，或周身疼痛，总名曰痹证"，使痹病的概念更为形象具体；他还提出"痹症有瘀血说"，认为"如古方治之不效，用身痛逐瘀汤"。张锡纯在《医学衷中参西录》中有多处使用了"偻麻质斯"一词来论关节肿痛，这是西医在进入中国初期，"Rheumatism"音译的结果。

六十余年来，中医风湿病学进入了一个崭新的发展时期。国家组织了中医理论整理研究工作，风湿病相关的历代医学典籍、文献得以被搜集、整理和研究。在总结古今中医风湿病学的理论和实践基础上，路志正和焦树德主编出版了《实用中医风湿病学》，引领和推动了中医风湿病的临床诊疗。随着国家对中医药传承人才培养的关注和重视，名老中医传承人的培养及名老中医学术思想的总结和传承工作如火如荼地展开。中医风湿病学科学术平台的建立和拓展，中医风湿病临床研究基地的建设，以及循证医学中医研究评价方法的建立，积极推动了中医风湿病学科的研究工作。临床研究亦通过对上述疾病的研究，深化了病因病机认识，在病证诊断、辨证规范化和防治方法及治未病等方面均有了较大的发展，在一定程度上提高了临床疗效，在治疗方法和制剂开发方面也取得了一定的成绩，肯定了中医治疗方法，研究制订了一批风湿病的中医治疗方案，并不断优化和完善，更多的风湿病的中医标准化和中医诊治指南的研究正在开展。此外，积极借鉴和吸收现代西医风湿病学的新进展和新成果，提高风湿病的诊断水平，研究和采用中西医结合治疗方案，以利于促进风湿病疗效的提高。

中国共产党一直高度重视中医药事业，并把保护、传承和发展传统中医药作为社会主义事业的重要组成部分，坚持不懈地推动中医药的发展，保障人民群众生命健康安全。1958 年，毛泽东主席指出："中国医药学是一个伟大的宝库，应当努力发掘，加以提高。"此后，党对中医药的发展始终保持高度重视。1986 年 8 月经中国中西医结合研究会常务理事会批准成立中西医结合风湿类疾病专业学组，翌年 8 月又经总会批准成立中国中西医结合研究会风湿类疾病专业委员会。学会的成立促进了中西医结合在风湿病领域的发展，为广大患者提供了更佳的治疗方案，也为疾病治疗提供了新的诊疗思路。在 2019 年，习近平总书记对中医药工作作出重要指示并强调："坚持中西医并重，推进中医药和西医药相互补充、协调发展。"习近平总书记在党的二十大报告中也强调："促进中医药传承创新发展。"现阶段中医药蓬勃发展，出台了各项疾病的中医、中西医结合诊疗指南，中医治疗手段也与时俱进地发展，在传统的汤药、丸散膏丹的基础上，结合现代科技发展出中药熏蒸仪、药透疗法等；在各项古方的探究、单味药的探索等中医药相关的实验研究方面也取得了长足的进步，为现代疾病的治疗作出了巨大的贡献。由上述可以看出中西医结合研究风湿类疾病已取得令人瞩目的成就，初步显现出中医、西医两个学术体系相结合的生命力。我们坚信通过中医、西医和中西医结合工作者的共同努力，不久的将来一定能在风湿病的研究方面做出更大贡献。

（刘　维）

第二节　风湿病的中医诊疗思路

目前，无论是风湿病的诊断，还是危急重症的治疗都离不开现代医学，因此，在风湿病的中医诊疗中，如何取长补短，发挥中西医各自优势，探索适合风湿病诊疗的思路，是我们取得更好临床疗效的关键。

一、辨病与辨证相结合

中医历来强调辨病与辨证相结合，清代徐灵胎在《兰台轨范》中更是强调了辨病在中医治疗中的核心作用："欲治病者，必先识病之名，能识病名而后求其病之所由生，知其所由生，又当辨其生之因各不同，而病状所由异，然后考其所治之之法，一病必有主方，一方必有主药。"强调辨病在整体把握疾病病机和治疗原则上的提纲挈领和执简驭繁的作用。根据临床发展的趋势和要求，目前中医倡导的辨病与辨证相结合，或者病证结合，一般指西医的"病"与中医的"证"相结合。明确疾病的诊断是做出准确治疗的前提，辨病是着眼于疾病整个发病过程，有助于宏观把握疾病的病位、病性、病势、邪正关系、演变规律以及疾病的预后。辨证，则是医生根据患者当前的症状、体征，明确疾病证型，为选方用药提供依据，其在改善患者当前的临床症状方面具有较大优势。风湿病作为一种慢性难治性疾病，中医的诊疗既要整体把握患者的病情，又要改善患者当前的症状，因此，辨病与辨证相结合在风湿病的诊疗中可以发挥较大的优势。

（一）辨病

临床上首先要根据国际上最新的诊疗指南做出明确诊断，这样就可以对该病的整个演变过程、治疗要点和预后有了概括性的认识。对于需要接受长期治疗的患者，只有把握了疾病的基本病机，才能采取针对性的治疗，减缓或者逆转病情的进展。中医风湿经过几千年的经验积累和历代医家不断的总结，尤其是近几十年中西医结合事业的蓬勃发展，目前中医对常见风湿病的基本病机已经有了较为深入的认识。例如，系统性红斑狼疮（systemic lupus erythematosus，SLE）一般认为本病具有遗传倾向，中医认为这与先天禀赋不足有关，而且 SLE 患者多为育龄期女性，正值经带胎产，这些均与肾虚阴亏密切相关。日光暴晒，热毒侵袭肌表，日久深入脏腑经络，煎熬阴液，酿生瘀血。因此，SLE 发病的基本病机是本虚标实，其中以肾虚为本，感受热毒为标，并进一步亏耗阴液，致使瘀血内阻，导致 SLE 出现热毒、血瘀、肾虚等各种症状。强直性脊柱炎（ankylosing spondylitis，AS）内因肾督阳虚，外因寒邪内侵，影响筋骨的荣养淖泽，而致使脊柱伛偻。痛风是因浊瘀滞留于经脉，则骨节肿痛、结节畸形，甚则溃破，或郁闭化热，聚而成毒，损及脾肾，常以受寒、受湿、饮食等为诱因。干燥综合征患者多素体肝肾阴亏，以感受燥邪为主，燥盛伤津，久病瘀血阻络。硬皮病的病机主要为先天肾阳亏虚，肺脾不足，复因寒邪侵袭，凝滞于肌腠之间，寒凝血瘀，痹阻络脉，其中又以肾阳亏虚，脾肺不足为本，寒凝、瘀血为标。

明确疾病的诊断，有助于对病情的整体把握。当然对于一些早期风湿病，不能满足当前现代医学诊断标准的，可以选用中医病名的诊断，开展中医早期治疗，对于控制病情进展具有较大临床意义。总之，辨病可以有效把握该病的基本病机，对于医生选择治疗方案，判断疾病预后，对于患者积极配合治疗，提高依从性等方面都有较大的帮助。

（二）辨证

辨证论治是中医的特色和优势，对于病程较长、病情复杂的疾病进行分型论治，是中医个体化精准治疗的落脚点。中医风湿病的专家对常见风湿病的辨证论治已经开展了大量的研究，很多成果已经以诊疗指南的形式发布。如《类风湿关节炎病证结合诊疗指南》将类风湿关节炎分为 8 种证型，同时还提出了相应证型的诊断标准和推荐方药，为临床辨证施治提供了参考和依据。《系统性红斑狼疮中西医结合诊疗指南》也是根据病证结合的原则，进一步根据疾病活动度评估将 SLE 分为轻重两个类型以及 9 种常见证型。将 SLE 分为轻重两型有利于疾病预后的判断，对于重型 SLE，医生应提高警惕，给予积极的治疗。又如痛风的辨证常根据疾病发病的分期不同进行分期辨证，痛风急性发作期，表现为关节红肿热痛，属湿热蕴结证；如果痛风病程较长，关节肿痛持续，甚至痛风石沉积导致关节变形，常辨为痰瘀痹阻证、脾虚湿热证、脾肾亏虚证。因此，对于痛风等具有明确分期的一类疾病，分期辨证对于疾病的精确辨证具有较大意义。

辨病与辨证相结合，可以达到中西医优势互补的目的，这样可以把握疾病的基本病机，同时还可以指导个性化治疗，提高风湿免疫病的临床疗效。

二、结合实验室检查，辅助中医辨证

传统的中医是以收集患者的症状、体征，并进一步通过分析综合辨为某一证型，这是中医临床诊疗的关键环节，目前，利用现代医学的实验室指标，辅助辨证，则有助于做到辨证得更加精准。如 SLE 的气血亏虚证患者不仅表现为头晕乏力、少气懒言、面色萎黄等，还可见血三系的减少等实验室检查指标的异常。饮邪凌心证除了可见心悸眩晕，胸闷气短，下肢浮肿外，还可根据心包积液、胸腔积液等检查指标来指导辨证。湿热痹阻型类风湿关节炎患者的 28 个关节疾病活动度评分（disease activity score using 28 joints，DAS28）、红细胞沉降率（ESR）、C 反应蛋白（CRP）、白细胞（WBC）、血小板（PLT）及血清球蛋白水平均显著高于寒湿痹阻型，白蛋白（ALB）水平显著低于寒湿痹阻型。对于炎症指标升高，而血小板减少的有出血表现的患者，多属于血热妄行证。风湿热患者，血常规中白细胞、中性粒细胞、ESR、CRP 等炎症指标升高，以及抗链球菌溶血素 O（ASO）升高明显，应考虑溶血性链球菌感染，如果临床又见发热、咽痛等外感症状，多属于热毒犯肺。

风湿病在判断病情的轻重、评估治疗的效果时，都需要利用实验室检查和各种理化检查结果，如何利用这些检查结果，辅助中医辨证也是中医长期值得探索研究的方向。

三、根据发作期与缓解期论治

风湿病的病程较长，大多表现为发作与缓解交替出现。疾病急性发作时，症状较重，例如类风湿关节炎患者以多关节肿痛为主要表现，同时伴有 CRP、ESR 等炎症指标明显升高，此时，中医一般认为以邪实为主，根据风、寒、湿、热、痰、瘀等偏重，予以祛风、散寒、除湿、化痰、祛瘀之法，尽快缓解患者的关节症状。当疾病进入缓解期，关节肿痛等症状明显减轻，炎症指标基本恢复正常后，中医的治则也应该相应调整，应以扶正祛邪兼顾，或以扶正为主，灵活应用益气温阳、滋阴养血、补益肝肾治法。对于 SLE 疾病缓解期，中医治疗的优势则较为显著。中医辨证论治不仅可以缓解患者的病情、减轻各种症状，而且在增强患者体质、预防感染、提高生活质量等方面具有突出的优势。因此，对于 SLE 而言，疾病活动期与缓解期的中医辨治在治疗原则和方法上也存在一定的差异。

四、提高疗效与减轻毒副作用

中医药可以控制风湿病患者的病情，减轻患者症状，提高临床疗效。同时，中医药在减轻西药毒副作用方面具有不可替代的作用。糖皮质激素是 SLE 的基础用药，但长期大剂量使用具有较大的副作用，因此，中西医结合在提高疗效的同时减轻西药尤其是糖皮质激素的副作用也是中医的特色和优势。糖皮质激素性温，长期大剂量使用将劫灼真阴，导致"壮火食气"，可耗伤肾精和肾阴。日久则致血液凝滞或精气亏损而使血运失司，可致瘀血内生。首先，根据糖皮质激素副作用的主要表现，以抓主症为主要方法，以辨证论治为基本原则进行治疗。其次，按照不同剂量糖皮质激素应用阶段的证候变化进行辨治：大剂量应用阶段，多表现为阴虚火旺或热毒炽盛，兼见瘀血，治以滋阴降火或清热解毒；中剂量或减量期，常表现为气阴两虚，可伴痰瘀湿阻，治以益气养阴；小剂量维持期，常见阴阳两虚，可伴痰瘀湿阻，治以温阳益气，调补肾精。最后，根据患者药物副作用的症状进行辨治：如继发感染，治以扶正祛邪，呼吸道感染可加麻黄、杏仁、鱼腥草、石膏等宣肺化痰解毒；尿路感染可加黄柏、车前草、半枝莲清热利湿。消化性溃疡可加海螵蛸、煅瓦楞、佛手等制酸止痛。骨质疏松及股骨头坏死，可加补骨脂、骨碎补以补肾活血，舒筋通络。库欣综合征可加麦冬、黄柏、猪苓益气养阴、清热利湿。兴奋失眠可加酸枣仁、柏子仁、淮小麦、龙骨、牡蛎养血镇静安神。

环磷酰胺是风湿免疫病常用的一种免疫抑制剂，其副作用以生殖毒性常见。中医在治疗其毒副作用时具有一定的优势，在整体辨证的基础上，加强补肾疏肝调经治疗，如选用归肾丸、柴胡疏肝散、逍遥散等方剂，同时可运用中医针灸（艾灸神阙，针刺三阴交、关元、气海等）、脐疗等方法。

免疫抑制剂大都具有消化系统毒性，尤其可致肝功能异常，中医的病机大多归于"肝郁毒瘀"，治疗时可选用疏肝活血、清热利湿中药，如茵陈、垂盆草、五味子、柴胡、芍药等，可有助于减轻药物毒副作用和恢复肝功能。同时此阶段应避免可能损害肝脏的中药，如雷公藤、青风藤、生首乌等。免疫抑制剂有骨髓抑制的副作用，表现为白细胞、血小板、红细胞等减少，一般根据辨证选用温阳、益气、养血、填精等补法治疗，选用黄芪、党参、当归、阿胶、鹿角胶等药物，但有时部分血小板减少的患者，应用活血中药才能达到生新的功效，不可忽视。非甾体抗炎药对胃肠道具有刺激作用，在中药内可配伍健脾理气之药。感染是免疫抑制剂的另一个副作用，也是造成风湿病患者死亡的重要原因，中药可选用益气固表、健脾补肾的中药进行治疗，对于提高患者体质，减少感染发生具有重要的作用。

五、关注湿痰瘀毒，注意标本兼治

风湿病病程较长，病情缠绵难愈，随着病情的进展，病机越来越复杂。例如 SLE 患者急性活动期可表现为面部红斑、发热、烦躁口渴、大便干结等热毒炽盛证，日久则热毒煎熬阴血而成瘀，耗伤津液而成痰，患者则在病情进展的过程中，出现皮肤瘀斑、雷诺病、关节肌肉疼痛、头痛、癫痫、胸腔积液等痰瘀的表现。类风湿关节炎患者急性期以寒邪痹阻经络为主者，日久则阻滞气机，气血运行不畅而成瘀血，寒邪损伤阳气，气不化津，聚湿成痰，因此，病程较长且病情控制较差的类风湿关节炎患者后期可见关节肿大，僵硬变形，肢体麻木，屈伸不利，多属于痰瘀痹阻证。另外，临床最为常用的治疗风湿病的药物——糖皮质激素，根据中医的性味归经，大部分医家认为属于辛温之品，长期或大剂量使用极易耗伤真阴，酿生痰瘀，因此，在临床使用中造成的副作用也难以避免，属药邪之一。

痰、瘀属于中医的病理产物，二者虽然性质不同，但常常相互影响，痰瘀属于有形之邪，阻滞气机，导致体内气机升降失常，这将影响体内津血的正常运行，从而进一步导致痰瘀内生。从风湿病现代的发病机制而论，也与痰瘀密切相关，硬皮病者的皮肤和重要脏器的纤维化则更为典型，这些都与中医痰瘀互阻的病机极为相似，通过活血消癥、化痰软坚治疗可以取得较好的疗效。因此，风湿病在疾病的中后期，从痰瘀论治，对于改善患者的病情，提高临床疗效，具有重要意义。

六、结合现代药理，选择特色中药

在风湿病的临床实践中，中药提取物的使用较为广泛，尤其是西医医院，如雷公藤、白芍的相关制剂。另外，目前青蒿素也在进行治疗 SLE 的临床研究，相信在不久的将来，青蒿素的临床应用范围也将扩大到 SLE 等风湿病。青风藤的主要成分青藤碱，能够减少类风湿关节炎患者外周血单核细胞的数量，抑制白介素-6（IL-6）、粒细胞-巨噬细胞集落刺激因子（GM-CSF）、肿瘤坏死因子 α

（TNF-α）、白介素-1β（IL-1β）等炎症因子的产生，从而阻断单核细胞对组织的损伤和破坏，控制疾病进展。类风湿关节炎病情控制不理想，病程较久，容易出现皮下结节，这大都由纤维蛋白样物质聚集而成，一般临床选用白芥子、夏枯草、天南星、半夏、猫爪草、僵蚕等化痰散结的药物治疗，这些药物大都具有增强纤维蛋白溶解、抗血管增生的作用。另外，生地、黄芩、忍冬藤、水牛角、丹皮、川芎、徐长卿、郁金、羊蹄根、虎杖等药物都具有调节免疫、抑制抗体产生的作用。三棱、莪术、桃仁、红花、积雪草、丹皮、赤芍等活血化瘀药都具有抗纤维化的作用。水牛角、莪术、郁金、丹皮、鬼箭羽、川芎等大剂量使用，具有一定的降低肺动脉高压的作用。僵蚕、白附子、全蝎、丹参、鸡血藤、地龙、地鳖虫、积雪草等药物具有抗血管增生、减轻血管痉挛的作用，对于雷诺现象具有一定的治疗作用。忍冬藤、水牛角、秦艽、威灵仙、豨莶草、萆薢、土茯苓、徐长卿等具有抗变态反应、抗炎镇痛的作用，对于过敏性疾病具有一定疗效。在患有自身免疫性肝病，或者各种原因导致肝功能损伤时，可在辨证论治的基础上，结合现代药理学选择中药，如研究发现，五味子、赤芍、土茯苓能够促进肝脏的解毒过程，具有保肝、降肝酶的作用，可以阻止肝细胞损伤，激活合成代谢，促进肝细胞再生，保护肝脏免受进一步损害。当然，中成药的选择除了辨证选用外，还可以参考药理学研究结果，例如，六味地黄丸具有保护下丘脑-垂体轴的作用，当长期使用糖皮质激素时，配合六味地黄丸或在其基础上加减的知柏地黄丸、肾气丸，可以起到增效减毒的作用。以上是临床较为常用的根据中药药理选用中药的例子，这提示我们，除了辨证选用药物外，结合现代药理研究选用中药，在临床方药的选择上也是一条重要的思路。

七、综合治疗，协同取胜

具有中医特色的一些疗法在风湿病的治疗中可以彰显中医治疗的优势。以关节炎为主要表现的风湿病运用熏洗等外治法大都可以起到改善关节肿痛的效果。例如痛风性关节炎急性发作时，采取足浴、熏洗、刺络放血等外治法，可使药效直达病所，起效迅速，尤其对于不耐受非甾体抗炎药、秋水仙碱等药物的患者，足浴、熏洗等外治法副作用小，可以发挥较好的疗效。如湿热蕴结证的痛风性关节炎急性期，可选用大黄、苍术、黄柏、虎杖等清热祛湿的药物，还可酌情增加肉桂、莪术、延胡索等增强透皮吸收的药物，熏洗外敷，水温宜与室温接近，避免刺激关节局部，可以在较短时间内取得消肿止痛的效果。银屑病关节炎患者的治疗不只体现在关节症状的控制，同时还要注意皮肤损害的治疗。银屑病皮损部位比较干燥，且不容易出汗，除了应用辛温发汗的药物内服外，熏洗或者沐浴都可起到促进汗出，减轻皮损，同时发挥缓解关节肿痛的作用。另外，传统的膏药，新型的巴布剂、凝胶剂、气雾剂等外用剂型在治疗关节、肌肉疼痛等方面具有一定的优势。

针灸对于关节肌肉的疼痛具有较好的效果。如风湿热证，选用三阴交、曲池、外关、风池、内庭等穴位；风寒湿证，选用太冲、足三里、血海、大椎等穴位；对于虚证，可选足三里、三阴交、阴陵泉。强直性脊柱炎宜选择具有温经散寒，益气扶阳作用的艾灸疗法，如长蛇灸、雷火灸，可以改善患者的腰痛、脊柱僵硬等症状，提高患者的生活质量。耳穴疗法是通过刺激耳部穴位以调整机体脏腑气血阴阳，具有操作简单的优势，可选择内分泌、脾、肾、输尿管、膀胱等对应部位的耳穴，用王不留行籽粘贴按压，对于改善患者常见的一些临床症状都有较好的疗效。

对于白塞综合征、SLE等疾病常见的口腔溃疡，应用金银花、野菊花、蒲公英等清热解毒，五倍子、儿茶等收湿敛疮的药物漱口，可以起到较好的止痛效果。同样，白塞综合征的外阴溃疡，也可以用苦参、土茯苓等清热利湿的中药外洗，对于改善症状有较好的疗效。

八、重视宣教与调摄，改善病情

对风湿病患者进行健康教育，提高患者对疾病的认识，减轻精神压力，可以明显提高患者在治疗过程中的依从性，从而改善患者的预后。对疾病知识的缺乏，会导致患者面对风湿病的各种症状和不适出现精神紧张等各种消极的情绪。健康教育可以改变患者的认知能力，调动患者的主观能动性，培养患者的自护能力，树立健康的信念，积极配合治疗，从而改善患者预后，提高患者的生活质量。精神心理治疗是该病治疗中重要的一环，围绕改变或纠正患者的认知，进行心理疏导和行为干预，定期进行疾病的健康教育，传播健康知识，普及中医养生保健常识，对于该病的治疗具有极大帮助。

风湿病的病因尚不完全清楚，一般认为与感染、免疫、代谢、遗传等因素有关，其中部分疾病的诱因已经明确。比如 SLE 患者，日光暴晒，紫外线诱导皮肤细胞凋亡，释放自身抗原，诱发或加剧 SLE；普鲁卡因、肼屈嗪、异烟肼、青霉素等药物也会诱发 SLE；含有雌激素的食物或药物会加重病情。类风湿关节炎患者的牙龈卟啉单胞菌等感染，以及吸烟等都与疾病的发生密切相关。因此，在风湿病的诊治过程中，需要不断地向患者进行健康宣教，使患者避免相关诱因，减少疾病复发。

健康的生活方式主要包括以下几个方面：①饮食。SLE 等风湿病存在一些食物的诱因，如部分患者存在光敏性，因此建议避免食用光敏性的食物，如香菜、芹菜、香菇、无花果等。处于一些特殊阶段，如狼疮性肾炎由于蛋白尿出现水肿者，应低盐低蛋白饮食，同时补充一些优质蛋白，中医认为鲤鱼具有利水消肿的功效，同时配合淡渗利湿的赤小豆、薏苡仁等食疗，可以起到事半功倍的效果。②锻炼。大部分风湿病患者都应该积极配合适当运动强度的锻炼，提高心肺功能，增强体质。强直性脊柱炎患者经常锻炼可以维持脊柱关节的活动度，增强椎旁肌肉的力量，增加肺活量，保持或者改善身体的姿态。但关节肌肉疼痛较为剧烈者，还是应该以休息为主。另外，我们还要加强太极拳、八段锦等中医传统功法的推广应用，中医传统功法对于纤维肌痛、骨关节炎、风湿性多肌痛等疾病的作用明显优于一般的有氧运动。③戒烟。多项临床流行病学研究表明，吸烟可以加快类风湿关节炎、强直性脊柱炎、硬皮病等的进程，同时吸烟造成的心血管及呼吸系统疾病也会进一步加重风湿免疫病患者的病情。因此，鼓励患者积极戒烟，养成良好的生活习惯。④避免感染。风湿病患者长期使用免疫抑制药物治疗，需要避免感染。在流感等传染病流行的季节，建议接种疫苗；避免去人群聚集的地方，或者戴好口罩做好防护措施。另外，如干燥综合征患者需要做好口腔卫生，预防龋齿的发生；皮肤黏膜发生溃疡或破损的患者，应保持局部卫生。

（范永升）

第三节　风湿病的现代医学诊疗思路

风湿病泛指影响骨、关节及周围软组织，如肌腱、滑囊、筋膜等的一组疾病。病因多样，如感染性、免疫性、代谢性、内分泌性、退化性、地理环境性、遗传性等。目前，类风湿关节炎、SLE、系统性硬化病、炎性肌病和干燥综合征已有确定的疾病分类和诊断标准。本节以类风湿关节炎和 SLE 为例对疾病的诊断思路进行梳理。

一、类风湿关节炎

类风湿关节炎（rheumatoid arthritis，RA）是一种慢性炎症性自身免疫疾病，表现为小关节为主的全身对称性的多关节受累，可导致关节和关节周围结构损伤和系统性炎症的后果。RA 是一种全球性疾病，不分种族、性别、民族、国籍、年龄等。目前的研究显示，RA 影响全球约 0.25% 的人口，在北欧和美国地区的患病率高达 1%，我国的患病率约为 0.42%。关节损伤可通过早期诊断加以预防，进而改善长期疗效。大量数据表明，在发病的前 2 年内，可发生相当大的永久性关节损伤。因此，RA 在最初 3～6 个月的最佳管理至关重要。

（一）RA 的发病

RA 的发病在 40~50 岁达到高峰，但在包括儿童和青少年在内的所有年龄都可发病。需注意到以下是 RA 发展的危险因素：①年龄。RA 的患病率随着年龄的增长而增加，60 岁以后患 RA 的风险显著增加。②性别。女性患 RA 的概率是男性的 3 倍，但在老年患者中性别差异不太明显。③遗传学。具有 HLA Ⅱ类基因型（如 HLA-DR4 或 HLA-DR b1 等位基因）共同表位的患病风险更高，且更容易发展为严重的 RA。④吸烟。多项研究表明，吸烟会增加患病风险，而且可能会使病情恶化。⑤肥胖。多项研究表明肥胖是 RA 发病的一个危险因素，而且是对标准治疗无效的危险因素。⑥生育。从未生育过的女性可能面临更大的 RA 发病风险。

（二）RA 关节及关节外的表现

RA 是一种自身免疫性疾病，主要影响小关节，其次影响大关节。受影响的关节可能在上肢（腕、掌指、近端指间关节、肘关节、肩关节）、下肢（足趾、膝、踝、髋关节）、中轴关节（脊柱和骶髂关节）和其他部位（颞颌关节）。

RA 的关节外表现（extra-articular manifestation，EAM）可能是由于血液中促炎细胞因子的释放导致。各种组织和器官系统都会受到影响。最严重的表现包括血管炎、费尔蒂（Felty）综合征、心包炎和胸膜炎，全身血管炎可导致皮肤表现、胃肠道并发症、心脏疾病和肺部表现。一项多中心研究试验评估了 587 例 RA 患者，发现 40%的患者出现 EAM。

最常见的皮肤表现是位于不同部位的类风湿结节，主要发生于类风湿因子（RF）血清阳性的患者。其他皮肤表现包括甲周炎症、溃疡和指坏疽。眼部表现不像皮肤表现那样常见，其中最常见的表现是角膜结膜炎、巩膜炎和角膜炎。唾液腺肿胀和口干症是可发生的口腔表现。

肺部受累常见，有时可为首发症状，包括胸腔积液、肺纤维化和间质性肺疾病。吸烟者患 RA 致命并发症的风险更大。

RA 患者可能与心血管死亡风险增加有关，可能导致动脉粥样硬化、冠状动脉炎、充血性心力衰竭、瓣膜病和纤维性心包炎等。一项涉及 41 490 名患者的 14 项对照观察性荟萃研究的分析报告显示，与普通人群相比，RA 患者发生心血管疾病的风险增加了 48%以上。此外，一项病例对照研究使用多普勒超声心动图技术评估了 47 例无心血管症状的 RA 患者的潜在心脏异常，结果显示肺动脉高压和左室舒张功能障碍的发生率较高。

肾脏表现罕见，包括肾小球肾炎和间质性肾病，这与血管炎的存在有关。此外，神经系统受累可能导致周围神经病变。

RA 患者最常见的血液学异常是贫血，这与铁调素刺激抑制了铁的运输有关，有报道称铁调素可能是 RA 中有价值的预后生物标志物。其他 EAM 包括恶性肿瘤、中性粒细胞减少症、嗜酸性粒细胞增多症和血小板减少症。费尔蒂综合征是一种严重的 EAM，主要发生于 RF 血清阳性患者，表现为白细胞计数低和脾大。因此，这些患者更容易出现机会性感染。

（三）RA 的综合管理和治疗

随着时间的推移，为了提高患者的生活质量，降低 EAM 的风险，美国风湿病学会（ACR）确定了 RA 治疗原则是"目标治疗"，这指的是选择一种良好的治疗方式来实现缓解，或以减少疾病活动作为替代方案。治疗干预必须是积极和迅速的，因为已经存在的侵蚀是不可逆转的。一般的治疗方法包括预防策略、非药物治疗和药物治疗，以便迅速取得效果，2021 年 ACR 发布的《2021 年类风湿关节炎治疗指南》更新了 RA 治疗指南的药物管理，提供了 7 项强有力的建议和 37 项有条件的建议。

（四）预防策略

危险因素的定性为预防 RA 提供了工具。关注预防是 RA 综合管理的重要组成部分。四个级别的预防（一级，二级，三级，临床）：一级预防的重点是不让病理过程开始；二级预防管理风险因素，以发现和减少它们；三级预防处理损害机制；临床预防包括减少并发症和防止疾病复发。对有发展为 RA 风险人群的筛查策略可能会降低发病率和患病率。RA 患者的血亲、双胞胎和 RF 血清阳性个体应密切监测，因为他们属于风险类别。

（五）非药物治疗

在 RA 患者中，焦虑、抑郁和疼痛与疾病活动和功能状态不佳有关。休息、职业治疗、体育锻炼和手术有效果。大多数研究评估了体力活动和心理干预对 RA 相关疲劳患者的作用，证明了它们的有效性，并与休息有关，它们可能缓解炎症组织的压力，减缓疾病的进展。

在一项 RA 系统回顾性研究中表明关节手术只用于 RA 的严重阶段。在 60 岁以下的 RA 患者中，手术率较低。手术方法可减轻疼痛并恢复关节功能。且由于外科领域的最新进展，现有许多手术方法可供选择：肌腱滑膜切除术、无线电滑膜切除术、关节镜、截骨术、关节融合、跖骨头切除关节成形术或全关节置换术。

科学证据表明，按摩、体位、冷热疗法、针灸、经皮神经电刺激和渐进式肌肉放松是辅助疗法，可能在非药物疼痛管理中有用。非药物治疗方法应与药物治疗相结合，以最大限度地提高治疗的成功率。

（六）药物治疗

RA 治疗药物研究和技术的不断改进使得药物有效性方面取得了相当大的进展。新的治疗方案成功地减轻了 RA 的临床症状，减缓疾病进展并预防了并发症。目前根据 ACR 和欧洲抗风湿病联盟（EULAR）推荐的治疗方案从两个角度管理 RA：对症治疗药物和改善病情抗风湿药（DMARDs）。

RA 的对症治疗药物主要包括非甾体抗炎药和糖皮质激素（GC），但在准确评估收益-风险平衡后，也可以考虑使用弱阿片类镇痛药进行疼痛的短期管理。非甾体抗炎药（萘普生、布洛芬、昔布类）用于急性期反应，通过控制炎症来减轻疼痛，但也可能导致严重的副作用，如出血、胃肠道溃疡、肾衰竭、心力衰竭、皮疹、头晕、精神错乱、癫痫等，因此应考虑用药的风险。一些副作用可以通过使用环氧化酶 2 抑制剂（塞来昔布、艾瑞昔布）来避免。

GC（泼尼松、氢化可的松、甲泼尼龙、地塞米松）由于其抗炎和免疫抑制作用的复杂机制，具有比非甾体抗炎药更强的效力和疗效，但非甾体抗炎药的安全性略好。GC 的长期副作用包括体重增加、水钠滞留、肌肉无力、糖尿病、骨质疏松等，因此建议 GC 短期使用。GC 在 RA 的治疗中有两个主要作用，一是作为 DMARDs 起效前的桥接治疗；二是作为使用 DMARDs 后仍然存在的活动性 RA 的辅助治疗。重要的是不要突然停止 GC 的治疗。

DMARDs 是一种通过抑制自身免疫活性来延迟或预防关节退行性变以促进缓解的药理学制剂。治疗应尽快开始，因为及早实施可取得更好的效果，特别是考虑到 DMARD 是一种缓效药物，起效延迟在 6 周至 6 个月。DMARDs 被归类为传统合成类（csDMARDs）、生物类（bDMARDs）和靶向合成类（tsDMARDs）。csDMARDs 通常用于新诊断的 RA 患者的一线治疗。如果一线治疗不耐受或无效，建议使用 bDMARDs 或 tsDMARDs。tsDMARDs，包括 Janus 激酶抑制剂（JAKi），具有口服的优势。

csDMARD 包括甲氨蝶呤（Methotrexate，MTX）、来氟米特（Leflunomide，LEF）、羟氯喹（Hydroxychloroquine，HCQ）和柳氮磺吡啶（Sulfasalazine，SSZ），这些药物的使用频率高于其他疗效和安全性较低的药物，如金制剂、硫唑嘌呤、青霉胺、环孢素、米诺环素和环磷酰胺。它们的作用机制是对过度活跃的免疫系统的非靶向抑制作用。

2021 年 ACR 发布的《2021 年类风湿关节炎治疗指南》称，MTX 是类风湿关节炎的一线治疗药物，既可作为单一疗法，也可与其他药物联合使用。因为其疗效确切、安全性高、给药灵活和成本低，指南强烈建议使用 MTX 单药治疗。对于未使用 DMARD 的 RA 患者，使用 MTX 单药治疗优于 LEF，优于双联或三联 csDMARD 治疗，也优于 MTX 联合 bDMARD 或 tsDMARD 治疗。抑制嘌呤生物合成和细胞因子的产生，以及腺苷受体的激活导致 MTX 的抗炎特性。对于 DMARD 新治患者，建议有条件地口服 MTX，而不是其他给药途径。最近一项评估 MTX 疗效和安全性的 73 项临床试验的系统综述显示，它是所有用于 RA 的 csDMARD 中最安全的，且有效率很高。经过一段时间后发现毒性作用很少，主要是胃肠道、肝脏、血液和肺方面的，包括腹泻、恶心、肝损伤、肝硬化、血小板减少、白细胞减少、肺纤维化和肺炎发生率较低。

一项 Meta 分析结果显示 MTX 和 LEF 的疗效相似，而 LEF 会导致肝酶升高得更多，安全性略低。因此，对于 MTX 耐受性差的患者，LEF 可作为另一种初始治疗方案。HCQ 是一种用于治疗疟疾的药物，但由于其有免疫调节作用，可减少细胞因子的分泌，可以作为治疗 RA 的替代选择。一项多中心、随机、双盲、安慰剂对照临床试验评估了 HCQ 治疗 RA 的疗效和安全性，结果表明该药物对纳入研究的患者有效且耐受性良好。HCQ 的主要好处是它没有骨髓抑制、肾或肝的副作用。然而，在较高的剂量下，眼睛可能受到影响，并可能发生视网膜前期病变。柳氮磺吡啶是一种具有抗炎和免疫抑制作用的双代谢物前药。在一项多中心、随机、双盲、安慰剂对照临床试验中已经证实了它与 LEF 有相似的疗效，但柳氮磺吡啶的使用受到其副作用的限制，如皮疹、荨麻疹、恶心和腹泻。使用时需对某些实验室指标进行连续监测，并对可能发生的变化进行管理。

当 csDMARD 无效或耐受性差时，可采用其他治疗方案，包括 bDMARD、tsDMARD、生物仿制药或联合治疗。bDMARD 是基因工程蛋白分子，它提供了一种针对免疫系统结构的靶向治疗，是治疗 RA 的一种较新的选择。bDMARD 根据作用机制分为以下几类：TNF-α 抑制剂（依那西普、英利西单抗、戈利木单抗、阿达木单抗、培塞利珠单抗）；B 细胞消耗剂（利妥昔单抗）；B 细胞受体抑制剂（贝利尤单抗，泰它西普）；T 细胞 CD28 的拮抗剂（阿巴西普）；IL-1 抑制剂（阿那白滞素）；IL-6 抑制剂（托珠单抗）；IL-12/23 抑制剂（乌司奴单抗）；IL-17 抑制剂（司库奇尤单抗、依奇珠单抗）；粒细胞-巨噬细胞集落刺激因子抑制剂（玛弗利木单抗）和 NF-κB 受体激活蛋白配体（RANKL）抑制剂（地舒单抗）。

自从它们被发现以来，bDMARD 的使用一直呈上升趋势。依那西普是美国食品药品监督管理局（FDA）批准的第一种用于 RA 治疗的抗细胞因子药物。它是唯一一种不是抗体，而是二聚融合蛋白的 TNF-α 抑制剂。通过一项开放标签试验，对 549 例 RA 患者使用依那西普的安全性和疗效进行了长期评估，结果显示，经过 36 个月的治疗，依那西普表现出长期疗效，且安全性良好。它也被证明在减少 RA 患者的影像学进展方面具有有益的作用。

处方最多的 bDMARD 为阿达木单抗。一项随机、双盲、安慰剂对照的Ⅲ期临床试验显示，阿达木单抗作为单药治疗应用于 csDMARD 无效的 RA 患者，疗效有显著改善，且具有良好的安全性。另一项研究发现阿达木单抗治疗 RA 与严重感染的风险更高有关，且该风险随着剂量的增加而增加。bDMARD 的缺点之一，特别是 TNF-α 抑制剂，使用者有患结核病的风险。在一项来自高发地区的 RA 患者的基于人群队列调查中，使用 TNF-α 抑制剂与结核病发病率增加 18 倍相关。与依那西普相比，阿达木单抗与更高、更早的结核病诊断有关。

临床研究表明，英利西单抗治疗 RA 患者反应快，对关节退变有很好的预防作用。一项队列研究评估了 24 例尽管使用了阿达木单抗、戈利木单抗、托珠单抗、依那西普或阿巴他普等 bDMARD 仍处于中、高度疾病活动度状态的 RA 患者，改用英利西单抗，结果显示疗效良好，37.5% 的患者达到了低度疾病活动度，70.8% 的患者达到了中等或良好的反应，安全性也很好。

戈利木单抗是一种人单克隆抗体，每月皮下注射一次。尽管戈利木单抗与其他 TNF 抑制剂具有相似的安全性和有效性，但在多次生物治疗失败的个体中，戈利木单抗的有效性低于其他 TNF 抑制剂。

培塞利珠单抗是一种人单克隆抗体，每 2 周皮下注射一次。这是一种不含 Fc 片段的生物分子，由于其不会通过胎盘转移，可以在妊娠期间安全使用，已被批准用于孕妇 RA 的治疗。

阿巴西普是一种融合蛋白，通过阻断与 CD28 的相互作用来抑制 T 细胞激活。通过静脉输注，应在第一次输注后的 2～4 周，每 4 周注射一次。大量的Ⅲ期临床试验证明了阿巴西普的安全性和有效性。一项双盲试验包含对 MTX 治疗反应不佳的 RA 患者，评估阿巴西普或英利西单抗与安慰剂的安全性和有效性，该研究的结果显示阿巴西普与英利西单抗的疗效相似，但阿巴西普的安全性更好，不良事件较少。

托珠单抗是一种单克隆抗体，具有 IL-6 抑制机制。它有皮下和静脉注射两种给药方式。来自 14 个Ⅲ期临床试验的证据表明，无论给药途径如何，托珠单抗的免疫原性风险较低。根据托珠单抗单药治疗与阿达木单抗单药治疗 RA 的 ADA CTA 研究，对于 MTX 治疗反应不佳的 RA 患者，托珠单抗治疗被发现在减轻体征和症状方面比阿达木单抗治疗更有效。临床试验中报道的最常见副作用是上呼吸道感染、鼻咽炎、蜂窝织炎和高血压。

利妥昔单抗是一种耐受性良好的分子，与感染风险的增加无关。一项 Meta 分析研究结果显示，即使在较高的剂量下，使用利妥昔单抗时发生严重感染的风险也很低。此外，一项前瞻性、非干预性研究证明，利妥昔单抗对 RA 有良好疗效，可以作为对 MTX 或 TNF-α 抑制剂治疗反应不佳的患者的替代方案。

JAKi 是美国 FDA 和欧洲药品管理局（EMA）批准的最新的 RA 治疗方法。根据它们的选择性，这些分子被分为两组，第一代由低选择性的抑制剂组成，广泛地抑制了细胞因子的信号传递，第二代可以选择性地抑制信号传递过程。JAKs 是一种细胞质蛋白，它将来自膜受体的细胞因子信号与转录因子，即转录信号转导和转录激活因子（signal transducer and activator of transcription，STAT）连接起来，从而实现对炎症反应的最佳控制，它们也可以成为治疗自身免疫性疾病有价值的药物。JAKs 家族中有 4 个成员（JAK1、JAK2、JAK 3 和酪氨酸激酶 2）。7 种类型的 STATs（STAT1、STAT2、STAT3、STAT4、STAT5A、STAT5B、STAT6）可以成为 JAKi 的靶点。除了良好的疗效和安全性外，JAKi 的其他重要优势有口服给药途径和生产成本低于 bDMARD。

2021 年 ACR 发布的《2021 年类风湿关节炎治疗指南》更新了当 csDMARD 无效时使用 JAKi 的建议。此外，患者对 JAKi 单一疗法的依从性可能高于 csDMARDs 联合疗法，这样治疗效果更好。临床试验为 JAKi 的安全性和有效性提供了复杂的信息，随着 RA 的病理生理过程和 JAKi 药物的药理特性得到充分阐明，未来有望增加 JAKi 的使用。

（七）RA 共病的管理

由于 RA 和衰老都与新出现的共病有关，如心血管疾病、感染、间质性肺疾病和癌症，这些因素将对 RA 的综合管理产生重大影响。了解相关合并症的管理现状和组建多学科医学专家团队是降低发病率和死亡率的重要组成部分。

使用 DMARD 控制炎症过程，特别是靶向治疗，与降低心血管疾病的风险有关。最近的一项横断面研究显示，在心血管合并症患者中，糖皮质激素的使用减少，bDMARD 的使用增加，这表明风湿病学家已经意识到 RA 药物可能对合并症的潜在影响。目前的心血管风险管理包括评估传统心血管风险因素（糖尿病、肥胖、血脂异常、高血压）和炎症状态的控制。心血管风险评估的结果指导低密度脂蛋白胆固醇水平检测频率，并决定是否有必要征求心脏病专家的意见。此外，约 60% 的 RA 患者存在颈动脉斑块，意味着其存在高水平的心血管风险。科学证据表明，他汀类药物通过降低胆固醇从而降低 RA 相关的心血管风险，而且具有血管保护、抗炎和抗氧化作用。再加上其安全性，他汀类药物可以成为全面控制 RA 血管共病的良好选择。

对于 RA 患者，应每年接种流感疫苗，白喉-脊髓灰质炎-破伤风疫苗每 10 年接种一次，肺炎球菌疫苗每 5 年接种一次。在 RA 患者中，肺部疾病是关节外发病和死亡最常见的原因。由于证据有限，国际上尚无关于间质性肺疾病作为 RA 共病的治疗指南。因此，对中度至重度肺部疾病的

RA 患者的管理应包括与呼吸科医生的合作。

应用于一般人群的恶性肿瘤筛查试验对 RA 患者也很有用。乳腺 X 射线摄影是检测乳腺癌最合适的诊断工具，巴氏涂片和人乳头瘤病毒试验用于检测宫颈癌，低剂量计算机断层扫描用于肺癌筛查。

现有的医学证据表明，对共病的管理是不够有效的，需要进一步研究。应将共病纳入 RA 的日常管理，筛查测试应包括在 RA 患者的诊断程序中。加拿大皮肤病风湿病共病计划为管理 RA 患者的共病提供了 19 项循证建议，强调了区分由 RA 本身引起的共病与由治疗药物引起的共病的重要性。

（八）RA 治疗的新视角和未来方向

在过去的几十年里，RA 的管理发生了显著的变化，RA 患者的生活质量和预后得到了明显改善。虽然成功发现了涉及 RA 发病机制的几种途径，但炎症过程的分子机制和治疗药物的药理作用仍未完全阐明，导致在 RA 的管理方面有一些未满足的需求。这包括更深入地了解不同疗法如何可以产生如此的疗效；阐明为什么随着时间的推移，某些患者的反应会减弱；发现早期 RA 并尽早积极治疗；以及提高新型化合物的功效和安全性，特别是 JAKi。目前，RA 的许多新的治疗靶点正在研究中，潜在的治疗药物正处于不同的测试阶段，以期在不久的将来获得 RA 的完全缓解。

二、系统性红斑狼疮

系统性红斑狼疮（SLE）是一种具有异质性临床表现的自身免疫性疾病，可影响多个器官和系统。SLE 通常根据临床或血清学表现来确定，但仍有不可忽视的一部分患者表现为 SLE 的某些表现，但不足以明确诊断。随着时间的推移，这些患者可以随着新的疾病表现发展到明确诊断 SLE，或者保持稳定的疾病过程，即使多年后，也不满足 SLE 诊断的要求。在临床实践中发现，个体的临床和血清学特征可能表明自身免疫疾病，但尚不足以诊断为明确的哪一种结缔组织病（connective tissue disease，CTD）时，这些可能属于未分化结缔组织病（undifferentiated connective tissue disease，UCTD）的范围。在 SLE 发展之前，越来越多的遗传和环境风险因素与 SLE 相关，如补体基因变异、HLA 单倍型和病毒感染。确定患有 SLE 的高风险个体可能使疾病预防干预成为可能。

当然，一些 UCTD 患者会发展为确定的疾病，如 SLE，UCTD 患者最常见的表现是关节炎（高达 60% 的患者出现关节炎）、皮肤表现（特别是光敏反应），在 UCTD 和早期 SLE 中都很常见。然而，当出现一些特殊的临床表现，如颧部皮疹、盘状皮疹或慢性皮肤狼疮，则可支持 SLE 的诊断。

在过去的几年里，对 UCTD 有了进一步的理解。人们强调的"UCTD"概念已经超越了分类标准，从指具有非特异性特征的患者，转变为不同于成熟 CTD 的独特疾病表型。对各种 UCTD 队列的随访研究清楚地表明，许多 UCTD 患者在随访期间不会出现其他的临床和（或）血清学异常（称为稳定 UCTD）。稳定的 UCTD 通常表现有限，没有严重的器官受累。通常与 SLE 相比，自身抗体亚型较少阳性。与稳定的 UCTD 不同，早期或演变中的 UCTD 是指最初的疾病表现，更容易在短时间内发展为明确的 CTD，尽管在某些情况下，这可能发生在症状出现后的几年。

（一）临床表现

疑似早期 SLE、不完全 SLE 和 UCTD 可能会重叠，特别是当这些疾病初次诊断时。总的来说，UCTD 患者的疾病表现似乎比不完全 SLE 患者更轻。例如，近 1/3 的不完全 SLE（定义为符合 1997 年 ACR 对系统性红斑狼疮的分类标准中的一到三项）患者的疾病活动度为中度到重度。此外，根据系统性狼疮国际临床合作组与美国风湿病学会（SLICC-ACR）损伤指数，超过一半的不完全 SLE 患者存在器官损伤。

一项对有发展为自身免疫性 CTD 风险的患者[定义为抗核抗体（ANA）阳性，SLICC 临床标准 ≤1，症状持续时间为 12 个月]的前瞻性研究表明，在发展为自身免疫性 CTD 的患者中，基线时超声可检测到的滑膜炎似乎比未发展为自身免疫性 CTD 的患者更常见。事实上，一些症状的出现特别提示有明确的 CTD（如手指浮肿，戈特隆丘疹，抗 Sm 抗体阳性和肾炎），应该排除诊断为 UCTD。根据 1997 年 ACR 和 2012 年 SLICC 分类标准，皮肤和关节受累是不完全 SLE 或 UCTD 患者中最常见的临床表现。而肾脏和中枢神经系统受累较少报道，因为这些表现比皮肤或关节表现更有可能支持明确的 SLE 诊断。另外，血液学累及似乎很常见，特别是白细胞减少或淋巴细胞减少，血小板减少在这些患者中相对较少。

另外，诊断还需要考虑症状出现的时间。在进展为 CTD 的 UCTD 患者中，SLE 是最常见的诊断（20%～60%）。这种进展通常发生在第一个临床特征出现后的前 5 年内。此外，最终发展为 SLE 的患者的临床表现会持续数月至数年，表现为在 3 个或 3 个以上英岛狼疮评定组指数（BILAG）在狼疮评估组指标域中的个体比例从诊断前 5 年的 18.7% 增加到诊断 SLE 前 1 年的 39.7%。

总的来说，尽管 SLE 的明确诊断应适用于临床表现包括肾脏、神经系统或心血管系统受累的患者，但仅根据临床表现区分 UCTD 和早期 SLE 还是很困难的。

（二）实验室检查

CTD 诊断的主要挑战之一是一些疾病共有的特征血清学异常（如 ANA 和类风湿因子），一些抗体特异性对于已定义的 CTD 具有诊断价值，如系统性硬化病的抗着丝点抗体和抗拓扑异体酶（scl-70）抗体，或 SLE 的抗 Sm 抗体和抗 dsDNA 抗体。同样，除了抗体特异性的类型外，在确诊时平均有 3 种自身抗体检测阳性。尽管如此，仍然需要有意义的临床前生物标志物来确定可疑的 CTD 患者。

在一项涉及 148 名抗干燥综合征相关抗原 A 抗体（SSA）阳性的 UCTD 患者的研究中，24% 的患者在 4.5 年内发展为确定的 CTD，他们主要是 SLE 和原发性干燥综合征患者。在另一项针对 70 名 UCTD 患者的研究中，那些只具有识别 60kDa 抗原的抗 SSA/Ro 抗体的患者更有可能发展为 SLE，而同时具有识别 52kDa 抗原的抗 SSA/Ro 抗体和识别 60kDa 抗原的患者更有可能发展为原发性干燥综合征。此外，一项对 130 名 SLE 患者的研究显示，18.5% 的患者在明确诊断为 SLE 之前，抗心磷脂抗体检测呈 IgG 或 IgM 阳性。抗心磷脂抗体阳性检测也与较差的预后相关，因为它与神经系统、肾脏和血液系统并发症的患病率增加有关，也与血栓事件的风险增加有关。

自身抗体不仅是 CTD 分类过程的一部分，而且在预测并发症和（或）共病方面具有重要的生物标志物作用。在检测到抗 dsDNA 抗体或抗 Sm 抗体的 UCTD 患者中，应密切监测患者肾功能和尿液分析，而在检测到提示系统性硬化病的自身抗体谱的 UCTD 患者中，应进行心肺测试和恶性筛查。

从实验室检查角度来看，在使用 1997 年 ACR 标准的研究中，高达 100% 的患者报告了抗 dsDNA 抗体检测阳性，在使用 2012 年 SLICC 标准的研究中，高达 46% 的患者报告了抗 dsDNA 抗体检测阳性。抗 dsDNA 抗体检测阳性的患者能诊断 UCTD 吗？或者抗 dsDNA 抗体的存在是否排除了 UCTD 的诊断，而有利于诊断早期 SLE 或 SLE？虽然抗 dsDNA 抗体和抗 Sm 抗体对 SLE 的特异性是毋庸置疑的，但目前诊断决策纯粹依靠临床判断。

我们能防止 SLE 的发展吗？目前还不清楚哪些 UCTD 患者会在未来的几年发展为 SLE。同样，目前还不完全清楚哪些治疗干预措施可能预防或延缓某种特定风湿病的发展。因此，对于不能被归类为 CTD 疾病患者的管理应该根据患者的临床表现进行个性化治疗和指导。例如，具有 SLE 特征的患者应密切监测，定期进行血液和尿液检测，同时进行临床检查，以确保如肾脏受累等危及生命的症状尽早发现。相比之下，对临床表现和（或）自身抗体谱提示系统性硬化病（SSc）的患者的监测应包括超声心动图，因为这些患者发展为肺动脉高压的风险增加。

UCTD 患者的治疗管理主要依赖于合并治疗指南或相应表现（如关节炎或皮肤表现），这些表现也发生在确定的风湿性疾病如 SLE、RA、SSc 和肌炎患者中。早期治疗的主要目的是减少与延迟治疗相关的长期并发症，最终目标是尽量减少不可逆的器官损伤和降低死亡率。

尽管目前正在进行一些针对早期 SLE 的研究，但对临床前 SLE 患者（有自身免疫和免疫失调证据但无疾病临床特征的患者）的一级预防管理尚无共识。之所以缺乏共识，是因为只有有限的证据支持，对无症状的 ANA 阳性个体的治疗可能能延缓临床相关 CTD 的进展。

（三）未来的发展方向

为了提高 UCTD、临床前 SLE 和早期 SLE 的诊断准确性，需要考虑几个因素。首先，在 CTD 的早期阶段和从 UCTD 发展到确定阶段的基础的病理机制。

为了改进诊断，还需要解决一些技术问题，如发展针对自身抗体谱的标准化后续检测算法。ANA 间接免疫荧光试验目前是 UCTD、SLE 和其他 CTD 的首选筛查试验，但在未来，应有更高效和经济的方式检测识别疾病特异性靶点的自身抗体，提高自身抗体检测的特异性、敏感性，届时 CTD 诊断的准确性将会提高。

（四）总结

SLE 是一种复杂的自身免疫性疾病，其特征是自身抗体的产生可先于疾病发生数年，临床表现不一。相当比例的个体具有提示系统性自身免疫性疾病的临床和血清学特征，但不能诊断为确定的 CTD。

用于定义此类个体的术语不一致，使用了诸如潜伏性、不完全性、可能性和很可能性 SLE 以及 UCTD 等术语。

尽管区分 UCTD 和早期 SLE 具有挑战性，但某些特征（如颧部皮疹或特异性自身抗体）的存在将有助于 SLE 的诊断。

患者出现首发症状后 3 年内，没有新的临床和实验室表现及缺乏 CTD 特异性血清学特征可以支持 UCTD 的诊断。

未来，随着可获得的分子数据的增多，可用于定义疾病亚群，SLE 谱系障碍定义的特异性应有所提高。

（黄　烽）

第二章	中西医结合防治风湿病的发展历程、思路与策略

学习目标

1. **知识目标** 了解中西医结合防治风湿病发展历程的三个阶段。
2. **能力目标** 熟悉不同阶段中西医结合防治风湿病的思路与策略。
3. **素质目标** 深入理解中西医结合防治风湿病的目的和意义。

第一节　中西医结合防治风湿病发展历程

中医学与西医学构建于不同的理论体系之上，且中西方不同的文化背景也影响各自医学的发展，故各有特点。但两者都属于生命科学，用于防病治病。风湿病种类繁多，病因复杂，不少的风湿病与自身免疫功能失调有关，因此，西医学与中医学对不少风湿病都缺乏有效的根治方法。但中西医相互协同，取长补短，则能促进疗效的提高。中西医结合防治风湿病是在中西医结合医学形成过程中逐渐建立和充实起来的，是一百多年来前贤先辈运用中医和西医疗法与风湿性疾病作斗争的经验总结。回顾中西医结合防治风湿病的发展历史，有利于帮助我们梳理中西医结合的思路，了解学科发展规律，更好地继承与创新。

一、中西医结合防治风湿病的体系形成

风湿病的中西医结合工作是随着社会的发展与进步、中西医结合事业的整体推进以及学术组织的建立而逐渐发展的。中西医结合防治风湿病的发展历程大致分为以下三个阶段。

（一）中西医汇通探索期

1840～1900 年，西方医学的输入对中医学产生了巨大的冲击。西医因诊疗技术特别是外科手术治疗所表现出的显著疗效有别于传统医学的经验，被称为"科学医学"，中医药学遭到怀疑和否定。在医学界，否定中医、主张全盘西化的民族虚无主义者，与主张中医疗效显著的古籍整理学家、临床学家之间展开了激烈的论争。在这种情况下，受当时"洋务派"和"改良主义"思想的影响产生了"中西医汇通派"。中西医汇通派的工作在于力图用西医印证中医，证明中西医原理相通，都是科学，同时还深入研究比较中西医学的理论形态、诊治方式、研究方法上的异同，"通其可通，存其互异"。在临床治疗上还采用中药为主加少量西药的方式，代表人物有朱沛文、唐宗海、张锡纯、曹颖甫、恽铁樵等。

朱沛文（19 世纪中叶）。字少廉，又字绍溪。广东南海县（今佛山市南海区）人。我国近代中西汇通四大家之一。曾广读古今中医书籍及当时翻译之西医书籍，并亲自到西医院内观察尸体解剖。通过临证实践 20 余年，对中西医都有一定的认识，对中西医汇通见解颇中肯。朱氏认为中西医"各

有是非，不能偏主；有宜从华者，有宜从洋者"。中医"精于穷理，而拙于格物"，但"信理太过，而或涉于虚"；西医"长于格物，而短于穷理"，但又"逐物大过，而或涉于固"。主张汇通中西以临床验证为标准求同存异，并较合理地解释了中医藏象学说与西医解剖不尽相同的道理。朱氏治学严谨，博览精研，求实创新，贯通中西，是中西医汇通派中一位开明的医家。

唐宗海（1862～1918 年），字容川，四川彭县（今四川省彭州市）人，为早期汇通中西医学的代表人物之一。他提倡"好古而不迷信古人，博学而能取长舍短"。著述有《中西汇通医经精义》两卷，认为西医与中医互有优劣，西医长于"形迹"，中医长于"气化"，中西医各有长短，主张"损益乎古今""参酌乎中外"，并试图用西医解剖、生理等知识来印证中医理论，对中西医汇通派影响较大。

张锡纯（1860～1933 年），字寿甫，河北省沧州市盐山县人，是中西医汇通派的代表人物之一。秉承其父之遗志，改攻传统医学。30 岁后又研习西医，既善于化裁古方，又能撷取中西医之精粹，互相沟通。每多化裁古方、糅合中西治法，广泛传播中医，宣扬中西汇通，尤其是中西医生理解剖学、中西药结合之原理。张锡纯接受西医学说，以"衷中参西"为旨，主张"师古而不泥古，参西而不背中"，认为中医之理多包括西医之理，沟通中西医原非难事，临证善于中西药物并用以取长补短，疗效显著，屡起沉疴危症。其平生之学术见解，医疗心得，汇集为《医学衷中参西录》30 卷，颇有影响。其中最突出的是用阿司匹林治疗热性关节肿痛，取阿司匹林"味酸辛凉，最善达表，使内郁之热由表解散"，可谓别出心裁。这种中西医汇通的诊疗思路对后世治疗风湿病具有启迪作用。

曹颖甫（1866～1938 年），名家达，字颖甫，江苏省江阴人。曹氏师承于伤寒学派黄氏，对《伤寒论》研究造诣颇深，主张以经方作为学习中医的基础，被誉为近代的经方大家。在论述白虎加桂枝汤的作用时说"白虎汤以治其本（胃肠之热），同时加桂枝以治其标（表证之寒）"，进而针对石膏、桂枝又进一步阐释，"则胃取石膏之凉而消热，动脉取桂枝之散而致汗"，中西汇通思想尽显。

恽铁樵（1878～1935 年），早年从事编译工作，后弃文业医。竭力主张西为中用，对中医学术的发展有一定影响。恽铁樵从医之时，中医正处于生死存亡的危急关头。恽铁樵以他渊博的知识，丰厚的临床经验，纵览了世界科学的进步，认为中医有实效，乃有用之学，西医自有长处，尤其是对生理学的研究，由于中西文化背景不同，医学基础各异，从而形成了两个不同的体系，"西方科学不是唯一之途径，东方医学自有立脚点"，但是中医由于年代久远，应该整理提高，使之发展进步，并明确提出吸取西医之长处，融会贯通产生新的医学，说："中医有演进之价值，必须吸取西医之长，与之合化产生新中医，是今后中医必循之轨道"，并说："居今日而言医学改革，苟非与西洋医学相周旋，更无第二途径"，然而这是为了发展中医，补助中医，"万不可舍本逐末，以科学化为时髦，而专求形似，忘其本来"。他的真知灼见，为垂危的中医指出了生存和发展的道路，回顾一个世纪来中医所走过的历程，立足中医，吸取新知的观点无疑是正确的。

中西医汇通派在中西医学术的交流方面做出了有益的探讨，在提高疾病临床疗效方面发挥了一些作用。但是由于得不到政府的关心与重视，中西医汇通派的工作一直举步维艰。1929 年国民政府中央卫生委员会会议通过了《废止旧医以扫除医事卫生之障碍案》。该案虽然在全国中医界的强烈反对下未能实施，但对中医事业以及中西医汇通工作都起到了消极作用。

（二）中西医结合蓬勃发展期

中华人民共和国成立后，中国共产党把保护、传承和发展传统中医药作为社会主义事业的重要组成部分，坚持不懈推动中医药事业发展，鼓励中西医之间相互学习，提出创造我国统一的新医药学。1950 年 8 月，第一届全国卫生会议在北京召开，会议确立了"团结中西医"作为我国的卫生工作方针之一。

20 世纪 50 年代中期，在国家的支持下，我国掀起了西医学习中医的热潮。一大批优秀的西医学人才进入中医高校脱产学习。据统计，从 1955 年到 1966 年，全国共培养了 4700 多名"西学中"人员，成为全国中西医结合领域的开拓者。

20 世纪 60 年代中期至 70 年代，我国农村的赤脚医生应用中西医两套方法治疗常见病，为基层农村的健康卫生事业发挥了关键作用，获得了世界卫生组织所赞誉的"以最少的投入获得了最大的健康收益"。

1980 年 3 月，卫生部召开全国中医和中西医结合工作会议。会议全面总结中华人民共和国成立 30 年以来的经验教训，明确提出了中医、西医、中西医结合三支力量都要大力发展、长期并存的方针。1991 年，《中华人民共和国国民经济和社会发展十年规划和第八个五年计划纲要》将"中西医并重"列为卫生工作的基本方针之一。

这一阶段，中西医结合风湿病学科也得到了蓬勃发展。首先是老一辈的中医人在中西医病名相互联系方面做了有益探讨，如中日友好医院焦树德教授将 RA、强直性脊柱炎与尪痹、大偻相联系，广安门医院国医大师路志正教授深入比较了中西医痛风的表现，并将干燥综合征归为燥痹等。其次是在病证结合基础上，研究中医治法，促进疗效的提高。如江苏南通国医大师朱良春教授运用益肾蠲痹法诊治痹病，安徽皖南医学院国医大师李济仁擅长顽痹诊治，北京中医医院赵炳南教授运用解毒凉血法治疗 SLE，上海中医药大学附属龙华医院吴圣农教授采用滋阴泻火法治疗 SLE，河南风湿病医院娄多峰教授从虚、邪、瘀论治风湿病等，各具特色。

自 20 世纪 60 年代以来，在风湿病领域，一批西医学习中医人员、中医院校毕业生等，应用中西医两套知识开展了广泛研究。在中西医结合风湿病领域，学术论点鲜明、成效显著，张鸣鹤、秦万章、房定亚、沈丕安等是其代表。

张鸣鹤 1928 年出生于浙江省嘉善。1955 年毕业于山东医学院医疗系，1961 年毕业于山东中医学院"西医学习中医班"。他认为，自身免疫引起的炎症属于中医的热毒，"因炎致痛""炎生热毒"。热毒是一切风湿病炎症病理损害的共同病机，清热解毒是基本治法。在国内曾首次报道了成人黏多糖病（Ⅳ型）这一遗传性关节病，并对中药治疗该病提供了成功的经验。

秦万章 1931 年出生于江苏省高邮。1953～1957 年就读于上海第一医学院（现复旦大学上海医学院）医疗系，1960～1964 年参加卫生部西学中研究班。他开创了单味中药材现代研究的先河，被誉为"雷公藤之父"。20 世纪 70 年代开始，秦万章教授率先运用雷公藤治疗 SLE，发现总有效率为 88.3%。秦万章教授还开展了多项雷公藤生药制剂的研究，另外还主持研制了数种以雷公藤为主的复方，广泛应用于临床。

房定亚 1937 年出生于河南省邓州。1958 年考入北京中医学院，尤擅长中西医结合治疗风湿病。他提出"免疫异常性血管炎"是风湿病的常见共同病理特点，其病理变化与中医学"毒、瘀、络脉受损"的特点相似。因此，他认为"解毒通络护脉"是风湿病血管炎的基本治则，选用具有"调节免疫、抗炎症介质"作用的方药来治疗，临证善用四妙勇安汤，为风湿病治疗开拓了新的临床思路。

沈丕安 1937 年出生于江苏省吴江（今苏州市吴江区）。他认为 SLE 属周痹范围，提出"红斑痹"的名称。临床用红斑汤进行治疗，效果显著。关于 RA，提出采用"历节"的病证名称，并用甘寒清热和温通宣行相结合的法则治疗。他采用清热的方法治疗 RA 急性活动期病人。对于应用激素问题：他认为未用激素者，应尽量不用；已经使用者，应逐渐减量，缓慢抽出，不可骤撤，以防反跳。对皮肌炎的治疗他认为当以养阴之药物为主，通过应用中药达到以下两点作用：①对人体免疫具有双向调节作用，提高细胞免疫，抑制亢进的体液免疫；②增强巨噬细胞吞噬能力，提高非特异性免疫。

学术组织的建立对中西医结合风湿病学科的发展起到了有效推动作用。1985 年 10 月由天津中西医结合津华风湿类疾病医院院长王兆铭教授发起并经中国中西医结合学会批准，成立了风湿类疾病专业委员会，由王兆铭教授担任第一、二届（1985 年 10 月～2000 年 9 月）风湿类疾病专业委员会主任委员。在他的带领下，先后举办了风湿病诊疗培训班，召开了雷公藤专题学术研讨会，主编出版了《中西医结合治疗风湿类疾病》专著，创办了《中国中西医结合风湿病杂志》，并开展了"风湿四病"的社会调查工作。王兆铭（1931～2001 年），天津市人。他进一步丰富了中西医结合研究风湿类疾病的内容。其主编的《中西医结合治疗风湿类疾病》一书，广集各家之专长，博采中西医之奥旨，堪称试图融中西医于一炉之新作。此书以发病较多、危害较大的"风湿四病"（风湿寒性关节痛、风湿性关节炎、RA、强直性脊柱炎）为重点，分章系统论述。1997 年又对该书进行修订，出版了《中国中西医结合实用风湿病学》。他经过多年临床实践，研制出类强炎冲剂、消肿散结冲剂、风痛炎冲剂，以及新型中成药特制类强炎缓释胶囊。

2000 年 9 月～2006 年 10 月的第三届风湿类疾病专业委员会由哈尔滨医科大学张凤山教授担任主任委员。在此期间，召开了医院风湿学科建设研讨会和首届国际中西医结合风湿病学术会议，促进了中西医风湿学科的发展。张凤山（1938 年～），吉林省敦化市人。在中西医结合防治风湿病方面取得显著成绩。他根据多年的临床实践经验以中西医结合治疗 SLE，对缓慢起病之轻症可单纯应用中药治疗，病情控制不理想者可加用糖皮质激素；对起病急、病人高热、面部蝶形红斑、皮肤红斑色鲜，心、肾及神经系统等重要脏器损害明显者以西药为主，中药为辅；病情稳定后递减西药用量，逐渐改为以中药治疗为主，调整患者机体内部的阴阳平衡，减少激素的剂量，并提高疗效，延长缓解期。在患者病情改善及激素减量的过程中，多以自拟方制成的免疫调节胶囊进行替代激素治疗，临床疗效颇佳。他应用中药来治疗痛风，以三妙丸为基础加减。另外，他以《丹溪心法》越鞠丸及《医林改错》身痛逐瘀汤加减化裁治疗纤维肌痛综合征。

（三）中西医结合深入推进期

进入 21 世纪后，党中央、国务院更加重视中医药，深入推进了中西医结合事业的发展。2007 年党的十七大召开，坚持"中西医并重""扶持中医药和民族医药事业发展"等方针政策，首次写入党的十七大报告。2016 年 8 月，在全国卫生与健康大会上，习近平总书记指出"坚持中西医并重，推动中医药和西医药相互补充、协调发展，是我国卫生与健康事业的显著优势"。党的二十大报告提出"促进中医药传承创新发展"的重要论述，而中西医结合正是中医药传承精华守正创新的生动实践。

2020 年初，新冠疫情流行期间，张伯礼、黄璐琦、仝小林院士等奔赴武汉，分析新冠感染的中医病机、证候及发展规律，开展新冠感染的救治工作。北京中医医院刘清泉院长作为国家卫生健康委医疗救治组专家，在一线参与危重症救治。他运用通下攻里等法发挥了中西医协同治疗优势。临床实践证明，中西医结合治疗新冠感染起到积极作用，可减少发病率和危重症的发生，降低病死率，提高治愈率。习近平总书记在 2020 年 6 月 2 日专家学者座谈会上提出"中西医结合、中西药并用，是这次疫情防控的一大特点，也是中医药传承精华、守正创新的生动实践"。2021 年 5 月 12 日，在河南南阳考察时，习近平总书记又讲道："特别是经过抗击新冠肺炎疫情、非典等重大传染病之后，我们对中医药的作用有了更深的认识。我们要发展中医药，注重用现代科学解读中医药学原理，走中西医结合的道路。"

为了贯彻落实党中央、国务院"中西医并重""中西医结合"的方针政策，国家有关部门有计划地安排项目、资金，深入推进临床中西医结合工作。从 2005 年开始，科技部在"十一五""十二五"国家科技支撑计划中专门安排"重大疑难疾病中医防治研究"项目，吕爱平研究员、范永升教授、冯兴华教授、姜泉教授分别承担并完成了"基于二次临床研究的中医药治疗 RA 的临床评价""解毒祛瘀滋肾法治疗 SLE 疗效评价研究""中医药治疗强直性脊柱炎规范化及疗效评价研究""RA 的中医病证规律及综合治疗方案研究"等项目。上述项目均采用现代科学（包括现代医学）方法，深入开展研究，在 RA、SLE、强直性脊柱炎等方面，取得了一批科研成果，推动了临床风湿病中西医结合领域的深入研究。

2018 年初，国家中医药管理局联合国家卫生健康委员会、中央军委后勤保障部卫生局启动了

58 个重大疑难疾病中西医临床协作试点项目，表明国家在临床上深入推进中西医结合工作。其中，与风湿病相关的有 2 项，分别通过中医医院、西医医院协同，运用循证医学等方法，开展了对 SLE、RA 的中西医结合临床方案疗效评价研究。这些工作的完成对于取中西医之长，制定有中国特色的中西医结合诊治风湿病的临床方案具有重要作用。

在国家中医药管理局的领导下，中国中西医结合学会也开展了难治性疾病中西医结合诊疗共识（指南）的制定工作，包括《类风湿关节炎病证结合诊疗指南》《系统性红斑狼疮中西医结合诊疗指南》《痛风中西医结合诊疗指南》《中国白塞综合征中西医结合诊疗专家共识》《皮肌炎中医内科临床诊疗指南》。这些指南的制定对于规范使用中西医结合治法，提高疗效，深入推进中西医结合，有着重要的临床价值。

在这期间，中国中西医结合学会风湿病专业委员会进行了数次换届。2006 年 10 月至 2015 年 10 月，第四、五届风湿病专委会主任委员由南方医科大学吴启富（1947～2017 年）教授担任。在他的领导下，先后举办了中西医结合强直性脊柱炎等专题研讨会，成立了青年委员会，出版了《名医与专科》《风湿病中西医结合诊疗指南》等专著，建立了中西医结合风湿病网。他创立了中西医结合"金关三步（三期）联合用药治疗方案"，使难治性风湿病临床疗效显著提高。他在经过长期临床实践后，研制了风湿康、痛风清胶囊、活血康胶丸等专科制剂，主编有《风湿病中医特色治疗》等。

2015 年 10 月至 2022 年 4 月，第六、七届风湿病专委会主任委员由浙江中医药大学范永升教授担任。在他带领下，规范了专委会工作程序，充分发挥集体作用，推动各省建立相应学术组织，定期举办了上规模、高质量的学术年会，组织开展了 SLE 等 4 种风湿病中西医结合临床诊治指南制定以及健康扶贫与"一带一路"创新驱动工作，编写了《中西医结合临床风湿病学》，先后两次被中国中西医结合学会评为中西优秀专委会。他专攻风湿病，率先提出热毒、血瘀、阴亏是其主要病机，解毒、祛瘀、滋阴是其主要治法，并构建了相应的临床诊治方案。他针对 SLE 发病全过程，辨病与辨证相结合，提出"二型九证法"。轻型中以关节疼痛为主的归为风湿痹证；以白细胞、血小板减少为主伴体倦，辨为气血亏虚证；以低热、脱发等为主，辨为阴虚内热证。重型中为以红斑皮疹、高热为主的，为热毒炽盛证；以心悸为主，或有心包积液等，为饮邪凌心证；以胸闷、气喘为主，可见有肺部感染等，为痰瘀阻肺证；以胁部胀滞不舒为主，伴肝功能受损等，为肝郁血瘀证；以四肢浮肿为主，伴大量尿蛋白的，为脾肾阳虚证；以头痛、抽搐，合并神经系统损害的，为风痰内动证。他还围绕风湿免疫病中的激素副作用，总结出以辨证施治为主，结合激素剂量不同阶段、副作用不同表现治疗的"三维一体减副法"。

这一时期，在风湿病专业委员会带领下，中西医结合风湿病学术进入快速发展期。涌现出一大批新学说、新理论、新成果。天津中医药大学第一附属医院刘维创立了"毒痹论"，采用清热解毒、祛风除湿、活血通络法治疗难治性 RA；提出干燥综合征"虚瘀毒论"，以益气养阴、清热解毒、活血化瘀法治疗干燥综合征；补肾壮督解毒法治疗强直性脊柱炎；扶正解毒法治疗 SLE 等。中日友好医院阎小萍继承焦树德教授学术思想，擅长用中医、中西医结合方法辨治风湿病。她提出了"肾虚是风湿病发病的重要基础""补肾是辨治风湿病必要治则"。她率先提出"寒热为纲"的辨治体系及"五连环""综合强化序贯"治疗风湿病理念。她强调风湿病外治，又提出"辨治风湿病必须内外同治方取佳效"的主张。河南风湿病医院娄玉钤认为，由于中西医的世界观与方法论不同，使得中医重视相互关系，而西医则重视客观数据。关系"统筹"数据，数据"支撑"关系，可成为中西医结合的方向。对于痛风患者的高尿酸血症，认为是肾脏（中医）的"升清降浊"功能不足，造成体内的代谢废物尿酸（中医的湿浊）不能充分排出体外，聚积体内即"内生湿浊"所致。山西中医药大学郝慧琴带领科研团队主要围绕中医经典名方二妙散、防己黄芪汤干预 RA 的内治机制，以及傅山外治方的外用干预机制展开了相关研究，以进一步揭示中医药防治 RA 潜在机制及其优势。上海市光华中西医结合医院何东仪强调"中西医结合、病证结合"的治痹理念；重视痹病的分期论治，提出急性期以风湿热郁证为主，缓解期以痰瘀互结证为主的观点；并注重应用内外合治的方法。他研究雷公藤内酯醇新型衍生物 LLDT-8 治疗 RA 的分子机制，为 LLDT-8 的临床应用提供了充分的药理学依据。云南省中医医院彭江云传承发扬著名中医学家吴佩衡扶阳学术之精华，首次提出痹病"阳虚络痹"关键病因病机，创立"温阳通络法"论治痹病的证治体系与方法，丰富和完善了中医痹病理论与实践。南方医科大学中西医结合医院肖长虹团队总结创制三水白虎汤治疗 RA 并开发成院内制剂，首创利用人工气候与葡萄球菌肠毒素 B 干预胶原诱导型关节炎小鼠，构建风寒湿痹和风湿热痹证的 RA 模型，并率先应用人 TNF-α 转基因模型研制中医痹证模型等。深圳市福田区风湿病专科医院叶志中在国内首次发现并诊断皮肤松弛症合并 SLE 等罕见疑难病；率先在深圳开展免疫吸附治疗难治性自身免疫性疾病等。辽宁中医药大学附属医院高明利出身医学世家，牵头制订产后痹的临床指南，深入研究气阴两虚所致 RA 等，他研制"益气养阴通络方"并构建相应的临床诊治方案。陆军军医大学西南医院方勇飞提出风湿病早期诊断、系统治疗、局部与整体结合、内治与外治兼顾的原则，坚持中医传统"天人相应"思想，运用五运六气理论指导遣方用药。山东中医药大学附属医院刘英作为山东张氏（张鸣鹤）治疗风湿病清消流派主要传承人之一，倡导"燥毒-玄府"理论在燥痹中的应用，初步构建了局部与全身结合，药物与微针并施，动静运动相宜的治疗康复体系。这一时期，新说众多，限于篇幅，只简要列举。

二、中西医结合防治风湿病的发展方向

从中西医汇通到中西医结合，已经过去了 100 多年，我国的中西医结合事业在探索中得到了不断发展与进步。但中西医结合由于生命科学的复杂性，今后的发展依然任重而道远。回顾走过的历程，结合未来医学的发展，风湿病的中西医结合工作应从下列几个方面继续努力。

（一）疾病演变规律的深入研究

风湿病临床的中西医结合工作最重要的是，围绕疾病的发展演变规律和过程，搞清楚中西医的长处与不足，找准结合点，只有这样中西医在风湿病诊治过程中才能实现更高水平、更深层次、更有效果的有机结合。目前的 RA、SLE 等中西医结合诊治共识/指南都有必要按照这些要求不断完善。

（二）疾病重点环节的协同攻关

重点环节的突破可大幅度提升临床疗效。譬如，SLE 患者伴有妊娠、结缔组织病合并间质性肺炎或血小板减少等，都是疾病诊治过程中的重点环节或难题。因此，围绕这些重点环节，采取多学科协作方法，持续开展中西医结合研究，发挥中西医结合的优势，以求取得更多的突破。

（三）疾病治疗过程的增效减毒

风湿病中西医结合的增效减毒已经取得了很大的成绩，但是糖皮质激素造成的股骨头缺血性坏死、向心性肥胖、月经不调，免疫抑制剂造成的感染，非甾体抗炎药引起的胃溃疡、肝损伤等，依然是临床常见的难题。因此，增效减毒依然是中西医结合研究主要且迫切的任务。

（四）传统方药的挖掘创新

风湿病临床上仍然存在许多难题。《灵枢·九针十二原》说："言不可治者，未得其术也。"我们应该继续从中医古籍、名老中医经验、民间疗法等传统宝库中寻找有效的治法，并应用现代科学方法开展创新性研究，尤其要重视有毒中药的研究。在这方面，雷公藤制剂是最好的例子，屠呦呦研究员是我们的榜样，陈竺院士也给我们作出了很好的示范。

（五）中医药改善生物制剂不良反应的探索

1992 年，英国的 Feldmann 和 Maini 教授证实了 TNF-α 拮抗剂——英利西单抗是治疗 RA 的有效药物，这为风湿病的治疗带来了革命性的突破。近年来，生物制剂广泛应用于临床，如依那西普、英利西单抗等肿瘤坏死因子拮抗剂，利妥昔单抗等抗 CD20 单克隆抗体等。这些生物制剂在改善风湿病患者疾病进展及预后的同时，也带来了许多不良反应，如局部给药部位的超敏反应，呼吸道感染、尿路感染和其他真菌感染以及头痛等，甚至出现恶性肿瘤及结核感染。因此，我们在发挥生物制剂治疗作用的同时，还应关注其带来的不良反应，并采用辨证施治等方法，减轻生物制剂给患者带来的不利影响。

（六）中西医结合的疗效评价

系统评价、随机对照试验是目前级别最高的循证医学证据。从 20 世纪 80 年代以来，中西医结合的同道已经针对风湿病开展了一些临床随机对照的研究工作，但数量不多，有的研究不够规范，循证医学等级较低，这样不利于中医药的推广与应用。因此，采用目前认可的随机对照试验等高级别临床证据的研究方法来评价中医药疗法或中西医结合疗法治疗风湿病的临床疗效，这样才能更好地推广中西医结合疗法的临床应用，从而得到国内外医学界的认可。

（七）中医药疗效机制的现代探索

随着科学技术的进步，各种实验技术手段亦得到快速的发展。基因组学、转录组学、蛋白质组学等分子生物学及肠道菌群、代谢组学、脂质组学等学科技术亦日趋成熟和完善。比如，有研究发现，四妙散可以下调 IL-1β 等促炎细胞因子的释放，调节肠道菌群结构，促进 M2 样巨噬细胞极化来降低血尿酸水平。这样就充分阐明了四妙散治疗痛风的疗效机制。因此，我们医务工作者和科研人员要积极利用上述各种组学的技术方法，阐明单味中药、中药复方以及中西医结合临床方案治疗风湿病的作用机制，推动中西医结合学科的学术发展与进步。

2021 年 2 月 9 日，国务院办公厅印发的《关于加快中医药特色发展的若干政策措施》中提出，要在综合医院、传染病医院、专科医院等逐步推广"有机制、有团队、有措施、有成效"的中西医结合医疗模式。将中西医结合工作成效纳入医院等级评审的绩效考核等。相信随着这些政策措施的落实，通过中西医结合人的不懈努力，中西医结合事业一定会取得不断进步与发展，而临床风湿病的中西医结合也一定会迎来更加辉煌的明天。

（娄玉铃）

第二节　风湿病中西医病名之间的关系

"风湿病"本为中医病名，曾有痹、痹证、痹病等不同称谓，是人体正气不足或脏腑功能失调，风、寒、湿、热、燥等邪为患，痰瘀气滞，引起经脉气血不通不荣，出现以肢体关节疼痛、重着、麻木、肿胀、屈伸不利等症状，甚则关节变形、肢体痿废或累及脏腑为特征的一类疾病的总称。

西医学引入中国之时，在介绍翻译解剖、生理病理、疾病名称等，部分借用了中医词汇，造成不同的两个医学体系同名而不同义的情况比比皆是。西医将具有相同特征的一类疾病，借用中医风湿之名译为"风湿病""风湿性疾病"，是中医、西医共用"风湿"病名的疾病。基于病证结合需要，目前部分风湿性疾病被赋予一个乃至数个中医病名。

一、风湿病的中医病名演变

"风湿病"的命名源流较为复杂，文献中曾采用痹、痹证、痹症、痹病、风湿等，以及五体痹、五脏痹等二级病名和皮痹、脉痹、肌痹等三级病名，另外历节、大偻、阴阳毒、狐惑、痛风等病名亦属于风湿病范畴。

《五十二病方》中初载"风湿"；《伤寒杂病论》记述"风湿"成为风湿病名开端；《汉书》"痹，风湿之病"的论述将痹和风湿病相关联；《医门法律》以"风湿"作为专论，详尽论述风湿为患引起肌肉、关节病证的机制及处方；《医林绳墨》认为"风湿"是"以病因为其病名也"；《叶选医衡》总结道"如云风痹寒痹湿痹者，指病之因；行痹痛痹著痹者，言病之状；脾肝心肺肾痹者，病之所属；筋脉皮肉骨痹者，病之所在"；《黄帝素问直解》载"燔针劫刺其下者，治痹证也"，明确了《黄帝内经》的痹证体系。

20世纪90年代学者们综合历史文献、学习现代研究成果、结合学科的发展，认为以"风湿病"命名是较好的选择，1986年在《疾病定义草案》中正式确定了中医"风湿病"的病名。目前"痹证""痹病""风湿病"的病名并用。

（一）痹

"痹"作为病名首见于《足臂十一脉灸经》之"疾畀（痹）"。《黄帝内经》最早记载了痹的发病病因以及根据病因进行的分类，也是"痹证""痹病""痹候"的病名渊源，并进一步提出了"五体痹""五脏痹""周痹""众痹"等诸多痹证，为后世医家的病证结合研究奠定了基础。

张仲景提出"湿痹"和"历节"的概念。《诸病源候论》总结痹的病源和证候。《备急千金要方》提出了风痹、热痹、周痹、筋痹、胞痹等10余种痹。《温病条辨》中提出了"暑湿痹"并认为其实为湿热痹。发展至今，痹之理论已近乎完备并记录于《痹病论治学》《中国痹病大全》等书中。

1. 五淫痹

风、寒、湿、热、燥等五邪中某一淫邪为主所导致的一类痹证，后世称"五淫痹"，即风邪为主称风痹（亦名行痹），寒邪为主称寒痹（亦名痛痹），湿邪为主称湿痹（亦名着痹），燥邪为主称燥痹，热邪为主称热痹。2010年《中医风湿病学》中正式称之为"五淫痹"。

2. 五体痹、五脏痹

《黄帝内经》提出，皮、肉、筋、脉、骨五体感受外邪，可成相应之痹，亦称外痹，即病在骨称骨痹，在筋称筋痹，在脉称脉痹，在肌称肌痹，在皮称皮痹。《济生方》中提到"大率痹病，总而言之，凡有五种：筋痹、脉痹、皮痹、骨痹、肌痹是也"。

《黄帝内经》认为五体痹进一步发展内舍肺、脾、肝、心、肾五脏而成五脏痹，五脏痹之病名首次出现于《证治准绳》。

3. 六腑痹

六腑痹从《黄帝内经》中肠痹和胞痹为基础衍生而出，《神农本草经》最早提到"胃痹"，《千金翼方》则提出胃痹证治；《张氏医通》论述三焦痹。《辨证录》论述了六腑痹的病因病机和证治，其中"风寒湿同结于大肠"、"风寒湿同结于胃而成痹"、"风寒湿结于心包络"、"风寒湿入于小肠之间，而成痹耳"和"风寒湿之犯于三焦"等，是对六腑痹的发展和补充。《症因脉治》中论胞痹即为膀胱痹，肠痹为大小肠痹，而论胃痹为胸痹。"六腑痹"病名到现代才出现于《痹病论治学》中，后作为病证名称被《中国痹病大全》收入，并与五脏痹合称脏腑痹（五脏六腑痹）。

4. 周痹

《黄帝内经》首次论及周痹。周痹"在于血脉之中，随脉以上，随脉以下""独居分肉之间，真气不能周"，《备急千金要方》《圣济总录》《黄帝素问宣明论方》提出周痹之病位；《增补内经拾遗方论》以周身疼痛为周痹。目前多以具有痛处不定、上下游走的特征定义周痹。

5. 尪痹

《金匮要略》中记述"诸肢节疼痛，身体尪羸，脚肿如脱，头眩短气，温温欲吐"，"尪"在此处言其关节肿大，身瘦胫曲之意；《医门法律》所论"膝骨日大，上下肌肉日枯细"的"鹤膝风"属于尪痹范畴。现代焦树德教授将关节变形、骨质受损、筋挛肉瞤、屈伸不能、活动受限、几成废人的这类痹病，命名为"尪痹"，后被广泛应用于《中国痹病大全》《中国风湿病学》等著作并沿用至今。

（二）大偻

关于本病症状最早的描述出现在《阴阳十一脉灸经》，"脊痛，要（腰）以（似）折，脾（髀）不可以运，腘如结，是为踝厥，是巨阳脉主治"。"大偻"之名，首见于《黄帝内经》，"阳气者……开阖不得，寒气从之，乃生大偻"。历代文献中也有"背偻""背伛偻""偻痹"等其他称谓。焦树德教授提出，大偻即指病情深重、脊柱弯曲、背俯的疾病，与强直性脊柱炎晚期的临床表现如关节畸形相像。

（三）历节

"历节"最早见于《神农本草经·上经》，作为病名最早见于《金匮要略》。张仲景《金匮要略》曰："汗出，入水中，如水伤心，历节痛，黄汗出，故曰历节。"《诸病源候论》称为"历节风"。《普济本事方·治风寒湿痹白虎历节走注诸病》将风寒湿痹与白虎历节分开论治，明确提出风热成历节的观点。而对于"白虎历节"的记载首次见于《太平圣惠方》。《杂病源流犀烛》描述该症为："白虎历节风，痛痹之一证也，以其痛循历遍身百节，故曰历节；以其痛甚如虎咬，故曰白虎历节。"《医学传灯·痛风》言："痛风者，遍身疼痛，昼减夜甚，痛彻筋骨。有若虎咬之状，故又名为白虎历节风。"

（四）狐惑

"狐惑"作为中医病名首见于《金匮要略》，"狐惑之为病……蚀于喉为惑，蚀于阴为狐……蚀于上部则声嗄……蚀于下部则咽干"。《备急千金要方》之"目赤如鸠眼……脓已成也"，《太平圣惠方》之"狐惑下利……干呕肠鸣""时时下痢"，《普济方》之"三四日眼赤如鸠""或下脓血"等描述说明亦会侵袭眼部及胃肠道并出现相应症状。

（五）阴阳毒

"阴阳毒"病名始见于《金匮要略》，"阳毒之为病，面赤斑斑如锦文……阴毒之为病，面目青，身痛如被杖"，描述了阴阳毒的临床表现。此后各时代阴阳毒之定义略有不同，如《诸病源候论》有伤寒阴阳毒和时气阴阳毒两说，《医宗金鉴》将痧证视为阴阳毒，《东医宝鉴·杂病》有"伤寒三阴病深必变为阴毒""伤寒三阳病深必变为阳毒"。另有体质强壮者发为阳毒，体质柔弱者发为阴毒等说法，亦有阳毒的治疗及预后好于阴毒之说。

（六）痛风

"痛风"病名最早见于《名医别录》。《医学入门》将痛风定义为历节风、白虎风，《证治准绳》云："痛风、白虎历节风，即痛痹。"《解围元薮》把痛风称为鬼箭风（箭风）、旋风，其曰："历节风此……俗名鬼箭风""痛风……又名旋风"。《景岳全书》则最早将痛风称为风痹，"风痹一证，即今人所谓痛风也"。《类证治裁》曰："痛风……《灵枢》谓之贼风，《素问》谓之痛痹，《金匮》谓之历节，后世更名白虎历节风，近世俗名箭风。"《格致余论》中首设"痛风"章节，创"痛风"病名，并在《丹溪心要治法》《丹溪心法》等书中均开辟"痛风"专论。

二、风湿病的西医病名

"rheumatism"一词来自古希腊语"rheuma"，由古希腊医学家盖伦首先提出。16~17世纪，巴尤（Baillou）首先将这一概念转移至临床疾病和综合征，限定为运动系统疾病。随着对西医知识的理解加深和广泛传播，我国医生逐渐认识到"rheumatism"在临床特征方面与中医的且在我国民间广泛使用的"风湿"十分接近，遂将"rheumatism"意译为"风湿病""风湿性疾病"。

（一）类风湿关节炎（RA）

类风湿关节炎作为疾病名称在风湿病学上出现很晚，公元1世纪就曾详细描述了一种以小关节起病后累及其他关节并可伴有全身性改变和关节畸形的关节炎。1819年，英国生理学家和外科专家本杰明·C.布罗迪（Benjamin C. Brodie）首次认识到滑膜炎是其主要病理改变。1858年，加罗德（Alfred Baring Garrod）最早提出"rheumatoid arthritis"一词，英国卫生部于1922年正式用此名词，ACR于1941年正式采用此命名。1857年，罗伯特·亚当斯（Robert Adams）描述了类风湿结节。1867年，让·马丁·沙尔科（Jean Martin Charcot）将类风湿关节炎与痛风、风湿热、骨关节炎相鉴别。1880年，法国医生奥古斯丁-雅各布·朗德雷-博韦（Augustin Jacob Landré-Beauvais）首次引入类风湿关节炎这一概念。1912年，弗兰克·比林斯（Frank Billings）发现了类风湿因子（RF），提出类风湿关节炎是针对各种慢性局灶感染的一种反应这一假说，受该假说影响，1927年马蒂乌·H.道森（Martiu H. Dawson）证实，上述发现是非特异性的。同年，罗素·L.塞西尔（Russell L.Cecil）等发现类风湿关节炎是由一种链球菌的特殊菌株引发。1940年，埃里克·瓦勒（Erik Waaler）发现类风湿血清可凝集以兔抗羊红细胞血清致敏的羊红细胞，1947年，罗斯（Rose）和查尔斯·A.拉根（Charles A. Ragan）进一步完善了埃里克·瓦勒的实验，并将其作为一种诊断方法，1956年，雅克·M.辛格（Jacques M. Singer）及查尔斯·M.普洛茨（Charles M. Plotz）改用乳胶凝集方法。

（二）强直性脊柱炎（AS）

强直性脊柱炎作为脊柱关节炎的代表，其历史可以追溯到几千年前。1559年，意大利著名解剖学家雷尔多·科隆博（Realdo Colombo）撰写了《解剖学》并在其中描述了脊柱疾病的骨骼病变。1693年，爱尔兰医生伯纳德·康纳（Bernard Connor）首次描述了强直性脊柱炎的病理学改变。俄国神经学家弗拉基米尔·冯·别奇捷列夫（Vladimir von Bechterev）提出可能是椎骨的慢性炎症过程导致僵硬、骨融合和脊髓病，并推测该病的主要致病因素是遗传因素和创伤后脑病。同时期的阿多夫·施特伦普佩尔（Adof Strümpell）认为脊柱炎致病的重要因素既非创伤，也非遗传。1901年，F.格拉泽（F. Glaser）认识到本病的男性易感性。1904年德国病理学家欧根·弗兰克尔（Eugen Frankel）首次将该病称为"强直性脊柱炎"。1933年，德国眼科医生E.孔茨（E. Kunz）和E.克劳帕（E. Kraupa）首次提出虹膜炎是强直性脊柱炎的一种表现。1963年，ACR采用"强直性脊柱炎"的命名。1973年，李·施洛斯坦（Lee Schlosstein）和德雷克·布鲁尔顿（Derek Brewerton）报告了HLA-B27与强直性脊柱炎之间的强相关性。

（三）系统性红斑狼疮（SLE）

系统性红斑狼疮首次描述者被认为是希波克拉底（Hippocrates）。他描述一种皮疹为"herpesesthiomenos"（可译为痛苦的被啃咬的皮炎）。从描述来看，疑似为红斑狼疮皮疹。13世纪，罗杰里乌斯·弗鲁加迪（Rogerius Frugardi）用"lupus"（拉丁语，译为狼）这一词语来描述一种发生在腿部的溃疡样皮疹。罗伯特·维兰（Robert Willan）（1757~1812年）在1790年撰写了《皮肤病手册》(*Manual of Skin Diseases*)，他将面部皮肤的破坏性、溃疡性疾病定义为"lupus"。法国皮肤病专家洛朗·泰奥多尔·比耶特（Laurent Theodore Biett）将红斑狼疮分为累及皮肤表面、皮肤深层以及皮肤增大，并于 1833 年提出了"离心性红斑（érythèmecentrifuge）"的概念。费迪南·冯·黑布拉（Ferdinand von Hebra）（1816～1880 年）首次描述典型的蝴蝶样红斑（butterflyrash）。1851 年，皮埃尔·路易斯·卡泽纳夫（Pierre Louis Cazenave）（1802～1877 年）在出版的文献里首次正式应用术语"lupuserythematosus"描述一位具有面部侵蚀性溃疡性损害的年轻女性患者，该患者还伴有发热、疼痛及脱发等症状。1872 年，考波希（Kaposi）将狼疮分为播散型（disseminated）和盘状（discoid）两种形式，并指出本病不仅有皮肤的局限病变，更可有多种全身症状，甚至危及生命。1895～1904 年，威廉·奥斯勒（William Osler）诊断了 29 例红斑性疾病，并指出，该病不仅表现为皮肤红斑、关节炎、淋巴结肿大，还可以导致肺脏、肾脏和心脏等系统受损，并将其命名为系统性红斑狼疮。1948 年，马尔科姆·M·哈格雷夫斯（Malcolm M. Hargraves）发现并描述了狼疮细胞，之后约翰·H·哈塞里克（John H. Haserick）发现一种血清因子可诱导产生狼疮细胞。1950 年，Hargraves 证实狼疮细胞在周围血中产生。1956 年，彼得·A·埃舍尔（Peter A. Mcescher）和福科内（M. Fauconnet）发现血清中可提取出抗核抗体。1958 年，乔治·J·弗柳（George J. Friou）等描述了一种通过荧光标记抗人球蛋白来检测抗核抗体的方法。

（四）干燥综合征（SS）

1888 年，波兰医生哈登（Hadden）首次报告了 1 例口腔干燥和泪液分泌不足的 63 岁女性，并第一次引用术语"xerostomia"表达口腔干燥。1892 年，米库利兹（Mikulicz）报道了 1 例泪腺、下颌下腺、腮腺肿大的 42 岁男性患者，腮腺活检组织中显示有大量淋巴细胞浸润，此后泪腺和唾液腺的肿大肿胀便被称为"米库利兹综合征（Mikulicz disease）"。1925 年古热罗（Gougerot）描述的 3 例患者均有涎腺及结膜、口、鼻等处的黏膜进行性萎缩，并将其联系为某种综合征。1930～1933 年，瑞典眼科医师舍格伦（Sjögren）研究了 19 例 29～72 岁的女性患者，其中 13 例合并关节炎，10 例进行了泪腺组织学检测，发现病变组织被淋巴细胞浸润，认识到本病是一种系统性全身性疾病，泪液减少是导致眼部溃疡性病变的主要机制，并提议将丝状角膜炎的术语改为干燥性角膜结膜炎，故此后该病被命名为 Sjögren's 综合征。1953 年，摩根（Morgan）和卡斯尔曼（Castleman）研究了米库利兹综合征和 Sjögren 综合征的组织学特点后认为两者属同一疾病。1965 年，布洛克（Bloch）等基于大样本病例分析，提出将干燥性角膜结膜炎、口腔干燥、明确的结缔组织病三项至少符合两项归为干燥综合征，并根据临床、病理、组织学观察，首次提出"原发性干燥综合征"这一概念。1968 年，奇泽姆（Chisholm）和梅森（Mason）提出了唇腺活检的分级系统，后来发现该分级系统有一定的局限性，它仅在低评分等级时较为敏感，而不能对最高等级的细胞浸润或每 4mm² 组织≥2 个灶的活检病理进一步区分。之后加州大学旧金山分校的格林斯潘（Greenspan）及其同事修改了 Chisholm 和 Mason 的评级系统，他们的结果强调了灶性指数与诊断的相关性，灶性指数被接纳为量化唇腺活检慢性炎症的"金标准"。20 世纪 80 年代，许多研究团队相继提出了 SS 的分类标准。

（五）系统性硬化

系统性硬化首次描述者被认为是希波克拉底，其描述了硬皮病相关的皮肤病变，指出在一些皮肤紧张、干燥、变硬的人群中，最终导致无汗症状的出现。1753 年，卡洛·库尔齐奥（Carlo Curzio）最早详细描述了这种疾病症状为皮肤像干燥的皮革或坚硬的木头一样。1818 年，法国皮肤科医生阿利贝尔（Alibert）描述了该病，并称之为"ictiosiscornea"。1836 年，凡托内蒂（Fantonetti）以"硬皮病（scleroderma）"命名此种疾病，指由于皮肤绷紧造成关节活动范围减少，伴有皮肤颜色深暗且呈皮革样的表现，1845 年，在 *Gaz* 上发表了文章并将该病称为"成人硬化病"（sclerema adultroum）。1847 年，法国医生福尔热（Forget）将该病称为"硬化狭窄病"（sclerostenosiscutanea）。1945 年，罗伯特·H. 戈茨（Robert H.Goetz）首次将硬皮病这一概念作为一种全身疾病进行描述，提出"进行性系统性硬化病"，强调这种疾病的全身性的、进行性发展的本质。后来鉴于本病可以平稳控制，修饰词"进行性"被删除。

（六）痛风性关节炎（gouty arthritis）

痛风（gout）源于拉丁文"gutta"，意指痛风性体液的异常流动，由古罗马时代医学家克劳迪厄斯·盖伦（Claudius Galenus）命名。希波克拉底在《希波克拉底全集》中描述了 5 个与痛风有关的关节病变，认为该病主要发生于性成熟的男性，以跖趾关节炎发作最常见，疼痛固定在足趾而不致命，暴饮暴食与纵欲过度易引起痛风急性发作。此外，痛风病人往往见于富裕的王公贵族，被称作"王者之病"。荷兰人莱文胡克（Leeuwenhoek）于 1679 年用显微镜观察痛风石，发现其中有大量针样结晶物。后来科学家证实是尿酸盐结晶。在相当长的一段时期，痛风与其他关节炎混杂在一起。直到 1768 年，英国医生威廉·赫伯登（William Heberden）在《医学汇编》中首次明确区分关节炎和痛风。1776 年瑞典化学家谢勒（Scheele）阐明痛风病人的肾结石由尿酸盐组成。1847 年，艾尔弗雷德·巴林·加罗德（Alfred Baring Garrod）证实痛风患者血液中含有高水平尿酸，并在痛风患者的皮下组织和关节软骨中发现尿酸盐，其于 1855 年出版第一部痛风专著，并于 1856 年发表《痛风和风湿性痛风的本质和治疗》，明确提出"尿酸盐沉积是痛风性炎症的病因，而非后果"。1898 年，德国人埃米尔·菲舍尔（Emil Fischer）发现，尿酸来自嘌呤代谢。1949~1953 年，普雷托里亚斯（Praetorius）等用酶分光光度计技术，更进一步提高了尿酸检测的特异性和敏感性。1961 年，麦卡蒂（McCarty）和霍兰德（Hollander）采用补偿偏振光学显微镜，在急性痛风性关节炎患者的滑液中发现尿酸单钠结晶，随后不久费尔斯（Faires）和麦卡蒂将尿酸盐晶体注射入自己膝关节诱发痛风。以此明确痛风性关节炎跟尿酸盐结晶体之间的因果关系。

（七）骨关节炎（OA）

骨关节炎最初由约翰·斯彭德（John Spender）于 1886 年提出。1907 年，阿奇博尔德·E. 加罗德（Archibald E. Garrod）首次明确类风湿关节炎与骨关节炎之间的区别。1926 年，海涅（Heine）提出关节炎畸形（arthritis deformans），多年来被欧洲医学界认为是骨关节炎的同义词。20 世纪期间，骨关节炎被定义为肥大性关节炎（hypertrophiearthritis）。现行骨关节炎的定义，采用的是美国骨科学院和美国国家卫生研究所主办的国际会议正式通过的定义，"形态学、生物学、分子生物学和生物力学的软骨细胞与基质改变所导致的关节软骨软化、纤维化、溃疡形成和关节软骨丧失，以及软骨下骨的硬化、象牙化、骨赘形成与软骨下骨囊肿"。

（八）银屑病关节炎（PsA）

银屑病关节炎是一种与银屑病相关的慢性、炎症性关节炎，病变累及皮肤、关节、指趾及眼等组织。维兰（Robert Willan）是对银屑病进行准确描述、分类的第一人。1813 年，英国托马斯·贝特曼（Thomas Bateman）报道银屑病患者伴发关节炎的表现。1818 年，阿利贝尔（Jean Louis Marc Alibert）首次描述银屑病与关节疾病之间的关联性。1860 年，法国皮埃尔·巴赞（Pierre Bazin）首先提出"银屑病关节炎"这一概念。1888 年，鲍迪伦（Bourdillon）首先在其博士论文详细描述银屑病关节炎病例。1956~1959 年期间，英国教授赖特（Verna Wright）开展了类风湿关节炎、银屑病、银屑病相关关节炎的比较研究，使银屑病关节炎被广泛认识。1964 年 ACR 将银屑病相关关节炎作为一种独立疾病，正式命名为银屑病关节炎。之后，约翰·莫尔（John Moll）和 Wright 于 1973 年发表一篇综述，详细描写其临床表现、血清学特点、放射学特征及流行病学，同时进一步列举银屑病关节炎作为一种独立疾病以及与银屑病相关的证据，将其与类风湿关节炎区分开来。

（九）白塞综合征（Behcet syndrome）

白塞综合征亦称贝赫切特综合征（Behcet syndrome）、眼-口-生殖器综合征（oculo-oral-genital syndrome）。最早相关描述可追溯到 2500 年前，希波克拉底曾描写其特点为"口腔溃疡"、"生殖器大量炎性渗出"、"眼部持续炎症……常常导致失明"以及"皮肤大疱疹性病变"。但他仅仅提到这些症状之间的相互关系，并未进行定名。1930 年，艾达莫提艾达斯（Adamantiadis）首次较为完整地概括了本病的主要表现，为虹膜炎伴前房积脓、口腔和生殖器阿弗他溃疡以及皮疹，强调这些表现的相互联系，并预言这些临床表现可能作为诊断某一特殊临床疾病的重要指标。1937 年土耳其皮肤病医师贝赫切特（Behcet）首次提出该疾病为独立的疾病，表现为一组以口腔溃疡、生殖器溃疡和眼色素膜炎三联征的慢性、复发性综合征，为纪念这位医生，后人称为白塞综合征。又因 Adamantiadis 在 Behcet 之前已全面描述了本病的初始概念，故此病也称为 Adamantiadis-Behcet 综合征。1947 年该病被国际皮肤病学大会正式命名为贝赫切特综合征。此后，各地学者开始重视本病，发现其临床表现广泛而复杂，除三联征外，还有关节炎、中枢神经系统受累、大血管病变、内脏散发性溃疡等。本病过去主要高发地区基本为古代丝绸之路附近，尤其是土耳其的发病率，显著高于北美和北欧国家，故被学者称为"丝绸之路病"。

（十）大动脉炎（TAK）

大动脉炎最早由萨瓦里（Savary）于 1856 年报道，其后 1908 年日本眼科医师高安（Takayasu）报道了 1 例大血管血管炎引起视网膜缺血的年轻女性患者，因此命名为"高安病"（Takayasu's disease）。临床上对该病还有不同命名，如无脉症、主动脉弓综合征等。中国学者黄宛等首先在 1962 年提出"缩窄性大动脉炎"的概念，而后发现受累部位除了狭窄外，也可有其他改变，如扩张性或动脉瘤样改变，故所有的血管改变统一称为大动脉炎。2012 年查珀尔希尔（Chapelhill）系统性血管炎分类标准将其归类为大血管炎，好发于亚洲女性，发病时患者年龄通常小于 50 岁。

（十一）特发性炎性肌病（IIM）

1975 年，博安（Bohan）和彼得（Peter）提出的 B/P 诊断标准将特发性炎性肌病分为皮肌炎（dermatomyositis，DM）和多发性肌炎（polymyositis，PM）。1991 年主要根据 PM/DM 独特的病理特征制定了 Dalakas 标准。2004 年欧洲神经肌肉疾病中心提出了特发性炎性肌病可分为 DM、PM、散发性包涵体肌炎、非特异性肌炎和免疫介导性坏死性肌病。2018 年奥卡拉汉（Selva O'callaghan）等提出了特发性炎性肌病新的分类：DM、PM、散发性包涵体肌炎、免疫介导性坏死性肌病和重叠性肌炎，其中重叠性肌炎包括抗合成酶综合征，肌肉活检、肌炎谱和影像学的应用有效地提高了本病的诊断率。

（十二）纤维肌痛综合征

纤维肌痛综合征是一种常见的慢性弥漫性疼痛综合征，除慢性、全身性的肌肉骨骼疼痛外，病人常伴有疲乏、睡眠和情绪障碍、认知障碍（比如记忆力下降、思维缓慢）以及抑郁、焦虑等多种临床症状。由于缺乏明确的特异性实验室指标，诊断多基于临床症状，因而容易出现漏诊和误诊。西方医学界对本病的认知经历了 400 余年的漫长过程。最早在 1592 年就出现了对本病的描述，当时被称为肌肉风湿病；此后一直到 1904 年才首次应用纤维组织炎来命名本病，假设本病病理变化是结缔组织的炎症；但在此后的 70 年间，组织活检未能证实结缔组织的炎症变化，因此，在 1976 年，美国亨奇（Hench）教授提出以纤维肌痛综合征来代替纤维组织炎；1977 年，开展了关于本病压痛点的临床试验；1987 年 ACR 将本病划分为一种独立的疾病，并于 1990 年发布了第一版分类标准，特定部位压痛阳性成为其中的重要内容。

三、风湿病中西医病名之间的关系

（一）类风湿关节炎与尪痹

类风湿关节炎主要是以关节滑膜炎及软骨破坏为特征的高致残性自身免疫性疾病，临床常出现近端指间关节对称性肿胀疼痛、晨僵、活动受限、RF 和抗 CCP 抗体阳性、ESR 和 CRP 升高、滑膜炎持续 6 周等。

类风湿关节炎中晚期临床表现与"尪痹"有相同之处，如僵硬与类风湿关节炎的近端指间关节晨僵类似，骨质受损及骨与软骨破坏等同，中华中医药学会风湿病分会等组织和学术论文专著采用"尪痹"作为类风湿关节炎的中医病名。

（二）强直性脊柱炎与大偻

强直性脊柱炎是一种原因不明的炎症性疾病，与遗传（HLA-B27）、感染（泌尿生殖道和胃肠道）、环境、免疫相关，主要累及中轴及外周关节，关节外结构也可受累。临床常见病变关节疼痛、僵硬，后期可见活动受限、骨赘形成、关节畸形等症状，影像学检查可见附着点炎、中轴和（或）外周关节炎症及结构改变等。

强直性脊柱炎晚期的临床表现如关节畸形，与"大偻"的脊柱弯曲、背俯特征相像，目前将"大偻"作为强直性脊柱炎的中医病名。

（三）系统性红斑狼疮与红蝴蝶疮、阴阳毒、温毒发斑等

系统性红斑狼疮是一种病因尚不明确，可以侵犯全身多系统的慢性弥漫性结缔组织病，以炎症反应和血管异常为主要病理因素。系统性红斑狼疮的临床表现比较复杂，不仅可以出现皮肤损伤、关节痛等症状，还可累及多个脏腑。

红蝴蝶疮：从皮损的角度出发，系统性红斑狼疮的临床特点以面部蝶形红斑为主，国家中医药管理局发布的《中医病证诊断疗效标准》将本病定义为皮肤病的"红蝴蝶疮"。因为患有系统性红斑狼疮的病人对紫外线比较敏感，还可将其称为"日晒疮"，古代的日晒疮主要由外界因素所导致，而对于系统性红斑狼疮患者来说，日晒只是诱因，主要是由免疫失调所致。除此之外，根据皮损的症状还有"蝴蝶斑""茱萸丹""鬼脸疮""赤丹""猫眼疮"等病名。

阴阳毒：分为阴毒、阳毒，"毒"邪为患病的病理关键，"毒"可与风、火、寒、湿、瘀等邪气相交而致病，其面部的改变、身痛、咽痛的描述与系统性红斑狼疮活动期的临床特征颇为相似。

温毒发斑：首见于《诸病源候论》，"温毒始发，出于肌肤，斑烂隐疹，如锦纹也"，系统性红斑狼疮的急性发作期可能有高热、红斑、皮疹等表现，两者描述颇为相似。

虚劳：系统性红斑狼疮属于本虚标实、虚实夹杂之证，素体禀赋不足，肾精亏损为发病之本，热毒血瘀毒蕴为发病之标，《金匮要略》中描述的"虚劳里急，悸，衄，腹中痛，梦失精，四肢酸疼，手足烦热，咽干，口燥""虚劳腰痛，少腹拘急，小便不利者""虚劳，虚烦不得眠"临床表现，系统性红斑狼疮的各个阶段都可见到相似的症状。

周痹：症状为呈游走性疼痛，或呈多发性，全身尽痛，与系统性红斑狼疮的部分症状相吻合。

五脏痹：系统性红斑狼疮侵袭肺脏会出现狼疮性肺炎、胸膜炎，主要表现为活动后气促、干咳、低氧血症，还可出现肺出血、肺动脉高压等，可归属为肺痹；侵袭心脏时可致狼疮性心包炎、心肌炎、心内膜炎，表现为心悸、心慌、气促等，定之为心痹；狼疮性肝炎、肝硬化腹水及狼疮性高血压被称为肝痹。狼疮性肾炎多表现为肢体、面部浮肿，可出现蛋白尿、血尿或肾衰竭，其中肾衰竭是系统性红斑狼疮死亡的主要原因之一，可归属为肾痹。

总而言之，不能将系统性红斑狼疮简单地归属于中医的某一病名，要根据全面病史采集、实验

室评估、受累脏腑等具体分析而定。

（四）系统性硬化与皮痹

系统性硬化是一种进行性、系统性、弥漫性结缔组织病，以皮肤炎症、增厚变性和纤维化进而硬化和萎缩为特征，还可引起肺、肾、血管等多系统损害。

皮痹多表现为患病皮肤疼痛重着、酸楚麻木、僵硬不舒，与系统性硬化的临床特征较相似，皮肤病变呈对称性分布，病变部位由手及面，向躯干蔓延，后期皮肤变厚发硬。《张氏医通》的"邪在皮毛，瘾疹风疮，搔之不痛，初起皮中如虫行状"描述更接近系统性硬化肿胀期的症状。皮肤硬化萎缩的表现与系统性硬化相近，从病变特点来看系统性硬化多归属于"皮痹"范畴。

（五）痛风性关节炎与痛风

痛风性关节炎是嘌呤代谢紊乱，血尿酸水平升高或尿酸排泄减少，从而导致尿酸盐在组织中沉积的疾病。其临床特点为高尿酸血症、尿酸盐沉积导致的反复发作的急、慢性关节炎和软组织损伤。

痛风性关节炎相类似的病名有"痹证""热痹""白虎历节风""痛风"等。白虎历节风的昼静夜发及痛彻筋骨的特点与痛风性关节炎的临床症状较符合。"痛风"亦常用于痛风性关节炎。

国医大师朱良春教授提出痰、浊、瘀，内邪互为因果致痹的论点，见解独到，内涵深刻，创立的"浊瘀痹"病名可能更符合当代临床实际，逐渐得到学者认可。

（六）骨关节炎与骨痹

骨关节炎一般起病隐匿，进展缓慢，好发于膝、腰椎等负重关节和双手指间关节，也可累及足、肘、肩锁、踝等关节，以局灶性关节软骨退行性病变、骨量丢失、关节边缘骨赘形成和软骨下骨质致密（硬化）为特征的慢性关节疾病。

《素问·长刺节论》提出"病在骨，骨重不可举，骨髓酸痛，寒气至，名曰骨痹"，基本病理特点是"骨节腐蚀，筋骨挛缩"，与骨关节炎的晨僵、关节及其周围疼痛及压痛、关节肿胀、关节摩擦音、关节畸形等症状相似，可将骨关节炎纳入"骨痹"的范畴进行辨证论治。

（七）贝赫切特综合征与狐惑

贝赫切特综合征又称白塞综合征，是一种以细小血管炎为病理基础的全身性免疫系统疾病，主要表现为复发性口腔溃疡、生殖器溃疡、皮肤黏膜病变、眼炎，并可累及血管、心脏、神经系统以及肺、肾等器官。

狐惑的症状为反复发作口腔溃疡或外阴部溃疡，常伴有发热或低热，头痛，乏力，默默欲眠，食欲不振，与贝赫切特综合征溃疡好发部位相一致，且亦可出现发热、乏力和不适感等全身症状，亦有眼球充血、疼痛、流泪畏光，以及腹痛、腹泻和便血等眼部、肠道损伤的描述，可将贝赫切特综合征纳入狐惑范畴进行辨证论治。

（八）大动脉炎与脉痹

大动脉炎是一种免疫相关的慢性非特异性、肉芽肿性大血管性血管炎。大动脉炎根据受累血管不同临床表现迥异，如从非特异性的发热、乏力、关节疼痛等到局部血管受累出现的头痛、头晕、黑矇、间歇性跛行、高血压等。

《诸病源候论》的"血凝不流""又遇邪者，则移入心"，与大动脉炎由血管功能不良导致的血管症状可类比为"血凝不流"所致的肢体疼痛，皮肤不仁，肌肤变暗或苍白，脉搏微弱或无脉等症；大动脉炎患者心脏受累时，则符合"又遇邪者，则移入心"的描述，内舍于心，发为心痹，出现心悸、胸闷、气短等症状。大动脉炎患者在疾病进程中常伴随出现的不明原因发热及骨骼肌肉症状，类似《医学举要》脉痹"肌肉热极"的描述。依据大动脉炎的临床症状，病变主要在动脉，中医可归于"脉痹"的范畴。

（九）特发性炎性肌病与肌痹

特发性炎性肌病最为突出的症状即为肌萎缩导致的肌无力与肌肉耐力下降。

《黄帝内经》中提及肌痹时称"痹……在于肉则不仁"，意为肌肉疼痛不仁、疲软无力。因此，可将特发性炎性肌病纳入"肌痹"的范畴进行辨证论治。

（十）纤维肌痛综合征与筋痹

纤维肌痛综合征的主要症状即为全身弥漫性严重疼痛，以肌肉骨骼疼痛为主，且可合并关节疼痛，极大部分患者会同时伴有睡眠障碍，以及认知障碍和心理异常的症状。

《素问·长刺节论》中有如下描述"病在筋，筋挛节痛，不可以行，名曰筋痹"，这与纤维肌痛综合征全身肌肉疼痛症状相近。隋唐时期巢元方、孙思邈等认为筋痹入肝，日久不愈即为肝痹，《症因脉治》中称肝痹有造成睡眠障碍的"夜卧则惊"症状。因此可将纤维肌痛综合征纳入"筋痹"的范畴进行辨证论治。

综上所述，西医辨病和中医辨证的病证结合模式逐渐被采纳，部分风湿性疾病被赋予中医病名，有助于更好地指导中医的辨证论治。

"风湿病"是中医和西医均采用的名称，两者所研究疾病的临床症状相同或相似，但因其不同的理论体系，病因、病理（病机）、分类、诊断、治疗、预后、转归等方面的认知有着显著差异，病名对应关系也不代表两者概念的完全等同。

（高明利）

第三节　风湿病发病机制与中医病因病机的相互关系

痹证的中医病因病机均与正气亏虚，风寒湿热外邪入侵，经脉痹阻、气血不行，变生痰瘀毒留著经络、筋骨及脏腑等有关。现代发病机制认为风湿病均与遗传、环境、感染等因素密切相关，随着医学科研技术的飞速发展，对风湿病的发病机制研究深入到细胞分子水平，发现其与多种免疫细胞紊乱、细胞因子网络失衡、信号通路异常活化、基因表达的差异、神经内分泌稳态改变以及肠道微生物稳态改变密切相关。用现代语言阐析清楚风湿病的中医病因病机内涵，进一步发掘中医病因病机学说的科学规律并指导风湿病的临床诊治一直是中医现代化的重要途径，也是中西医结合风湿病研究不可回避的重任。本节针对研究较多的风湿病分别阐述如下。

一、类风湿关节炎（RA）

RA 的病因病机多遵从《黄帝内经》"三因致痹"学说，以风、寒、湿、热、痰、瘀、虚等致痹为主。随着现代医学对 RA 发病机制的研究深入到细胞分子水平，发现各种致炎因子、信号通路、细胞功能的改变和转录组、蛋白组、代谢组学的差异等在 RA 及其并发症中起着重要的作用，启发了诸多现代中医学者对 RA 病机的深入研究，认为 RA 病因病机除了风、寒、湿致痹之外，还与肝、脾、肾脏腑亏虚有关，并有学者研究发现"毒邪"在 RA 尤其是难治性 RA 中占据很重要的地位。因此，RA 的中医病因病机可总结为风寒湿致痹，脾虚致痹，阳虚致痹，肝血不足、肝郁气滞致痹，寒热错杂、痰瘀互结致痹，毒邪致痹六种病机。

目前认为 RA 是多因素、多基因的复杂疾病，并不是单一病因。发病机制涉及免疫识别、免疫应答、炎症反应调控、靶细胞（滑膜成纤维细胞）增殖反应、靶器官（软骨及骨质）受损、多系统损害等多个环节，这些机制部分已经较为清楚。应该说，RA 的发病机制在风湿病研究领域一直是最热门的话题，也是硕果最多的领域。

（一）外邪入侵与环境和感染因素

从现代医学来看，中医认为 RA 外感六淫之邪既包括环境气候因素，也包括现代所认识的病原微生物，如病毒、细菌及支原体。肖长虹教授团队研究认为风湿病的发病不仅是异常气候条件所致，还包含异常气候条件下的感染因素和感染源产生的代谢产物，研究发现葡萄球菌肠毒素外涂关节部位时，风寒湿邪能增加雄性鼠的关节炎症积分，风湿热邪能增加雌性鼠的炎症关节表面温度。说明 RA 的发生发展是环境气候因素和感染因素共同作用的结果。近 20 年来有关感染因素启动 RA 的早期免疫应答有 2 个很重要的成果，一是共享表位学说；二是发现 RA 的标志性自身抗体，即抗环瓜氨酸肽抗体。

1）外邪与共享表位学说的关系：共享表位学说是基于 HLA-Ⅱ类基因直接参与自身免疫性疾病的病因学和发病机制的假说。免疫反应的启动需要 T 细胞的激活，而这种激活需要在抗原提呈细胞上同时存在抗原和Ⅱ类分子。1978 年斯塔斯特尼（Stastny）首次报道了 RA 和血清学定型的 HLA-DR4 抗原间的相关性。随着 HLA-DR 的细胞分型和分子分型技术的发展，人们发现与 RA 相关的仅是 DR4 的部分亚型，如 Dw4（DRB1*0402）、Dw14（DRB1*0404，DRB1*0408）和 Dw15（DRB1*0405）。这些基因编码 DR 抗原的第三高变区氨基酸序列均为 QKRAA 或 QRRAA 或 RRRAA（共享表位学说）。有研究发现 RA 易感基因 HLA-DR40401 的共享表位即 QKRAA 序列与多种微生物相关，如 EB 病毒、大肠埃希菌、布氏杆菌均含有 QKRAA 序列，与 RA 的发病密切相关。因此，基因共享表位与外邪入侵密切相关。外邪侵袭人体，痹阻经络，气机郁滞，蕴而化热，蒸腾津液，使痰浊瘀血内生，阻滞关节，可致肢体疼痛活动不利。相对于 RA 患者而言，感染因素为导致该病的主体因素，而诸种微生物感染已被公认为核心因素。而拥有与共享表位相同序列的病毒及细菌等病原体即为入侵人体的外邪，外邪滞留于肌腠经络、关节筋骨处，从而发为痹证。正如中医学所谓的外来邪气致病。

2）外邪与抗环瓜氨酸肽抗体的关系：在 RA 的发病机制中蛋白质的瓜氨酸化是关键步骤，因此抗瓜氨酸化蛋白抗体（ACPAs）系列的发现是 RA 诊断领域中的里程碑。有研究表明 ACPAs 与 MHC HLA-DRB1 有很强的相关性，无论是 RA 新发病患者还是稳定期患者，瓜氨酸化的肽比非瓜氨酸的肽更易与人类白细胞抗原 DR4（HLA-DR4）分子结合，并能明显激活 HLA-DRB1*0401 转基因鼠的 CD4$^+$T 淋巴细胞，从而诱发自身免疫反应。ACPAs 相关的研究包括抗 Sa 抗体、抗环瓜氨酸肽抗体、抗瓜氨酸化Ⅱ型胶原、抗瓜氨酸化纤维蛋白原抗体、抗突变型瓜氨酸波形蛋白抗体等均存在于 RA 患者关节滑膜组织及外周血中。因此，ACPAs 即为外感邪气，入侵人体与内在 HLA-DR4 基因结合，即"两气相感"，内外相合发为痹证。

这些结果无不揭示，中医有关 RA 外邪致痹是具有科学性的。

（二）邪毒与免疫细胞及细胞因子

"邪毒"是指中医传统理论中性质多样、程度深重的病邪，既可因外感传变酝酿而成，亦可内生。历代医家认为风、寒、湿、热等外在邪毒是痹证发生的外在因素，也是重要的发病因素。但就现代有关 RA 的病因病机研究结果以及临床实践经验认为，风寒湿热也可是内生毒邪，是痹证日久缠绵不愈的根本原因。免疫细胞的异常活化在 RA 发病中发挥重要作用，如 T 细胞是 RA 各个阶段的主要参与细胞，其中 Th1、Th17 和 TNF-α 的相互作用是发生并增强炎症反应的重要原因。B 淋巴细胞被募集到关节滑膜中参与炎症反应，激活 B 细胞的同时，浆细胞也会被分化，从而导致免疫球蛋白的大量产生，与 RF 结合后，形成免疫复合物，参与 RA 的发病。NK 细胞可能也参与了 RA 的发病，通过分泌趋化因子等参与 RA 的滑膜增殖，不同表面标志的 NK 细胞在 RA 患者中表达不同，研究发现表达 NKp46、CD158e 的 NK 细胞可能是 RA 严重程度的标志。这些免疫细胞长期处于活化状态，可使 RA 反复发作并出现关节外的脏器受累表现。细胞因子作为细胞间信号转导分子，由各种免疫细胞或非免疫细胞分泌而来，主要介导和调节细胞免疫应答及炎症反应等。如 IL-2 能促进 T 淋巴细胞、B 淋巴细胞、单核-巨噬细胞及 NK 细胞增殖、活化，产生免疫炎症。IL-17 刺激其他炎症因子的表达，诱导破骨细胞分化，增强炎症细胞的趋化作用以及滑膜细胞的侵袭性，抑制滑膜细胞凋亡和促进基质金属蛋白酶的释放，促使 RA 炎症扩大和慢性化。此外，IL-1、IL-12、IL-6、IL-23 以及一些生长因子、趋化因子和黏附分子等也逐渐被发现在 RA 的发病机制中扮演着重要角色。以上均说明异常的免疫细胞及细胞因子是导致 RA 甚至难治性 RA 出现的内生毒邪。"外感邪毒"与"内生毒邪"可由于多种因素合而致病，难以截然分开。若外感邪毒侵袭 RA 患者，导致体内免疫细胞和细胞因子的异常，即可引动内生毒邪；内生伏毒也可因外界环境变化，化生为外感邪毒再次侵扰人体。从而导致 RA 经久难愈，易反复发作。RA 患者体内异常增殖的免疫细胞、升高的炎症介质等引起组织损伤，导致关节出现红肿热痛，均与中医"热邪、毒热"致痹特点相符。

（三）禀赋不足、肝肾亏虚与易感基因

由于先天禀赋不足复加后天调摄失当、房事不节、情志刺激、病后失调等，致肾气亏虚，甚则肾阴不足。肝主藏血，肾主藏精，精血互生，肝肾同源。故先天禀赋不足主要是指肝肾亏虚。RA 无论寒证、热证、虚证、实证，肝肾亏虚是其共同的病变基础，尽管本病初起多以邪实为主，然此种邪实必兼有本虚的一面。风湿病学研究结果表明，遗传易感基因在 RA 发病中起了重要作用。流行病学调查显示 RA 有轻微的家族聚集趋向和孪生子共同患病现象，提示遗传因素的存在。与 RA 相关的易感基因包括 HLA-DR4、HLA-DR1 等，其中 HLA-DRB1 亚型是与 RA 相关的主要亚型。杨晓凌等研究发现肝肾亏虚型 RA 患者的易感基因 HLA-DR4 的阳性率最高。因此，先天禀赋不足、肝肾亏虚是 RA 发病的最根本病因。

（四）经脉痹阻与血液流变学

经脉痹阻的实质是"血瘀"，而"血瘀"的实质是血黏度增高、血流缓慢等，血液处于"浓、黏、聚、凝"的高凝状态，从而引起血液流变学的改变，导致 RA 的发生。血瘀痹阻经脉是痹证日久、反复不愈的重要原因。《类证治裁》中提到久痹不愈"必有湿痰败血瘀滞经络"。《临证指南医案》亦云："经以风寒湿三气合而为痹，然经年累月，外邪留着，气血皆伤，其化为败瘀凝痰，混处经络。"《杂病源流犀烛·痰饮源流》曰："其为物则流动不测，故其为害，上至巅顶，下至涌泉，随气升降，周身内外皆到，五脏六腑俱有。"本病病久可致脏腑功能失调，气化不利，水液代谢障碍，水液停聚成痰。痰浊阻于筋脉关节，经络气机阻滞，气血运行不畅，可见关节肿胀疼痛僵硬，肢体屈伸不利，久而变形。可见，痰凝、气滞均可形成血瘀，痹阻经脉，发为痹证。现代病理研究发现 RA 患者血液处于高凝状态，表现为血液流变学的改变。这与中医学中血瘀致痹的理论高度吻合。RA 患者血液流变学改变导致的高凝状态主要与气滞血瘀、痰瘀互结关系密切。

（1）气滞血瘀与血液流变学的关系：血液流变学改变所致的血液循环紊乱，是导致临床多种疾病发生的重要原因。中医认为气滞血瘀成因有二。其一，经脉不通，《灵枢·经脉》云："脉道以通，血气乃行。"相反，"脉道不通，血气不行"，这与血液流变学改变时血管壁剪应力异常相似。其二，气血不畅，《灵枢·痈疽》云"血泣则脉不通""邪与气血两凝，结聚络脉"，这与血液流变学中血液流动性、凝滞性、血液黏度改变的表现相同。

林港祥等观察心血管病气滞血瘀证血液流变学变化，结果显示，全血比黏度高、低切值，血细胞比容，红细胞电泳时间，血浆比黏度等指标均高于正常组，认为血液流变学的浓、黏、聚改变是

气滞血瘀证的物质基础。丘瑞香等研究不同证型与血液黏滞性的联系，其中，气滞血瘀组全血比黏度、血浆比黏度、红细胞聚集指数、血细胞比容均高于正常组，且红细胞聚集指数一项高于其他证型，认为这一改变是"血瘀"的本质。气滞血瘀证模型大鼠研究提示，大鼠血液流变学在建模前后发生改变，表现为血液浓稠、黏滞、聚集流变特性的全血黏度切变率、血浆黏度、血细胞比容、红细胞聚集性等指标出现不同程度的升高。因此，气滞血瘀符合现代医学血液流变学改变的本质。

（2）痰瘀互结与血液流变学的关系：血液的高凝状态与中医认为痰湿之邪重着、黏滞的特性基本一致。由于痰瘀可互生，痰可致瘀，瘀亦可致痰。从痰瘀互结的角度来看，血液高黏滞状态亦与血瘀证关系密切。因此血液高凝状态初始阶段是痰湿的状态，随着高凝状态的进一步发展，血液呈高黏、高凝的病理特性，最终形成痰瘀互结的状态，导致血液黏滞性的进一步加重，故痰瘀互结符合血液的高凝状态的本质。血液流变学异常可能是痰浊的本质之一。对痰证组、痰瘀相兼组及非痰非瘀组患者的血液流变学情况进行研究，结果表明，痰证、痰瘀相兼证均有血液流变学的异常。其共同的表现为全血黏度、血浆黏度、还原全血比黏度、纤维蛋白原、红细胞聚集指数、红细胞硬化指数等血液流变指标的异常。提示血液黏滞性、浓稠性、凝固性和聚集性均有不同程度增高。纤维蛋白原、血浆黏度的升高表明血液处于高凝状态。这与中医学中痰为水湿凝聚而成，其性黏滞的论述是基本相符的。红细胞硬化指数的升高则提示红细胞变形性较差，易产生血栓而导致瘀血的形成。诸多研究也表明痰瘀痹阻证 RA 患者存在血液流变学的异常，表现为纤维蛋白原、血浆黏度和红细胞硬化指数等的升高。因此，从以上对血液流变学检查的研究中不难看出 RA 患者血液的高凝状态呈现痰瘀互结的病机特点。

（五）肝肾不足与下丘脑-垂体-内分泌轴

肝与肾在人的生理和病理中占有重要的地位。中医学认为肾为先天之本，肾藏精生髓，肾虚则骨髓生化无源，肝为罢极之本，藏血主筋，肝虚则筋爪不荣。近年来众多中医药学者运用现代技术和方法，初步证实肝肾不足证具有现代病理生理学基础，并部分阐述了其中医理论的某些细节及其科学性。肝肾与 RA 下丘脑-垂体-内分泌轴的关系较为密切。

1. 肝与下丘脑-垂体-内分泌轴的关系

现代对肝主疏泄、调畅情志理论做了大量研究，大部分学者认为肝主疏泄的生理病理与神经内分泌活动相关。情志活动与肝主疏泄功能关系密切，情志变化可引起大脑皮质功能改变，肝虚证与实证均可导致神经-内分泌功能出现紊乱。肝主疏泄调畅情志功能存在着中枢神经生物学机制，这一假说得到初步的验证。

（1）肝与下丘脑-垂体-肾上腺（HPA）轴的关系：HPA 轴具有调节机体应激反应的功能，是神经内分泌系统的重要组成部分。赵海滨等通过构建"肝气郁结证"大鼠模型，证实模型大鼠呈 HPA 轴亢进状态，认为肝郁证病理改变的本质之一是 HPA 轴的功能紊乱。据报道，调肝类方剂可降低应激大鼠中枢多种神经递质及其合成酶等的变化，逆转慢性应激大鼠 HPA 轴和免疫功能紊乱。有学者研究发现，肝主疏泄功能状态的强弱主要依赖于糖皮质激素对边缘系统兴奋性和敏感性的影响。因此，中医肝"主疏泄调节情志"本质之一就是体内激素作用于海马，负反馈于 HPA 轴，在下丘脑作用下，大脑皮质将激素水平变化整合表现于外的情志反应，其本质就是体内 HPA 轴激素水平的变化。

（2）肝与下丘脑-垂体-甲状腺（HPT）轴的关系：HPT 轴功能异常与 RA 患者心理障碍密切相关，甲状腺激素水平的变化可影响抑郁或躁狂状态。通过动物实验研究，学者发现抑郁大鼠的 T_4、TSH 降低，T_3 升高，疏肝类方剂能够使 T_4、TSH、T_3 趋于正常，认为疏肝类方剂发挥抗 RA 抑郁作用的重要机制之一是调节 HPT 轴紊乱的激素水平。因此，中医肝"主疏泄调节情志"另一本质就是体内甲状腺激素水平的变化，体内稳态微平衡的变化负反馈作用于下丘脑，大脑皮质将激素水平变化整合表现于外的情志反应。

2. 肾与下丘脑-垂体-内分泌轴的关系

肾中藏真阴真阳，滋养和调整着全身的阴阳，各脏腑器官皆赖肾之滋润、温煦。肾阴肾阳两者相互依存、相互制约，使机体处于平衡状态。这与神经内分泌免疫系统的自稳作用相符合。免疫功能紊乱、先天不足等是 RA 发病的主因，这些都与中医之肾的生理功能有关，一旦肾之阴阳不足，便可影响内分泌、免疫系统及骨代谢的正常运行。

（1）肾虚与 HPA 轴的关系：RA 的发生发展与 HPA 轴的功能失调、肾上腺皮质储备量下降有关。有实验表明，HPA 轴功能缺陷大鼠受外来抗原刺激时，炎症较重且持续存在。近年来有关病因及发病机制的研究证实，RA 患者 HPA 轴功能下降，可能是滑膜炎症产生和持续存在的重要因素。观察发现 HPA 轴功能下降的 RA 患者虽然肾上腺皮质激素分泌节律正常，但分泌量及储备量均比健康对照组低，而且 RA 患者术后糖皮质激素很少升高。有关 RA 患者 HPA 功能的研究发现 RA 患者血浆皮质醇水平与疾病活动度呈现高度相关性，严重的 RA 患者血浆皮质醇水平变化已失去了昼夜节律，而轻、中型 RA 患者虽然存在节律变化，但与健康人相比，血浆皮质醇最高水平和最低水平出现的时间有所提前。以上研究表明，RA 患者 HPA 轴功能存在一定程度的异常，此功能失调可能是 RA 患者炎症不易控制以及持续进展的原因。随着现代医学的发展，许多医学者认为肾虚是 RA 发病的根本原因。而肾虚亦是导致 HPA 轴功能改变的重要原因。张新民教授发现，肾阳虚患者尿中 17-羟-皮质类固醇的排出量普遍降低，同时 HPA 轴也有不同程度、不同环节的功能紊乱。对于肾阴虚患者，可见尿中 17-羟-皮质类固醇有不正常的升高。同时，实验研究还发现，肾阳虚患者脑下垂体的储备功能也有所降低，下丘脑调节垂体与肾上腺皮质功能的皮质醇的昼夜规律也是紊乱的。因此，可以认为肾虚 RA 患者的 HPA 轴功能出现不同程度与不同环节的紊乱。

（2）肾虚与 HPT 轴的关系：HPT 轴功能的改变与 RA 疾病密切相关，在临床上可见 RA 患者常伴有甲状腺功能的改变。研究发现，RA 合并甲状腺功能紊乱与疾病活动度、病情严重度及功能障碍有关。TSH 水平与 ESR 和 DAS-28 评分呈显著相关。肾虚则是 HPT 轴功能异常的根本所在。肾阴虚患者通常表现为 HPT 轴功能亢进，肾阳虚患者则反之，但两者的甲状腺组织形态均受损。肾阳虚患者血中甲状腺激素 T_3、T_4 水平明显低于正常。说明肾虚与 RA HPT 轴功能异常密切相关。

（3）肾虚与下丘脑-垂体-性腺轴的关系：中医从性别分阴阳，男（雄）属阳，女（雌）属阴。因此，人体内睾酮的水平属肾阳，而雌激素水平属肾阴，在同一轴内，下丘脑-垂体促性腺功能属阳，而性激素功能属阴。沈皓等发现滋补肾阴中药可显著抑制下丘脑促性腺激素释放激素（GnRH）合成与释放，而温肾填精药则显著促进其合成与释放，提示下丘脑 GnRH 分泌水平异常增高与肾阴虚证密切相关，而其功能异常降低则与肾阳虚证相关；蒋淑君等发现肾阳虚大鼠下丘脑-垂体-性腺轴钙调蛋白明显升高，进一步提示下丘脑-垂体-性腺轴异常是肾虚证形成的重要机制之一。徐世杰等发现，切除卵巢所致肾虚可明显加重 CIA 小鼠关节局部病理改变及全身免疫损伤程度，并可使关节炎小鼠脾单个核细胞的 IL-22 和 IL-26 含量显著增加。说明肾虚与 RA 下丘脑-垂体-性腺轴功能异常密切相关。

（六）脾虚湿热与肠道微生物紊乱

现代研究认为肠道微生态与中医阴阳、整体学说、正邪理论、藏象学说有关系，并且与脾胃关系最为密切。RA 的发病也与脾胃的运化相关。这为开展肠道微生态与 RA 的关系研究奠定了理论基础并提供了思路和方向。肠道微生物稳态与 RA 的中医脾虚证和脾胃湿热证候最为相关。

（1）RA 脾虚证与肠道菌群紊乱：早在 20 世纪就有学者提出关于肠道菌群紊乱与 RA 之间的毒血症因子假说，认为肠道革兰氏阴性菌大量增殖，会导致肠道产生多种毒性代谢产物并进入血液循环，引起关节炎。夏因鲍姆（Shinebaum）等研究发现，RA 患者粪便中的产气荚膜梭菌含量显著多于正常组，活跃期 RA 患者的产气荚膜梭菌含量显著高于稳定期 RA 患者，提示产气荚膜梭菌与 RA

病情活动程度密切相关。有临床研究发现 RA 患者存在腹泻、纳差、便秘等脾虚的症状，脾虚证候积分与 RA 疾病活动度、炎症指标呈正相关，认为脾虚是 RA 疾病的重要病机。现代研究证实肠道微生态与脾虚证的关系密切。卢林等通过对临床患者观察认为，脾虚湿盛泄泻患者存在明显的肠道微生态失调及舌部菌群改变。牛晓曼等发现脾虚患者肠道中产生丁酸和丙酸的益生菌减少。蔡琨等研究得出调节肠道微生态有利于改善脾虚大鼠红细胞的免疫功能的结论。因此，RA 肠道微生物稳态改变的本质与脾虚致痹非常吻合。

（2）RA 湿热证与肠道菌群紊乱：肠道菌群紊乱是脾胃湿热的重要病理因素，同时也是脾胃湿热的主要生理特征。脾主湿，脾虚失健，运化失职，水湿困脾，水谷精微化生，吸收输布无力，出于魄门，症以便溏次数多为主。肠道以益生菌为优势菌群。菌群呈多态性，密集均衡，然脾虚湿困之时，小肠泌别清浊，大肠传导功能失常，精微及益生菌随大便涌出魄门，日久肠道则失去生物学屏障保护，肠道黏膜免疫功能失调，从而导致 RA 的发病和病情的加重。曹玮等对湿热证 RA 患者肠道菌群进行检测分析发现，湿热组菌群样本中普雷沃氏菌属、梭杆菌属、瘤胃梭菌属、红蝽杆菌属高于非湿热组和正常人组。说明湿热是 RA 肠道菌群紊乱的重要原因之一。

二、强直性脊柱炎（AS）

AS 是一种自身慢性炎症性疾病，中医上将本病多归为"大偻""腰痛"等范畴。《素问·生气通天论》曰："阳气者……开阖不得，寒气从之，乃生大偻。"提出本病以肾督阳虚为本，阳气不足，腠理开阖不利，致寒邪入侵，内外合邪，筋骨失荣，终致脊柱伛偻而成。对于其病因，中医多认为肾督阳虚是根本，寒湿痰瘀是外在因素，也波及脾胃及肝等多个组织、器官。由此总结出四大中医病因病机：肾虚督寒、脾胃虚弱、肝失所养、痰瘀痹阻。现代研究其病因也尚未明了，现学术界认为其发病机制大多与遗传易感性、机械压力、微生物组、免疫炎症反应等相关。

（一）肾虚督寒与遗传易感性

中医认为，肾中藏真阴真阳，滋养和调整着全身的阴阳，各脏腑器官皆赖肾之滋润、温煦。遗传因素致病与"肾阳虚"之先天不足类似。目前主流观点认为 AS 的主要致病因素与 *HLA-B27* 基因有关。HLA-B27 是主要组织相容性复合体中 B 位点编码的一种 I 类表面抗原，在 74%～89% 的非放射学轴性脊柱炎或 AS 患者中发现（等位基因优势比＞50）。该基因阳性的人患脊柱性关节炎的绝对风险估计为 2%～10%，但如果一级亲属受到影响，则风险更高。报道证实，AS 患者的 HLA-B27 阳性率在 83%～95%，而正常人群 HLA-B27 阳性出现的频率平均为 4%～8%。由此可说明该疾病的发生与中医先天不足有关。

（二）外邪致痹与微生物因素

《备急千金要方》云："腰背痛者，皆由肾气虚弱，卧冷湿地，当风得也。"《证治准绳》论腰胯疼说："若因伤于寒湿，流注经络，结滞骨节，气血不和，而致腰胯痛。"中医认为 AS 的病因病机以正虚为本，但离不开外邪的作用，有研究将人类 *HLA-B27* 基因植入小鼠体内，经暴露于某些环境因素（如细菌感染）后，产生类似人类脊柱炎的症状且以腹泻为主症而发病，而在无菌环境下则没有相关表现，提示环境因素可能是 AS 发病的重要因素。与中医的外邪致病类似。

（三）肝失所养、脾胃虚弱与免疫炎症反应

1）附着点免疫炎症反应：多项研究结果显示附着点炎症与 AS 患者疾病活动度相关。目前认为 HLA-B27 可能通过将自身抗原或致关节炎肽呈递给细胞毒性 T 细胞，或自身错误折叠引起内质网应激和自噬反应，导致附着点炎。中医认为肝肾同源，肾阴亏虚导致肝失所养，肝主筋，表现为筋强拘挛，屈伸不利，AS 的附着点炎症，与 "筋之挛急" 类似。

2）眼部免疫炎症反应：AS 眼部受累是常见的关节外表现之一，尤以虹膜睫状体炎多见。《素问·金匮真言论》言 "肝开窍于目"，肝肾不足，目失所养，导致目赤视蒙。因此表现出眼部症状。

3）肠道免疫炎症反应：在 AS 发病过程中，炎症性肠病是其一个突出特点，有不少研究提示其易合并肠道疾病，如溃疡性结肠炎、克罗恩病或合并有慢性的腹泻。研究者认为，AS 患者普遍存在的肠道菌群失调，可能与疾病活动和免疫细胞激活有关。中医认为，肾阳不足，不能温煦脾土，导致脾胃虚弱，运化无力，水湿下注，蕴结肠道，容易出现反复腹泻之症状。

三、系统性红斑狼疮（SLE）

SLE 是一种自身免疫性疾病，可影响许多器官，包括皮肤、关节、中枢神经系统和肾脏。SLE 属中医学 "阴阳毒" "红蝴蝶疮" 等范畴。SLE 病情复杂，容易起伏，变证丛生，极易复发，常累及多系统、多脏器，历代医家对 SLE 的病因病机的认识也不尽相同，但大抵都认为是本虚标实之证，本虚涉及肾、脾、肝等脏腑，标实多表现为火热亢盛、瘀热痹阻。现代医学关于 SLE 病因尚不清楚，其发病机制复杂，近年来有关长链非编码 RNA（lncRNA）和胞外体的研究也颇多，但主流上仍是从遗传及免疫方面入手探讨其发病机制，取得了一些成果。

（一）本虚标实与遗传和环境的相互作用

1）遗传易感性：《灵枢·百病始生》记载："风雨寒热不得虚，邪不能独伤人。"指出了禀赋不足与疾病之间密切的联系。现代医学认为，SLE 存在遗传易感性：狼疮患者直系亲属患病风险显著增高；同卵双生双胞胎同时患有 SLE 或其他与 SLE 相关的自身免疫性疾病的比例显著高于异卵双生双胞胎。此外，研究表明 SLE 发病和 HLA 基因型（如 HLA-B8、HLA-DR2 和 HLA-DR3）、遗传性的补体缺乏（如 C1q、C2 和 C4 的缺乏）、Fc 受体的多样性相关。作为疾病发生与发展中的重要调节因子，Ⅰ 型干扰素（IFN-Ⅰ）、STAT4 基因、补体因子 H（CFH）作为 SLE 的易感基因在其发生发展过程中发挥了重要作用，目前 SLE 的动物实验和人类临床资料分析均提示上述易感基因及其相关蛋白遗传学背景异常可能参与其发病。

2）环境因素：除了遗传因素外，SLE 的发生发展离不开与环境因素的相互作用。古代医家很早就认识到了环境对相关疾病的影响，《外科启玄》有言："日晒疮……受酷日晒曝，先疼后破，而成疮者，非血气所生也。"其中 "日晒" 发挥作用的关键应该是紫外线（UV）的照射，会加重原有 SLE。实验研究表明，UVB 辐射诱导活性氧，导致 DNA 损伤，产生新形式的自身抗原和自身反应性 T 细胞，以产生免疫调节作用。此外，一些研究显示，EB 病毒感染和激素因素都可能会引发该疾病，导致细胞因子、T 细胞、B 细胞和巨噬细胞水平的免疫失调，提示环境因素在该疾病发生发展过程中的重要性。

该疾病的遗传和环境的相互作用，与中医认为 SLE 的基本病机（阴虚为本，热毒、血瘀为标）具有相似性。

（二）脾肾亏虚与肠道微生物改变、肾脏损害

众多中医学家结合临床经验及经典古籍指出，本病常由先天禀赋不足、后天失养所致，脾主运化为后天之本，肾主封藏为先天之本，常与脾肾两虚有关。

多篇临床研究报道，SLE 患者中厚壁菌属的比例和厚壁菌属的表达丰度均下降，红球菌属、真杆菌属、克雷伯菌属和普雷沃氏菌属等多种细菌属的丰度均显著升高，提示 SLE 患者肠道存在微生态失调。由微生物诱导 Treg/Th17 的失衡可引发免疫应答并促进 SLE 患者自身抗体的产生。此外，在 SLE 患者中，约 50% 患者合并狼疮性肾炎，其死亡率明显增加。据报道，在狼疮性肾炎小鼠模

型中厚壁菌/拟杆菌比例较低，微生态的改变在肾脏疾病中发挥了一定的作用。在肠道微生物群中增加乳酸杆菌能改善 SLE 小鼠的肾脏损害。

有研究分析统计后指出，脾肾阳虚型患者的 24 小时尿蛋白定量、总胆固醇数值较其他证型明显增高，且血小板计数低于常见的阴虚内热组。提示 SLE 脾肾阳虚型患者肾脏损害、血液系统受累、血脂代谢容易受到影响。此外，肾小球单核细胞及巨噬细胞吞噬脂质后形成的泡沫细胞，可加速肾小球硬化。临床上，各方运用脾胃同治之法治疗 SLE，尤其是合并肾脏损害的病例，取得了比较理想的疗效。

（三）热毒、瘀血与狼疮性肾炎

SLE 属于全身性自身免疫性疾病，大约有 50%患者的肾脏会受到疾病影响，从而诱发狼疮性肾炎，大部分患者最终发展为慢性肾炎。中医学认为"狼疮日久、缠绵难愈，热毒瘀血之邪蕴结体内，疾病迁延易损伤肝肾之阴"。狼疮性肾炎的发病大致分为肾外、肾内机制，其与外感热毒、瘀血内停等中医阐述相关。

1. 死亡细胞清除与抗病毒感染免疫

狼疮性肾炎的肾外致病机制与死亡细胞清除缺陷相关，除免疫调节缺陷外，还改变细胞凋亡、补体对死亡细胞的调理或被吞噬细胞清除的突变，中性粒细胞在其中发挥了不少作用。死细胞移除的延迟会导致其成分的退化，导致抗病毒感染免疫异常，解释了病毒感染和 SLE 的非特异性症状，如发热、疲劳、关节痛和肌肉痛。与热毒炽盛的中医临证有异曲同工之妙。

2. 免疫复合物沉积与补体相关

研究证实，狼疮性肾炎发展的肾内致病机制与免疫复合物沉积相关。肾内免疫复合物沉积激活补体，在狼疮性肾炎中发挥双重作用。补体缺乏损害狼疮患者自身抗原从细胞外间隙的调离和移除，而补体因子也直接导致免疫复合体相关的肾脏炎症和免疫病理。此外，免疫复合体的核酸成分还通过肾内巨噬细胞和树突状细胞中的受体激活肾内炎症。其病理发展过程与"热瘀缠结，瘀毒内阻"相类似。

（四）从中医临证思考 SLE 的发展历程

在 SLE 急性期，常见的临床症状有面部红斑、发热、口腔溃疡、雷诺现象、关节疼痛、皮肤紫癜等，以及严重时的神经系统、血液系统、肾脏系统损伤。西医药物治疗大多应用羟氯喹及激素联合免疫抑制剂等治疗。此时疾病发生与中医实证类似，患者发病前肝肾已亏，虚热内生，此时因日晒、七情内伤、外感毒邪等因素引动发为本病。

经药物治疗后，急性病情得到缓解，此阶段的 SLE 患者病情多为轻度活动。各项症状减轻，但不能忽略药物的不良反应，比较受关注的是激素、免疫抑制剂的副作用。中医认为，肾主骨生髓，藏先天之精，为人体生命之本源。激素一般认为属于"纯阳"之品，《素问·生气通天论》曰："阳气者，精则养神，柔则养筋。"阳气温煦，可激发和促进脏腑生理功能，而糖皮质激素发挥了阳气的功能，振奋机体、纠正病情，但其性温燥，易化火伤阴，可进一步加重患者阴虚现象，因此不能久服，需配合后期调理，方可稳定病情。

此外，临床上激素应用过久或撤减过快的患者多有身软乏力、意志消沉、食欲不振等一派阳虚之象，可以理解为药物应用过久导致的阴损及阳以及阳气耗散过速导致的温阳之力减弱。

目前 SLE 的治疗离不开长期服药，但容易带来不良反应，影响生活质量，而单纯中药治疗也不能取得满意疗效，但在西医基础上，运用中医理论，配合中药辨证论治，不仅能改善患者临床症状，还能减轻相关药物的不良反应。中西医结合防治疾病的策略在此处得到充分体现。

四、痛风性关节炎

痛风性关节炎可归属于中医学中的"痹证""痛风"范畴，历代医家认为其病因多为脾肾功能失调，脾失健运，肾之蒸腾气化失常，湿浊排泄障碍，内生"伏邪"，或因过食膏粱厚味，或因外感风寒湿邪，引动伏邪，阻滞人体经络气血运行，经络不通、气血不畅，病理产物堆积于四肢筋肉关节成"伏毒"，经络气血壅滞而发为痹，引起痛风性关节炎。本病为本虚标实之证，湿、热、瘀、毒、痰为主要病理因素。现代研究认为，痛风及痛风性关节炎发病机制复杂，其发生与机体代谢异常、免疫炎症反应、骨质损伤等方面相关，呈逐渐发展态势，并在晚期以痛风石为主要特征。

（一）"伏邪"内生与机体代谢异常

比较明确的是，痛风性关节炎的发作与血清中较高浓度的尿酸盐有明显相关性。尿酸盐排泄受肾脏和肠道调节，尿酸盐的生成过多、排泄不足会增加血清尿酸盐浓度，导致尿酸单钠晶体沉积。大部分痛风患者血清尿酸盐增加，或因喜食肥甘厚味，或因脾胃功能失调。加之肾失气化，分清泄浊功能失司，使机体内的代谢产物排泄减少，浊邪与湿邪不能及时排出，久蕴化热酿毒。

1. 尿酸生成与饮食偏嗜的关系

《素问·生气通天论》有言："膏粱之变，足生大疔。"张介宾《类经》云："肥者令人内热，甘者令人中满，气积成热。"提示饮食与机体代谢联系密切。研究表明，摄入肉类或海鲜量增加，其血清尿酸水平也会随之增加，而摄入乳制品量增加，其血清尿酸水平降低。另一项研究发现，频繁地食用辛辣食物的人群更有可能具有更高的血清尿酸盐水平。

2. 尿酸代谢中转运体的异常

肾脏是影响尿酸排泄的关键器官，肾脏对尿酸的排泄包括滤过、重吸收，其中涉及多种转运体，起到尿酸转运或分泌尿酸的作用，尿酸在肾脏的转运失常是高尿酸血症的重要发病机制，强调了肾脏分清泄浊在该病中的作用。

（二）"伏邪"引动与机体免疫炎症反应

当素体偏虚、内有伏邪，风寒湿热之邪侵入，阻闭经络关节。有研究提示，游离脂肪酸（大量膳食或乙醇引起）、肠道微生物群和其他微生物成分，在尿酸单钠晶体沉积的情况下（伏邪），可以诱发炎症。尿酸钠结晶可激活 Toll 样受体通路，启动 Toll 样受体（TLRs），激活 TLR/MyD88/NF-κB 通路上游蛋白导致下游炎症因子的释放；此外，单钠尿酸盐晶体可激活巨噬细胞和单核细胞 NLRP3 炎性小体，促发促炎细胞因子和趋化因子的下游信号级联，募集中性粒细胞和其他细胞到晶体沉积部位，最终表现为痛风的急性炎症反应。

（三）"伏毒"内生与痛风石形成、骨质损伤

晚期痛风石形成、骨质破坏均是病程缠绵、反复发作的结果，此时的内生湿热浊毒属于伏毒，稍有饮食不慎或感受六淫即可引动。体内湿热浊毒久羁，暗耗脾肾脏腑精气，渐成正虚邪盛，酿生瘀毒，流注骨节，故见关节肿胀、变形，甚至内生结石，时或破溃。现代研究证实，晚期痛风以痛风石、慢性痛风性滑膜炎和结构性关节损伤为特征。痛风石是由单钠尿酸盐（MSU）晶体核和周围被固定在致密网上的免疫细胞、骨碎片等共同组成，多种因素可导致和加速痛风石的形成，过程较为复杂。其中 MSU 晶体募集的中性粒细胞释放扩增炎症反应，而逐渐聚集的中性粒细胞胞外诱捕网（NET）参与了痛风石的形成，机体为清除晶体团块，大量炎症细胞募集包绕在痛风石周围形成异物肉芽肿，痛风石很难降解并彻底清除，长久下去便会造成骨膜反应、骨质侵蚀、软骨损害和骨赘形成等关节损伤。其发生发展过程与中医阐述类似。

五、干燥综合征（SS）

SS 在古籍中并无相关病名，根据中医病因将其命名为"燥痹"，中医将本病归为"燥证""燥

毒"等范畴。SS 的中医病因病机可总结为外邪伤津，燥热伤阴，肾虚致燥，气血津液亏虚致燥，燥、瘀、毒合而致燥五种病机。SS 目前临床上尚未发现根治方法，其发病机制多认为与病毒、遗传等相关。

（一）肾虚致燥与遗传因素

SS 证候为燥热伤阴的患者较为常见，众多医家也多强调"燥以润之"，却往往忽略了肾阳虚生寒而内燥，需从阳引阴、阳中求阴。吴瑭在《温病条辨》中提出阳气不足则生寒，寒邪又进一步损伤阳气，阳气不足则无以推动全身气血津液的运行与输布，又加之寒性凝滞、寒凝津液，从而形成局部的燥证。中医治疗原发性 SS 不能单一地"润燥""滋阴"，提出补"少火"而促使阴液化生，在其临床研究中发现使用升阳散火方治疗 SS 能更好地缓解症状。此外，SS 患者常出现关节疼痛、畏寒肢冷、遇寒加重等证，中医谓之为"痹病"，应当运用辛温助肾阳通络之法治疗，要重视阴阳互根互用的关系。此外，肾为水脏而主水，为封藏之本，在调节水道中发挥着极为重要的作用。研究发现遗传因素方面 HLA 基因发挥着至关重要的作用，其 DRB1、DQA1 的单倍体与抗 Ro/La 反应和相关疾病发展之间存在强烈的关联，而抗 Ro-52、抗 SS-A 和抗 SS-B 为代表的抗体在本病的发生中起到核心作用。肾为先天之本，其与遗传因素之间的关系密切，肾在液则为唾，肾精不足、肾气虚衰可使唾液减少，形成口干、吞咽困难等燥象。中医称为"先天不足"，遗传因素致病与"肾虚生燥"类似。其次肾主骨生髓，骨髓不养，津液不能濡润，契合 SS 发病的典型临床症状。

（二）外邪伤津与感染因素

外燥成为致病的因素，属六淫之一，易伤人津液和侵袭肺脏，肺气受损，津液运行输布受阻，外燥伤津进而形成燥痹。几种病毒被认为可能是 SS 的环境诱因，包括 EB 病毒、巨细胞病毒、人类疱疹病毒 8 型、人类 T 淋巴细胞白血病病毒 1 型、丙型肝炎病毒和肠道病毒。此外，引起腮腺炎的副黏病毒可能持续存在于唾液腺中，并可能为某些遗传易感个体启动 SS 的自身免疫发病机制提供必要的触发条件。燥邪入侵，肺为娇脏，先受其犯，燥痹而生，病毒入侵诱发的 SS 与中医的外邪伤津相似。

（三）燥、瘀、毒合而为痹病与多种因素

口眼干燥、关节疼痛红肿、活动不利是 SS 重要的临床表现，燥邪煎灼津液、热毒陷入营血等日久皆可蕴结为毒。阴虚、燥邪、瘀毒是本病关键病机，血瘀生燥、燥胜成毒，从而阻滞气机，使经络关节僵硬、疼痛，总体病机可总结为"毒蕴血瘀"。燥、瘀、毒合而为痹，提示其机制非单一机制诱发，可能与免疫、病毒、遗传等多种因素相关。

六、骨关节炎（OA）

OA 系属中医学"骨痹"范畴，首见于《黄帝内经》。《素问·痹论》描述 OA 的主要症状为"痹在于骨则重"。OA 的中医病因病机可总结为肾气不足，肝肾两虚，外感风寒湿，瘀血闭阻。OA 目前临床上尚未发现根治方法，其发病机制多认为与基因遗传、细胞因子产生、信号通路激活等相关。

（一）肾气不足、肝肾两虚与基因遗传

《素问》中"肾生骨髓""肾其充在骨""肾主骨生髓"都是说肾中精气充盈，方能充养骨髓，骨的生长发育有赖于肾精的充盈及其所提供的营养。《华佗神方》中也曾提出："骨痹者，乃嗜欲不节，伤于肾也。"肾虚会导致骨骼退化，并更容易受风寒湿邪的侵袭，《卫生宝鉴》曰："老年腰膝久痛，牵引少腹两足，不堪步履，奇经之脉，隶于肝肾为多。"则提出老年人久患腰膝疼痛，为肝

肾两虚之征，其病因病机为老年人脏腑衰弱，肝肾精血不足，无以濡养筋脉与筋骨而发，故而出现关节疼痛、膝痛等。肝主筋，肾主骨，筋附骨，中年以后天癸竭，乙癸同源，肝肾渐亏，肝虚无以养筋，日久则脉络失和。OA 患者中，*DVWA* 基因具有单核苷酸多态性，并参与了 OA 软骨细胞外基质有关蛋白的表达，从而影响软骨细胞的合成与分解，且和 OA 病变程度呈正相关，说明其参与 OA 的发生及病变进展。卡尔松（Carlson）等发现，*COL2A1* 基因突变会导致软骨发育不良、OA 等表现。种种研究表明基因差异性表达或基因突变可能是导致 OA 发病的核心因素，特别是基因的差异性表达，其在发病机制方面更具有代表性。基因差异性表达导致 OA，可以与中医肾气不足、肝肾两虚相对应，肾藏先天之精，肾主骨生髓，肾气先天不足，乙癸同源，肝肾两虚，故病在骨，久而为痹。

（二）瘀血闭阻与细胞因子

气血是构成机体的基本物质，亦是脏腑功能活动的产物，人体生命活动的动力源泉。气血对骨关节有濡养滑利作用。王清任《医林改错》中也有"痹症有瘀血"一说。

与 OA 发生密切相关的细胞因子主要包括白细胞介素、TNF-α、转化生长因子、一氧化氮等。多种白细胞介素均参与 OA 的发生发展，其中最为重要的两个亚型为 IL-1、IL-6。研究发现，TNF-α 可促进部分基质金属蛋白酶（MMP）的表达而加速细胞外基质的破坏，与此同时，多种致病因子（如前列腺素等）合成增加，加速 OA 的发生。OA 作为一种炎性病变，其发病过程中自然会有很多细胞因子参与，且各种细胞因子间以及细胞因子与 MMP 等相互作用，共同调节 OA，导致疼痛的发生。因此细胞因子可以作为判定 OA 炎性病变的重要依据，也可作为一种高效的生物因子调节 OA。各种细胞因子作用于骨关节的作用不一，大多都是加重炎症反应，加剧疼痛，可以认为与中医气滞血瘀，不通则痛相对应。

七、皮肌炎（DM）

DM 早期以四肢近端肌肉酸痛、压痛、无力为特征，以痹为主；后期以肌肉萎缩无力为主，肌肉酸痛、压痛不明显，以痿为主。故该病属"痿痹证"范畴。DM 在中医方面发病机制概括为五脏虚损为本，寒湿、湿热、痰瘀为标，标实郁久化热生毒。目前确切病因尚不清楚，认为可能与遗传、感染、恶性肿瘤和免疫因素等相关。

（一）五脏虚损、恶性肿瘤与遗传因素

《临证指南医案·痿》曰："夫痿证之旨，不外乎肝肾肺胃四经之病。"肝藏血，主筋，为罢极之本；肾藏精，主骨生髓，为作强之官，若肾精不足，髓海空虚，筋骨肌肉失养，可发为本病。肺主一身之气，肺虚则高源化绝，不能濡润筋骨故手足痿弱不用。脾主四肢、肌肉，脾病气血生化不足，四肢、肌肉不得禀水谷气，故萎废不用。若情志过度兴奋或抑制，则可影响气机，损伤五脏。如《三因极一病证方论·五痿叙论》载"若随情妄用，喜怒不节，劳伏兼并，致五内精血虚耗，荣卫失度，发为寒热……筋骨肌肉痿弱，无力以运动，故致痿"。劳累过度，伤及脾肾，终致气血亏虚，四肢萎废不用。过逸则气血流动缓慢，久则气血不足，肌腠空虚，或外邪侵袭，或内生痰浊，成痹成痿。DM 等位基因 DRB1*0301 和 DQA1 位点纯合子均是家族性特发性炎性肌病（IIM）的遗传风险因子。人类白细胞抗原（human leukocyte antigen，HLA）系统是人体内最复杂的遗传系统之一，其基因及产物具有多态性、单倍型遗传及连锁不平衡的遗传特点，因此可作为免疫遗传学的理想标志物。DM 的遗传危险因子是 HLA-DRB1*03、HLA-DRB1*1201，基因有差异表达的 DM 患者外周血中存在多种自身抗体。研究认为，这些抗体的产生大部分和遗传因素有一定关联。HLA-DRB1*0301 是抗 Jo-1 抗体和 DM 共有的危险因子，STAT4 是不同种族多种自身免疫性疾病的

风险因子，且 STAT4 等位基因在 DM 的肌肉组织中高度表达提示了 STAT4 可能参与了 DM 的发病过程。IIM 如果伴发恶性肿瘤意味着这类 IIM 的临床表现一般都间接或长期地受肿瘤的代谢及其他产物的影响。其潜在的机制可能与基因突变、副肿瘤综合征、免疫缺陷、免疫交叉反应等密切相关，还可能与某些自身抗体相关。如约 75% 的恶性肿瘤相关性皮肌炎（CAM）患者体内存在抗-P155 及抗-P140 抗体，13% 的日本 DM 患者体内发现抗 TIF1-γ 抗体，而此抗体阳性的患者 71% 合并 CAM。1916 年，就有学者报道了肌病和恶性肿瘤的关系，且 DM 更多见，其发生率为 5.0%～52.0%，并受地域、性别及年龄的影响。患者肾精不足，久病重病，身体虚损而发，可与中医五脏虚损相对应。

（二）寒湿、湿热、痰瘀与感染、环境因素

由于 DM 患者素体虚弱，随着季节、区域的不同，风、寒、暑、湿、燥、火单独或兼夹数邪乘虚而入肤腠脉络之间，肌肉酸痛无力，湿热熏蒸，皮肤紫红斑疹。正虚感邪，邪毒入侵，潜伏经络，阻滞气血运行，邪毒蕴久化热，炼热为痰，痰瘀互结，与外邪相合。早有研究发现大部分幼年皮肌炎（JDM）患儿发病前 3 个月有感染史。研究发现 43.8% 的 JDM 患儿发病前有咽部充血、扁桃体肥大和上呼吸道感染等，约 50% 的患儿抗感染治疗有效。提示链球菌或病毒所致的上呼吸道感染等为儿童 DM 发病的重要诱因。而其中的病毒感染是目前最受关注的与 IIM 发病相关的微生物，早在1977 年有学者发现 DM 患者血清中抗病毒抗体水平增加且在粪便中检测出病毒。JDM 患者的活检肌肉组织中柯萨奇病毒和细小病毒最常见；DM 与 EB 病毒的感染可能有关，而病毒感染引发 DM 的机制可能是其触发了机体自身抗体的产生，如抗 Jo-1 抗体，或病毒通过分子模拟机制产生与宿主蛋白有同源性的蛋白，如氨基酰-tRNA 合成酶与肠道病毒-2 的蛋白及流感病毒蛋白有同源性等，从而使得宿主在清除外来蛋白时也损伤自身组织。本病因感染诱发，与中医外感六邪、气血运行失常、气滞而化瘀相对应。紫外线环境因素中紫外线是 DM 的病因之一，紫外线可诱导机体产生肌炎特异性自身抗原的表达，如 Mi-2 自身抗原等，并且已经被确定为诱发并可能加重炎性肌病病情的一个重要因素。最近多项研究表明吸烟及其接触吸入物也与 IIM 的发病有关。奥赖恩（Orione）等研究发现胎儿发育期间母亲吸烟、职业接触粉尘、汽油蒸气和妊娠晚期一氧化碳（CO）暴露可能会导致 JDM，且均是 JDM 发生的独立危险因素。故 IIM 的发生是环境和基因共同作用的结果。环境为诱因，与中医中外感病邪致痹相对应，由于患者素体虚弱，随着季节、区域的不同，众邪乘虚而入肤腠脉络之间，感而致痹。

八、系统性硬化病（SSc）

SSc 祖国医学将其归属为"痹证"范畴，根据其发展的阶段，可归属为"五体痹""脏腑痹"等范畴。SSc 在中医方面发病机制概括为外感风寒湿、营卫不足、玄府郁闭三种病机。目前确切病因尚不清楚，认为可能与遗传、血管损伤、免疫功能失调和多器官纤维化等相关。

（一）外感风寒湿与环境因素

风寒湿邪侵入肌表，为 SSc 早期主要病因病机。具有易感性的患者由于氯化、芳香、酮类、烃类溶剂及矽尘暴露等环境因素而触发，并且弓形虫可能是 SSc 的触发因素，近年来受到更多重视。环境因素可与中医外感风寒湿致痹相对应。

（二）营卫不足与免疫功能失调、血管损伤

《素问·逆调论》则言"荣卫俱虚则不仁，且不用"，营气可"荣四末"，卫气则可"循皮肤之中，分肉之间"，当营卫俱虚，则会皮肤麻木，萎而不用。由此可见，本病的发生与营卫失和、经脉闭阻密切相关。《医宗金鉴·杂病心法要诀》曰："脉中血不流行而色变也。"《医林绳墨·痹》也

认为："大率痹由气血虚弱，荣卫不能和通，致令三气乘于腠理之间。"《灵枢·上膈》云："卫气不营，邪气居之。"《杂病源流犀烛·诸痹源流》曰："痹者……其状肌肉顽厚，或疼痛，由人体虚，腠理开，故受风邪也。"若内伤于忧怒则气逆，经络不通，阳气不行，血蕴里而不散，由此推论出气滞血瘀，经络瘀滞发为本病。SSc 作为一种典型的重症肌无力，固有及获得性免疫系统功能障碍是其重要的病理特征之一。有证据显示患者体内包括单核细胞、巨噬细胞、肥大细胞、嗜酸性粒细胞、嗜碱性粒细胞及 NK 细胞在内的非特异性免疫细胞，以及包括 T 淋巴细胞及 B 淋巴细胞在内的特异性免疫细胞均被激活。SSc 的病变部位早期在皮肤，后期则累及脏腑，其病机表现为卫气虚馁，腠理不固，外邪袭表，进而由皮及络，由络及脏。微血管损伤可由缺氧、感染、免疫介导的细胞毒作用以及血管及其周围细胞直接损伤等原因造成，其可导致微循环血管减少、血管壁增厚及管腔缩窄，引发组织缺氧及氧化应激反应，进而造成雷诺现象、肺动脉高压以及肾危象等严重后果。同时由于血管内皮细胞的激活能够导致包括血管内皮细胞生长因子、血管细胞黏附分子-1、血浆细胞间黏附因子及 E 选择素等促炎症因子水平的增高，以及内皮素-1 及结缔组织生长因子等促成纤维细胞活性因子表达的增加，因此微血管病变也常被认为是 SSc 发病的始动因素之一。在 SSc 的发病过程中，血管损伤是其重要的发病机制之一，免疫失衡、微血管损伤和内皮细胞的活化是 SSc 进程中最早出现的主要病变。免疫因素、血管损伤诱导 SSc，与中医营卫不足相对应。

（三）玄府郁闭与多器官纤维化

"玄府郁闭"与 SSc 的病机

"玄府"之名首见于《黄帝内经》，如《素问·水热穴论》曰："玄府者，汗空也。"金代刘完素发挥《黄帝内经》狭义玄府认识，认为"玄府者，无物不有，人之脏腑、皮毛、肌肉、筋膜、骨髓、爪牙，至于世之万物，尽皆有之"（《素问玄机原病式·六气为病》）。刘完素明确指出"玄府闭密，而致气液，血脉，荣卫，精神，不能升降出入故也"，即玄府病证总以玄府闭密为基本变机，导致气血、津液、精神运转出入之孔道闭阻，无以激发促进各脏腑组织器官功能发挥而百病由生。病理产物蓄积肌腠，而出现汗腺受损或消失，毛囊破坏，皮肤真皮增厚，胶原纤维增生等皮肤病理损害。因 SSc 初期的病变部位主要在皮肤、肌腠、络脉，根据《素问·痹论》"五脏皆有合，病久而不去者，内舍于其合也，皮痹不已，复感于邪，内舍于肺"，故 SSc 病变日久，正气渐衰，风寒湿邪内舍于肺，郁闭于肺泡与毛细血管，阻碍肺玄府气血津液运行、布散及交换，进而产生肺叶痿废不张之肺痿重证，若病变持续进展，可引起心、脾、肾、胃、小肠、大肠等多脏腑生理功能异常，甚则导致脏器功能衰竭。在 SSc 患者的皮肤活检中发现，SSc 的病理生理过程中胶原产生过多。基质细胞的激活及相关分子的代谢异常共同导致了纤维化基质在组织内的聚积和存在，进而导致了纤维化的发生和发展，目前已知转化生长因子-β（TGF-β）、结缔组织生长因子及内皮素-1 等与这一进程密切相关。纤维化基质在组织内的聚积，皮肤变厚，与中医玄府郁闭相对应。

（肖长虹）

第四节　中西医结合防治风湿病的思路与策略

随着风湿病学科的不断发展，国内风湿病专业委员会开始组织制订更加具体的风湿病治疗策略，《中国中西医结合实用风湿病学》《实用中西医结合风湿免疫疾病学》《中西医结合临床风湿病学》等著作相继出版。2021 年以来中国中西医结合学会发布《系统性红斑狼疮中西医结合诊疗指南》《痛风中西医结合诊疗指南》《强直性脊柱炎中西医结合诊疗指南》等，为中西医结合防治风湿病提供了思路与策略。

一、西医、中医防治风湿病的优势与不足

2010 年，由什莫伦（Smolen）博士领导的国际工作组提出"达标治疗"，得到类风湿关节炎（RA）国际及国内西医指南推荐。在 RA 达标治疗（treat to target，T2T）推荐建议中，提出了以疾病缓解（代表炎性疾病明显活动的症状和体征完全消失）为首要目标，在临床缓解为明确目标的前提下，以疾病活动度作为替代目标的目标治疗，同时强调风湿病专家和患者共同决策，治疗方案及流程更加细化。达标治疗的提出为 RA 各阶段治疗策略的合理选择及疾病监测管理提供了详细指导，被认为是 RA 临床管理的里程碑之一。尽管在达标治疗指导下临床管理所带来的 RA 患者临床结局优于常规治疗已经得到广泛认同，但达标治疗策略中仍然有一些问题无法被解决，例如：①全球平均达标治疗远低于预期，持续缓解则更为罕见。②随着达标治疗方案的升级，患者伴随着越来越高昂的财务成本，尤其是在发展中国家和高度老龄化国家。③RA 发病早期出现症状或实验室指标异常，但现有临床证据无法支持诊断者，达标治疗方案是否可提早使用？④即便已经接受过多种生物制剂治疗方案，部分患者病情依然难以达到缓解，此时治疗目标和方案该如何调整？⑤伴随治疗发生的并发症有可能会使达标治疗方案的应用再次受限。这些不仅是 RA 诊疗中存在的问题，也代表了风湿病西医诊治的共性临床难点。

风湿病属于中医学"痹病"范畴。早在西汉时期，中国古代医学先贤就对"痹病"的病因病机及病情演变规律有了初步认识。《黄帝内经》认为风寒湿邪侵袭为"痹"发病之外在因素，更加强调了"正虚邪凑"为发病之根本。在风湿病防治方面，《黄帝内经》提出未病先防、既病防传、瘥后防复原则，贯穿风湿病预防、治疗全过程。具体治疗方案选择上，《金匮要略》确立六经辨证的基本原则，明辨风湿病病因、病性、病势，创制麻黄加术汤、麻杏苡甘汤、防己黄芪汤、桂枝芍药知母汤、乌头汤、桂枝附子汤、附子汤等治疗风湿病的千古名方。后世医家不断发挥，使风湿病的涵盖范畴进一步延伸，病名指向更加具体，同时创新中医药防治风湿病的学术理论、防治策略与措施，逐渐建立风湿病的中医诊疗方案、临床路径、专家共识和指南，促进风湿病中医诊疗方案的优化与推广，提升中医药防治风湿病整体水平。综合中医诊治风湿病的现状，可认为中医药治疗风湿病的优势主要有以下几个方面：①辨证论治，个体治疗；②整体干预，双向调节；③用药多变，配伍灵活；④康复调摄，养治结合；⑤科普宣教，易于推广。然而，中医药治疗也有其不足之处，主要体现在过于依赖医家的个人水平导致临床疗效良莠不齐；宏观层面的整体评价较多，而对微观量化标准不足；疗效客观评价证据较欠缺；对风湿病中危急重症治疗技术力量相对薄弱等。

二、中西医结合防治风湿病的目标

在当前治疗手段下多数疑难风湿病的治愈依然难以实现，中西医结合防治风湿病的目标是根据风湿病不同病种、不同病程阶段、不同病患的特点，在中医辨证论治前提下，联合西医诊疗技术手段，中西并用，病证结合，优势互补，增效减毒，减轻症状，延缓病情进展，保护关节和脏器功能，降低医疗成本，提高患者生活质量。

三、中西医结合防治风湿病的思路与策略探讨

明确中西医结合治疗风湿病的优劣及治疗目标，有针对性地强强联合，取彼之长、补己之短。需要注意的是，中西医结合并非中医、西医治疗药物和非药物治疗手段的简单叠加，而应该是综合考虑风湿病的预防、诊断、治疗、康复全过程两种不同治疗策略联合有效的科学整合。根据当前中

西医结合防治风湿病的文献和临床实践，具体思路与策略可从以下几个方面考虑。

（一）病证结合

病证结合诊疗模式是中西医结合研究的一个标志性的思路与方法。"病"是对疾病全过程总体属性、特征和疾病规律的概括。当一种风湿病得以确诊，该病发生、发展、预后、转归的趋势是可被预测的，西医常规治疗方案也基本确定。中医之"证"是对疾病发生发展过程中某一阶段的病理概括，反映疾病当下的状态。受到感邪性质、个人体质、疾病病程等因素的影响，同一种疾病在不同的患者身上可表现出不同的临床症状组合，即"同病异证"。西医治疗方案适用于风湿病共性患者，但对疾病不同阶段、患者个体差异考虑的精确性相对欠缺。中医辨证论治聚焦于某病患个体在疾病某时间段的矛盾所在，而对疾病全局规律的把握相对薄弱。因此，中西医结合防治风湿病需强调病证结合的思维模式，联合西医"据病施治"与中医"辨证论治"，即根据疾病的西医诊断制订相应西医治疗方案，同时根据中医辨证论治配合中医药治疗，发挥西医治疗方案的普适性与中医辨证论治的动态灵活性，中西医结合，优势互补，提高疗效。

病证结合还可用于帮助早期风湿病患者选择治疗方案。中医与西医诊察疾病思维方式的差异造成这两种医学模式在诊断风湿病时存在一定时间的先后误差。风湿病是一个逐渐进展的过程，部分患者在疾病早期表现出关节炎症、乏力等倾向于某种风湿病的症状，但经过系列检查后按照现行标准暂时无法确诊为某疾病，此时西医治疗常常陷入方案难以决策的局面。无论疾病是否能够确诊，这类患者应早期及时给予中医辨证遣方施治，争取在风湿病"生而未盛"之时截断病情，延缓发病，改善预后。

（二）分期与分型结合

风湿病临床症状复杂且病情反复发作，根据疾病活动度及辅助检查结果可将风湿病归属于不同的分期。以 RA 为例，RA 确诊后，下一步则需要根据 DAS28 评分判断疾病分期阶段来选择治疗方案。活动期关节炎症发作，关节发热或怕冷、肿痛剧烈，ESR、CRP 等炎性指标升高；缓解期关节炎症消退，炎性指标趋于正常，病情相对平稳。研究表明 RA 疾病活动期可加快关节破坏及其他系统受累，因此，疾病活动期重点强调抑制炎症，此时西医治疗方案选择慢作用药基础上加用非甾体抗炎药或糖皮质激素，发挥后两者强大的抗炎效应，争取尽快控制炎症。疾病缓解期，病情相对平稳，西医继续维持慢作用药或生物制剂，逐渐撤减糖皮质激素。中医理论认为"邪气盛则实，精气夺则虚"，不同的疾病活动度代表了中医邪气盛衰及病位、病性的变化，因而不同的疾病分期往往表现出中医证型聚类的特征。RA 疾病活动期提示邪气盛实，证型多属风湿痹阻证、寒湿痹阻证、湿热蕴结证、痰瘀痹阻证，治疗当以攻邪为主、扶正为辅，予祛风、散寒、清热、除湿、化痰、行瘀之法以损有余。疾病缓解期，邪气逐渐消退，以正虚为主要矛盾，证型多见气血亏虚证、肝肾不足证、气阴两虚证，治疗以扶正固本为主，或益气养血，或滋补肝肾，或益气养阴，同时需要考虑兼顾治疗急性期用药带来的不良反应。《类风湿关节炎病症结合诊疗指南》的推荐意见中指出，RA治疗方案的选择应结合疾病分期、疾病活动度等进行联合方案的选择。治疗全程应对包括四诊信息、疾病活动度、基于缓和的报告结局、系统性损害等进行病情评估，根据病情轻重及对治疗方案的反应每 1～3 月评估一次，根据评价结果调整方案，同样强调了中西医结合治疗策略的选择需要充分考虑结合分期与分型。

总而言之，分期与分型结合是风湿病中西医结合策略制订的重要影响因素，且具有较好临床实用性和可操作性。疾病活动期，起病急，病情重，以西医治疗为主，中医为辅，把握西药应用时机与剂量，发挥西药强大的抗炎及免疫抑制效应，力求在最短时间内减控制病情。此时配合中医药治疗的目的在于祛邪解毒，协同西药加速疾病缓解，同时减少不良反应。进入疾病缓解期，侧重于中医药治疗扶正固本，恢复人体正气，平稳撤减西药用量的同时降低疾病复发的可能，兼顾其他并发症治疗。

（三）疾病病理与中药现代药理结合

结合疾病病理及中药现代药理研究是中西医结合防治风湿病策略下中药开发使用的新途径。随着单味中药及复方制剂药理研究的深入，一些抗炎和免疫调节药理作用明确的单味中药提取物制剂或复方制剂如正清风痛宁、雷公藤多苷片、草乌甲素，已经获批应用于临床，可辨病使用。中医辨证遣方同样可以根据疾病病理和现代药理优化处方。如 RA 晚期皮下组织和（或）真皮内纤维蛋白样物质聚集诱发 RA 结节，白芥子、半夏、天南星、夏枯草、猫爪草等中药具有抗血管增殖、增强纤维蛋白溶解的作用，适用于 RA 结节的治疗；风湿性多肌痛病理包括肉芽肿性动脉炎、内膜增生和血管壁增厚，可酌情配伍具有免疫抑制作用的忍冬藤、黄芩、金雀根，具有抗血管内皮炎症和血管内栓塞作用的生地、水牛角、莪术、赤芍等药物。

（四）实验室检查与辨证论治结合

现代仪器设备能够探究无法被肉眼直观审视的深层次现象，对疾病的病因、病位、病理以及局部结构和功能变化情况有更精确的认识，因此西医对疾病病理过程的观察要比中医更加直观，整个疾病诊治过程更具"可视性""客观性"。

中西医结合防治风湿病的视野下，现代医学诊察技术不仅是疾病诊断、病情监测的一种手段，还有助于联合宏观辨证与微观辨证，提升中医辨证治疗的客观性与准确性，进一步优化中西医结合防治方案。如风湿热患者 ASO 升高，首先考虑应用青霉素或头孢类抗生素抗感染治疗，若合并血常规白细胞及中性粒细胞升高，ESR、CRP 等炎症指标升高，临床表现出发热、咽痛、结节性红斑时，需考虑急性炎症活动，中医辨证论治基础上加用金银花、忍冬藤、野菊花、紫花地丁、牡丹皮等清热解毒通络止痛。若仅出现 ASO 升高，血常规、炎症指标无异常，临床症状不明显，通常考虑慢性炎症期，西医继续维持抗感染治疗，中医药治疗方案转换为以身痛逐瘀汤和双合汤化瘀散结为主。需要强调的是，辅助检查可以帮助优化中西医结合方案，但临证需注意中医治疗方案的决策必须以中医四诊辨证为前提，切忌以辅助检查指标决定中医辨证用药。

（五）中西结合，增效减毒

风湿病属于长期慢性消耗性疾病，多需维持终身治疗。常规的西医治疗药物以慢作用抗风湿药为基础，根据疾病活动度联合非甾体抗炎药、糖皮质激素，单用或联用生物制剂。然而，慢作用抗风湿药起效慢，非甾体抗炎药及糖皮质激素可诱发胃肠道反应、骨髓抑制、皮疹、激素依赖等不良反应，生物制剂疗效显著，长期使用有罹患感染及肿瘤的风险。以上不良反应一旦发生，可使风湿病本身治疗变得更加复杂。针对此类问题，中西合璧治疗可取长补短，增效减毒。一方面，西药治疗的同时配合中医辨证治疗，尽量减少西药的剂量，可降低不良反应发生的风险。即使发生不良反应，配合中医治疗可延长西医治疗方案的维持时限，扩展西药使用空间。另一方面，肝肾功能损伤同样是中医药治疗不可忽视的弊端，针对中医药造成的肝肾功能损伤，可采用保护肝功能、保护肾功能的西药作为补充。

辅助激素撤减、减少激素副作用是中西医结合防治风湿病重点关注的问题。糖皮质激素对于风湿病重症的治疗不可替代，然而伴随激素治疗产生的副作用又使患者不得不面临更多并发症的风险。使用激素的过程中，适时协同中医药治疗能够最大限度地降低不良事件发生的可能性，辅助激素顺利撤减。中医认为，激素其性属"阳"，大量使用易耗热伤阴，病人多见发热、汗多、烦渴等阳热炽盛的表现，此时宜配合清热泻火类中药。激素撤减阶段，症状表现多种多样，若为阴虚火旺者，配合知柏地黄丸或虎潜丸滋阴降火；脾肾阳虚者，予金匮肾气丸或真武汤；激素撤减至维持剂量或停用后，继服淫羊藿、菟丝子、肉苁蓉、补骨脂等温阳补肾药物，促进下丘脑-垂体-肾上腺轴功能恢复和内源性糖皮质激素分泌。

（六）传统与现代结合

除常规药物治疗外，中医、西医围绕风湿病治疗创造出丰富的非药物手段。诸如膏药、蜡疗、药物熏蒸、熏洗、药浴、中药封包、中药热罨包、针灸、督灸、推拿、拔罐、穴位贴敷、沙疗、泥疗等传统外治方法；中频脉冲、高压电位治疗、小针刀、针刀镜、关节腔注射、水筋针、关节镜、关节置换术、关节成形术、免疫吸附等现代治疗方法。根据病情适时整合，形成传统与现代相结合、内治与外治相结合的一系列诊疗方法，取得很好的疗效，尤其对于难以耐受口服药物治疗的患者，更加凸显非药物疗法的重要性。如膏药、蜡疗、中药熏蒸等对于缓解关节局部症状效果明显；督灸适用于改善 AS 寒证患者脊背不适症状；糖皮质激素或透明质酸钠关节腔注射可直达病所，迅速缓解病情；水筋针、关节镜可用于松解关节粘连、剥离病变组织、疏通经络痹阻、消蚀炎症因子、消除关节肿痛、恢复活动功能；对于已经出现严重关节破坏或关节融合的患者，常规治疗无法恢复关节功能，符合手术指征者建议进行关节置换或关节成形术；免疫吸附技术是将高度特异性的抗原、抗体或有特定物理化学亲和力的物质（配体）与吸附材料（载体）结合制成吸附剂（柱），选择性或特异性地清除血液中的致病因子，从而达到清除抗体、净化血液、缓解病情的目的，适用于 SLE、抗中性粒细胞胞质抗体（ANCA）相关性血管炎、SSc 等结缔组织病重症治疗。

（七）重视顾护脾胃

风湿病多因正气不足，风寒湿热等邪气侵袭机体，痹阻关节、经络所致。再遇脾胃不足者，纳运失司，枢轴不运，气血营卫化生衰少，正气无法布达周身，又会因内湿牵动而留着筋骨伤人，造成疾病的反复发作。若脾胃强健，运化有权，正盛则抗邪有力，湿浊自难蓄积为患。恰如《素问·至真要大论》中的"诸湿肿满，皆属于脾"便言简意赅地指明了风湿病治疗不可忽视脾胃的道理。此外，无论口服的是中药还是西药，都将经过胃的受纳以及脾的运化，方能输布全身脏器发挥治疗效果。西医在临床治疗风湿免疫类疾病时常会采用免疫抑制剂、糖皮质激素以及非甾体抗炎药，长期使用这些药物会损伤人体多处组织器官，导致诸如免疫功能下降、消化道出血、水盐代谢紊乱等情况的出现，而祛风除湿中药多攻伐脾胃。因此，在风湿病的诊疗过程中，调理脾胃的思想当贯穿始终，凡因风湿病就医者，无论男女老少，必询问与脾胃相关的症状，如食欲好坏、饮食多少、反酸与否、脘腹有无胀痛、大便次数及性状等，同时也需结合胃肠镜、大便常规、碳-14 呼气试验等现代检测手段来判断。无论是给予西药治疗还是中药治疗，均要兼顾脾胃处以方药，维护其运化功能，饮食药物正常吸收，则能有效提高机体免疫力以及对药物的耐受力。

在具体治疗方案上，风湿病初起以邪实为主，脾胃损伤不明显者，多采用以祛风除湿药为主配伍运脾和胃、淡渗利湿药物为组方。如茯苓、豆蔻、薏苡仁健脾祛湿，生姜、大枣、甘草护胃安中。风湿病后期邪气渐消，正气耗损，临床上病属虚实夹杂者居多，治疗当以健脾补中、益气养血为务，处方以补中益气汤合桂枝汤化裁甘温补土，兼以缓除余邪。若治疗过程中出现严重的脾胃受累，则需以调理脾胃为先。对于患有不同风湿病的人群而言，顾护脾胃药物的选用也不尽相同。如干燥综合征患者因口干、眼干、饮食干涩难下等症状突出，用药可适当增加濡养胃阴的药物，多选太子参、生山药、玉竹、石斛等；对于因肌肉疼痛或痿软无力，甚至萎缩废用的肌炎或皮肌炎患者而言，因脾主肌肉四肢，治疗上应当注意升清健脾化湿，多加葛根、柴胡、升麻、苍术、薏苡仁、石菖蒲等。治疗关节红肿灼痛时，不可一味清热而投以大量黄连、黄柏等苦寒败胃之品；治疗腰膝酸软、关节隐痛等肝肾不足之象予熟地、何首乌、枸杞之属，还需适当配伍温中健脾助运之干姜、木香、砂仁等，以助药力。在服药方面当嘱咐患者宜饭后服用，以减少对胃脘的刺激。

（八）活血化瘀贯穿始终

"痹者，闭也"，风湿病是以关节、骨骼、肌肉受侵害表现出肢体疼痛僵硬等症状，《素问·举痛论》中有气血不通则痛理论，因此治疗当重在通痹，而通痹之法又当首推活血化瘀。清代王清任曾指出"明知受风寒，用温热发散药不愈；明知有湿热，用利湿降火药无功"，是因"不思风寒湿热入皮肤，何处作痛"，日久由虚转实，则化"已凝之血"，由此确立"痹症有瘀血"的理论。现代中医学者也多推崇因瘀致痹之说，并强调活血化瘀当贯穿风湿病治疗始末。

（九）治疗与康复结合

风湿病病变后期多造成患者躯体功能的减退甚至丧失，严重影响其日常生活，对患者的身心健康都十分不利。以 EULAR 为代表的国际风湿病指南制定机构曾强调药物治疗与非药物治疗相联合的方案是诸如中轴型脊柱关节炎等风湿病的最佳治疗策略。因此，在风湿病的常规药物治疗过程中引入康复疗法，通过康复医师、治疗师、护士、矫形师及社会人员等的协同努力，将有助于患者改善身心功能并最终重返家庭和社会。

康复治疗的构成包括物理治疗、作业治疗、心理治疗、传统康复等，并有其相应的康复测评作为评价模式。对已经发展至关节功能损伤、心肺功能损伤、肌群功能损伤的风湿病患者，更加推荐具有专业康复治疗资质的医师拟订康复方案，以获得更具针对性的康复锻炼指导，促进康复进程或代偿功能的建立，减轻后遗症。

（十）养生与健教结合

风湿病病情控制后，延缓病情复发，维持机体功能成为此阶段的重点。进入疾病缓解期，饮食调摄、运动调摄、健康教育等非药物手段成为预防疾病复发的重要补充手段。除用药指导、劳逸结合、防寒保暖等常规生活护理外，有条件者建议针对风湿病的疾病特点及患者个体情况制订专门调护方案。

1. 防寒保暖

风湿病患者或易发人群需尤其注重根据外界环境变化进行自我防护，如适时保暖，汗出切勿贪凉吹风，避免冷水沐浴，衣服被褥勤换洗晾晒、保持干燥等。

2. 科学饮食

风湿病患者必然存在体质偏颇，可结合中医体质辨证为患者制定最适合食疗方案，以作为药物治疗的补充，同时结合西医营养学有的放矢，进一步优化膳食结构。

3. 合理运动

风湿病患者适合的运动种类较多，运动方式选择上，可根据病人的具体情况进行重点强化锻炼或避免某些运动。如 OA 的患者则要注意避免爬山这类关节负荷较强的运动。

4. 精神调摄

精神刺激和情绪波动是促进风湿病发展的原因之一。无论患病时间长短，医生皆应帮助患者树立正确的防病治病观，鼓励患者保持良好的精神状态，心情舒畅，有助于促进身体恢复。

5. 慢病管理

风湿病的治疗是一场持久战，临床医生不仅需要解决患者就诊当下的病痛，还应当通过建设慢性病管理的方式对其进行长期随访，定期跟踪患者的症状、实验室指标及生活习惯改善情况，以便掌握病情发展趋势。再根据病情反馈、药物反应对其饮食、运动、吸烟、饮酒等生活方式以及用药习惯作出科学指导，并提醒患者按时到医院复诊。医师还能通过系统链接向患者推送疾病危害、药物进展、日常调护等相关科普，让患者从被动接受治疗逐渐转变为主动配合医生治疗。

四、展　望

19 世纪中叶，西方医学进入古老的中国，正式开启了中西医汇通的大门。过去一段时间内，医学界否定中医的论断层出不穷，中西医结合举步维艰。中国新冠疫情防控中，中西医结合，中西药并用的医学模式为国际疫情防控提供了中国经验和中国智慧，彰显了中西医结合在重大疑难疾病治疗中的独特优势，中西医结合成为中国独立于西方世界的特有医疗财富。随着中西医结合研究的深入，以中医理论为基础，结合西医临床诊疗指南方法学制定中西医结合防治风湿病思路与策略，推进中西医协同、优势互补，提升风湿病防治水平，将是发挥中西医在保障民生方面的优势，助力健康中国战略的必然趋势。

（彭江云）

第三章 风湿病中西医结合研究与中医药自信

风湿病是一组主要累及骨、关节和软组织的疾病，可造成包括关节炎在内的各个系统器官的损伤，主要以自身稳态失衡、出现自身免疫反应为特征。中医药学对风湿病的认识有着悠久的历史，经过不断地传承创新，进一步发展了湿热痹、瘀血致痹、肾虚致痹等理论，积累了丰富的诊疗经验，形成了中医风湿病的辨治体系。中医药学在风湿病诊疗领域取得的成就充分展现了中华文明的深厚底蕴，有助于巩固医学生专业思想，坚定临床医师中医药自信，增强人民群众文化自信。

第一节　中西医结合治疗风湿免疫病的临床优势病种

如何发挥中医、西医在风湿免疫病领域的作用，明确中医、中西医治疗风湿免疫病的优势病种和优势环节，探寻中西医结合切入点，制订中医、西医普遍认可、融合的诊疗方案是亟待解决的问题。中华中医药学会组织优秀的中医和西医临床青年专家组成风湿病学组工作小组（RWG），以广泛涵盖中医、西医风湿领域专家的研讨小组为主体，基于临床经验和文献证据，采用德尔菲（Delphi）法，通过问卷调查和现场研讨等形式，充分探讨中医药治疗风湿免疫病的优势，明确了中西医结合切入点，初步形成专家指导意见。现介绍如下，以期为风湿病中医、中西医结合诊疗方案提供参考依据和有益借鉴。

一、类风湿关节炎

类风湿关节炎（rheumatoid arthritis，RA）是一种以侵蚀性关节炎为主要临床表现的自身免疫病，基本病理表现为滑膜炎、血管翳形成，并逐渐出现关节软骨和骨破坏，最终导致关节畸形和功能丧失。RA 以达标治疗为目标，目前我国治疗 RA 及肺部疾病、心血管疾病、恶性肿瘤及抑郁症等并发症的效果不理想；部分患者经治疗后即使达到疾病缓解，仍然有明显的关节疼痛、僵硬、怕风、汗出、自觉发热等多种不适症状。

中医认为，本病病机为正虚邪侵、禀赋不足、劳逸失度、情志饮食等因素，导致风、寒、湿、热等外邪易于侵袭入里，邪气痹阻经络，气血不通，瘀血痰浊阻滞，流注关节而发病，病程日久，导致肝肾亏虚、气血不足。治疗当扶正祛邪为法。

中医治疗本病的优势在于：①疾病前期，也称为 RA 临床前状态，或未分化关节炎阶段，中医以内服中药、三九贴、三伏贴、"治未病"方案等治疗手段，能缓解临床症状，且安全性好；②疾病发作期，中医治疗能够缓解症状，中西医联合治疗能增强疗效，减轻关节疼痛、肿胀、晨僵等症状，降低红细胞沉降率（ESR）和 C 反应蛋白（CRP），还能改善纳食减少、气短疲倦、自汗、怕冷等症状，中医外治技术改善关节局部症状；③疾病后期，中药治疗能够延缓 RA 骨破坏进展，改善预后，采用补气养血、补肾健脾等扶正的治疗手段，能增强体质、改善消瘦和肌少症，并且改善RA 骨质疏松，达到扶正祛邪、标本兼治的效果。

专家指导建议：①早期或临床前状态，西医不推荐治疗，中医采用"治未病"理念，运用八段锦、中药、针灸等手段，能缓解症状、减少 RA 转化率；②疾病活动期，中西医联合治疗有助于增效减毒，改善关节疼痛、肿胀、晨僵等症状，减轻疾病活动度，延缓骨破坏和骨质疏松症进展；③疾病后期，常出现纳食减少、气短疲倦、自汗、怕冷等症状，西医缺少治疗手段，中医采用补气养血、补肾健脾等扶正的治疗手段，能改善症状，增强体质。

二、强直性脊柱炎

强直性脊柱炎（ankylosing spondylitis，AS）是一种慢性炎性疾病，好发于青壮年男性，发病原因未明，主要侵犯骶髂关节、脊柱骨突、脊柱旁软组织和外周关节，严重者发生脊柱畸形和强直。本病治疗的目标在于缓解疼痛、僵硬、关节炎、附着点炎等症状，改善身体活动度和预后，提高生活质量。西药治疗对于多数患者来说可以获得较好疗效，但长期使用存在一定不良反应。

中医认为，本病多为先天禀赋不足、肾督亏虚、精血不足，风、寒、湿邪乘虚深侵肾督，导致脊背、关节受损，病程日久，瘀血痰浊瘀滞，正气愈虚，导致腰弯、脊突、肩堕、形体羸弱等表现。

中医治疗本病的优势在于：①改善疾病炎症状态、减轻症状，在西医常规治疗的同时辨证内服中药能进一步改善患者病情；②中医外治技术效果确切，在内服药物治疗的基础上，辨证使用中医外治法，如中药熏蒸、中药热敷、中药穴位贴敷等，能进一步改善患者局部关节疼痛、晨僵等症状；③改善并发症，AS 合并虹膜睫状体炎、炎症性肠病、骨质疏松、髋关节受累等时，中西医联合治疗有助于病情缓解。

专家指导建议：①对于病情活动度低的患者，使用非甾体抗炎药（NSAID）治疗效果不理想，用生物制剂治疗亦不适宜，单独中医治疗即能改善 Bath 强直性脊柱炎疾病活动指数（BASDAI）、Bath 强直性脊柱炎功能指数（BASFI）、指地距、胸廓活动度、Schober 试验、ESR、CRP；②对于病情活动度高的患者，使用生物制剂治疗效果不佳、有禁忌证、长期使用增加感染风险的患者，中西医结合治疗方案有助于更快改善症状，降低生物制剂治疗风险；③AS 合并前葡萄膜炎、炎症性肠病等并发症时，治疗效果欠佳，中医联合治疗有助于病情改善。

三、原发性干燥综合征

原发性干燥综合征（primary Sjögren syndrome，PSS）是一种侵犯泪腺、唾液腺等外分泌腺体，以淋巴细胞浸润为特征的全身性自身免疫病。人工唾液和人工泪液替代疗法治疗口眼干，效果欠理想；使用免疫抑制剂、糖皮质激素等控制疾病进展存在不良反应。

中医、中西医协同治疗本病的优势在于：①明显改善干燥、乏力、疼痛症状，增加唾液分泌；②改善高球蛋白血症、低补体血症，降低疾病活跃度；③缓解焦虑、抑郁情绪，改善生活质量；④升高血液系统受累患者的白细胞水平、红细胞水平、血小板水平；⑤改善呼吸系统受累患者咳嗽、咳痰、气短症状，改善肺功能。

专家指导建议：①出现干燥症、乏力、焦虑、抑郁等表现时，西药效果不佳，或因为不良反应不易被接受，中药能增加唾液分泌，缓解情绪，改善生活质量，具有良好效果；②本病合并白细胞降低、红细胞降低、血小板降低一直是治疗的难点，中药具有升高血液系统受累患者的白细胞、红细胞、血小板水平，和西药联合起到增效减毒的效果；③部分患者合并间质性肺炎，肺功能渐进性损害，西药效果欠佳，中医治疗可改善呼吸系统受累症状，改善肺功能。

四、高尿酸血症与痛风

高尿酸血症是尿酸在血液中水平过高的病理状态，痛风是尿酸盐沉积所致的晶体相关性关节病。痛风患者可出现关节炎，严重者还表现为关节破坏、肾功能损害，常伴发高脂血症、高血压、糖尿病、动脉粥样硬化、冠心病等。西医治疗存在一定困难，如患者难以接受长期用药，依从性不佳；合并肾功能不全、痛风石、心脑血管并发症时治疗难度大等。

中医药治疗本病的优势在于：①痛风患者多存在体质偏颇，以痰湿质、气（阳）虚体质居多，通过调理体质有助于改善疾病及预后和转归；②有助于缓解症状，减少复发；③土茯苓、萆薢、蚕沙、石韦能降低尿酸，金钱草、海金沙、鸡内金、瞿麦、滑石能促进尿路结石排泄，山楂、麦芽能降血脂等；④外用药物能改善局部疼痛、肿胀，适用于部分反复发作的慢性疼痛患者，如青鹏软膏、金黄膏等。

专家指导建议：①对于西药长期用药接受度低的患者，辨证使用中药能减轻症状，减少复发；②本病常伴多种合并症、并发症，给治疗增加很大难度，中药具有多靶点、多功效的特点；③部分患者局部疼痛难以缓解，外用中药有很好的改善局部疼痛、肿胀的效果；④难治性痛风性肾病、痛风石破溃治疗棘手，中药综合治疗具有良好效果。

五、系统性红斑狼疮

系统性红斑狼疮（systemic lupus erythematosus，SLE）是一种能累及全身多系统、多脏器的自身免疫病，以多种自身抗体和免疫复合物沉积为特点，属于难治性风湿免疫病。本病如不及时治疗，会造成患者受累脏器的不可逆损害，甚至导致患者死亡。

中医病机以阴虚血热为本，主要可概括为毒、瘀、虚三个主要方面，治疗当分病情急缓，滋阴、清热、解毒、祛瘀诸法贯穿始终。

中医药治疗本病的优势及专家指导建议：①在中西医协同起效、预防激素及免疫制剂不良反应等方面具有独特优势；②改善症状，提高生活质量；③巩固疗效，减少病情复发；④减少 SLE 并发症的发生；⑤中西药协同增效减毒。

六、纤维肌痛综合征

纤维肌痛综合征（fibromyalgia syndrome，FMS）是一种以全身广泛性疼痛以及明显躯体不适为主要特征的一组临床综合征，以广泛性疼痛、对机械压力和低温的疼痛敏感性增强、伴随疲劳和认知障碍为特征。目前本病治疗缺乏有效药物，虽然多项短疗程药物临床试验报道了相似的改善症状的效果，但是大样本研究并未显示出有良好疗效。

中医治疗本病的优势及专家指导建议：①中西医结合治疗能改善疼痛、怕冷、失眠、焦虑等症状；②推拿按摩在减轻躯体疼痛、缓解抑郁状态、提高睡眠和日常生活质量等方面有一定优势；③针灸治疗、五禽戏、八段锦、中医外治法等治疗能显著改善疼痛、焦虑、抑郁等症状等。

开展中西医治疗风湿免疫病优势研究，既有助于中西医相互了解、相互学习，也有助于中西医学科拓展研究方向与领域，更能够促进中西医理论的深度融合，为临床工作提供扎实的理论支持，实现理论与临床、中医与西医研究的共同发展与进步。风湿病学专家一致认为，要用共通的体系评价、用现代医学诠释中医的疗效，按照现代研究方法证实中药在真实世界中的疗效，寻找中医循证医学证据，为践行"宜中则中、宜西则西"的指导思想提供客观临床证据；要以"四个互"为要求，即语境互通、学理互释、标准互证、手段互融，要着重解决难治性风湿病。

第二节　中医药自信内涵与核心要素

《中共中央、国务院关于促进中医药传承创新发展的意见》明确指出，传承创新发展中医药是新时代中国特色社会主义事业的重要内容，是中华民族伟大复兴的大事，对于弘扬中华优秀传统文化、增强民族自信和文化自信，促进文明互鉴和民心相通、推动构建人类命运共同体具有重要意义。中医药高校是中医药人才培养的主阵地，落实立德树人根本任务，明确中医药自信内涵与核心要素，在中西医结合风湿病课堂教学、规培轮转、社会实践等各教学环节中，深入挖掘中医药自信课程思政元素，引导学生领悟中医药文化精华，感受中医药文化魅力，树立中医药文化核心价值理念，形成中医思维模式，提高中医药健康文化素养，培养职业素养和职业精神，坚定中医药自信，最终形成传承创新中医药的文化自觉。

一、中医药自信的根基与内涵

（一）文化与文化自信

"文化"一词最早来源于《易经》，其言"关乎人文，以化成天下"。文化起源于劳动，是人类在长期演进过程中对世界进行认识和改造的成果。关于"文化"的定义可以从广义和狭义两个方面来理解。从广义的角度来看，文化指的是人类在社会历史实践过程中创造的所有财富的总和，包括物质文化、精神文化、制度性文化和观念性文化等。从狭义的角度来看，文化常常是指在有人类存在以来，人类自身创造的精神财富。"自信"从字源上来看，"自"指的是"自己、自身"，"信"指的是"信从、信任"，通俗地讲，自信指的就是自己相信自己。一般来说，自信是充满热情地从心底激发的对自身的尊敬、信任和坚守，而不是任何外力所能推动的。

所谓文化自信，就是某一文化主体对其自身价值的认可和笃信，以及对自身生命力产生的骄傲感。优秀的传统中华文化拥有的特点包括博大精深、兼收并蓄，其中蕴含的思想观念、人文精神、道德规范等，给了中华民族无穷无尽的滋养，是我们在世界文化激荡中站稳脚跟的根基，并深刻影响着当代中国人的精神世界。中华民族的文化自信包含着一个民族、一个国家对自身文化价值的充分肯定，其来源于中华优秀传统文化自身蕴藏的强大基因，是对自身文化生命力的信仰敬奉，并凝聚着中华民族的向心力和原动力。

新时期以来，文化自信已经和道路自信、理论自信、制度自信并列形成中国特色社会主义"四个自信"，而坚定"四个自信"，最根本的是要坚定文化自信，文化自信是一个国家、一个民族发展中更基本、更深沉、更持久的力量。

（二）中医药与文化

中医药在数千年的传承中已成为中华优秀传统文化的卓越代表和重要组成，其所蕴涵的哲学体系、思维模式、价值观念与中华优秀传统文化一脉相承，其发展历程与中华文明相伴而生、休戚与共。中医药兼具科学和人文的双重属性，蕴含着博大精深的中华传统文化精髓以及硕果累累的中国古代科技成果，其以古代阴阳、五行以及精、气、神等传统哲学理论为精神内核，在发展中兼容易学和儒、释、道等中国古代哲学，涉及自然宇宙和生命本质的内在统一。"阴平阳秘"的平衡观，"天人合一、藏象合一、形神合一"的整体观，"仁者寿"的健康理念，"治未病"的预防思想，"医乃仁术"的和谐观、医德观，"大医精诚"的职业道德追求，"司外揣内、见微知著"的诊断学思想，"辨证论治"的治疗思维，以及"扶正祛邪，固本培元"的治疗法则，都是中医药将中华优秀传统文化和中国古代哲学融合转化为自身特色理论体系的具体体现，可以说中医药文化与中华优秀传统文化有着共同的精神密码。

（三）中医药自信

中医药自信是国家、民族和社会对中医药进行比较，从而加强认同的过程，最终化作对中医药价值和生命力的确信和笃定的成熟性心理特征。中医药自信是中华民族文化自信的重要组成部分，其主导和内核是中医药文化价值取向和中医思维，持续动力源泉是中医药的创新和转化。中医药自信是巩固中华民族文化软实力的重要方面，是应对异质文化冲突和融合的重要支撑，也是构建人类卫生健康命运共同体的重要基础，因而拥有至关重要的当代价值。

二、中医药自信的核心要素

（一）基于辉煌成就的历史自信

中医药历史悠久，从其创立之日起，始终沿着既定的方向和目标，持续传承发展，从未间断。特别是在农耕文明和手工业文明的生产力背景下，开创性地建立了独特理论体系与辨证论治技术体系，在中华民族的繁衍和防治疾病、维护健康中发挥了重要的作用，取得了令人瞩目的历史成就。

1. 最早形成完整的理论体系

中医学理论体系的形成标志是《黄帝内经》，并且在两千多年的历史中持续传承发展，形成了完整的理论体系，并且具有显著的持续发展特点。

2. 最早形成独立的临床医学和辨证论治体系

张仲景的《伤寒杂病论》，是中医临床医学独立发展的重要标志，也是辨证论治法则正式确立的里程碑。在此基础上，针灸科、外科、妇科、儿科等各临床学科均开始独立发展。

（二）基于系统科学的理论自信

中医学在发展历程中成功开启了千年不衰的发展之路，将"人始生，先成精""善言气者，必彰于物"等精气物质研究和理论表述引向深入和完善，完成了器官学研究向生命物质研究的转型，持续积淀和凝聚了其理论体系的内在科学本源。

1. 生命物质为本的人体观

以《黄帝内经》的著作完成为标志，中医学实现了哲学概念的医学化改造，形成了以生命物质为核心的人体观。

2. 普遍联系为本的生命观

中医学把人体作为一个整体，重在研究构成这一整体的无穷"精气"的基本属性、相互联系、作用方式等要素。同时，中医学又将人与自然作为一个整体，尤其善于通过观察自然、发现规律，进而推及人体、研究生命。

3. 动态平衡为本的健康观

在中医学的视野中，人体精气物质总是维持着特定联系和秩序的恒定运动。第一层级是对立统一规律，第二层级是五行守序规律，构成了生命物质秩序的内在全景，其基本动能则是"气化"。

4. 致中求和为本的治疗观

中医学治疗法则的宗旨，是恢复或重建正常的精气物质秩序或正邪关系。在正邪关系调整中，中医学重视的是阴阳平衡，致中求和是中医学维护健康的核心所在。

（三）基于实践验证的技术自信

中医学始终坚守万物同理、天人相应、内外一体的核心理念，也就是说，人与自然总是发生着同样的变化，遵循着同样的规律。同时，中医学还认为人体内外总是发生着同样的变化，遵循着同样的规律，因此，把观察的视角转移到了体感分析和体表观察方面来，形成了独特的四诊技术，创立了由望闻问切、因机证治、理法方药（针）等构成的优势技术体系。

1. 司外揣内的四诊技术

《黄帝内经》确立了"视其外应，以知其内脏，则知所病矣"的原则，创建了望、闻、问、切的生命信息采集技术，核心是四诊合参，相互印证。

2. 动态分析的辨证技术

中医学的辨证技术就是把四诊所收集的资料、症状和体征，通过分析、综合，辨清疾病的病因、性质、部位，以及邪正之间的关系，概括、判断为某种性质的证，这一过程是有其规律可循的，是确立治疗法则和遣方用药的前提。

3. 致中求和的治疗技术

中医学高度重视治则治法的重要地位，遣方用药是治则治法的具体实施；在遣方用药方面，中医学自有其完整的配伍理论和给药方法，以增强治疗的精准性和有效性。

（四）基于临床价值的疗效自信

中医的生命力在于疗效，所谓有效才是硬道理，特别是在人类疾病谱发生了深刻变化之后，当代医学面临着一系列重大挑战，相较之下，中医学对各种疑难疾病的疗效受到了广泛关注，中西医结合所体现出其疗效的客观性和可靠性，成为我国医学发展最大的优势。中西医结合疗法治疗风湿免疫病也显现出较为显著的优势，其有效性获得广泛认同。特举例如下。

1. RA

中西医结合治疗 RA 可突破中西医各自用药局限性，有效调节 RA 患者异常病理变化，改善患者临床症状，提高患者生活质量，改善患者实验室指标以及明显降低复发风险等。《中成药治疗类风湿关节炎临床应用指南（2022 年）》中明确提出，雷公藤多苷片被 WHO 认定为治疗关节炎的"中国首创植物新药制剂"，是 RA 临床应用较广泛的中成药之一，联合传统合成改善病情的抗风湿药等常规药物应用，可进一步提高中、高疾病活动度者达标率，改善患者关节疼痛、肿胀，降低 ESR、CRP；雷公藤多苷片单独应用，可提高中、低疾病活动度者达标率，改善患者关节疼痛、肿胀等临床表现。

2. AS

近年来，中西医结合治疗 AS 不断发展，并且取得了一定的临床效果。临床常用治疗方法包括分期治疗法、分型治疗法以及针药结合治疗法等。《强直性脊柱炎中西医结合诊疗指南》指出，系统评价显示独活寄生汤、补肾强督方、补肾强督治尪汤、补肾强督清化汤、补阳还五汤、益肾蠲痹丸、尪痹片、盘龙七片、痹祺胶囊和四妙丸均可提高常规西药柳氮磺吡啶和（或）NSAID 治疗 AS 的效果，包括改善患者的疼痛、疾病活动度和功能障碍等，安全性也高；雷公藤多苷片、正清风痛宁单用或联用柳氮磺吡啶治疗 AS 的效果优于单用柳氮磺吡啶。

3. 痛风

目前痛风的治疗原则包括急性期的抗炎治疗以及缓解期的降尿酸药物治疗，相关药物不良反应较多，长期疗效亦十分有限。中医药治疗痛风历史悠久、疗效确切，体现了"寒者热之，热者寒之"和"通则不痛"的中医思想，四妙散、桂枝附子汤等复方及中成药临床运用广泛。对于湿热毒蕴证，一项包括 16 个随机对照试验的系统评价显示，四妙散加减治疗痛风在总有效率、显效率及降低尿酸水平方面，较秋水仙碱有一定优势，差异具有统计学意义（$P < 0.05$）；且不良反应发生率较秋水仙碱低，差异具有统计学意义（$P < 0.05$）。

第三节　中医药自信推动中西医结合防治风湿病的发展

中西医并重是我国的卫生工作方针之一，中西医结合作为中国的新医学，始终得到党和国家的重视与支持。中西医结合发展的迫切需求和科学推动，在根本上是中医药工作者对中医药的自信和西医工作者对中华优秀传统文化的自信。

一、党和国家的重视支持是中西医协同发展的重要保障

党和国家一贯重视中医药发展，特别是新中国成立以来，中医药的地位总体上呈现出一种快速提升的趋势。1938 年，陕甘宁边区第一个医药社"陕甘宁边区保健药社"成立，该社以"改良中药，中药科学化"为宗旨；1940 年，延安第一个中医学术团体"边区国医研究会"成立；1944 年，陕甘宁边区负责协调中央医疗卫生防疫工作的李富春同志提出"中医科学化，西医中国化"。1954 年，卫生部内设中医司；一批经验丰富的中医被送到医学院学习，开始了"中学西"。1956 年，毛泽东主席作出"中医药是一个伟大的宝库，应当努力发掘，加以提高"的重要指示，同年，建立了高等中医药院校，中医教育成为我国现代高等教育体系的重要组成部分。

改革开放特别是党的十八大以来，把中医药工作摆在更加突出的位置，将中医药发展提升为国家战略，开启了中医药事业传承创新发展的新征程。1982 年，中医药第一次被写进《中华人民共和国宪法》；1986 年，国家中医管理局成立；1988 年，国家中医药管理局成立；2003 年，国务院颁布实施《中华人民共和国中医药条例》；2007 年，成立国务院中医药工作部际协调小组；2009 年，国务院颁布实施《国务院关于扶持和促进中医药事业发展的若干意见》；2015 年，习近平总书记致中国中医科学院成立 60 周年贺信将中医药事业发展推向高潮；2016 年，国务院制定了《中医药发展战略规划纲要（2016—2030 年）》，明确把中医药发展上升为国家战略；建立国务院中医药工作部际联席会议制度，进一步加强对中医药工作的组织领导；中央召开全国卫生与健康大会，重申坚持中西医并重，强调着力推动中医药振兴发展；国务院新闻办发布《中国的中医药》白皮书，向世界宣告中国坚定发展中医药的信心和决心；2017 年 7 月 1 日，《中华人民共和国中医药法》正式实施，将现行有效的党和国家发展中医药的有关方针政策用法律形式固定下来。2019 年 7 月 24 日，中央全面深化改革委员会第九次会议审议通过《中共中央、国务院关于促进中医药传承创新发展的意见》，同年 10 月，新中国成立以来第一次以国务院名义召开全国中医药大会，党中央和国务院第一个关于中医药的文件《中共中央、国务院关于促进中医药传承创新发展的意见》印发。

党的十九大报告指出："坚持中国特色的道路自信、理论自信、制度自信、文化自信，最根本的是文化自信。"中医药自信始终是文化自信不可或缺的重要组成部分。值得特别提出的是，中西医平等合作始终是党和国家中医药政策的核心内容，体现为中西医并重和中西医结合的工作方针，体现在加强领导，设立中医管理机构，连续组织"西学中"班，培养中西医结合临床人才，积极推进中西医结合的医疗机构建设，支持学科专业高水平发展，支持学术团体健康发展等措施方面。

二、中医药自信是推动中西医结合发展的内在动力

中医和西医作为当今世界最具代表性的两大医学，是在不同事物历史、文化背景下发展起来的医学体系，都为生命科学的进步和人类健康作出了重要贡献。2021 年 5 月 12 日，习近平总书记在河南南阳考察调研时指出，要推动传统中医药与现代科学相结合、相促进，推动中西医相互补充、协调发展。可见，我国卫生工作方针中关于"中西医结合"的政策是一脉相承的，具有鲜明的一贯性、连续性和毫无动摇性。

中医药如何借助国家高度肯定和社会广泛关注的大好机会，努力探索中医药与复杂性科学、大数据、人工智能等现代科技文明成果的对接，是深化中西医结合认识的重大课题。在风湿免疫病的诊治中如何发挥中医药作用，中西医如何结合，难点在于如何用科学的语言阐释中医药的疗效，讲清中医药的价值与优势，也是中医药振兴发展、西医接受中医药必须解决的问题。

可以沿着以下的思路与方法进行研究与探索。一是用循证医学提供证据：循证医学的指导思想是综合研究证据、医生经验和患者意愿制订科学合理的临床治疗方案，核心是基于当前最佳证据的决策。因此，循证医学思维完全可以运用于以临床效果见长的中医药学。二是用现代科学技术解读

中医药原理："守正创新"的重要任务之一是守住中医药"疗效"这个关键，创新性地运用现代科学技术解读"原理"，推动中西医相互补充、协调发展。中西医结合医学一方面充分应用现代科学技术，研究中医药学的独特理论体系和丰富的实践经验，推动中医药学与现代科学技术接轨；另一方面传承中医药学的精华，充实和丰富现代医药学乃至生命科学的知识体系，提高临床疗效，并推动医学理论创新。

曾有时事评论认为，中西医协同或为全球抗疫最佳医学模式。在抗击新型冠状病毒感染过程中，中医药早期介入、全程参与、分类救治，最后取得重大成果。张伯礼院士总结了中医药战"疫"四大贡献：一是四类人集中隔离，服用中药；二是中药进方舱治疗轻型或普通型患者，降低从轻症转重症的患者比例及医务人员感染率；三是中西结合救治重症患者；四是恢复期进行中西医结合康复治疗。显而易见，在这次抗疫中，中西医结合既是我们的特色，也是我们的优势。我国新冠感染疫情防控的胜利，是以中医药自信推动中西医结合发展，以中西医结合发展增强中医药自信的成功案例。

三、中西医结合治疗风湿免疫病的研究方向

中央全面深化改革委员会第九次会议指出，坚持中西医并重，推动中医药和西医药相互补充、协调发展，是我国卫生与健康事业的显著优势。近年来，风湿病学的发展日新月异，在诊断和治疗等方面不断取得新进展，中医药研究在风湿病病因病机、证型研究和治疗方法等方面也取得了可喜成果。

风湿免疫病中西医结合研究方向主要包括以下几个方面：一是针对病因学的基础研究；二是针对病理机制的基础研究；三是辨证论治标准的基础研究；四是针对优势病种的基础研究。围绕这些关联性要素采集数据，进行深入分析，挖掘内在规律，进一步对这些规律进行规范性表述，就形成了风湿免疫病基础研究体系。

（一）中西医结合风湿免疫病病因学研究

中医学所研究的风、寒、暑、湿、燥、火等外感六淫，在很大程度上并不是指单一病原体，而是病原体能够引起疾病的环境条件以及人体在这些环境条件下的反应能力，包括空气、水环境、气候环境、光电磁波环境、人文环境等与人类生产生活密切相关的各种条件。

如果从驱除病因的角度认识中医的防治学内涵，其重点主要在于控制和调整环境条件，消除或减少（轻）病原体赖以滋生、肆虐、传播、致病的基本要素，调整人体在异常环境条件下的反应性和适应性。中医药的病因学研究，更大程度上是"审证求因"或"辨证求因"。"辨证求因"的"因"既包括了病因，同时又蕴含了病因与机体的相互作用，即疾病发生、发展与变化的规律，其联系性、动态性、系统性相较于一般的病因学研究更具优势。

中医"正邪理论"与西医的免疫学理论结合研究风湿免疫病，认识到其核心病机是邪盛正衰。"正"代表维持机体正常生理功能、促进人体生命最佳状态的影响因素；"邪"代表导致免疫异常的病理因素，或因免疫异常产生的损害机体脏腑组织的病理产物。结合西医免疫学理论，分析风、寒、湿等致病因素的生物学内涵，使风湿免疫病中医病因认识客观化、现代化。以典型疾病为模型，通过表型组学等手段揭示"新感"与"伏邪"等中医学概念的免疫学本质，描绘疾病发作-缓解过程的免疫学图谱，进一步明晰机体免疫与外环境的相互作用关系，深入阐明发病机制。

（二）中西医结合风湿免疫病病理机制研究

一般认为，人体在受到致病因素影响后，其免疫系统被激活，从生物的本能而言，这一反应是通过诱发炎症反应以清除创伤或感染对人体的损害。这一过程中，刺激源诱导免疫细胞产生了一系

列多肽类物质——细胞因子，使得机体的各项组织功能发生严重的病理学改变，组织器官受到严重损伤，严重者可危及生命。如果机体免疫系统被过度激发，调控失衡，细胞因子过量增加，成为新的致病因素，从而引起多器官功能衰竭。可见，即使在西医学视野中，治疗此类疾病也是以纠正病理改变和开展生命救治为原则，而这方面正是中医药的优势所在。

结合西医学的免疫学理论和中医病机学说，风湿免疫病发生的原因在于机体正邪交争、免疫稳态失衡，这种机体稳态失衡的状态不仅决定是否发病，还影响疾病本身的性质、发展、转归及预后，邪正交争是推动疾病发生发展和演变的根本矛盾，贯穿疾病始终。以此为纲，指导中医药论治风湿免疫病，结合西医学免疫理论，取长补短，不仅有助于在早期控制疾病活动，更可长期维持稳定，改善预后，最大程度地发挥中医药的疗效优势。

（三）中西医结合风湿免疫病辨证论治标准研究

2019年，中国科协发布的20个重大科学问题和工程技术难题中，"中医药临床疗效评价创新方法与技术"位列其中。对于临床诊断标准和疗效判定标准而言，中、西医学都含有丰富的描述性技术指标的内容，虽然其获取信息的途径和手段有所不同，但基本属性是由患者或医生的主观感觉获得或由辅助检查客观数据获得，可以通过加权赋值方法分级量化。

目前来看，西医学的标准体系相对重视单一指标的变化在临床诊断标准和疗效判定标准中的重要意义，中医学则更加注重系统性指标之间的关联性作用，将这一特点和优势纳入到现代医学标准体系的建设过程中，是中西医结合治疗风湿免疫病发展方向之一。中西医结合治疗风湿免疫病从整体出发、辨证论治，优化个体化方案，有多靶点、少不良反应、价格居中的优势，临床疗效显著，辨证论治的客观化在临床诊疗、防治中发挥关键作用。病证结合模式下中医证候规范化、辨证客观化是中医学迈向现代化的核心内容，宏观辨证与微观辨证相结合是中医辨证客观化研究的必经之路。

（四）中西医结合风湿免疫病优势病种研究

目前来看，由于风湿免疫病多为自身免疫相关的难治性疾病，病因和发病机制不明，仍缺乏特效或根治方法。中、西医学各有其特色与优势，应强强联合，优势互补。通过梳理历代中医研究成果，发现中医学在治疗领域有诸多优势病种，诸如病毒感染性疾病、病因不明造血系统和血液系统疾病、慢性退行性疾病、免疫相关性疾病、代谢相关性疾病、内分泌相关性疾病等。中医学具有临床优势的病证多数与疾病谱变化和科技水平的阶段性局限所导致的现代医学领域疑难疾病相重合，且多具有病因不明、进展缓慢、治疗困难的特点，多种常见的风湿免疫病恰恰符合以上特征。虽然目前中医学并没有达到完全根治常见风湿免疫病的水平，但现有的临床数据大多呈现良好的治疗前景。通过对这些优势病种发病机制的深入研究，进一步明确立法、配伍和药性原理，从标本、阴阳、虚实、气血等不同层面辨明病机，从缓急、补泻、利导、逆从等角度明确治法，从君臣佐使等方面科学配伍，从四气五味升降浮沉等方面合理选药，是获得更好临床疗效的有效途径。通过现代中药药理及多组学技术，探究具有透邪扶正功效的中药复方缓解免疫性疾病的内在机制，系统揭示中医药多途径、多靶点治疗效应，筛选有效药物成分及治疗靶标，助力新药研发。聚焦中医优势病种，采用国际公认的研究方法，开展高水平临床研究，补充循证医学证据。

综上所述，将中医学宏观思想与西医微观理化机制有机结合，不断提高中西医结合风湿病学的创新发展能力，是中西医融合研究的重要途径，同时也对提升现代疾病诊疗水平、促进医学发展具有重要意义。

（段志光　王　军）

第四章　抗风湿类中药的现代研究

学习目标

1. **知识目标**　掌握常用抗风湿类中药、中成药、经验方、经方现代药理研究和现代临床应用等理论知识与成果；熟悉抗风湿类中药药理作用特点与传统功效的关系、中药药效的物质基础和作用机制；了解抗风湿类中药现代研究方法及抗风湿类中药研究的发展历程与特色。

2. **能力目标**　具有一定的运用中西医结合基本知识、基本诊疗技能，规范、熟练、合理运用抗风湿类中药、经验方、中成药、经方的能力；具有合理运用抗风湿类中药现代研究相关知识指导科研的能力。

3. **素质目标**　树立辩证唯物主义的世界观、实事求是的科学态度，提高分析及解决问题的能力。

风湿病致残率高，可影响多器官、多系统，治疗药物副作用大，严重威胁人类健康。抗风湿类中药是中医传统优势之一，在缓解症状、改善预后、提高生活质量等方面具有优势，诸多研究已揭示了其抗炎、镇痛、抗变态反应和调节免疫功能等方面的作用。随着风湿病发病率的逐年提升和我国中药现代化事业的推进，应用现代技术深入研究抗风湿类中药的需求被进一步释放。现代研究者针对抗风湿类中药单味药，以及经典名方、名老中医经验方、中成药等，从疗效评价、药物化学、药效学、毒理学等方面进行了广泛而深入的研究，取得了一系列成果，但在诸多领域仍存在空白和难点有待研究。

第一节　抗风湿类中药的现代研究概述

近半个世纪以来，雷公藤制剂、青藤碱、白芍总苷等抗风湿中药新药的成功开发，代表了抗风湿类中药研究的卓越成果。众多现代研究成果得到中、西医专科医师的充分认可，并已广泛应用于临床。现代研究者在药物分析、有效单体筛选、作用机制、剂型改良、标准制定等领域持续开展研究，并取得一定成果。

一、抗风湿类中药的现代研究热点

（一）中药调节免疫、抗炎作用及机制研究

很多抗风湿类中药都有抗炎、镇痛、抗纤维化、调节机体免疫等功效，但其具体作用及机制尚未完全阐明，限制了临床运用和新药开发。利用多组学技术、肠道菌群技术、反向分子对接技术等方法探究抗风湿类中药的作用和机制，是本领域持续的热点之一。

（二）抗风湿中药剂型改良研究

传统抗风湿中药的常用剂型有煎剂、软膏、颗粒剂、搽剂和酊剂等。微乳、微囊、巴布贴等多种现代剂型也已得到广泛研究和应用，可增加药物延展性、溶解度和生物利用度，降低其毒性和副作用。近年来纳米载体成为研究的热点，如雷公藤甲素是雷公藤的主要活性成分，具有抗炎和免疫抑制作用，但肝脏及生殖等毒性限制了其临床应用，为了降低其毒性，有研究团队将纳米载体与穴位给药有机结合开发了穴位纳米复合水凝胶。

（三）抗风湿中药有效单体筛选

中药成分复杂，有效单体的筛选有助于提高临床疗效、减少副作用、明确作用机制、开发新药等。研究者将超临界流体萃取术、超声辅助提取术、高速逆流色谱术等应用于中药有效成分的提取和分离。如多位研究者都利用小分子与蛋白互作技术以及相关提取方法，分别在中药中提取出包含萜类、黄酮、糖苷、生物碱等多类有效单体，包括雷公藤新碱、白芍总苷、羌活醇等多种具有较好的抗炎作用的中药成分。

二、抗风湿类中药的现代研究难点

（一）抗风湿类中药靶向性预测

抗风湿中药及其方剂具有多成分、多途径和多靶点协同作用等特点，在防治复杂疾病方面具有自身的特色和优势，其有效成分及作用于疾病的靶点还需探究与实验证实。网络药理学是基于系统生物学和计算机科学融合技术对"疾病—基因—靶点—药物"相互作用网络进行系统分析，综合药物通过基因蛋白网络影响疾病转归、揭示药物协同作用网络机制的新兴学科，对于明确中药作用机制，预测中药有效成分、作用靶点有重要作用。

（二）抗风湿类中药减毒存效研究

很多抗风湿类中药疗效显著的同时具有明显的不良反应，此类药物的安全性、毒副作用机制、减少副作用的方法，成为抗风湿类中药现代研究的一大难点。目前存效减毒方法主要有以下几种。

（1）炮制和煎服：如附子是抗风湿的重要中药，主要毒性包括心脏毒性和神经毒性，临床减轻毒副作用的主要方法为久煎，但煎煮过程中药物化合物的变化，对疗效和毒性作用的影响与机制尚待深入研究。

（2）配伍：部分中药的毒性与其配伍的方剂有关，如雷公藤与三七、生地等药物配伍后安全性就可得到提升，研究表明可能是通过药物代谢酶调节其药物代谢，从而降低肝毒性。

（3）靶向性改良：多功能纳米载体正在成为新一代高效治疗的药物传递平台，研究者发现可以通过纳米载体对中药分子进行修饰以提高其安全性和有效性。如有研究者利用纳米技术对雷公藤甲素分子进行修饰，开发了一种星形两亲性嵌段共聚物，该新型低分子共聚物具有更好的安全性、良好的水溶性、炎性关节的被动靶向治疗能力、随需释放行为和更少的治疗剂量。

第二节　常见单味抗风湿中药的现代研究

风湿病临床证候多样，病程较长，迁延难愈。抗风湿类中药具有种类繁多、性味特征复杂、有毒中药比例较高等整体特点。针对常见单味抗风湿药的研究众多，包括治疗类风湿关节炎、系统性红斑狼疮等各类风湿免疫病的临床研究，相关药物抗炎、镇痛、免疫调节、骨保护等药理研究，对肝、肾、神经系统、循环系统等毒副作用及机制研究等，显著提升了对抗风湿中药的认识和临床疗效。

一、祛风湿药

（一）祛风寒湿药

本类药物味多辛苦，性温，辛能行散祛风，苦能燥湿，温通祛寒。其具有较好的祛风除湿、散寒止痛、通经络等作用，尤以止痛为其特点，主要适用于风寒湿痹。常见药物有川乌、独活、徐长卿、乌梢蛇、木瓜等。以川乌、独活、青风藤、威灵仙为代表加以阐述。

1. 川乌

川乌，为毛茛科植物乌头 *Aconitum carmichaelii* Debx. 的干燥母根。6月下旬至8月上旬采挖，除去子根、须根及泥沙，晒干。其别名有川乌头、鹅儿花、铁花、鸟喙等。乌头始载于《神农本草经》，即川乌、草乌的统称，后分化于宋代众多临床方书。川乌味辛、苦，性热；有大毒。归心、肝、肾、脾经。具有祛风除湿、温经止痛的功效。其化学成分主要为二萜类、季铵盐类、阿朴啡类等生物碱，以及黄酮类、皂苷类、神经酰胺等非生物碱成分。其中二萜类生物碱是主要药效物质基础，既是主要有效成分，也是毒性物质，代表性的有乌头碱（AC）、中乌头碱（MACO）等，具有良好的抗炎镇痛等作用。

（1）现代药理研究

1）抗炎作用：①川乌可能通过调节促分裂原活化的蛋白激酶14（MAPK14）、基质金属蛋白酶9（MMP9）、前列腺素内过氧化物合酶2（Ptgs2）的蛋白表达和 Caspase-1、SYK、Ptgs2 的 mRNA 表达，减轻尿酸单钠晶体诱导的关节肿胀，减轻滑膜组织损伤，减少血清中炎症因子的表达而发挥抗炎作用。②乌头汤（WTD）能通过改善关节局部缺氧，抑制 HIF-1α 表达，并促进血清及滑膜中 HSP70 释放，减轻滑膜炎症及骨破坏，从而减缓 TNF-α 转基因关节炎小鼠的关节炎进展。

2）镇痛作用：①AC 对急性热刺激性疼痛、内脏疼痛和炎症性疼痛均有治疗作用，且与非甾体抗炎药疗效相似。②AC 可通过介导 *N*-甲基-*D*-天冬氨酸受体达到缓解三叉神经痛的作用。③WTD 可能通过激活大鼠神经胶质细胞中的 PI3K 和 PKA 信号通路来促进神经营养因子的产生，从而发挥其抗神经性疼痛的作用。

3）免疫调节作用：采用不同浓度的 AC 对类风湿关节炎成纤维样滑膜细胞（RA-FLS）进行处理，结果显示 AC 可能通过过度激活 *LC3* 基因及蛋白的表达，诱导自噬体的产生从而促进 RA-FLS 细胞凋亡。

4）其他：①苯甲酰乌头原碱（BAC）可显著激活 Akt/eNOS，增加 NO 生成，促进内皮相关血管舒张，同时降低炎症因子 TNF-α 和 IL-6 水平，抑制环氧合酶2（COX-2）表达和人核因子 κB 抑制蛋白 α（IKB-α）磷酸化，从而减轻高血压小鼠血管炎症反应，达到降压作用。②16-焦乌头碱可剂量依赖性地延迟室性期前收缩发作时间，降低室性心动过速发生率，提高心律失常抑制率，表现出较强的抗心律失常活性。③AC 通过破坏 DNA 合成，抑制 MAPK/ERK1/2 和 PI3K/AKT 信号通路，以及调节磷酸化-促分裂原活化的蛋白激酶，磷酸化-热休克蛋白27，Bcl-2 相关 X 蛋白，聚（ADP-核糖）聚合酶1，Caspase-3 剪切片段，剪切的半胱氨酸天冬氨酸蛋白酶9，B 淋巴细胞瘤-2 基因及 NF-κB 的蛋白质水平等途径发挥抗肿瘤的作用。

川乌的心脏毒性和神经毒性已被各种科学研究广泛报道。最新的 Meta 分析表明，AC 可通过调节 Na^+、Ca^{2+} 和 K^+ 电流而引起心肌细胞电生理活动的改变，诱导线粒体凋亡和自噬而引发线粒体功能障碍，也可过度激活核苷酸结合寡聚化结构域蛋白（NOD）样受体蛋白结构域相关蛋白3（NLRP3）炎症小体加剧 AC 的心脏毒性。同时，AC 和 MACO 也可通过加速钠通道激活和抑制钠钾泵电流（$I_{Na/K}$）增加钠通道电流（I_{Na}）峰值，导致豚鼠体内和体外各种室性心律失常。AC 的神经毒性导致脑损伤可能与增加脑区血脑屏障的通透性及触发内质网应激有关。此外，AC 对胚胎发育也有着一定影响。研究发现，AC 显著影响了斑马鱼幼虫的胚胎发育，特别是心脏、大脑、肝脏，影响尤为显著。当前认为活性氧的产生、氧化应激以及核因子 E_2 相关因子 2/血红素加氧酶-1（Nrf2/HO-1）和 c-Jun 氨基端激酶/胞外信号调节激酶（JNK/ERK）信号通路介导的线粒体凋亡可能是其诱导斑马鱼发育毒性的潜在机制，同时 AC 可能通过 5-羟色胺受体 1B 激活或抑制 5-羟色胺信号通路，从而导致斑马鱼早期胚胎神经毒性。

（2）现代临床研究

1）类风湿关节炎（RA）：WTD+甲氨蝶呤（MTX）联合治疗 131 例 RA 患者，结果显示临床症状缓解显效时间缩短，且 CRP、ESR 水平、DAS28 评分、健康评分问卷分均明显下降。

2）骨关节炎：运用 WTD 联合塞来昔布治疗 100 名膝骨关节炎（KOA）患者，结果显示有效率达 95%，视觉模拟评分（VAS）、骨关节炎指数（WOMAC）评分、膝骨关节炎严重性指数（ISOA）评分较治疗前降低，日本骨科协会评估治疗分数（JOA 评分）较治疗前升高，且血清炎症因子较前降低，提示联合治疗能有效抑制炎性反应，改善 KOA 患者临床症状。

3）风湿性多肌痛（PMR）：运用 WTD 联合泼尼松治疗 80 例 PMR 患者，结果显示有效率达 97.5%，CRP、ESR、血小板（PLT）均较前降低，血红蛋白（HGB）较前升高，可有效缓解肌肉疼痛、晨僵等症状，改善病情。

4）其他：临床上亦有运用 WTD 加味治疗痛风、强直性脊柱炎（AS）、PMR、痛性糖尿病周围神经病变、结节性红斑、癌性疼痛等报道，均获得了一定的疗效。

2. 独活

独活，为伞形科植物重齿毛当归 *Angelica pubescens* Maxim. f. *biserrata* Shan et Yuan 的干燥根。春初苗刚发芽或秋末茎叶枯萎时采挖，除去须根和泥沙，烘至半干，堆置 2～3 天，发软后再烘至全干。始载于《神农本草经》，因有"一茎直上，不为风摇"的特点而得名，其别名有独滑、长生草等。其性辛、苦，微温，归肾、膀胱经，具有祛风除湿、通痹止痛的功效。独活的化学成分丰富，主要为香豆素类，包括二氢欧山芹素（CBN）、甲氧基欧芹素（OST）、当归醇等；挥发油类有萜品油烯、β-石竹烯、环苜蓿烯等。此外含有植物甾醇、有机酸、糖类等成分。

（1）现代药理研究

1）抗炎作用：①独活寄生汤（DHJSD）可以调节 KOA 模型中的滑膜 Wnt/β-连环蛋白信号通路，降低滑膜中 Wnt3a、β-连环蛋白、细胞周期蛋白 D1、MMP-7 和 COX-2 的 mRNA 转录及蛋白表达水平，从而抑制滑膜炎症。②DHJSD 通过抑制 miR-146a-5p、miR-34a-5p、TLR4/MyD88/NF-κB 信号通路相关基因或能抑制 TNF-α、IL-1、IL-6、NO 等炎症相关因子的生成，调控炎症反应通路如 p38 MAPK/NF-κB、NLRP3/NF-κB 来抑制炎症反应。③羌活-独活可能通过调控 Caspase-3、c-Jun 氨基端激酶（JUN）、Caspase-8、雄激素受体（AR）等靶点调节细胞凋亡、雌激素、P53、IL-17、糖基化终末产物-糖基化终末产物受体（AGE-RAGE）等信号通路抑制炎症反应，干预细胞凋亡过程，从而起到治疗 KOA 的作用。

2）免疫调节作用：①独活-羌活的有效成分组合可能通过调节 MAPK 信号通路、改变代谢紊乱和肠道微生物群参与自身免疫而改善 RA。②独活的主要活性成分 CBN 可通过抑制 TNF-α 诱导的树突状细胞成熟和迁移，从而抑制 $CD4^+T$ 细胞的增殖及 p38、JNK1/2 和 NF-κB 蛋白的磷酸化，减少促炎细胞因子 IL-6 的产生以及 TLR2、TLR7 和 TLR9 mRNA 的表达。

3）骨保护作用：①DHJSD 通过抑制 NF-κB p65 激活 AKT1 来抑制股骨头坏死大鼠破骨细胞分化，发挥骨保护的作用。②DHJSD 可显著降低卵巢切除大鼠股骨 TNF-α、IL-6 和 Caspase-3 的相对 mRNA 表达水平以及血清成骨细胞中相关蛋白的表达水平，以防止 TNF-α 诱导的细胞凋亡，减少骨质流失。③DHJSD 通过减弱 TNF-α、IL-6、MMP-1、MMP-9、MMP-13 和金属肽酶含血小板反应蛋白基元 5（ADAMTS-5）表达，抑制 NF-κB 和 p38 MAPK 信号通路，激活 AMPK-SIRT1 信号通路，或通过下调 Wnt3a/β-联蛋白信号通路相关蛋白的表达水平，抑制 MMP-13 表达，促进骨形态发生蛋白 2（BMP-2）表达，改善大鼠 KOA 的影像学及病理学改变，从而抑制软骨细胞凋亡。

4）其他：CBN 以及 OST 可能通过抑制伤害感受性背根神经节（DRG）神经元中的 T 型、L 型钙电流来抑制神经性疼痛行为。

（2）现代临床研究

1）类风湿性关节炎：有 Meta 分析显示，针灸联合 DHJSD 治疗 RA，可以减少晨僵时间，改善患者 20 m 步行时间、关节肿胀指数、CRP、ESR、类风湿因子（RF）等，且不良事件发生率较低。对 80 例肝肾亏虚证的 RA 患者进行研究发现，运用 DHJSD 联合 MTX 治疗改善了患者关节疼痛、晨僵等症状，降低了血清中 RF、hs-CRP、ESR、CD8$^+$T 细胞水平，升高了 CD4$^+$T 细胞水平及 CD4$^+$/CD8$^+$T 细胞值，有效地抑制患者炎性反应，降低炎症因子水平，提高机体免疫。

2）骨关节炎：运用 DHJSD 与外敷消瘀定痛散治疗了 30 例重度 KOA 骨髓水肿患者，结果表明总有效率达 82.76%，显著降低了膝关节骨髓水肿（BME）积分、VAS 疼痛评分，且不良反应较小。

3）强直性脊柱炎：运用苁蓉独活散联合温针灸对 93 例肾阳亏虚型 AS 患者进行治疗，结果发现总有效率达 85.87%，能够较好地调控 Th17、Treg 水平，Th17/Treg 平衡及 IL-23、IL-17 mRNA 表达水平，同时缓解症状，降低 Bath 强直性脊柱炎综合指数、VAS、医生整体评估（PGA）评分，升高 Bath 强直性脊柱炎疾病活动指数（BASDAI）、Bath 强直性脊柱炎功能指数（BASFI）评分。

4）其他：临床亦有独活及相关方剂治疗骨质疏松、腰椎间盘突出、银屑病、糖尿病神经病变、痛风、股骨头坏死等疾病的报道，且具有一定疗效。

3. 青风藤

青风藤，为防己科植物青藤 Sinomenium acutum（Thunb.）Rehd. et Wils. 和毛青藤 Sinomenium acutum（Thunb.）Rehd. et Wils. var. cinereum Rehd. et Wils. 的干燥藤茎。秋末冬初采割，扎把或切长段，晒干。别名有青藤、清风藤、寻风藤、大风藤等。味苦、辛，性平。归肝、脾经。具有祛风湿、通经络、利小便的功效。其化学成分丰富，含有生物碱类、三萜类、挥发油类、菲醌、蒽醌及酚类等。其中青藤碱（SIN）是目前青风藤化合物中被研究最多的一类物质，为祛风止痛的主要有效成分，具有镇痛、抗炎、免疫抑制与免疫调节等作用。

（1）现代药理研究

1）抗炎作用：①SIN 通过下调心脏缺血再灌注刺激导致的缺血性心脏组织中 IL-1β、IL-6 和 TNF-α mRNA 的表达水平来减轻心肌缺血再灌注损伤小鼠的心脏损伤。②SIN 纳米颗粒通过清除活性氧和抑制促炎细胞因子的分泌，以抑制成纤维样滑膜细胞（FLS）的异常增殖，从而缓解了佐剂性关节炎（AIA）大鼠的关节炎症和骨破坏。③SIN 通过增加微粒体前列腺素 E 合酶 1（mPGES-1）启动子中特定胰高血糖素（GCG）位点的甲基化水平，从而缓解炎症反应。④SIN 通过提高抗氧化酶水平和 Nrf2/HO-1 来降低氧化应激，并通过抑制 NLRP3 炎症小体途径来减轻炎症症状。⑤SIN 通过上调腺苷 A2A 受体（A2AR）和环磷酸腺苷（cAMP），抑制 NF-κB 的活化，从而抑制 α7 烟碱型乙酰胆碱受体（α7nAChR）达到减轻关节炎症的作用。⑥SIN 通过下调 Src/FAK/P130Cas 轴的激活，显著抑制巨噬细胞间充质迁移，从而缓解炎症反应。⑦SIN 可通过下调滑膜组织 JAK2、STAT3 蛋白表达，进而抑制 AIA 大鼠炎症反应，控制关节炎症的发展。

2）免疫调节作用：①在 SIN/呋喃杂合化合物中，杂交 7Cc 通过诱导 S 期细胞周期阻滞，刺激 MDA-MB-231 细胞凋亡、迁徙、侵袭和黏附，破坏线粒体膜电位，对癌细胞 DNA 发挥遗传毒性作用。②SIN 可抑制免疫细胞聚集，并可能通过调节葡萄糖代谢改变免疫细胞状态，从而增强肠道免疫屏障功能，同时改善微生物菌群失调，预防鱼类食源性肠炎。③SIN 可通过调节母体循环和蜕膜组织中 Th1/Th2 的平衡来提高复发性自然流产小鼠模型的胚胎存活率。④SIN 通过调节巨噬细胞 M1 型和 M2 型的平衡，诱导巨噬细胞凋亡、抑制巨噬细胞的趋化和分泌功能，并调节多种免疫应答相关因子来发挥免疫抑制作用。

3）镇痛作用：①SIN 通过降低受体结合丝氨酸苏氨酸激酶 3（RIP3）诱导的 JNK 信号通路及相关炎症，或调节 p38 MAPK/CREB 信号通路抑制背根神经节细胞的凋亡，从而改善神经病理性疼痛

（NP）。②*N*-去甲基 SIN 通过介导 γ-氨基丁酸 A 受体而减轻慢性神经性疼痛和炎症性疼痛模型小鼠的机械疼痛。

4）骨保护作用：①SIN 在 Ser351 处磷酸化 p62（对应于人 Ser349）降解 Kelch 样 ECH 相关蛋白 1（Keap1）表达并积累 Nrf2 表达，在 Thr269/Ser272 处增加 p62 表达和磷酸化以激活 p62-Keap1-Nrf2 轴，最终发挥骨保护作用。②SIN 通过抑制促炎性细胞因子和调节 RANK/RANKL/OPG 系统来部分缓解骨质疏松症（OP）。③SIN 通过减少关节滑膜组织中炎症细胞的浸润，降低血清中促炎细胞因子 TNF-α 和 IL-6 的表达水平来减轻胶原诱导性关节炎（CIA）小鼠软骨和骨质破坏。

5）其他：SIN 通过抑制氧化应激，减少肾细胞凋亡和纤维化，调节糖尿病肾病（DKD）大鼠的 JAK2/STAT3/SOCS1 途径来保护肾细胞，减少肾组织损伤。此外，还可通过抑制 β 淀粉样蛋白诱导的星形胶质细胞毒性因子及炎症相关分子的产生来保护神经元免受间接毒性。

（2）现代临床研究

1）类风湿关节炎：SIN 联合 MTX 治疗 RA，在缓解症状等疗效上与 MTX 联合来氟米特（LEF）相当，且胃肠道及肝脏毒性方面的副作用较小，安全性较高。Meta 结果显示，相对于常规治疗，正清风痛宁联合用药能显著提高 RA 治疗的总有效率，缓解临床症状如晨僵、关节压痛等，降低炎症因子水平，且不良反应低，安全性高。

2）痛风：用 SIN 定点介入治疗痛风性关节炎，运用红外热成像评价观察治疗前后关节患侧及健侧的差值，发现治疗后关节红外热成像差值明显降低，提示 SIN 能够显著有效地减轻患者的炎症反应，改善临床关节肿痛症状，降低痛风性关节炎再发率。

3）强直性脊柱炎：Meta 分析显示，正清风痛宁片联合西药治疗能有效改善 AS 患者的枕壁试验数值、Schober 试验数值、CRP 数值，以及缩短 AS 患者的晨僵时间，缓解症状且具有良好的安全性。

4）其他：正清风痛宁对老年腰椎间盘突出、骨关节炎、骨质疏松、IgA 肾病、慢性肾小球肾炎、SLE 等疾病亦有良好的效果。

4. 威灵仙

威灵仙，为毛茛科植物威灵仙 *Clematis chinensis* Osbeck、棉团铁线莲 *Clematis hexapetala* Pall. 或东北铁线莲 *Clematis manshurica* Rupr. 的干燥根和根茎。秋季采挖，除去泥沙，晒干。别名有灵仙、黑须公、铁扫帚、青龙须等，其味辛、咸，性温。归膀胱经。具有祛风湿、通经络的功效。威灵仙所含化学成分比较复杂，主要包括三萜皂苷类、黄酮及多元酚类、内酯和生物碱类，此外还有多糖类成分及挥发性成分等。

（1）现代药理研究

1）抗炎作用：①威灵仙可能通过影响 TNF-α、IL-6、IL-1β、血管内皮生长因子（VEGF）等炎症因子的分泌，纠正 AIA 大鼠色氨酸代谢和脂质代谢紊乱，或抑制糖酵解和调节肠道菌群，从而达到缓解 RA 炎症的目的。②威灵仙皂苷通过刺激 RAW264.7 巨噬细胞自噬，促进三磷酸腺苷结合盒转运体 A1/G1（ABCA1/ABCG1）依赖的胆固醇外泄，抑制 NLRP3 炎症小体，从而抑制泡沫细胞形成及炎症反应。③威灵仙皂苷可能通过抑制 p38 和 ERK 信号激活来拮抗 MH7A 细胞中重组人 TNF-α 诱导的应答，从而抑制炎症反应及细胞毒性。④木兰碱在体外通过部分抑制 PI3K/Akt/NF-κB 信号通路和激活 Keap1-Nrf2/ HO-1 信号通路，抑制细胞的增殖、迁移以及炎症因子 MMP 的释放，从而调节细胞凋亡。

2）免疫调节作用：①威灵仙总皂苷可通过调节 CD4$^+$和 CD8$^+$T 淋巴细胞百分率，抑制炎症因子分泌，减轻 RA 症状。②威灵仙皂苷可能通过诱导肠黏膜免疫抑制和减弱 PI3K/Akt 信号通路来改善 Il-10$^{-/-}$小鼠的自发性结肠炎。③威灵仙对 THP-1 源性巨噬细胞的增殖及活性具有良好的促进作用，且能够抑制其向 M1 型极化，促使其向 M2 型极化。

3）镇痛作用：威灵仙不同提取物作用于恒温热板上的小鼠，发现小鼠的舔足时间均有所延长，此外，在对冰醋酸致小鼠扭体实验中还发现 5 种威灵仙提取物对小鼠扭体有明显的抑制作用，扭体频率均降低，以上均表明威灵仙不同提取物具有显著的镇痛作用。

4）骨保护作用：威灵仙提取物能够通过调控 TGF-β 的表达来改善间歇性循环牵张拉伸刺激诱导的软骨细胞表型退变，抑制 MMP13 表达，促进软骨基质 Ⅱ 型胶原生成，提高软骨细胞增殖活力并维持软骨细胞表型稳定，从而实现骨保护的作用。

5）其他作用：威灵仙-天花粉药对可能通过诱导癌症细胞凋亡、抑制癌症血管内皮的增殖和迁移、增强固有免疫功能等多种机制治疗癌症。通过网络药理学研究发现秦艽-威灵仙药对共有 13 个（11 种）活性成分，其中威灵仙占 7 个，活性成分直接作用靶点 209 个，关联通路 22 条，预测可治疗 RA。威灵仙皂苷可通过调节 Trp 代谢来减轻雷公藤甲素（TP）所致的肝毒性，改善 RA 患者血清指标和肝脏组织学指标。

《中药现代研究与应用》载有"威灵仙具有细胞毒性"。临床上，其毒副作用常表现为过敏反应、中毒反应等。威灵仙产生毒副作用的成分，现已知的除白头翁素、原白头翁素、皂苷类等成分外，还可能因其他物质污染而混入马兜铃酸导致中毒。其他成分是否也可产生毒副作用尚需进一步的研究。

（2）现代临床研究

1）痛风：对 224 篇治疗痛风性关节炎有效的文献进行数据挖掘分析，结果显示威灵仙共出现 116 次，使用频率达 32.74%，为临床治疗痛风常用中药。通过对 1439 篇符合痛风症状、研究方法正确、临床效果有统计学意义的文献进行分析后发现，治疗痛风的核心药物群为黄柏、威灵仙、萆薢等药，可见威灵仙在临床中治疗痛风运用广泛。

2）其他：临床中亦可见运用威灵仙及其相关方剂治疗 RA、KOA、强直性脊柱炎等疾病的报道。

（二）祛风湿热药

本类药物味多辛苦，性寒。辛能行散，苦能降泄，寒能清热。具有良好的祛风除湿、通络止痛、清热消肿之功，主要用于风湿热痹，关节红肿热痛。常见药物有秦艽、防己、桑枝、络石藤、雷公藤等。以雷公藤、秦艽、防己为代表加以阐述。

1. 雷公藤

雷公藤，为卫矛科植物雷公藤 *Tripterygium wilfordii* Hook. f. 的干燥根或根的木质部。去皮切断后晒干，生用。其别名有断肠草、莽草等。其味苦、辛，性寒，有大毒，归肝、肾经。具有祛风除湿、活血通络、消肿定痛、杀虫解毒的功效。雷公藤化学成分较多且复杂，至今已分离出 70 余种，其主要成分为二萜类、三萜类、生物碱，以及其他成分如有机酸、木质素、多糖等。二萜类代表性化合物有雷公藤甲素（triptolide，TP）、雷公藤氯内酯醇（tripchlorolide，T4）等，大多表现出较强的免疫抑制活性，且毒性较强；三萜类成分代表性化合物有雷公藤红素（tripterine，TR）、雷公藤内酯甲等，生物碱类代表性化合物主要有雷公藤晋碱、雷公藤次碱等，毒性较小。

（1）现代药理研究

1）抗炎作用：①TP 可通过阻断 cGAS-STING 信号通路或介导 circ0003353/miR-31-5p/CDK1 轴的表达，抑制类风湿关节炎 RA-FLS 生长和炎症反应从而改善 RA 患者关节症状。②雷公藤多苷（tripterygium glycosides，TG）可通过下调血清 TNF-α、IL-17、IL-23 的水平及皮损组织中 JAK1、STAT3 蛋白的表达，抑制 JAKs-STAT 信号通路的活化，从而改善银屑病小鼠皮损炎症。也可通过抑制 p38 MAPK 信号通路，并降低肾组织中 TNF-α、IL-1β 蛋白阳性表达，从而改善慢性肾小球肾炎大鼠肾组织炎性病理损伤。

2）免疫抑制作用：①TP 可能是通过改变或抑制 Tcl/Tc2、Thl/Th2 的漂移过程而发挥阻断免疫应答、降低免疫损伤的作用。②在银屑病、SLE 和天疱疮（PEM）中存在共同的疾病靶点，TG 可通过抑制 IL-17 信号通路和 Th17 细胞分化以起到免疫抑制作用。③TG 通过下调血清 TNF-α，上调血清 IL-10、超氧化物歧化酶（SOD）、谷胱甘肽过氧化物酶（GPx）、总抗氧化能力（TAOC）水平，改善细胞免疫失衡状态，抑制炎症反应，同时提高机体的抗氧化能力，来减少氧化应激反应相关的甲状腺组织损害。

3）镇痛作用：TR 可能通过抑制 TLR4/NF-κB 信号通路和发挥脊髓抗炎作用以减轻神经病理性疼痛大鼠的机械性疼痛和热痛性疼痛。

4）抗血管生成作用：T10 可能是通过上调滑膜组织中 10 号染色体同源丢失性磷酸酶-张力蛋白基因 PTEN 蛋白的表达，抑制 PI3K/Akt 信号通路的活化，减弱 Akt 磷酸化，从而抑制其下游 VEGF 等因子的产生，进而抑制滑膜组织新生血管生成，发挥对 RA 的治疗作用。

5）骨保护作用：①TP 通过降低 P65/IκBα 和 RANK/RANKL/OPG 系统蛋白水平，从而下调 NF-κB 信号通路的激活，平衡骨形成和骨吸收，起到骨保护的作用。②TR 通过激活 Fas/FasL 死亡受体途径诱导破骨细胞前体的凋亡并抑制破骨细胞分化，抑制骨破坏的发生来缓解胶原诱导性关节炎小鼠的骨侵蚀。

6）其他作用：TR 可通过抑制脂蛋白受体-1 的功能和减少氧化应激反应达到抑制 ApoE$^{(-/-)}$ 小鼠中动脉粥样硬化斑块形成的目的。

除了多种药理活性外，其不良反应常见有肝肾毒性、生殖毒性等。目前研究表明，雷公藤所有成分中以二萜类毒性最大，其次是三萜类，生物碱成分毒性相对较弱。TP 通过抑制肝巨噬细胞中的 Nrf2 信号通路，增加了对炎症刺激的易感性，从而导致肝损伤的发生；通过诱导氧化应激导致线粒体 DNA 损伤，从而过度激活环鸟苷酸-腺苷酸合酶-干扰素基因刺激因子（cGAS-STING）信号通路导致肾毒性的发生。雷公藤对生殖系统的毒性，主要与氧化应激、线粒体损伤、酶（包括葡萄糖-6-磷酸脱氢酶、β-葡萄糖醛酸苷酶等）活力下降及蛋白[包括乳腺癌抗性蛋白（BCRP）、连锁凋亡抑制蛋白、孕激素受体等]表达异常等因素相关。此外，TP 诱导精胺酸酶缺乏症的原因是睾丸中多胺生物合成和摄取的破坏以及肠道微生物群的扰动，并且补充精胺酸酶或肠道微生物移植可以改善睾丸功能障碍。

（2）现代临床研究

1）类风湿关节炎：对 TG 联合 LEF 治疗 RA 进行系统评价，结果显示 TG 联合 LEF 可降低血清炎症介质水平，延缓患者骨骼损伤，在一定程度上缓解 RA。通过数据挖掘来评价不同雷公藤制剂的疗效，结果显示，单味与复方雷公藤制剂均能改善 RA 贫血患者的免疫、炎症指标及贫血指标。运用 TG 治疗 80 例 RA 肺间质病变患者，结果显示总有效率为 87.8%，治疗后炎症指标、肺部高分辨 CT 积分及血气分析结果均较前有明显改善。

2）系统性红斑狼疮：通过随机对照试验对雷公藤双层片联合甲泼尼龙脉冲（MDP）治疗 SLE 的临床疗效进行分析，结果显示联合用药缓解了患者症状，改善了生化指标，总有效率达 96.59%。TG 联合 MDP 治疗儿童 SLE，结果显示联合治疗有效率达 95%，二者具有协同作用，且血清标志物水平得到改善，慢性病患者生命质量测定量表体系中的系统性红斑狼疮（QLICD-SLE）量表总分及量表中症状积分均得到提高，6 个月时激素停用率及复发率降低。

3）干燥综合征：运用雷公藤复方联合西药治疗 20 例干燥综合征患者，结果显示总有效率达 85%。同时对 TG 治疗干燥综合征的疗效和安全性进行了系统分析，结果显示单用 TG 降低全身炎症指数和免疫球蛋白（IgA 和球蛋白水平）的程度大于使用羟氯喹（HCQ）。此外，雷公藤种子提取物（TGS）与其他疗法联合使用可降低干燥症积分和免疫球蛋白（IgG、IgM 和 IgA）水平，同时还具有提高泪腺和唾液腺的有效率及分泌功能的作用。

4）强直性脊柱炎：就 TG 对强直性脊柱炎的保护作用进行了 Meta 分析，结果显示，TG 作为辅助治疗或单药治疗均可降低强直性脊柱炎患者的 BASDAI、BASFI、VAS，血清 CRP 和 ESR。此外，TG 治疗明显改善了强直性脊柱炎的整体有效率。通过研究发现，TG 片联合依那西普治疗强直性脊柱炎可降低 IL-23、TGF-β 等水平，显著提高治疗有效率。

5）银屑病：经过 Meta 分析证实，雷公藤可有效治疗寻常型银屑病，雷公藤联合阿维 A 治疗寻常型银屑病效果优于阿维 A 单药。

6）其他：除以上疾病外，临床上还有关于雷公藤及其制剂治疗白塞综合征、紫癜性肾炎、皮肌炎、硬皮病、血小板减少症、溃疡性结肠炎、痛风等疾病的报道，均取得了一定的疗效。

2. 秦艽

秦艽，本品为龙胆科植物秦艽 *Gentiana macrophylla* Pall.、麻花秦艽 *Gentiana straminea* Maxim.、粗茎秦艽 *Gentiana crassicaulis* Duthie ex Burk. 或小秦艽 *Gentiana dahurica* Fisch. 的干燥根。前三种按性状不同分别习称"秦艽"和"麻花艽"，后一种习称"小秦艽"。春、秋二季采挖，除去泥沙；秦艽和麻花艽晒软，堆置"发汗"至表面呈红黄色或灰黄色时，摊开晒干，或不经"发汗"直接晒干；小秦艽趁鲜时搓去黑皮，晒干。别名有大叶龙胆、大叶秦艽、西秦艽等。秦艽首见于《神农本草经》，其味辛、苦，性平。归胃、肝、胆经。具有祛风湿、清湿热、止痹痛、退虚热的功效。目前发现秦艽中主要含有环烯醚萜苷类、木脂素类、黄酮类及三萜类等化学成分。研究较广的有龙胆苦苷（GPS）、当药苦苷（SOS）等。

（1）现代药理研究

1）抗炎作用：①GPS 通过调节 CD147/p38/NF-κB 途径，抑制 CIA 小鼠 CD147 诱导的 p38、IκBα、p65、MMP 表达和 FLS 增殖，发挥缓解关节炎症的作用。②GPS 通过抑制 ROS-NF-κB-NLRP3 信号轴，阻断 NLRP3、凋亡相关的含炎症小体组分基因胱天蛋白酶寡集域蛋白（CARD）的斑点样蛋白和 Caspase-1，从而阻止 NLRP3 炎症小体的激活。同时，可抑制 TNF-α 诱导的 RA-FLS 细胞的增殖和迁移，达到抑制 RA 症状的作用。③秦艽通过降低血清中 IL-1β、IL-6 和 TNF-α 水平，下调 iNOS 和 COX-2 水平发挥抗炎作用。④秦艽环烯醚萜苷可能通过下调 CD34、VEGF 的表达，抑制病理性微血管新生，抑制关节滑膜组织炎症因子表达，从而改善关节滑膜慢性炎症的发展。

2）镇痛作用：秦艽醇提物可能通过下调 Ras 同源基因家族成员 A/Rho 相关卷曲螺旋形成蛋白激酶 1（RhoA/ROCK）通路，降低神经根型颈椎病大鼠血清促炎性细胞因子 IL-6、血清物质（SP）及前列腺素 E_2（PGE_2）水平，从而抑制炎症反应，减轻脊髓及神经根组织病理损伤，最终升高其机械痛阈值，实现减轻疼痛的作用。

3）免疫调节作用：麻花秦艽醇提物可能是通过降低脾 T、B 淋巴细胞增殖作用及活化与数量，调节 T 淋巴细胞亚群 $CD4^+$、$CD8^+$ 平衡，对正常小鼠具有明显的免疫抑制作用。

4）骨保护作用：SOS 可以通过上调磷酸化雷帕霉素靶蛋白（P-mTOR）、PS6、成骨细胞特异性转录因子（RUNX2）、成骨细胞特异性转录因子 Qsterix（OSX）和骨钙素（OCN）的表达来促进骨髓间充质干细胞（BMSCs）向成骨细胞分化，有效缓解骨质疏松。

5）其他：①秦艽提取物可能通过调节磷脂酰肌醇 3 激酶和蛋白激酶 B（PI3K 和 Akt）的磷酸化，抑制外源性和内源性的凋亡信号来增强心脏胰岛素样生长因子（IGF-Ⅰ）的生存信号，从而显著减轻狼疮小鼠左心室组织中胆固醇加重的心肌细胞凋亡。②秦艽可能是通过调节血浆生长抑素和促胃液素水平，上调胃窦、十二指肠、回肠和空肠胃动素受体（MTLR）的表达，减少血管活性肠肽受体 2（VIPR2）在十二指肠的表达，激活 M 受体，从而发挥促进胃肠道动力的作用。③SOS 通过抑制巨噬细胞和肝组织中 NLRP3 炎性小体的激活，改善甲硫氨酸胆碱缺乏饮食诱导的肝脏炎症、脂肪堆积和纤维化，从而改善非酒精性脂肪肝症状。

（2）现代临床研究

1）类风湿关节炎：运用羌活秦艽方对 57 例 RA 患者进行治疗，结果显示总有效率达 92.98%，患者关节疼痛、肿胀和屈伸不利症状较治疗前明显缓解；ESR、CRP、RF、IL-1β、IL-6 和 IL-17 水平及 MMP-2、MMP-9 水平均较前下降，且不良反应发生率较低。说明该方治疗风寒湿痹型 RA 具有较好的效果，且安全性高。

2）痛风：运用大秦艽汤联合秋水仙碱治疗 46 例痛风性关节炎患者，结果显示有效率达 93.48%，患者不适症状得到缓解，血尿酸、ESR、CRP 均降低，且具有一定的安全性。

3）银屑病：运用秦艽丸治疗 75 例银屑病患者，结果显示明显改善皮肤干燥、口干等症状，有效降低了抑郁自评量表（SAS）、汉密尔顿抑郁量表（HAMD）、皮肤病生活质量指数（DLQI）、VAS 等评分。

4）其他：临床中亦有运用秦艽及其制剂治疗颈椎病、脑梗死等疾病的相关报道。

3. 防己

防己，为防己科植物粉防己 *Stephania tetrandra* S. Moore 的干燥根。秋季采挖，洗净，除去粗皮，晒至半干，切段，个大者再纵切，干燥。《神农本草经》记载防己"味辛，平。主风寒……一名解离"，其他别名还包括汉防己、风龙、粉寸己等。其味苦，性寒。归膀胱、肺经。具有祛风止痛、利水消肿的功效。防己化学成分丰富，生物碱含量可高达 1.5%～2.3%，主要成分是双苄基异喹啉类生物碱之粉防己碱（TET，又名汉防己甲素）和防己诺林碱（FAN，又名汉防己乙素或去甲汉防己甲素），以及少量的原小檗碱型季铵碱之轮环藤酚碱。此外还有黄酮苷、酚类、有机酸、挥发油等。

（1）现代药理研究

1）免疫调节作用：TET 纳米乳局部处理显著增加了脾脏中 Tregs 的比例和数量，以及 Tregs 的肿瘤坏死因子受体 2（TNFR2）和增殖细胞核抗原（Ki-67）表达，能有效抑制野生型小鼠脾脏和淋巴结中 IL-17 的表达，同时降低血清中 IL-17A 和肿瘤坏死因子（TNF）的水平以及炎性病变中的 mRNA 水平，进而缓解银屑病症状。

2）抗炎作用：①防己地黄汤（FJDHT）可通过抑制 IL-23/Th17 细胞轴，降低炎症因子 IL-17A、IL-17F、IL-22 和 TNF-α 的表达改善银屑病相关病理症状，且呈剂量依赖性。②FJDHT 可显著缓解 CIA 大鼠关节炎症状，降低血清中炎症因子的表达，抑制关节中炎症细胞浸润、滑膜增生和软骨破坏，同时抑制 PI3K-Akt 信号通路的活化，显著降低关节中 p-PI3K 和 p-Akt 的表达，进而缓解 CIA 大鼠的炎症反应和改善病理破坏。

3）骨保护作用：①FAN 可降低人成纤维样滑膜细胞中炎症因子和活性氧的产生，降低 MAPK 通路和 NF-κB 通路的磷酸化，或通过抑制 RANKL 信号通路和破骨细胞标志基因表达来减少小鼠破骨细胞的形成和功能，起到骨保护的作用。②TET 有效降低了体内 Ti 颗粒诱导的炎症和骨吸收，并通过抑制 NF-κB 信号转导抑制了体外破骨细胞的分化和形成。

4）抗纤维化作用：TET 可通过 NRF2/SQSTM1 信号通路和 Rheb/mTORC1 通路介导的自噬发挥抗纤维化作用。

5）调控血管生成作用：①TET 还可以增加成纤维细胞中的 VEGF-A 合成，升高 HUVEC 的增殖活性，促进其迁移和毛细血管样结构生成，增加了内皮细胞的血管生成能力，可能有助于缺血性疾病的血管生成。②但防己黄芪汤在质量浓度为 0.25～1g/L 时可抑制 VEGF 诱导的离体大鼠动脉环血管新生，从而实现治疗 RA 的作用。

6）其他作用：①FAN 通过调控 PI3K/Akt/XIAP 信号轴诱导胆囊癌（GBC）细胞凋亡从而改善预后。②阻断钙离子依赖的钙蛋白酶 1（Calpain-1）信号通路激活，减少足细胞损伤，缓解蛋白尿，改善肾功能，减轻肾脏病理损伤。

（2）现代临床研究

1）类风湿关节炎：运用 FJDHT 联合 MTX 对 62 名 RA 患者进行治疗，结果显示有效率达 90.5%，DAS28 评分以及软骨寡聚基质蛋白（COMP）、Wnt-3α、BMP-2、β-联蛋白（β-catenin）、ESR、CRP 水平均明显降低，说明该方能够抑制 RA 患者炎症反应，降低疾病活动度以及软骨破坏标志物水平。

2）其他：此外防己及其制剂还可用于治疗强直性脊柱炎、骨关节炎、痛风、银屑病等疾病。

二、补　虚　药

（一）补气药

本类药物味多属甘平，性温，以补气为主要功效，能补益脏气以纠正脏气的虚衰。常见药物有人参、黄芪、白术等，以黄芪为代表加以阐述。

黄芪

黄芪，为豆科植物蒙古黄芪 *Astragalus membranaceus*（Fisch.）Bge. var. *mongholicus*（Bge.）Hsiao 或膜荚黄芪 *Astragalus membranaceus*（Fisch.）Bge. 的干燥根。春、秋二季采挖，除去须根和根头，晒干。《本草纲目》释其名曰："耆，长也。黄耆色黄，为补药之长，故名。"其别名有戴糁、戴椹等。其味甘，性微温。归肺、脾经。具有补气升阳、固表止汗、利水消肿、生津养血、行滞通痹、托毒排脓、敛疮生肌的功效。黄芪化学成分十分丰富，目前已经从中分离和鉴定了 100 多种化合物，主要包括多糖类、黄酮类、三萜类等，以及其他成分包括生物碱、氨基酸、微量元素等，具有代表性的有黄芪多糖（APS）、黄芪甲苷（AS-Ⅳ）、毛蕊异黄酮（Cal）、芒柄花黄素（FMN）等，其中黄芪多糖是黄芪中免疫调节活性最强的一类物质，具有抗肿瘤、抗病毒、保护心血管和神经等多种作用。

（1）现代药理研究

1）抗炎作用：①APS、AS-Ⅳ通过抑制 IL-6、IL-8 和 TNF-α 炎症因子以及丙二醛氧化因子的表达，并激活 Wnt/β-catenin 信号通路，达到减少炎症损伤的目的。②APS 可能通过调节脂联素/TLR/NF-κB 信号通路、AS-Ⅳ促进 T 细胞分化，降低 Th17 细胞分化，从而改善溃疡性结肠炎（UC）小鼠体内炎症水平及组织氧化应激损伤，促进结肠组织病理学恢复。③FMN 和毛蕊异黄酮可显著改善支气管肺泡灌洗液和肺组织的炎症细胞浸润、高反应性，减少 Th2 细胞因子的产生，并抑制胸腺基质淋巴生成素，增加阻滞素和恢复 E-钙黏附素及 G 蛋白偶联雌激素受体的表达，从而保护上皮屏障的完整性，减轻肺部过敏性炎症。④Cal 还可以通过抑制 HGMB1 和 NF-κB 信号通路，减轻局部和全身中性粒细胞的浸润和炎症反应，保护小鼠免受 *L*-精氨酸（*L*-Arg）诱导的严重急性胰腺炎和相关的急性肺损伤。⑤黄芪总黄酮（TFA）通过抑制 JNK/AKT/NF-κB 信号通路减轻自身免疫性脑脊髓炎小鼠中小胶质细胞介导的炎症反应。

2）免疫调节作用：APS 可通过调控三羧酸循环途径、精氨酸和脯氨酸代谢途径、半胱氨酸和甲硫氨酸代谢途径发挥免疫双向调节作用；或通过增加 CD25⁺、TGF-β 的 CD4⁺T 细胞亚群的比例，下调 IL-12 的 CD4⁺T 细胞的表达，促进脾细胞上清液中 IL-10 的分泌并减少 IL-12 分泌；或通过调节 T-bet、GATA-3 的表达水平，来调节 Th1/Th2 细胞的平衡，进而下调自身抗体水平发挥治疗作用。

3）骨保护作用：①APS 在体外可通过降低各种破骨细胞标记基因的 mRNA 水平、调节 RANKL 诱导的 MAPK 信号通路的活性和活性氧的产生来抑制破骨细胞的形成及功能，在体内可通过减少炎症因子的产生来抑制内毒素诱导的炎性骨溶解。②毛蕊异黄酮在体内外均可通过抑制 TLR4/NF-κB 通路促进骨形成并显著调节炎症反应，从而减轻糖皮质激素诱导的股骨头坏死。

4）抗纤维化作用：黄芪中的黄酮类化合物可能通过有效抑制 IKβ 激酶（IKKβ）而调节 NF-κB 通路及介导炎症信号通路，从而发挥抗肝纤维化的作用。

5）其他：①AS-Ⅳ可通过多层次、多靶点作用于 PI3K/Akt 信号通路调节细胞的表型和功能，从而达到抑制肿瘤细胞增殖和诱导凋亡、改善大鼠脑缺血再灌注损伤等作用。②AS-Ⅳ通过清除活性氧、平衡肠道菌群丰度、提高丁酸水平、调节 AMPK/Sirt1 和 PI3K/Akt 信号通路来发挥降糖作用。③毛蕊异黄酮-7-*O*-β-*D* 葡萄糖苷（CG）可通过刺激 AMP 激活蛋白激酶的磷酸化，减轻棕榈酸酯诱导的肝细胞脂质积聚，从而达到降脂护肝的作用。

（2）现代临床研究

1）类风湿关节炎：黄芪桂枝五物汤联用化学药物治疗 RA 的 Meta 分析显示，联合用药可显著提高临床总有效率，有效缩短患者晨僵时间、减少关节肿胀数量。

2）溃疡性结肠炎：运用黄芪注射液对 53 名溃疡性结肠炎进行治疗，结果显示总有效率达94.34%，血清炎症因子水平改善、免疫指标均得到改善，且不良反应率较低。

3）系统性红斑狼疮：运用泼尼松联合黄芪注射液治疗 43 例 SLE 患者，结果显示总有效率达95.35%，SLE 疾病活动指数（SLEDAI）评分、炎症因子、24 小时尿蛋白水平均降低，复发率及ANCA 阳性检出率均低于单独使用泼尼松。

4）其他：运用黄芪及其复方制剂治疗自身免疫性肝炎、系统性红斑狼疮、老年转移性结直肠癌、哮喘、多发性硬化病等疾病在临床运用中均获得一定的疗效。

（二）补血药

本类药物味多甘温，质润，具有补血的功效，主治血虚证。在风湿病演变过程中，可出现阴血亏虚表现，常见药物有熟地、当归、白芍等，以白芍为代表加以阐述。

白芍

白芍，为毛茛科植物芍药 *Paeonia lactiflora* Pall. 的干燥根。夏、秋二季采挖，洗净，除去头尾和细根，置沸水中煮后除去外皮或去皮后再煮，晒干。其别名有金芍药、离草、余容等。白芍味苦、酸，性微寒。归肝、脾经。具有养血调经、敛阴止汗、柔肝止痛、平抑肝阳的功效。其主要化学成分包括单萜类、三萜类、黄酮类、多糖类、鞣质类等化合物，具有代表性的为白芍总苷（total glucosides of paeony，TGP），其主要有效成分为芍药苷（Pae），占总量的 90%以上，其余还包括芍药内酯苷（Alb）、芍药花苷、苯甲酰芍药苷等。

（1）现代药理研究

1）抗炎作用：①芍药苷单体衍生物（MDP）可通过调节 ROS/GRK2/HIF-1α/NLRP3 途径减少FLS 的凋亡，或通过介导 CIRC-FAM120A/miR-671-5p/MDM4 通路抑制 RA-FLS 的增殖、迁移，并触发细胞周期停滞，抑或通过调节 TLR4/NLRP3/GSDMD 信号通路抑制巨噬细胞凋亡，达到缓解炎症反应的作用。②TGP 可通过调节 TLR4/MyD88/NF-κB 信号通路活性，减少炎症因子分泌，最终发挥抗炎作用。③芍药苷-6'-O-苯磺酸酯（CP-25）可通过抑制 IL-17A/JAK/STAT3 信号通路抑制内皮细胞活化，从而改善高脂饮食所致胶原诱导性关节炎（HFD CIA）大鼠的血管炎。

2）免疫调节作用：①CP-25 能显著改善脾脏组织病理学，抑制胸腺和脾脏中 T 细胞的增殖，恢复细胞因子分泌的平衡，或抑制 G 蛋白偶联受体激酶 2（GRK2）的活性来恢复 PGE_2/EP4/cAMP 信号转导，从而恢复这些细胞的功能并使其发挥抗炎和免疫调节功能。同时也可通过调节 B 淋巴细胞亚群及 CXCR5-GRK2-ERK/p38 信号通路影响 B 淋巴细胞的迁移而发挥治疗干燥综合征的作用。②Pae 可以通过抑制促炎细胞因子和上调抗炎细胞因子来调节 C 蛋白偶联受体（GPCR）、MAPK、PI3K/Akt/mTOR、JAK2/STAT3、TGFβ/Smads 和 NF-κB、ROS/p38/p53 等通路，从而缓解自身免疫性疾病的炎症和免疫进展。③TGP 可能通过调控 TLR9/MyD88/NF-κB 信号通路，降低狼疮小鼠肾脏、脾脏组织中 TLR9、My D88 和 NF-κB p65 等 mRNA 和蛋白表达水平，从而发挥免疫调节及抗 SLE 肾脏损伤的作用。

3）镇痛作用：①Pae 和甘草苷联用可通过降低趋化因子信号通路的主要组成部分 CCL5——CCR5——GNAI1——SRC——PIK3CAAKT 信号轴的表达和活性来抑制神经炎症，从而减轻神经性疼痛。②TGP、Pae 可通过调节体内的前列腺素受体及相关信号转导通路等，缓解炎性疼痛、神经病理性疼痛等动物模型的痛觉敏化症状，从而发挥抗炎镇痛作用。

4）抗血管生成作用：CP-25 可通过减少 GRK2 在内皮细胞中的质膜定位、增强 GRK2 对胞质内 ERK1/2 的抑制作用、降低 ERK1/2 的磷酸化以及破坏 HUVECs 的功能从而抑制血管翳的形成。

5）其他作用：TGP 可通过抑制炎症因子、调节免疫、抑制 NF-κB 及 MAPK 通路起到保护和修复肠黏膜屏障、抑制肠癌等作用。也可通过 AMPK 途径纠正线粒体动力学和增强线粒体生物能量学来改善过氧化氢存在下的心肌细胞氧化应激和炎症反应以起到心肌保护作用。

（2）现代临床研究

1）类风湿关节炎：对 TGP 联合 MTX 与 LEF 治疗 RA 的临床疗效及安全性进行 Meta 分析，结果显示在三者的联合治疗下，不仅能显著改善类风湿关节炎临床常见症状和体征，提高临床疗效，且可减少 MTX 及 LEF 的不良反应发生率。TGP 联合雷公藤多苷治疗 42 例类风湿关节炎患者，结果显示可显著降低炎症因子水平、DAS28 评分，提高 GQOLI-74 评分，具有良好的临床疗效。

2）干燥综合征：一项多中心随机对照研究表明，TGP 可以有效地改善干燥综合征患者自我报告指数（ESSPRI），以及干燥、疲劳等症状，同时泪液分泌及唾液量也得到一定程度的改善。此外，TGP 能够显著降低干燥综合征患者的中医症状积分以及血清抗心磷脂抗体（ACL）、RF 水平，且与雷公藤多苷联用后效果更佳。在与 HCQ、艾拉莫德等药物联合治疗干燥综合征的研究中也可达到缓解患者临床症状，降低血清免疫球蛋白水平的作用，且安全可靠。

3）系统性红斑狼疮：TGP 治疗系统性红斑狼疮有效性及安全性系统评价结果显示，TGP 能够提高治疗有效率、降低疾病活动度、减轻炎症反应、减少或避免脏器及系统的损害。运用 TGP 联合他克莫司治疗系统性红斑狼疮，结果显示联合治疗可降低患者炎症反应，抑制免疫应答，减轻致病性抗体、免疫复合物对组织器官的损伤，并且有效减少了糖皮质激素用量，提高了治疗的安全性和顺应性。

4）银屑病：一项纳入了 30 项治疗银屑病的随机对照试验的 Meta 分析显示，TGP 联合其他治疗方法可提高银屑病患者的临床疗效，减少不良反应。从循证医学的角度验证，TGP 可通过缓解炎症反应，发挥改善银屑病皮损的临床效用。

5）其他：除上述疾病外，临床中亦有报道，单独或联合使用 TGP 治疗强直性脊柱炎、特发性血小板减少性紫癜、KOA、病毒性肝炎、口腔黏膜扁平苔藓等成功案例。

（三）补阴药

本类药物药多味甘，性寒凉质润，具有滋养阴液、生津润燥之功，兼能清热，主治阴虚津亏证。常见药物有沙参、麦冬、石斛等，以石斛为代表加以阐述。

石斛

石斛，为兰科植物金钗石斛 *Dendrobium nobile* Lindl.、霍山石斛 *Dendrobium huoshanense* C.Z.Tang et S. J. Cheng、鼓槌石斛 *Dendrobium chrysotoxum* Lindl. 或流苏石斛 *Dendrobium fimbriatum* Hook.的栽培品及其同属植物近似种的新鲜或干燥茎。全年均可采收，鲜用者除去根和泥沙；干用者采收后，除去杂质，用开水略烫或烘软，再边搓边烘晒，至叶鞘搓净，干燥。霍山石斛 11 月至翌年 3 月采收，除去叶、根须及泥沙等杂质，洗净，鲜用，或加热除去叶鞘制成干条；或边加热边扭成螺旋状或弹簧状，干燥，称为霍山石斛枫斗。别名有林兰、禁生、杜兰、石蓬等。石斛首载于《神农本草经》，言其"主治伤中，除痹，下气，补五脏，虚劳羸瘦，强阴，久服厚肠胃，轻身延年"。其味甘，性微寒。归胃、肾经。具有益胃生津、滋阴清热的功效。石斛化学成分类型众多，含有生物碱类、倍半萜类、黄酮类、芴酮类、香豆素类、联苄类、菲醌类、木脂素类、甾体类等化合物，其中石斛多糖（DOP）和毛兰素研究较为深入，具有降压、抗炎、增强免疫等作用。

（1）现代药理研究

1）增强免疫作用：石斛可通过提高小鼠免疫球蛋白 IgG 及细胞因子 IL-4、IL-6 含量来提高免疫功能。

2）抗炎作用：①DOP 可通过抑制香烟烟雾诱导的 ERK、p38MAPK 和 NF-κB 信号通路的激活，从而缓解肺氧化应激和炎症反应。②DOP 能抑制 TLR4 信号通路和激活 Nrf2 信号通路，从而抑制炎症反应和氧化应激，减轻结肠炎继发性肺损伤。③毛兰素通过激活 TLR4 和 STAT3 信号通路，从而在溃疡性结肠炎小鼠模型中发挥抗炎作用。

3）抗纤维化作用：①DOP 可通过抑制 Notch 信号通路下调肺组织中的 Notch1 以及下游 Hes1、Col-Ⅲ靶基因表达水平，从而改善硅肺组织纤维化程度。②DOP 通过增强肠细胞之间的紧密连接和减少细胞凋亡来维持肠道稳态，从而抑制 LPS-TLR4-NF-κB 信号通路的激活，或通过下调 TGF-β1、α-SMA、Ⅰ型胶原蛋白、Ⅲ胶原蛋白表达，降低Ⅰ型胶原蛋白、Ⅲ型胶原蛋白 mRNA 表达以防止肝纤维化。

4）骨保护作用：铁皮石斛通过体外抑制 ROS、p38-c-Fos 和 NFATc1-MMP9 来抑制破骨细胞生成，从而减弱体内炎症性骨质溶解。

5）其他：①石斛可抑制细胞因子表达、蛋白信号通路和免疫细胞，从而改善小鼠的特应性皮炎症状。②毛兰素可通过调节 PI3K/Akt/mTOR 通路，抑制肺癌细胞活性，诱导细胞凋亡，阻滞 G_2 期向 M 期转化，以及抑制肺癌细胞转移。③DOP 可以通过调节 PPAR-γ 的活性改善肥胖相关的胰岛素抵抗和异常的脂质代谢。④DOP 通过激活 Pin1/BMP2 信号通路，促进 MC3T3-E1 细胞的增殖、分化和矿化，体外促进骨形成。⑤DOP 通过调节 Ca^{2+}/CaM/CaMKⅡ和 MAPK 通路诱导 GLP-1 的分泌来降低空腹血糖。⑥DOP 可通过激活肠道 SCFAs-GPCR43/41 途径来逆转大鼠的代谢性高血压。

（2）现代临床研究

1）干燥综合征：铁皮石斛可抑制 TNF-α 诱导的人唾液腺细胞凋亡，有缓解干燥综合征的作用。对 84 例运用中药治疗干燥综合征显效的案例进行分析，共涉及 171 个处方，其中石斛的使用达到 110 次，位列第四，可见临床运用石斛治疗干燥综合征疗效可靠。

2）系统性红斑狼疮：运用铁皮石斛联合糖皮质激素治疗 60 例狼疮性肾炎，结果显示，有效率达 88.33%，患者症状得到改善，且 24 小时尿蛋白、尿素氮、系统性红斑狼疮活动指数评分、补体水平等均有明显好转，说明激素联合石斛治疗狼疮性肾炎具有较好的效果。

3）其他：临床上亦有医家运用石斛及其制剂、组方等治疗溃疡性结肠炎、慢性萎缩性胃炎、高血压、糖尿病等疾病，均有一定疗效。

（四）补阳药

本类药物味多甘，辛咸，性多温热。以补肝肾阳气为主要作用。风湿病多以素体阳虚为本，肾阳之虚得补，其他脏腑得以温煦，从而消除或改善全身阳虚诸证。常见药物有淫羊藿、仙茅、杜仲、续断等，以杜仲为代表加以阐述。

杜仲

杜仲，为杜仲科植物杜仲 *Eucommia ulmoides* Oliv. 的干燥树皮。4～6 月剥取，刮去粗皮，堆置"发汗"至内皮呈紫褐色，晒干。别名有思仙、木棉、扯丝皮等。最早见于《神农本草经》，其味甘，性温。归肝、肾经。具有补肝肾、强筋骨、安胎的功效。杜仲化学成分丰富，含有环烯醚萜类、木脂素类、黄酮类、苯丙素类、多糖类等多种活性成分，在抗炎、骨保护、降压、降糖、抗氧化等方面具有显著优势。

（1）现代药理研究

1）骨保护作用：①杜仲丸通过上调血管生成因子 SLIT3，促进成骨细胞和 H 型血管生成，从而达到促进骨质疏松性骨折愈合的作用。②通过富集分析提示，环烯醚萜苷主要通过 PI3K-Akt 信号通路、MAPK 信号通路和雌激素信号通路预防骨质疏松。③杜仲苷可能通过上调 Prdx5，从而提高骨关节炎软骨细胞的活性，抑制细胞凋亡，起到保护软骨的作用。④杜仲-当归药对可以通过介导 Wnt/β-catenin 信号转导调控 MMP-13 表达，促进软骨细胞增殖、调控炎症因子水平、改善软骨基质降解及软骨病理损伤，从而起到对骨关节炎的防治作用。⑤杜仲腰痛丸提取液可以抑制 p53 的表达，促进骨形成，有利于缓解骨质疏松症。⑥杜仲提取物可能通过下调 JNK、AP1 磷酸化水平，从而发挥对抑郁症骨质疏松小鼠的保护作用。⑦杜仲醇提取物可能通过抑制 JAK1/STAT3 通路，促进 SOCS3 蛋白表达，减轻骨关节炎大鼠炎症反应，从而发挥保护关节软骨的作用。

2）抗炎作用：①杜仲通过下调 LPS 诱导的 iNOS、COX-2、TNF-α 和 IL-1β 的 mRNA 和蛋白表达，以及 NF-κB 和 MAPK 通路的活化，从而发挥抗炎作用。②杜仲多糖（EUP）可促进人正常肝细胞的增殖，调节 TLR-4-NF-κB 途径，抑制 TLR-4、MyD88、P-p65 和 P-IKB-α 蛋白的表达，减轻肝脏中的无菌性炎症反应。③杜仲可通过下调 p38/JNK-Fosl2 基因表达，抑制促炎细胞因子分泌，从而缓解神经炎症。

3）其他：①杜仲可通过抑制血管重塑、降低与原发性高血压发病有关的多态性基因的活性，以及抑制碳酸酐酶维持机体渗透压的途径来达到降压的作用。②杜仲所含的京尼平苷可通过调节 MC3T3-E1 细胞中 GLP-1R/ABCA1 轴，改善地塞米松诱导的胆固醇积累，抑制细胞分化。③盐炙杜仲能通过抗氧化应激、抑制 HIF-1α 和 STAT5 蛋白的表达，从而降低血清中尿素氮（BUN）、血肌酐（SCR）、皮质醇（COR）水平，升高血清中睾酮水平，从而缓解肾阳虚大鼠的肾组织损伤。④杜仲总黄酮可能通过激活 PI3K/AKT/mTOR 通路，抑制卵巢颗粒细胞自噬，平衡性激素分泌，达到治疗多囊卵巢综合征的作用。⑤杜仲水提取物可通过调节 circ-FADS2/miR-491-5p 表达，抑制 RA-FLS 生长，并促进其凋亡。

（2）现代临床研究

1）强直性脊柱炎：对 895 例强直性脊柱炎患者的病例进行数据挖掘，结果显示在 335 味中药中，杜仲的使用频率较高，共 2752 次，位列第四，且位于核心处方中，可见临床在强直性脊柱炎的治疗中杜仲具有较高的疗效价值。

2）骨关节炎：运用复方杜仲健骨颗粒联合硫酸氨基葡萄糖胶囊治疗 49 例 KOA 患者，结果显示其总有效率达 95.92%，WOMAC、VAS、LKSS 和 ISOA 评分明显好转，血清 hs-CRP、COMP、IL-17、MMP-3、COX-2 水平均显著降低，且无不良反应发生。

3）其他：亦有医家运用含有杜仲的方剂如龙马风湿汤、独活寄生汤等治疗痛风、RA、系统性红斑狼疮、干燥综合征、骨质疏松等疾病，均有一定疗效。

三、活血止痛药

本类药物味辛散善行，既入血分又入气分，能活血行气止痛，主治气血瘀滞所致的各种痛证。风湿病常表现出病程长，日久致瘀，且易反复的特点。常见药物有川芎、姜黄、延胡索、郁金等，以川芎、姜黄为代表加以阐述。

1. 川芎

川芎，为伞形科植物川芎 Ligusticum chuanxiong Hort. 的干燥根茎。夏季当茎上的节盘显著突出，并略带紫色时采挖，除去泥沙，晒后烘干，再去须根。别名有芎䓖、香果、胡䓖等。川芎入药最早载于《神农本草经》，被列为上品。其味辛，性温。归肝、胆、心包经。具有活血行气、祛风止痛的功效。其化学成分主要为挥发油、生物碱、多糖等，包含苯酞及其二聚体、生物碱、有机酸酚、多糖以及脑苷脂和神经酰胺等类化合物，其中川芎嗪（TMP）最具特征性，研究较广。

（1）现代药理研究

1）抗血栓形成：①TMP 可能通过调节 MAPK 信号通路，减轻氧化应激和抗细胞凋亡，从而参与内皮损伤保护和抗血栓形成，亦可通过抑制 MiR-34a-5p，并激活 Sirt1/eNOS 和 Sirt1/NF-κB 途径来发挥内皮保护、抗血小板和抗炎作用，达到预防冠状动脉微血管功能障碍的作用。②还可通过抑制 ERK5/P70S6K/Rac1 信号通路，抑制血小板聚集、黏附与释放，从而抑制血栓形成。

2）抗炎作用：①TMP 可通过抑制角质形成细胞中的 TRAF6/c-JUN/NF-κB 信号通路，下调 CXCL1、IL-22、IL-6、IL-17a、IL-23a 和 TNF-α 等细胞因子的水平，从而缓解银屑病样炎症反应。

②TMP 通过抑制 M1 型巨噬细胞的极化，促进 M2 型复极化，从而减少 LPS 诱导的 IL-1β、IL-18、TNF-α 等炎症因子的大量转录和分泌，同时减少 NLRP3 的表达，抑制炎症小体复合物的形成，减少细胞凋亡，从而缓解急性肺损伤。③TMP 通过调节 Sirt1/NF-κB 和 Nrf2/HO-1 途径，达到抗炎和抗氧化作用，从而缓解类风湿关节炎关节症状。

3）骨保护作用：TMP 可能是通过上调软骨下骨中 miR-20b 表达水平，促进 VEGF mRNA 降解，抑制 VEGF 蛋白的表达，同时激活 BMP-2/Smad1 信号通路，或通过抑制 NF-κB P65 磷酸化减轻 LPS 诱导的骨关节炎软骨细胞凋亡和炎症反应，从而发挥保护软骨的作用。

4）其他：①TMP 通过调控 miR-145 介导的 TGF-β/Smad 信号转导来抑制胆道闭锁模型大鼠肝纤维化的进展。②TMP 可能通过调节 Toll 样受体信号通路和下调炎症因子的表达，或激活自噬来改善 LPS 诱导的神经认知障碍，并通过调节 PI3K/Akt/mTOR 信号通路改善神经元损伤，发挥神经保护作用。③TMP 通过上调血红素加氧酶/一氧化碳（HO-1/CO）表达，下调 iNOS/NO、TNF-α 表达来增强机体的抗氧化、抗炎能力，从而对皮肌炎大鼠下颌下腺起到保护作用。

（2）现代临床研究

1）类风湿关节炎：运用 TMP 注射液治疗 124 名类风湿关节炎患者，结果显示总有效率达 89.5%，患者关节肿胀指数、关节压痛指数、晨僵时间、CRP 及 ESR 水平均明显下降，生活能力评分得到改善，此外，盐酸川芎嗪注射液联合美洛昔康效果更佳。

2）其他：临床中亦有医家运用川芎及其单体、方剂，单用或与西药联用来治疗痛风、OA、AS、SLE、SS 等疾病，均有一定的疗效。

2. 姜黄

姜黄，为姜科植物姜黄 *Curcuma longa* L. 的干燥根茎，晒干，生用。别名有黄姜、黄丝郁金等。味辛、苦，性温，归脾、肝经。具有破血行气、通经止痛的功效。姜黄中的主要化学成分为酚类、萜类及少量的生物碱和甾醇类。其中姜黄素（Cur）为其最主要的成分，具有抗氧化、抗炎、抗肿瘤等作用。

（1）现代药理研究

1）免疫调节作用：①Cur 通过调控 M1/M2 型巨噬细胞平衡，降低氧化应激，恢复促炎因子与抑炎因子之间的平衡，改善自身免疫性肝炎（AIH）小鼠肝损伤。②Cur 可能是通过调控 mTf 细胞亚群平衡，减少 mTfh1 和 mTfh17 细胞数，增加 mTfr 细胞数，同时上调 IL-10 水平，下调 IL-17A 水平，从而缓解溃疡性结肠炎。

2）抗炎作用：①Cur 通过抑制 JAK2/STAT3 通路活化，降低血清 Amy、IL-6、TNF-α 水平，从而抑制炎症反应，缓解急性胰腺炎（SAP）大鼠胰腺损伤。②Cur 通过调节脊髓中的 α7nAChR 受体，发挥抗炎和抗伤害作用，从而缓解周围神经病变。③Cur 通过抑制 TFEB-P300-BRD4 轴，促进 TFEB 核转位，显著增加 FCS 自噬活性，有效地抑制 ROS 的产生，抑制了 P300 活性，降低组蛋白乙酰化程度，从而减少了 BRD4 对 FCS 炎症基因启动子区域的吸引，缓解炎症反应。④姜黄素可增强炎症诱导的 IDO/KYN 轴，变构调节内源性配体与 AhR 的结合，促进 AhR 的激活，从而缓解炎症。⑤姜黄素可通过调控 mTOR 通路，下调 IL-1β、TNF-α、MMP-1 和 MMP-3 水平，减轻 CIA 诱发的炎症症状。⑥姜黄素类似物 AI-44 通过抑制 MSU 参与 NLRP3 炎症小体激活来缓解小鼠的痛风性关节炎。⑦姜黄素通过抑制 NF-κB 信号通路和 NLRP3 炎症小体的活化来缓解狼疮性肾炎小鼠的肾损伤。

3）抗纤维化作用：①Cur 可能通过调控 Sirt1/NF-κB 通路以抑制肺炎幼鼠炎症反应，减少肺组织细胞凋亡，从而改善肺纤维化程度，且呈剂量依赖性。②Cur 通过调节 AMPK 通路，增加磷酸化的 AMPK 和自噬相关蛋白 LC3 表达水平，从而减轻大鼠肾脏纤维化。

4）骨保护作用：①Cur 可通过抑制 RANKL/RANK 信号通路，抑制破骨细胞的形成及炎症因子的释放，从而减轻破骨细胞活化和骨吸收，治疗磨损颗粒诱导的气囊植骨模型小鼠的炎症骨溶解。②Cur 通过调节 JAK1/2-STAT1 途径抑制巨噬细胞向 M1 型极化来防止炎症介导的骨细胞凋亡，从而减少小鼠股骨头糖皮质激素相关的骨坏死比例，起到骨保护作用。

5）抗血管生成作用：①Cur 可能通过调控 Akt/HIF-1α/VEGF 信号通路，降低细胞水平及垂直迁移及降低细胞侵袭，减少细胞管腔形成，从而实现体外抑制脉络膜新生血管（CNV）生成的作用。②姜黄挥发油、姜黄素和姜黄水提液均可与 Akt、白蛋白（ALB）、CASP3 等靶点以氢键作用结合，通过 RNA 调控、蛋白质自身磷酸化、细胞功能等调节 PI3K-Akt 信号通路、VEGF 信号通路等，从而发挥抑制血管生成的作用。

6）其他：①Cur 可能是通过减少促凋亡因子 Bax 的表达，增加抗凋亡因子 BCL-2 的表达，以抑制骨骼肌细胞凋亡，同时降低腓肠肌组织中发育性肌球蛋白重链（dMHC）的表达，从而促进骨骼肌重建。②Cur 可能通过激活 NOTCH1/JAGGED1 信号通路，降低血小板活化程度，抑制血小板聚集，从而对急性肺栓塞小鼠起到治疗作用。③Cur 可能通过有效调控肠道有益菌和致病菌之间的平衡，从而缓解 AIH 小鼠症状。

（2）现代临床研究

1）类风湿关节炎：运用姜黄素纳米胶治疗 35 例类风湿关节炎患者，结果显示显著降低了 DAS-28 评分及明显缓解关节压痛和肿胀症状。在新型氢化类姜黄素制剂——CuroWhite 治疗下，16 名类风湿关节炎患者的 ESR、CRP、VAS、RF、DAS-28 和 ACR 反应均得到了改善，且无明显不良反应。

2）克罗恩病：对 80 例克罗恩病患者运用 Cur 治疗，结果显示有效率达 91.25%，患者症状均有缓解，结肠镜检结果也较前好转。

3）银屑病：运用阿维 A 联合姜黄素纳米颗粒对 15 名银屑病患者进行治疗，结果显示能够明显缓解皮疹，降低皮癣面积严重程度指数值，同时对血清胆固醇水平也有较好的控制作用。

4）溃疡性结肠炎：运用姜黄素联合皮下埋线治疗了 42 例溃疡性结肠炎患者，结果显示有效率达 92.86%，患者症状得到缓解，且血清 TNF-α、IL-8 均明显下降。运用姜黄素联合美沙拉嗪治疗 26 例溃疡性结肠炎患者，结果显示排便紧迫性评分明显降低，患者自我幸福指数升高。

5）其他：临床上亦有运用 Cur 治疗高尿酸血症、强直性脊柱炎、系统性红斑狼疮等疾病的相关报道，均有一定的疗效。

四、清 热 药

（一）清热解毒药

本类药物性味多苦寒，以清热解毒为主要作用，部分有利湿的功效。主治各种热毒证。风湿病急性期常表现为热毒炽盛证，常见药物有土茯苓、蒲公英、野菊花等，以土茯苓为代表加以阐述。

土茯苓

土茯苓，为百合科植物光叶菝葜 *Smilax glabra* Roxb. 的干燥根茎。夏、秋二季采挖，除去须根，洗净，干燥；或趁鲜切成薄片，干燥。别名有红土苓、冷饭团等。"土茯苓"一名始见于《本草纲目》，言其可"健脾胃，强筋骨，去风湿，利关节，止泄泻。治拘挛骨痛；恶疮痈肿。解汞粉、银朱毒"。其味甘、淡，性平。归肝、胃经。具有解毒、除湿、通利关节的作用。土茯苓中含有多种化学成分，目前已分离并鉴定大约 190 个化合物，包括黄酮类、苯丙素类、甾体类、有机酸类、挥发油类等，最新研究发现了两个新的化合物，被命名为土茯苓苷 A 和土茯苓酮 A。

（1）现代药理研究

1）免疫调节作用：①落新妇苷为土茯苓中黄酮类化合物，低剂量的落新妇苷可能通过调节 TLR7/8 信号通路，抑制 Th17/IL-17A 诱导的免疫反应和角质形成细胞的过度增殖，以改善 ImQ 诱导的 SKH-1 小鼠银屑病样皮肤病变。②落新妇苷可通过上调调节性 T 细胞和下调 Th17 细胞表达，降低抗原特异性自身抗体，减轻自身免疫性重症肌无力的严重程度。③土茯苓杂多糖（SGRP1）可通过调节 JNK 和 ERK 信号通路以及 NLRP3 炎症小体信号通路，促进吞噬作用，增加巨噬细胞衍生的生物因子，如 NO、IL-6、TNF-α 和 IL-1β 等的分泌，从而发挥免疫调节作用。④土茯苓水提液能通过降低脾指数及增加脾 T 细胞 CD3$^+$、CD4$^+$的数目，下调脾脏内较高的 IFN-γ，从而增强机体免疫功能。

2）降尿酸作用：土茯苓总黄酮通过抑制 XOD 活性，上调肾组织中 OAT1、OCTN2 及其 mRNA 水平的表达，显著降低高尿酸血症小鼠血尿酸。

3）抗炎作用：①土茯苓总黄酮可通过抑制 IL-17/Notch 信号通路减少炎症因子释放，减轻炎症反应，缓解银屑病小鼠皮肤瘙痒程度，改善病理损伤。②土茯苓提取物通过抑制 NF-κB 信号通路缓解小鼠生殖道炎症症状。③土茯苓总黄酮通过抑制 NLRP3 炎症小体轴活化，减少下游炎症因子 IL-1β、IL-6、TNF-α 的表达以及 NLRP3、ASC、Caspase-1 的表达，从而减轻痛风性关节炎的炎症反应。④复方土茯苓颗粒中药血清可能通过上调大鼠滑膜细胞 miR-146a 的表达，抑制 IL-1β、IL-6 表达，从而缓解炎症反应。

4）其他作用：土茯苓水提物通过恢复氧化与抗氧化之间的平衡，抑制 Caspase-3 的激活，降低细胞凋亡率，从而起到保护肾损伤的作用。

（2）现代临床研究

1）痛风：对近 30 年中医药治疗痛风临床用药进行数据挖掘分析，共纳入方剂 476 首，所用药物 315 味，其中土茯苓使用次数达 313 次，频率占 65.76%，是使用频率最高的药物，可见其在痛风治疗中的重要性。

2）高尿酸血症：运用复方土茯苓颗粒治疗 40 例高尿酸血症患者，结果显示可显著降低血尿酸水平，对痰涎多、神疲乏力、四肢沉重、小便量减少等症状均有一定的缓解，说明土茯苓对于痰湿阻滞型高尿酸血症患者具有良效。

3）银屑病：运用土茯苓青黛汤治疗 30 例银屑病患者，结果显示总有效率达 80%，降低了皮损面积和严重程度指数（PASI）积分及复发率。运用土茯苓银花汤对 39 例寻常型银屑病患者进行治疗，结果显示痊愈率达 71.79%，显著降低皮损面积和严重程度指数积分及 TNF-α、VEGF 和 IL-8 水平。说明土茯苓对于血热证寻常型银屑病具有良效。

4）其他：亦有相关报道运用土茯苓或相关药对、方剂治疗脂溢性皮炎、血小板减少性紫癜、口腔溃疡、肾小球肾炎、系统性红斑狼疮等疾病，且具有一定的疗效。

（二）清虚热药

本类药物性寒凉，主入阴分，以清虚热、退骨蒸为主要作用。风湿病轻度活动期或缓解期可表现为阴虚内热证，常见药物有青蒿、银柴胡、地骨皮等，以青蒿为代表加以阐述。

青蒿

青蒿，为菊科植物黄花蒿 Artemisia annua L. 的干燥地上部分。秋季花盛开时采割，除去老茎，阴干。其别名有草蒿、臭蒿、苦蒿等。青蒿入药首见于《五十二病方》，其味苦、辛，性寒。归肝、胆经。具有清虚热、除骨蒸、解暑热、截疟、退黄的功效。青蒿化学成分众多，主要含倍半萜类、香豆素类、黄酮类及挥发油等物质。目前研究最广泛的即倍半萜类的青蒿素（AT）及其衍生物，如双氢青蒿素（DHA）、青蒿琥酯（ART）、蒿甲醚、蒿乙醚等。具有免疫调节、抗炎、抗肿瘤、骨保护、抗纤维化、抗血管生成等作用。

（1）现代药理研究

1）免疫调节作用：DHA 可通过增强 MAPK-AP1-CDKs-Ki67 介导的细胞周期信号转导，增加周期蛋白依赖性激酶（CDK）、微小染色体维持蛋白（MCM）和 Ki67 在脾 CD4$^+$T 细胞中的表达，促进脾免疫细胞聚集；或通过激活 SOD3-JNK1/2/3-AP-1 信号通路，调节免疫细胞的异质性和脾免疫细胞的动态平衡；抑或提高 T 辅助细胞和 CD8⁺T 细胞的比例，降低脾 B 细胞和循环 B 细胞的数量，同时减少促炎细胞因子的产生以达到治疗自身免疫性疾病的作用。

2）抗炎作用：①AT 可通过调节 KLF15/NF-κB 途径来减轻狼疮性肾炎的炎症反应。②DHA 通过抑制 IL-15、CD8⁺ T_{RM}/T_{CM} 细胞及促炎细胞因子的表达来减轻银屑病小鼠皮肤炎症，并减少复发。也可通过抑制 TGF-β1、JAK2、p-JAK2、STAT3 和 p-STAT3 水平来降低肺部的炎症反应。③DHA 通过靶向调节成纤维细胞生长因子受体 1（FGFR1）从而抑制 IL-17A 诱导的角质形成细胞过度增殖和炎症反应。

3）骨保护作用：①DHA 通过抑制 NF-κB、MAPK 和 NFATc1 信号通路来抑制骨关节炎早期破骨细胞形成和骨吸收，从而改善软骨下骨重塑的失衡；或通过下调关节软骨中 MMP-13 和 VEGF 的表达，减少破骨细胞 LIF 的分泌，从而减少对硬化蛋白的抑制，减弱异常骨重塑和抑制软骨下骨的血管生成，最终延缓骨关节炎进展和减轻软骨退变。②AT 通过下调 TNFSF11 表达和抑制软骨中的 PI3K/AKT/mTOR 信号转导来激活线粒体自噬达到缓解软骨退化和缺陷等作用。③ART 可通过激活 AhR/ARNT/NQO1 信号通路，抑制破骨细胞分化而改善类风湿关节炎症状。

4）抗纤维化作用：①DHA 可能通过调节 PI3K-Akt 通路，抑制成纤维细胞活化和胶原蛋白的产生，并通过抑制 PI3K/Akt-mTOR 信号通路增强人真皮成纤维细胞自噬通量，从而改善皮肤纤维化。②ART 通过抑制 TGF-β1、MMP9、TNF-α、IL-1β 因子的表达从而减轻糖尿病大鼠肺组织的纤维化病变。

5）抗血管生成作用：DHA 可能通过抑制 ERK1/2 和 P38 通路影响大鼠角膜新生血管的生成。

6）其他：DHA 可通过促进 ELAV 样 RNA 结合蛋白 2（ELAVL2）的表达，调节 miR503/PI3K/Akt 信号通路，从而抑制肺动脉平滑肌细胞的增殖和迁移，缓解缺氧性肺动脉高压小鼠的症状。

（2）现代临床研究

1）系统性红斑狼疮：青蒿扶正解毒汤可显著降低系统性红斑狼疮患者 IgG、IgA、IgM 水平及血清 ANA、ds-DNA 滴度，升高补体 C3、C4 水平，且中医证候疗效总有效率达 94.34%，具有确切的治疗作用。AT 可改善系统性红斑狼疮患者症状、降低抗体和蛋白尿水平、缓解肾损害和减少泼尼松的使用剂量。

2）类风湿关节炎：有研究学者以 DHA 作用于类风湿关节炎患者外周血单个核细胞（PBMC）后，可下调 TLR2、My D88、TNF-α 和 IL-6 的表达水平，降低外周血单个核细胞增殖程度。

3）其他：将 DHA 作用于免疫恢复不理想的艾滋病患者的外周血单个核细胞中，发现可抑制 T 细胞免疫活化、耗竭、增殖和分化，促进艾滋病患者免疫功能恢复。

五、利水消肿药

本类药物味甘淡平，性微寒，以利水消肿为主要作用，部分具有渗湿除痹，舒筋脉，缓和拘挛的功效。风湿病当合并肾脏损伤时，常出现蛋白尿、水肿等临床表现。常见有薏苡仁、猪苓、茯苓、泽泻、玉米须等，以薏苡仁为代表加以阐述。

薏苡仁

薏苡仁，本品为禾本科植物薏米 *Coix lacryma-jobi* L. var. *ma-yuen*（Roman.）Stapf 的干燥成熟种仁。秋季果实成熟时采割植株，晒干，打下果实，再晒干，除去外壳、黄褐色种皮和杂质，收集种仁。别名有苡仁、米仁、回回米等。薏苡仁首见于《神农本草经》，且将其列为上品。具有很高的药用价值，其味甘、淡，性凉。归脾、胃、肺经。具有利水渗湿、健脾止泻、除痹、排脓、解毒散结的功效。薏苡仁含有多种化学成分，主要包括脂肪酸类、多糖类、黄酮类、三萜类、甾醇类等，具有免疫调节、抗炎、镇痛、调节脂代谢等作用。最新研究发现了新的化合物，命名为薏苡仁苷 C。

（1）现代药理研究

1）免疫调节作用：薏苡仁多糖可能通过促进 T 细胞增殖，提高机体 JAK3、STAT5 的磷酸化水平，激活 JAK3/STAT5 途径，以增强机体的细胞免疫功能。

2）抗炎作用：①薏苡醇通过抑制 NF-κB、MAPK 通路和 NLRP3 炎症小体的活化发挥抗炎作用。②薏苡总多糖（TPA）可通过抑制 NF-κB p65 的活化和调节咬合蛋白及紧密连接蛋白 3 蛋白的表达，缓解结肠癌细胞中 TNF-α 诱导的肠上皮屏障功能障碍，抑制促炎细胞因子的释放。

3）镇痛作用：薏苡仁的两种提取物 ATE-EA 和 AHE-EA 可能通过阻断大鼠子宫细胞外钙内流而减少子宫收缩，有效降低英国癌症研究院（Institute of Cancer Research，ICR）小鼠催产素扭体实验和冰醋酸扭体实验的扭体次数。

4）其他作用：①超临界流体提取物薏仁麸皮（AB-SCF）通过上调脂蛋白脂酶、AMPK、p-AMPK 表达，下调脂肪酸合酶表达，降低高脂血症仓鼠血清及肝脏中三酰甘油（TG）、总胆固醇（TC）水平及 LDL-C/HDL-C 比值，达到调脂的作用。②半夏-薏苡仁通过调控海马 Orexin 及其受体 OX1R、OX2R 表达，上调 Bcl-2 表达，抑制海马神经元细胞凋亡，改善失眠模型大鼠的睡眠情况。③薏苡仁油（CSO）可通过激活 Caspase-3、上调 Bax、下调 Bcl-2 导致癌细胞凋亡实现抗癌作用。

（2）现代临床研究

1）痛风：对 224 篇临床治疗痛风性关节炎有效的文献进行分析，发现在 507 首方剂中，薏苡仁运用的次数达 303 次，频率达 59.76%，位列第二，且与土茯苓组成药对，规则支持度达 41.22%，说明在治疗临床治疗痛风中，薏苡仁及其药对能发挥正向作用。

2）类风湿关节炎：通过分析近 20 年来期刊文献中治疗类风湿关节炎湿热痹阻型有效的方剂共 81 首，通过药物频次统计分析结果显示，常用药物 32 味，其中薏苡仁使用频次最高达 41 次，频率占 50.61%，可见在治疗类风湿关节炎常见证型中薏苡仁发挥了重要作用。

3）其他：临床中亦有医家运用薏苡仁及其衍生物药对方剂等治疗溃疡性结肠炎、强直性脊柱炎、骨关节炎、银屑病、肿瘤等疾病，均收获良效。

六、息风止痉药

本类药物多为虫类药，以平肝息风为主要功效。部分药物性善走窜，长于通行经络，适用于多种原因导致的经络阻滞、血脉不畅、关节痹痛、肢体麻木。常见药物有蜈蚣、地龙、全蝎、僵蚕等，以蜈蚣、地龙为代表加以阐述。

1. 蜈蚣

蜈蚣，本品为蜈蚣科动物少棘巨蜈蚣 Scolopendra subspinipes mutilans L. Koch 的干燥体。春、夏二季捕捉，用竹片插入头尾，绷直，干燥。别名有天龙、百脚虫等。蜈蚣首见于《神农本草经》，言其"主治鬼注蛊毒，啖诸蛇虫鱼毒，杀鬼物老精，温虐，去三虫"。其味辛，性温；有毒。归肝经。具有息风镇痉、通络止痛、攻毒散结的功效。蜈蚣的化学成分主要有蛋白质、脂肪酸、氨基酸、酶和胆固醇等，其中活性物质绝大部分为蛋白多肽类，少数为小分子环肽或多糖类，有毒成分主要涉及大量的组胺样物质、溶血性蛋白质及多肽毒素等。

（1）现代药理研究

1）免疫调节作用：①蜈蚣可下调小鼠外周血中 CD4+T 淋巴细胞、CD8+T 淋巴细胞的数量，抑制 CD4/CD8 值，维持免疫系统的平衡状态从而缓解关节炎症。②蜈蚣败毒散可能是通过降低 Tfh 细胞数目，下调 Tfh17 细胞表达，或可能通过细胞旁途径调控 T 细胞的转录因子 Foxp3 和分泌因子 IL-10、TGF-β，抑或可能通过干预 miR-155，调控其下游 SOCS1-JAK2/STAT3 通路，从而实现改善小鼠银屑病皮损的作用。③全蝎-蜈蚣可上调 IL-2、IL-4、IL-10 细胞因子的表达水平，促使细胞因子的水平向 Th2 型漂移，促进 IgA 等抗体产生，抑制促炎细胞因子水平，减轻免疫损伤，从而缓解关节损伤程度。

2）镇痛作用：从蜈蚣中提取出的一种多肽 Ssm6a 可通过将激活的电压依赖性转移到更去极化的电位，选择性抑制 hNaV1.7，从而发挥镇痛作用。

3）抗炎作用：①蜈蚣水提物 SWE 治疗通过阻止小鼠齿状回中由三甲基锡引发的小胶质细胞和星形胶质细胞的激活，从而发挥抗神经炎症作用。②蜈蚣三七总皂苷可能通过调节部分细胞因子的含量，纠正 Th1/Th2 细胞比值的失衡，从而减轻关节滑膜增生，抑制炎症反应，缓解类风湿关节炎症状。

4）骨保护作用：止痉散（ZJS）通过下调 NF-κB 信号通路，显著抑制 NF-κB 配体受体激活剂（RANKL）诱导的破骨细胞分化，从而改善 CIA 小鼠关节骨破坏。

5）抗凝作用：①从蜈蚣中分离出的生物碱化合物 1、2、4 可通过抑制 HUVECs 中 FXa 和凝血酶的产生来抑制凝血途径。此外还能抑制 TNF-α 诱导的 PAI-1 分泌和血小板聚集。②从蜈蚣中分离出的抗血小板三肽（SQL）可通过抑制 PI3K 介导的信号转导，以及抑制血小板中的 PI3K 本身，从而发挥抗血栓的作用。

6）其他：①蜈蚣主要通过促进 M2 型巨噬细胞的极化来诱导 M2 型巨噬细胞来源的外泌体（M2Φ-Exos）的改变，M2Φ-Exos 通过降低 NLRP3、Caspase-1、IL-1β 的表达和线粒体肿胀，显著抑制气道上皮细胞的凋亡达到缓解严重哮喘的目的。②水蛭-蜈蚣药对通过抑制死亡大鼠 PKC 通路中 DAG、PKCβ、NF-κB 和 ICAM-1 的表达来保护内皮功能，抑制血小板活化，或通过激活 PI3K/Akt/mTOR 信号通路，抑制大鼠阴茎平滑肌细胞的凋亡，从而改善勃起功能。

蜈蚣毒性成分可引起过敏反应、溶血反应、心肌麻痹等毒副作用，并可抑制呼吸中枢。其毒液中含有蛋白水解酶、磷酸酯酶等溶血性物质，具有多种水解酶活性，如酪蛋白水解酶活性、纤维蛋白原水解酶活性等，这些水解酶均能不同程度损伤内脏组织和血液循环系统，迅速造成组织损伤和溶血，溶血特性与蛇毒类似，其中透明质酸酶能够加速伤口的扩大和毒液的扩散，磷脂酶 A2 能水解外源性的卵磷脂，其产物可导致溶血。且蜈蚣毒含有丰富的肽毒素，大多数肽毒素作用于电压门控离子通道，其中 μ-SLPTX3-Ssm2a、SsmTx-1、SsTX 和 RhTx，表现出优异的靶标特异性，SsTX 可破坏啮齿动物和哺乳动物模型中的心血管、神经、呼吸和肌肉系统，且可以干扰 Nav、Kv、Cav 和 TRPV1 通道，阻断离子通道电流而产生疼痛或麻痹等作用。

（2）现代临床研究

1）银屑病：运用蜈蚣败毒饮对 39 例银屑病患者进行治疗，发现其能改善患者皮损及凝血、抗凝指标，对血瘀型银屑病患者具有较好的效果。

2）其他：临床上亦有医家运用蜈蚣及其药对或方剂等治疗类风湿关节炎、腰椎间盘突出、脑梗死、癌性疼痛等疾病，具有一定的疗效。

2. 地龙

地龙，为钜蚓科动物参环毛蚓 *Pheretima aspergillum*（E. Perrier）、通俗环毛蚓 *Pheretima vulgaris* Chen、威廉环毛蚓 *Pheretima guillelmi*（Michaelsen）或栉盲环毛蚓 *Pheretima pectinifera* Michaelsen 的干燥体。前一种习称"广地龙"，后三种习称"沪地龙"。广地龙春季至秋季捕捉，沪地龙夏季捕捉，及时剖开腹部，除去内脏和泥沙，洗净，晒干或低温干燥。别名有蚯蚓、土龙等。最初以"白颈蚯蚓"为名记载于汉代《神农本草经》，后以"地龙"之名出现于《太平圣惠方》。味咸，性寒。归肝、脾、膀胱经。具有清热定惊、通络、平喘、利尿的功效。地龙化学成分复杂主要包括氨基酸类、蛋白质及多肽类、核苷类和有机酸类。其中蛋白质在广地龙中含量较大，为其主要药效成分之一，包括蚯蚓解热碱、蚯蚓素、蚓激酶等。

（1）现代药理研究

1）免疫调节作用：地龙可能是通过抑制 NF-κB 信号通路的激活，下调 CIA 小鼠脾脏 T-bet 和 GATA-3 的表达，降低 Th1/Th2 细胞比例，发挥缓解类风湿关节炎的作用。

2）抗纤维化作用：①地龙可能通过下调 TGF-β1/Smad2/3 通路，抑制上皮间质转化和细胞外基质沉积，或抑制 TGF-β1 及 α-SMA 因子的表达来抑制肺纤维化进程。②地龙提取物通过抑制人支气管上皮样细胞 HBE 和人肺癌 A549 细胞中的 SiO_2 诱导的氧化应激、线粒体凋亡途径和上皮间质转化，从而减轻肺损伤，降低肺纤维化，改善肺结构。

3）抗炎作用：①地龙抗菌肽类似物（LumA5）可通过抑制促炎介质的表达来缓解小胶质细胞介导的神经毒性，改善体内神经炎症。②地龙提取液可能通过降低 MMP2、MMP9、TIMP-1 的表达，调节 MMPs/TIMP-1 平衡，从而缓解气道炎症，改善气道重塑。

4）镇痛作用：从地龙腹腔液中提纯的短肽 AQ-5 通过抑制 Erk-MAPK 和 JNK-MAPK 信号通路的磷酸化，减少 TNF-α 和 COX-2 的生成，从而发挥镇痛作用。

5）降压作用：①地龙降压胶囊可能通过抑制 RAAS 系统过度激活，下调自发性高血压大鼠主动脉中 AT1R mRNA 及 TGF-β1、VEGF 等蛋白的表达来实现降压的作用。②地龙提取物可通过降低肺血管内皮 NLRP3 诱导的线粒体肺组织活性氧（ROS）水平，抑制炎症反应从而缓解肺动脉高压。

6）其他：①地龙提取物可能通过促进羟脯氨酸和转化生长因子-β 的分泌，增加胶原蛋白的合成，促进毛细血管和成纤维细胞增殖，从而促进伤口愈合。②地龙提取物可通过改变线粒体膜通透性，释放细胞色素 C，诱导乳腺癌细胞和前列腺癌细胞凋亡，从而发挥抗肿瘤作用。③地龙多肽类可通过降低血清 AngⅡ 的水平，抑制肾脏 TLR4、NF-κB p65 蛋白表达，减少 TNF-α 分泌，增加 IL-10 表达，从而减轻高血压小鼠早期肾损害。

（2）现代临床研究

1）类风湿关节炎：运用蝎龙酒治疗 60 例类风湿关节炎患者，结果显示有效率达 95%，患者关节肿痛、晨僵时间等均得到改善，且 ESR、CRP 下降明显，提示蝎龙酒治疗类风湿关节炎具有一定疗效。

2）其他：临床中有医家运用含有地龙的方剂治疗骨关节炎、强直性脊柱炎、系统性红斑狼疮、血小板减少性紫癜、高血压等疾病，均有一定疗效。

七、发散风寒药

本类药物性多辛，味温，辛散祛风、味苦燥湿、性温散寒，有较强的祛风湿、止痛作用，可与其他祛风湿、止痛药配伍，主治风寒湿痹，肢节疼痛，常见药物有麻黄、防风等，以羌活为代表加以阐述。

羌活

羌活，为伞形科植物羌活 *Notopterygium incisum* Ting ex H. T. Chang 或宽叶羌活 *Notopterygium franchetii* H. de Boiss. 的干燥根茎和根。春、秋二季采挖，除去须根及泥沙，晒干。别名有羌青、羌滑、退风使者等。羌活入药首载于《神农本草经》，其味辛、苦，性温。归膀胱、肾经。具有解表散寒、祛风除湿、止痛的功效。其化学成分复杂，目前分离得到的主要包括挥发油及萜类、香豆素类、糖及糖苷类、酚酸类、聚烯炔、生物碱类等。其中羌活醇（NOT）、欧前胡素（IMP）研究较多，具有抗炎、镇痛、免疫调节、抗菌、抗氧化、抗癌等药理作用。

（1）现代药理研究

1）镇痛作用：①羌活胜湿汤可能是通过羌活胜湿汤调控 MAPK 家族中 JNK、ERK1/2、p38 的磷酸化，以及环腺苷酸应答元件结合蛋白（CREB）的磷酸化发挥镇痛作用。②羌活水提物可能通过调节其所含的 TRPV1 激动剂来减轻急性疼痛模型小鼠和慢性缩窄性损伤（CCI）模型小鼠的热痛觉过敏及机械痛觉过敏，发挥镇痛作用。③羌活可能是通过抑制背根神经节中嘌呤能配体门控离子通道 3、4、6 受体的表达，改善佐剂关节炎大鼠机械压力痛阈值发挥镇痛作用。

2）抗炎作用：①当归-羌活药对（AN）可以有效地衰减 VEGF 诱导的人脐静脉内皮细胞血管生成，其有效组合成分（AIC）能通过抑制促炎性细胞因子和 MAPK 信号通路的激活改善类风湿关节炎炎症反应，且 APR∶NRR＝7∶3 对类风湿关节炎治疗效果最好。②NOT 可通过直接与 JAK2 和 JAK3 激酶域结合，抑制 JAK 信号转导者和转录激活者的激活，从而减少促炎性细胞因子和趋化因子的产生。

3）免疫调节作用：高剂量的羌活二黄汤剂可能通过 Treg/Th17 的比例来恢复 CD4$^+$T 细胞的平衡，从而缓解类风湿关节炎症状。

4）骨保护作用：NOT 在体外通过抑制 RANKL 介导的 MAPK、NF-κB、钙和 NFATc1 信号转导通路，增强 Nrf2/Keap1/ARE 通路中的 ROS 清除酶，从而抑制破骨细胞的形成和骨吸收活性，减轻雌激素缺乏引起的骨质疏松。

5）其他：①NOT 可抑制大鼠肺动脉系膜细胞的增殖和迁移，减少 IL-1β 和 IL-6 的表达，从而减轻肺动脉高压大鼠的血管重塑，减少右室血栓形成，降低死亡率。②IMP 可能是通过调节促凋亡和抗凋亡的生物标志物，改善海马区突触的超微结构变化，增加海马突触活性区长度和突触后致密物厚度，上调 PSD-95 水平，从而缓解血管性痴呆。③体外培养条件下 NOT 可能通过增强抗氧化酶的活性、抗凋亡来缓解异丙肾上腺素（ISO）诱导的 H9c2 心肌细胞损伤。

（2）现代临床研究

1）痛风：运用除湿解毒汤合羌活胜湿汤治疗 39 例急性痛风性关节炎患者，结果显示有效率达 92.31%，显著降低了症状评分、血尿酸（BUA）、ESR、CRP 及血清 HMGB1 和晚期糖基化终产物（RAGE）水平，说明该复方对于湿热蕴结型痛风性关节炎具有较好的效果。

2）强直性脊柱炎：运用羌活胜湿汤联合西药治疗 42 例强直性脊柱炎患者，结果显示总有效率达 95.24%，缓解了患者腰脊疼痛、腰脊活动受限、晨僵、关节红肿等症状，显著降低了患者晨僵时间、枕墙距、指地距、ESR 及 CRP 水平，改善了 Schober 试验结果、胸廓活动度及 BASFI、BASDAI、BASMI 评分，不良反应发生率为 4.76%。说明羌活胜湿汤能有效地缓解强直性脊柱炎，且具有较高的安全性。

3）其他：临床亦有医家运用羌活及其药对、相关方剂治疗类风湿关节炎、过敏性紫癜、心律失常、肾病综合征、湿疹、骨关节炎、颈椎病、头痛等疾病，均收获了一定的效果。

八、攻 下 药

本类药物大多性苦寒沉降，有较强的攻下通便、清热泻火之效。部分药物具有解毒、推陈致新的功效。以大黄为代表加以阐述。

大黄

大黄，本品为蓼科植物掌叶大黄 *Rheum palmatum* L.、唐古特大黄 *Rheum tanguticum* Maxim. ex *Balf.* 或药用大黄 *Rheum officinale* Baill. 的干燥根和根茎。秋末茎叶枯萎或次春发芽前采挖，除去细根，刮去外皮，切瓣或段，绳穿成串干燥或直接干燥。别名有黄良、火参、川军等。最早记载于《神农本草经》，言其"主下瘀血……破癥瘕积聚，留饮宿食，荡涤肠胃，推陈致新，通利水谷道，调中化食，安和五脏"。其味苦，性寒。归脾、胃、大肠、肝、心包经。具有泻下攻积、清热泻火、凉血解毒、逐瘀通经、利湿退黄的功效。迄今为止，已从大黄属植物中分离鉴定出 153 个化学成分，主要为蒽醌类、蒽酮类、鞣质类、苯丁酮类、糖类、有机酸类等，以及挥发性成分及微量元素。其中研究较多的有大黄素、丹蒽醌、番泻苷 A、芦荟大黄素、大黄酸等。

（1）现代药理研究

1）抗炎作用：①大黄素可能通过介导 HIF-1α/VEGFA 信号通路抑制炎症因子的表达而发挥脑缺血再灌注损伤的保护作用。②芦荟大黄素的含氮衍生物 2i 通过调节 Akt、NF-κB 和 JNK 信号通路抑制炎症因子的释放，降低 TNF-α、IL-1β、IL-6 和 PGE$_2$ 的水平而发挥抗炎作用。③芦荟大黄素的衍生物可通过下调 NLRP3、IL-1β 和 Caspase-1 蛋白的表达，从而介导 NLRP3 炎症小体信号通路实现抗炎目的。④芦荟大黄素通过激活 PI3K/Akt/mTOR 和 NF-κB 信号通路而发挥抗氧化和抗神经炎症的作用。⑤大黄素能有效抑制炎症相关物质 iNOS、NO、COX-2、PGE$_2$ 的产生，降低与软骨基质降解相关的 MMP-3、MMP-13、含 I 型血小板结合蛋白基序的解聚蛋白样金属蛋白酶 4（ADAMTS-4）的表达，减缓 COL2A1 切割速度，从而减少软骨基质的降解，保护膝关节软骨。⑥大黄素通过促进粒细胞的凋亡来加速炎症的消退。⑦大黄素通过 WI-38 细胞中的 NF-κB 和 p38MAPK 途径提高牛磺酸上调基因 1 表达，或通过调节 Nrf2/HO-1 信号和 MAPK 信号通路，来缓解脂多糖（LPS）诱发的炎症损伤。

2）免疫调节作用：①大黄素抑制 Th1 和 Th17 细胞比例，增大 Th2 细胞比例，从而促进抗炎细胞因子分泌来驱动抗炎反应，同时降低 γδT 细胞及产生干扰素 γ 的 γδT 细胞和 γδT17 细胞的比例，降低脾中 CD4+T 细胞及其亚群的比例，对重症急性胰腺炎小鼠免疫反应具有调节作用。②大黄牡丹汤通过调节肠道菌群和短链脂肪酸恢复体内稳态和多样性、降低 Th17 细胞比例、提高 Treg 比例以及调节各细胞因子水平，从而起到缓解溃疡性结肠炎的作用。

3）镇痛作用：①大黄素可降低钙信号相关蛋白的表达，包括钙调素（CaM）依赖的蛋白激酶 II（CaMK II）、磷脂酶 Cβ1、蛋白激酶 C 等，从而缓解神经性疼痛。②大黄素可能通过调节鞘脂代谢、精氨酸生物合成等信号通路发挥镇痛作用。

4）抗纤维化：①大黄素可通过 p53/ERK/p38 轴激活 p53，诱导肝星状细胞凋亡，从而缓解肝纤维化。②大黄素通过下调蛋白甲基转移酶 Zeste 增强子同源物 2（EZH2）的表达，减少细胞外胶原沉积，抑制 Smad3 和结缔组织生长因子促纤维化信号通路，从而缓解肾小管间质纤维化。③番泻苷 A 可能通过抑制 TGF-β1 诱导的肝星状细胞的活化和增殖，抑制靶向甲基化转移酶 1（DNMT1）活性和促进张力蛋白同源物（PTEN）表达，从而对肝纤维化起到保护作用。

5）其他：①丹蒽醌可通过调节 PPARα/RXRα-AdipoR2-AMPKα 信号通路，促进肝脏脂肪酸氧化，减少脂质合成，促进线粒体稳态，从而减轻肥胖和脂肪肝。②大黄素通过 miR-371a-5p/PTEN 轴调节细胞自噬活性而发挥肿瘤抑制作用。③大黄素可通过增加有益肠道微生物群的丰度和抑制有害细菌的丰度防止 O/血清型大肠杆菌引起的肠道损伤，从而改善小鼠的肠黏膜屏障功能。④大黄素可能通过降低 TNF-α、ICAM-1 和纤维蛋白（FN）水平，抑制 dsDNA 抗体诱导的系膜细胞（MC）损伤，从而缓解狼疮性肾炎小鼠症状。⑤大黄素通过抑制破骨细胞形成和血清 C 端交联肽（CTX）及 TNF-α，下调 Traf6、NFATC1 和 c-fos 表达，从而缓解炎症性肠病（IBD）诱导的骨质疏松。⑥大黄通过调节精氨酸生物合成信号通路中 NOS3 mRNA 的表达以及精氨酸、谷氨酸和谷氨酰胺的含量来改善血栓形成。

大黄除了有广泛的药理作用外，其毒理作用亦当引起重视。常见的有肝肾损伤、大肠黑色素病、生殖毒性等。通过毒性成分-靶点网络、蛋白互作网络、KEGG 通路富集分析，结果显示大黄可能通过作用于 Degree 值较高的蛋白 TDP1、ESR1、MAPT、PTGS1、PTGS2、肉瘤病毒蛋白（SRC）、TP53、CASP3、JUN 和 VEGFA 等，以及可能通过 p53、钙离子、Wnt、Toll 样受体等信号通路产生毒性。此外，大黄酸可能通过 MAPK 信号通路、Fas 途径、Caspase-3 依赖方式等诱导人肾小管上皮（HK-2）细胞凋亡，造成一定的肾损伤。

（2）现代临床研究

1）类风湿关节炎：运用大黄素作用于 RA-FLS，结果发现 RA-FLS 中的 ERK1/2、p38 MAPK 及其 mRNA 表达量显著增加，有效控制了滑膜组织增生，减轻了对类风湿关节炎患者关节骨与软骨的侵蚀性破坏，可延缓类风湿关节炎患者病情。

2）痛风：运用生大黄粉醋调外敷治疗 32 例急性痛风性关节炎患者，结果显示总有效率达 87.50%，患者关节发热积分、关节疼痛积分均改善，且未见明显不良反应，说明大黄对缓解痛风急性发作具有一定的效果。

　　3）其他：临床上亦有医家运用大黄及其衍生物或方剂治疗骨关节炎、强直性脊柱炎等疾病的报道，均有一定的疗效。

第三节　主要抗风湿类中药复方的现代研究

　　中药复方治疗风湿病历史悠久，如《金匮要略》中论述"中风历节病脉证并治""血痹虚劳病脉证并治""百合狐惑阴阳毒病证治"等篇，记载了桂枝芍药知母汤等一批用于治疗风湿病的经方，历代医家也创制了独活寄生汤等经典名方，至今都是临床最常应用的抗风湿类方剂。随着对类风湿关节炎、系统性红斑狼疮等风湿免疫病认识的不断深入，现代名老中医在临床实践中总结出了一系列经验方。研究者对经典名方、名老中医经验方以及民间验方开展了挖掘和临床研究，已有一批中成药完成了开发与应用，中药复方的临床应用更加便利。在疗效机制研究方面，围绕专方治疗专病，研究者应用现代生物学技术从各个角度阐释了中药复方治疗风湿病的独特机制。

一、经　　方

（一）乌头汤

　　乌头汤出自《金匮要略·中风历节病脉证并治》，"病历节不可屈伸，疼痛，乌头汤主之"。由川乌、麻黄、黄芪、芍药、甘草、蜂蜜组成，主治以关节疼痛、屈伸不利等为主要临床表现的各种寒湿痹证。本方选用了大辛大热的川乌为主药，与麻黄相配，辛散温通，逐寒湿，芍药、甘草缓急止痛。同时，黄芪益气固卫，芍药和营养血，蜂蜜解乌头毒。全方攻补兼施，祛邪而不伤正，诸药配伍，发挥其温经散寒、除湿宣痹作用。目前乌头汤主要用于治疗类风湿关节炎、痛风性关节炎、强直性脊柱炎、肩关节周围炎、神经痛及腰椎骨质增生等疾病。

1. 现代药理研究

　　（1）抗炎作用：乌头汤能通过调节炎症相关途径（如 PI3K/Akt/mTOR/HIF-1α 途径、Ahr/LOC101928120/SHC1 途径、NF-κB 相关通路），抑制促炎性细胞因子（IL-1、IL-6、IL-17、TNF-α）的分泌，促进抗炎因子（IL-10）产生，从而起到抗炎作用。乌头汤还可以通过增强 Nrf2 通路表达，有效降低患者体内一氧化氮含量，从而控制 PGE_2、TNF-α、IL-1α 等炎症介质的释放。此外，乌头汤通过恢复肠道菌群，调节短链脂肪酸、乳酸和支链脂肪酸等代谢产物的含量来抑制炎症反应并增强肠道屏障功能。上述抗炎功能可能与乌头汤影响 DNA 甲基化和组蛋白甲基化、乙酰化有关。

　　（2）镇痛作用：乌头汤可以显著抑制趋化因子信号通路及炎症因子表达，从而调控胶质细胞活化、减轻神经炎症症状；通过激活神经胶质细胞中的 PI3K 和 PKA 信号通路来增加神经营养因子的产生以保护神经；通过降低 PGE_2、5-羟色胺水平和调节 TRPV1、TRPM8 表达，达到镇痛效果。

　　（3）改善微循环作用：乌头汤可有效降低患者血细胞比容和 ESR，改善血液的高凝和高黏状态，促进和恢复微循环，增加机体营养供给，促进损伤的修复。

　　（4）其他作用：乌头汤还有促肾上腺皮质激素样作用，还能通过调节机体能量代谢和维持炎症-免疫系统平衡，缓解寒证症状。乌头汤还可以降低血管通透性，减少渗出、水肿，延缓肉芽组织的增生，抑制软骨破坏、滑膜增生和血管生成。

2. 现代临床应用

　　（1）类风湿关节炎：MTX、LEF 联合乌头汤治疗类风湿关节炎的疗效明显优于单独使用西药，可以有效改善类风湿关节炎患者晨僵、关节肿痛等临床症状，显著降低 DAS28、HAQ 等活动度和功能评分，以及 ESR、CRP、RF、抗 CCP 等临床检验指标。在此基础上还可再加用艾灸疗法。

（2）骨关节炎：乌头汤内服外洗对膝骨关节炎有效，能明显缓解关节疼痛，改善功能障碍程度，其 VAS 评分、关节活动度评分等均有明显改善，且长期使用效果优于双氯芬酸。也有使用筋针联合乌头汤治疗膝骨关节炎的报道，可有效缓解软骨破坏，临床疗效显著。

（3）强直性脊柱炎：患者使用乌头汤后，其 VAS 评分、BASFI、BASDAI 较治疗前均有改善，同时患者血清 ESR、CRP、TNF-α、IL-1 和 IL-6 水平明显下降，治疗效果优于美洛昔康。临床可考虑柳氮磺吡啶联合本方治疗强直性脊柱炎。

（二）附子汤

附子汤出自《伤寒论》，"少阴病，得之一二日，口中和，其背恶寒者，当灸之，附子汤主之""少阴病，身体痛，手足寒，骨节痛，脉沉者，附子汤主之"。由附子、茯苓、人参、白术、芍药组成，主治以背恶寒、身体痛、手足寒、骨节痛、脉沉为主要表现的少阴病阳虚寒湿证。患者久病体虚，阳衰阴盛，故重用炮附子，温经散寒止痛，人参温补阳气，再加茯苓、白术健脾，以祛寒湿，芍药和营养血止痛，起到温阳化湿、驱寒镇痛的作用。目前本方常用于各种寒湿型关节炎。

1. 现代药理研究

（1）抗炎作用：附子汤通过延长异常缩短的 MH7A 细胞的细胞周期及下调 miR-155 表达，从而提高肌醇 5-磷酸酶 1（SHIP-1）的水平，进而抑制 PI3K/Akt/mTOR 信号通路的基因表达，抑制 MH7A 细胞增殖，调节 T 细胞分化，减少炎症因子的产生。网络药理研究提示，附子汤可能通过影响花生四烯酸代谢，减轻对下游信号通路的刺激，起到抗炎作用。附子汤还可能通过调控趋化因子配子 8（CXCL8），减少中性粒细胞聚集，缓解炎症反应。

（2）抗氧化作用：附子汤可以改善 IL-1β 表达引起的软骨细胞合成代谢标志物 II 型胶原（Col2）、分解代谢标志物 MMP13 变化，起到与铁死亡诱导剂相反的作用，提示附子汤可能通过抑制铁死亡起到抗氧化作用。

（3）抗骨、软骨损伤作用：附子汤可以通过抗炎、抗氧化作用减少对软骨细胞的损伤，恢复软骨稳态，同时增强软骨细胞的愈合能力，促进修复。

（4）改善循环作用：附子汤通过调控 HIF-1 通路，调节血管的生成和重塑，缓解缺氧，同时调节糖酵解和能量代谢，控制丙酮酸-乳酸轴稳态，预防和改善心肌损伤。附子汤可以抑制肾素-血管紧张素-醛固酮系统和交感神经系统的活性，减少单核-巨噬细胞中 TNF-α 的分泌，减少 IL-6 的生成，减少内皮素-1 的表达，从而维持心血管系统稳态和水盐平衡。附子汤能通过降低血栓素 β2，降低红细胞膜微黏度，增加血液流动性，从而起到抗血栓作用。网络药理研究提示，附子汤还可能通过影响血流剪切应力和动脉粥样硬化途径保护血管。

2. 现代临床应用

关节炎：附子汤被广泛运用于各种关节炎，如骨关节炎、类风湿关节炎、痛风性关节炎和强直性脊柱炎。附子汤口服联合乌头汤药浴在寒湿型膝骨关节炎中疗效优于塞来昔布，能显著改善症状，降低不良反应发生率，提高生活质量。在使用 MTX 治疗寒湿痹阻型类风湿关节炎的基础上，加用附子汤，可以显著提高有效率，效果优于雷公藤多苷联合 MTX。附子汤联合温针灸可用于治疗风寒湿痹型急性痛风性关节炎，在别嘌醇联合美洛昔康用药的基础上，加用附子汤，可明显缓解急性痛风性关节炎的症状，显著降低炎症指标和尿酸水平。附子汤加减联合沙利度胺和美洛昔康治疗强直性脊柱炎，与单纯西药治疗相比，疗效更佳。

（三）当归四逆汤

当归四逆汤出自《伤寒论》，由当归、芍药、桂枝、细辛、通草、甘草、大枣组成，主治手足厥寒、脉微欲绝、关节疼痛、身痛腰痛为主要表现的厥阴寒证。方中当归、芍药养血和营，通草通利经脉，桂枝、细辛温经散寒，甘草、大枣益气养血。全方养血通脉、温经散寒，温通而不燥、补养而不滞，是治疗血虚寒凝证的首选方。广泛运用于内、外、妇、骨伤等科疾病，对类风湿关节炎、骨关节炎、腰椎间盘突出、肩周炎、雷诺病、荨麻疹等风湿免疫病有一定疗效。

1. 现代药理研究

（1）抗炎作用：当归四逆汤主要通过调节 PI3K-Akt 途径来调节疾病相关细胞的增殖和凋亡，并与许多下游炎症相关途径建立串扰，以降低整体炎症反应。当归四逆汤还可以通过恢复蛋白质的正常合成，调节代谢相关酶的活性，恢复正常的氨基酸代谢和肠道菌群代谢，以抗氧化和减少 TNF-α 等促炎因子的产生，起到抗炎作用；通过控制异常活跃的糖酵解，下调丙酮酸水平，减少由丙酮酸刺激产生的成纤维细胞生长因子受体 2（FGFR-2）和血管内皮生长因子（VEGF），控制新生血管和组织增生，从而改善局部炎症，同时减少 α-烯醇化酶的产生，减轻由其诱导的慢性炎症。

（2）镇痛作用：当归四逆汤可以通过降低炎症反应，缓解疼痛，同时减少 5-羟色胺与组胺等致痛因子的含量，发挥镇痛效果。此外，当归四逆汤还可以抑制 N-甲基-M-天冬氨酸（NMDA）受体 2B 亚基表达，保护神经，减少疼痛信号转导；增加神经节细胞中尼氏体的数量，修复线粒体等神经节细胞的结构，恢复神经节正常功能；抑制脊髓后角中的小胶质细胞（Iba-1）和星形胶质细胞过度表达特定标志物，降低 NF-κB 水平，抑制脊髓中促炎性细胞因子的上调，抑制 RhoA/ROCK 通路，减少 ROS 和炎症因子的产生，从而抑制脊髓背角的神经炎症，减轻神经细胞损伤，缓解神经源性疼痛。

（3）改善循环作用：当归四逆汤可以通过 PI3K/Akt/eNOS 途径保护内皮细胞，维持其在缺氧状态下的存活、增殖，并通过 eNOS/NO/cGMP 通道舒张血管，从而保证血液和组织之间的物质交换等血管正常功能，预防和治疗代谢紊乱、减轻细胞损伤，改善血管和微循环环境。当归四逆汤具有明确的抗凝、抗血栓作用，通过调节花生四烯酸代谢、甘油磷脂代谢等多种代谢途径，抑制血小板聚集，减少组织因子、纤维蛋白酶的表达，有效降低异常升高的全血黏度、血细胞比容和血浆黏度，从而改善血流动力学。

2. 现代临床应用

（1）类风湿关节炎：MTX 联合当归四逆汤能有效缓解类风湿关节炎患者临床症状，降低常规检验指标水平，以及炎症因子含量，减轻软骨破坏。

（2）骨关节炎：当归四逆汤能减轻膝骨关节炎患者症状，降低患者炎症指标，恢复代谢平衡，减轻炎症反应，刺激骨形成，联合温针灸治疗也能显著提高疗效。

（3）腰椎间盘突出症：常规支持治疗联合当归四逆汤可以显著降低患者 JOA 评分、VAS 评分，缓解临床症状，改善直腿抬高试验等体征，降低促炎性细胞因子和致痛因子水平。

（四）桂枝芍药知母汤

桂枝芍药知母汤出自《金匮要略·中风历节病脉证并治》，"诸肢节疼痛，身体尪羸，脚肿如脱，头眩短气，温温欲吐，桂枝芍药知母汤主之"。原方由桂枝、芍药、甘草、生姜、防风、麻黄、附子、白术、知母组成，主治以全身关节肿痛发热，疼痛部位游走不定为主要临床表现的风寒湿痹化热证，是最早运用寒热并用法治疗痹证的经典方之一。方中桂枝、芍药、甘草、生姜取桂枝汤调和营卫，温通解表之意，在此基础上，使用麻黄、附子散寒祛湿，增强温通作用；白术、防风，健脾利湿，祛风解表，驱逐风寒湿邪；再加入苦寒而不燥的知母滋阴清热。全方以温通为主，兼有清热；祛邪为主，兼以扶正。共同发挥祛风利湿、温经散寒、清热养阴的功效，临床常用于各种关节炎及结节性红斑、风湿性多肌痛等治疗。

1. 现代药理研究

（1）抗炎作用：桂枝芍药知母汤可有效降低毛细血管通透性，减少肉芽组织增生。其主要机制在于桂枝芍药知母汤可以抑制 MH7A 细胞中 JAK2/STAT3 通路的表达，同时抑制 MAPK 信号通路，减少其激活 NF-κB 和 NLRP3 炎症小体，上调 P13K/Akt/mTOR 信号通路，通过多种途径降低 TNF-α、

IL-6、IL-1β 等炎症因子，发挥抗炎作用。此外，本方还能减少 PGE$_2$ 和 VEGF 的表达，从而降低毛细血管通透性，抑制白细胞游走，减轻炎症反应。

（2）镇痛作用：桂枝芍药知母汤通过降低炎症因子的含量，减轻渗出和水肿，减少对局部神经的刺激和压迫，减轻疼痛。

（3）抗骨、软骨损伤作用：桂枝芍药知母汤可以降低血清 MMP（MMP-1、MMP-3、MMP-9、MMP-13 等）含量，从而减少其对胶原蛋白和弹性蛋白的分解，减轻对关节软骨破坏，这可能与本方抑制 JAK2/STAT3 信号通路有关。本方还可以通过抑制 IκBα 的降解，来抑制 RANKL 诱导的 NF-κB 活化，并衰减 p65 的核易位和转录活性，从而抑制破骨细胞的分化和活性，减轻骨组织损伤。

（4）其他作用：桂枝芍药知母汤还能通过降低 MH7A 细胞中的线粒体膜电位，提高促凋亡蛋白（Bax，Caspase-3、Caspase-9）的表达，同时降低抗凋亡蛋白（Bcl-2）的表达，以增加滑膜细胞在体外和体内的凋亡。

2. 现代临床应用

（1）类风湿关节炎：桂枝芍药知母汤可有效改善类风湿关节炎患者 VAS、FMA、AIMS2-SF 及中医证候评分，缓解临床症状，降低炎症和免疫相关指标，减轻滑膜炎，减少血管翳生成，延缓类风湿关节炎的进展。MTX 联合本方可显著提高治疗效果，降低不良反应发生率。

（2）骨关节炎：双氯芬酸联合桂枝芍药知母汤可显著减轻骨关节炎患者症状，改善其 VAS 和 WOMAC 评分，降低炎症因子水平，减轻骨关节破坏。临床也有使用雷火灸以及针刺联合桂枝芍药知母汤治疗骨关节炎的报道，疗效显著。

（3）痛风性关节炎：患者使用桂枝芍药知母汤后，其关节疼痛及活动障碍等症状明显减轻，尿酸、ESR、CRP、IL-6 等检验指标都有明显下降。本方具有良好的降尿酸作用，且不良反应小，可以代替非甾体抗炎药、秋水仙碱和糖皮质激素等西药，用于长期控制尿酸。此外，针灸、针刀联合本方也具有良好的治疗效果。

（五）白虎加桂枝汤

白虎加桂枝汤出自《金匮要略·疟病脉证并治》，"温疟者，其脉如平，身无寒但热，骨节烦疼，时呕，白虎加桂枝汤主之"。由石膏、知母、桂枝、粳米、甘草组成，主治壮热、骨节疼痛、呕吐为主要表现的温疟。全方以白虎汤为基础，再加一味桂枝，以白虎汤清里热兼滋阴，桂枝散在表之寒邪。药味少，组方精简，具有清热、通络、和营卫的功效，虽主治温疟，但对于类风湿关节炎和痛风性关节炎等风湿热痹亦有良好的疗效，还可用于结节性红斑、发热等治疗。

1. 现代药理研究

（1）抗炎作用：白虎加桂枝汤能通过多种途径起到抗炎作用，通过提高琥珀酸脱氢酶活性，增加琥珀酸盐的水解，调控 HIF1-α 和琥珀酸受体 1 水平，抑制磷脂酶 C 对 NF-κB 和 MAPK 途径的激活，从而抑制 IL-1β 等炎症因子的合成；通过减少 TLR4、NLRP3 炎症小体成分（NLRP3，凋亡相关的斑点样蛋白 ASC 和 Caspase-1）、消皮素 D 蛋白、促炎性细胞因子（如 IL-1β 和 IL-18）的表达以及 LDH 的释放，从而抑制 TLR4 介导的炎症小体活化，进而抑制细胞裂解和炎症因子释放，改善炎症反应和软骨破坏。此外，本方可以调节热痹特征性甲基化基因的甲基化水平，可能影响上述及其他多种途径以减少炎症因子产生，缓解炎症。

（2）调节能量代谢作用：白虎加桂枝汤能通过调节 PKA-ADCY5-PPAR γ-PGC1 α-UCP1-PRDM16 信号轴，减少产热、脂肪形成等能量代谢过程。

（3）其他作用：白虎加桂枝汤具有免疫调节作用，能提高胸腺和脾脏指数，以及调节疾病状态下的免疫反应。本方还能通过调节 VEGF/VEGFR2/PI3K/Akt 信号通路抑制内皮细胞增殖和迁移，抑制滑膜血管新生。

2. 现代临床应用

（1）类风湿关节炎：白虎加桂枝汤能明显改善类风湿关节炎患者临床症状，控制常规检验指标水平，有效防止血管翳的形成和软骨的进一步破坏。临床有使用 MTX、美洛昔康等常规西药联合白虎加桂枝汤治疗类风湿关节炎以提高疗效的报道。

（2）痛风性关节炎：秋水仙碱联合白虎加桂枝汤可以显著改善痛风性关节炎患者临床表现，降低 VAS 评分及尿酸、ESR、CRP、WBC 等实验室指标，提高疗效。此外，本方联合针刀治疗痛风性关节炎也有明显的作用。

（六）黄芪桂枝五物汤

黄芪桂枝五物汤出自《金匮要略·血痹虚劳病脉证并治》，"血痹阴阳俱微，寸口关上微，尺中小紧，外证身体不仁，如风痹状，黄芪桂枝五物汤主之"。由黄芪、桂枝、芍药、生姜、大枣五味药组成，主治以肌肤麻木、脉涩为主要表现的血痹。方中桂枝汤去甘草，倍生姜以通阳行痹，和营养血，黄芪益气以助血行。全方具有益气通阳、和营行痹的作用，对糖尿病周围神经病变等以麻木为主要临床表现的疾病，以及类风湿关节炎、颈椎病等证属气虚血滞证型的痹证有良好的治疗效果，还可用于治疗痛风性关节炎、腰椎间盘突出症、小儿麻痹症、雷诺综合征、产后风湿病等。

1. 现代药理研究

（1）抗炎作用：黄芪桂枝五物汤能通过抑制 TLR4/NF-κB 信号通路的活化，下调 TLR4 及其连接蛋白 MyD88，减少下游 NF-κB 及其核心调节因子 IKKα 的表达，从而抑制促炎性细胞因子的产生，促进抗炎因子的表达。此外，本方还能通过降低 TNF-α 诱导的人 RA-FLS 中的 TNF、RELA、核因子 κB 激酶亚基 β 抑制因子（IKBKB 蛋白）和 Caspase-3 表达，调节 NF-κB 信号通路和细胞凋亡信号通路，起到抗炎、调节免疫及调控细胞凋亡的作用。

（2）抗氧化作用：黄芪桂枝五物汤能通过 PI3K/Akt/Nrf2 途径，激活内源性抗氧化防御反应，促进抗氧化转录因子 Nrf2 以及抗氧化因子血红素加氧酶的表达，从而降低丙二醛、8-异前列腺素 F2α 水平，提高超氧化物歧化酶（SOD）活性，阻断了活性氧的产生，起到抗氧化作用。

（3）保护神经作用：本方通过抗炎、抗氧化作用，减少对神经细胞的损害；同时增加血清神经生长因子的水平，促进神经元修复，从而保护神经。

（4）其他作用：黄芪桂枝五物汤能缓解肌肉麻木，可能与其通过磷酸二酯酶 5A/环磷酸鸟苷/蛋白激酶 G 途径产生一氧化氮，刺激鸟苷酸环化酶和降低肌丝对 Ca^{2+} 的反应有关。此外本方还能降低血浆黏度，这可能与其抗血小板凝集作用有关。

2. 现代临床应用

（1）糖尿病周围神经病变：黄芪桂枝五物汤能有效缓解患者疼痛、感觉异常和神经反射减退等症状，有效提高患者神经感觉传导速度，降低血浆黏度，疗效显著。临床常与常规西药（甲钴胺、硫辛酸等）和针刺联合运用，能有效提高治疗作用。

（2）类风湿关节炎：MTX、LEF 等联合黄芪桂枝五物汤可以有效改善类风湿关节炎患者症状、体征，降低检验指标，控制疾病活动度，延缓疾病进展，显著提高疗效。

（3）神经根型颈椎病：黄芪桂枝五物汤能有效缓解患者颈椎疼痛、无力、眩晕等症状，改善颈椎活动功能，降低 VAS 评分和颈部功能障碍指数评分。临床还可考虑联合针灸推拿治疗。

（七）升麻鳖甲汤

升麻鳖甲汤出自《金匮要略·百合狐惑阴阳毒病证治》，"阳毒之为病，面赤斑斑如锦文，咽喉痛、唾脓血。五日可治，七日不可治，升麻鳖甲汤主之"。由升麻、当归、蜀椒、甘草、鳖甲、雄黄组成，主治以面部红斑，咽喉痛为主要表现的阳毒。方中升麻、甘草清热解毒，鳖甲、当归滋阴散血，雄黄、花椒解毒辟秽。全方共奏清热解毒、活血散瘀之效。条文所述的面部特异性红斑，是系统性红斑狼疮的特征性表现，故升麻鳖甲汤主治系统性红斑狼疮，且临床有广泛使用，还可治疗荨麻疹、白塞综合征、急性发热性嗜中性皮肤病等疾病。

1. 现代药理研究

（1）抗细胞自噬作用：升麻鳖甲汤能通过上调 ERK/mTOR 通路，抑制自噬体的形成，从而起到抑制自噬的作用。

（2）促凋亡作用：升麻鳖甲汤通过抑制细胞自身保护性自噬，从而刺激细胞凋亡，通过调控 MAPK 通路核心分子（p38、ERK、JNK），继而阻滞细胞周期，诱导线粒体膜电位的下移和丢失，促进 Caspase 家族分子（Caspase-3、Caspase-8、Caspase-9）活化，引发细胞凋亡。

（3）抗血管新生作用：升麻鳖甲汤通过抑制 PI3K/Akt 通路，抑制促血管生成因子血管内皮生长因子及其受体的表达，减弱血管内皮细胞的迁移、趋化和形成血管能力，从而起到抗血管新生的作用。

（4）免疫调节作用：升麻鳖甲汤能显著降低血清 Th2 类细胞因子（IL-10、IL-4 等）水平，调节 Th1/Th2 细胞因子平衡，从而促进 IFN-γ/IL-4、IL-12/IL-10 的平衡，减轻炎症和器官损伤。

（5）其他作用：升麻鳖甲汤还有抗病毒、抗纤维化、调节内分泌等作用。

2. 现代临床应用

系统性红斑狼疮：升麻鳖甲汤常用于系统性红斑狼疮活动期，在甲泼尼龙治疗的基础上加用升麻鳖甲汤，能明显提高阴虚内热型系统性红斑狼疮的临床疗效，缓解症状，改善患者焦虑、抑郁等心理状态，提高自身抗体（ANA、抗 dsDNA 抗体、抗 Sm 抗体）转阴率，调节细胞因子（IL-2、IL-6、IL-10、TNF-α）和补体 C3 水平，降低疾病活动度。本方对于重症系统性红斑狼疮（阴虚毒恋证）也有良好的治疗效果。

（八）甘草泻心汤

甘草泻心汤出自《金匮要略》和《伤寒论》，由甘草、黄芩、黄连、干姜、半夏、人参、大枣七味药组成，是治疗狐惑病和脾胃虚弱痞证兼下利的著名经典处方。方中甘草为君药，配黄芩、黄连以清热解毒消痞，配人参、大枣以补中和胃扶正，再加辛温辛热的半夏、干姜温中散寒化湿。全方取半夏泻心汤辛开苦降之意，重用甘草。生用甘草以清热解毒，治疗以咽喉、前后二阴溃疡及湿热内壅、脾胃不和为主要表现的狐惑病，临床用于白塞综合征、口腔溃疡等的治疗；炙用甘草以补中和胃，治疗以心下痞硬而满、腹中雷鸣、完谷不化、干呕、心烦、下利为主要表现的痞证，临床用于反流性食管炎、慢性胃溃疡、溃疡性结肠炎等各种消化系统疾病的治疗。虽然甘草用法不同，但仍以半夏泻心汤为基础，或清热燥湿、和中解毒，或补中和胃、消痞止利，体现了中医异病同治的概念。除条文所示外，临床上还可用于治疗皮肤病，缓解药物胃肠道反应等。

1. 现代药理研究

（1）调节肠道菌群作用：甘草泻心汤可以有效调节肠道菌群，研究发现使用甘草泻心汤能降低异常增多的大肠杆菌、志贺菌等，增加疣微菌门、双歧杆菌、乳酸杆菌和杜氏杆菌及其从属细菌相对丰度，减少致病菌，增加益生菌，恢复肠道菌群平衡。

（2）抗炎作用：甘草泻心汤可以通过抑制 NF-κB、MAPK、IL-6/STAT3 等炎症相关信号通路，抑制 Th 细胞增殖，减少前列腺素等炎症因子的表达，增加抗炎因子的表达，从而起到控制全身炎症的作用。同时甘草泻心汤还能通过调节肠道菌群代谢，减少肠道中亚油酸等炎症因子前体产生，增加酪氨酸、L-酪氨酸、丝氨酸等氨基酸的生成，进一步调控肠道菌群平衡，直接或间接控制局部或全身炎症。

（3）抗溃疡作用：甘草泻心汤通过抑制 TLR4/MyD88/NF-κB 信号通路，抑制蛋白表达，从而减少肠道黏膜受体含量，进而降低肠道黏膜对致病菌群的敏感性；增加结肠组织中 Claudin-1 蛋白的表达，同时降低促炎因子表达，提高抗炎因子表达，促进溃疡黏膜的修复；通过抑制 PERK/

eIF2α/CHOP 通路的激活，减少肠上皮细胞凋亡、降低肠上皮通透性，从而保护肠黏膜屏障稳态。

（4）其他作用：甘草泻心汤还具有调节胃黏液分泌，降低胃蛋白酶活性，增强免疫功能，提高抗缺氧能力，以及减轻化疗引起的胃肠道反应等作用。

2. 现代临床应用

（1）白塞综合征：相较于单纯西药（沙利度胺、硫唑嘌呤、泼尼松龙等）治疗，西药联合甘草泻心汤在治疗白塞综合征时，其口腔溃疡、眼部病变、生殖器溃疡、皮肤病变、关节病变和病理反应均显著改善，复发率及 ESR 等实验室指标显著降低。本方内服联合苦参汤熏蒸，以及针刺，都有良好的效果。

（2）溃疡性结肠炎：美沙拉嗪或柳氮磺吡啶联合甘草泻心汤可以有效缓解溃疡性结肠炎患者腹痛、腹胀、腹泻、黏液脓血便、里急后重等症状，降低炎症指标和炎症因子含量，疗效显著。

二、中 成 药

（一）痹祺胶囊

1. 概述

痹祺胶囊处方来源于华佗的传世验方"一粒仙丹"，由马钱子粉、地龙、党参、茯苓、白术、甘草、川芎、丹参、三七、牛膝组成，以马钱子为君，祛风除湿、消肿通络；以党参、白术、茯苓、丹参为臣，补脾益气、养血活血；以三七、川芎、牛膝、地龙为佐，活血化瘀、通络止痛；以甘草为使，调和诸药。诸药配伍，具有祛风除湿、活血止痛、益气养血的功效。临床尤适用于气虚血瘀型痹证，是治疗类风湿关节炎的代表药方。

2. 现代药理与临床应用研究

痹祺胶囊可通过抑制 iNOS/NO 和 COX-2 信号转导通路，减少 NO、PGE_2 的分泌及 TNF-α、IL-1β、IL-6 等炎症因子的表达，发挥抗炎作用；通过调节和维持 $CD4^+$、$CD8^+$ T 细胞的动态平衡，恢复机体免疫稳态；并通过减轻 NO 介导的关节软骨损伤、降低 RANKL/OPG 值等途径发挥关节保护的作用。

对痹祺胶囊单用或联合 MTX 治疗类风湿关节炎的临床疗效进行 Meta 分析，结果显示，单用或联合 MTX 在改善关节症状和降低炎症指标方面效果良好，但存在一定的安全性问题。刘氏对痹祺胶囊治疗的类风湿关节炎患者随访 3 年后发现，患者的临床症状持续改善，关节结构破坏被遏制，且无明显不良反应。王氏在骨关节炎患者中进行的多中心临床试验显示，痹祺胶囊较藤黄健骨丸能更好地改善患者中医证候积分、VAS 评分、HSS 膝关节评分，且未发生不良反应。王氏运用痹祺胶囊联合柳氮磺吡啶治疗 60 例强直性脊柱炎患者，结果显示患者强直性脊柱炎的症状、体征迅速减轻，并具有良好的安全性和耐受性。

（二）二十五味驴血丸

1. 概述

二十五味驴血丸始载于《四部医典》，全方由驴血、檀香等 25 味藏药药材组成，方中驴血、木棉花、翼首草祛风除湿，补血养血；秦皮、龙胆草、诃子清热解毒；檀香、余甘子、西红花行气活血；乳香、人工麝香消肿止痛，诸药配伍，共同起到标本兼治、扶正祛邪的作用。该方主要用于治疗风湿性关节炎、类风湿关节炎、痛风等引起的四肢关节肿大、黄水积聚（关节滑膜炎症渗出）、变形等症状。

2. 现代药理与临床应用研究

二十五味驴血丸可减少促炎性细胞因子 IL-17A 的含量，增加抗炎因子 TGF-β1 的含量，调节

Th17/Treg 的平衡，从而缓解关节炎症。

林氏运用二十五味驴血丸联合非甾体药物治疗类风湿关节炎，结果显示两者联用在改善患者关节症状方面疗效明显，且安全性良好。米玛次仁在对痛风患者治疗效果的研究中发现，二十五味驴血丸可提高患者的治疗有效率，纠正血尿酸水平，消除关节肿痛。

（三）风湿祛痛胶囊

1. 概述

风湿祛痛胶囊由黄柏、苍术、乌梢蛇、金钱白花蛇等共 19 味中药组成，全方药味众多，分别为二妙散及多味虫蛇类药加减化裁而成，方中黄柏、苍术燥湿清热，羌活、独活散寒祛湿，7 味虫蛇类药搜剔内伏的风寒湿邪，联合乳香、没药、红花活血化瘀，桂枝温经通脉，姜黄调和气血，诸药合力以祛风燥湿、活血化瘀、通络止痛，主要用于痹病之寒湿错杂证。

2. 现代药理与临床应用研究

风湿祛痛胶囊可以降低血清 IL-1β、IL-6、TNF-α 等炎症因子的含量，提高血清 SOD 的活性，减轻关节肿胀程度，发挥抗炎作用；能减少 PGE$_2$ 和 COX-2 的含量，抑制脊髓中 p-ERK/COX-2 信号通路，起到对痛觉的抑制作用；可减少滑膜和血清中促血管新生调控因子的含量，负调节 Akt 和 MAPK 信号通路在血管内皮细胞中的异常活化，抑制关节滑膜血管新生；能减少血清 VEGF、MMP-3 含量，调节 NF-κB 配体激活因子和骨保护蛋白水平，阻止 c-Fos 和 NFATc1 进入细胞核，抑制破骨细胞生成，减轻骨破坏。

程氏对类风湿关节炎患者使用风湿祛痛胶囊联合穴位注射方案治疗后，患者的关节症状明显好转，总有效率高。汪氏运用风湿祛痛胶囊联合柳氮磺吡啶治疗强直性脊柱炎，结果显示两者联用可有效缓解患者关节、腰背疼痛的症状，增加关节活动度，降低炎症指标。曹氏在一项对 62 例骨关节炎患者采用风湿祛痛胶囊联合针灸疗法的研究中发现，两者联合可明显改善患者关节表现，提高骨代谢因子水平。

（四）黑骨藤追风活络胶囊

1. 概述

黑骨藤追风活络胶囊是普遍流传于苗族民间的有效治疗风湿病的经验方，由黑骨藤、青风藤、追风伞三味药物组成，黑骨藤祛寒除湿、化瘀通络，追风伞祛风通络、活血止痛，青风藤祛风湿、通经络、利小便，三药相须为用，共奏祛风除湿、活血通络之功。临床主要用于风寒湿痹，疗效良好。

2. 现代药理与临床应用研究

黑骨藤追风活络胶囊可通过调节 IL-1β、IL-2、IFN-γ 等炎症因子水平，抑制 NF-κB 通路相关蛋白的活性，调节 PI3K/Akt/HIF-1α 轴等途径，减轻炎症反应。

刘氏运用黑骨藤追风活络胶囊联合 MTX 片治疗类风湿关节炎，结果显示两者联用能提高治疗有效率，改善患者的关节症状，下调血清炎症因子指标，且安全性良好。古氏对 40 例骨关节炎患者使用黑骨藤追风活络胶囊治疗后，患者的关节疼痛及功能障碍等症状明显缓解，促炎性细胞因子浓度明显降低。

（五）寒湿痹片

1. 概述

寒湿痹片是中华中医药学会风湿病分会的协定处方。本方主要由附子、制川乌、黄芪等共 11 味中药组成，全方重用附子、制川乌以祛湿温经通阳，细辛散寒祛风止痛，当归、桂枝、麻黄、威灵仙、芍药温经和营止痛，黄芪、白术益气健脾渗湿，甘草调和诸药。诸药配伍，共奏祛寒除湿、温通经络之功，主治中医风湿病中的寒湿痹阻证，西医之类风湿关节炎、骨关节炎、强直性脊柱炎等。

2. 现代药理与临床应用研究

寒湿痹片能调节 TNF-α、IL-1β、IL-6 及 IL-10 等细胞因子的含量，维持炎症网络平衡，发挥抗炎镇痛作用；上调 CD8$^+$ T 细胞水平，恢复 CD4$^+$/CD8$^+$ T 细胞比例，维持机体免疫稳态；减少滑膜组织中 MMP-1、MMP-3 mRNA 及 VEGF 的表达，抑制关节滑膜细胞的增生，减少关节组织破坏。

一项在寒湿痹阻型类风湿关节炎、强直性脊柱炎、骨关节炎患者中开展的临床研究发现，寒湿痹片较正清风痛宁片能更好地改善患者关节疼痛、晨僵和活动障碍的症状，降低 ESR、RF，且未发现明显不良反应。

（六）昆仙胶囊

1. 概述

昆仙胶囊是目前临床应用最为广泛的复方雷公藤类中成药。由昆明山海棠、淫羊藿、枸杞子、菟丝子 4 味药组成，以昆明山海棠为君，祛风除湿、消肿止痛；以淫羊藿为臣，补益肾阳、强筋健骨；枸杞子、菟丝子为佐，滋补肝肾，全方共起祛风除湿、补益肝肾的作用。临床广泛用于类风湿关节炎的治疗。

2. 现代药理与临床应用研究

昆仙胶囊能显著抑制 IL-1、IL-2、IL-6、TNF-α 等在自身免疫病发病中起重要作用的细胞因子产生，发挥抗炎作用；调节 CD4$^+$/CD8$^+$ T 细胞比值，重塑 T 淋巴细胞的凋亡，平衡免疫稳态。

全国 9 家三甲医院风湿科在类风湿关节炎患者中开展了 IV 期临床研究，结果显示单独使用昆仙胶囊者治疗效果良好。林氏在对昆仙胶囊治疗类风湿关节炎的临床疗效和安全性研究中发现，昆仙胶囊在改善患者的关节症状，控制病情活动方面疗效显著，不良反应少，且与 MTX 联合用药有协同作用。刘氏在狼疮性肾炎患者中使用昆仙胶囊联合糖皮质激素治疗后，患者的 SLEDIA 评分和肾功能指标得到改善，且效果与环磷酰胺联合糖皮质激素相似，但不良反应发生更少。在对 80 名强直性脊柱炎患者进行的一项随机临床试验中，昆仙胶囊表现出良好的降低指标及改善症状的效果。

（七）盘龙七片

1. 概述

盘龙七片是根据著名老中医王家成所献祖传秘方研制而成的中成药，主要由盘龙七、草乌、川乌等 29 味中药组成。方中盘龙七、当归、红花活血化瘀、疗伤止痛；川乌、草乌、秦艽祛风除湿、活血化瘀；川牛膝、杜仲补益肝肾、强筋健骨。诸药配伍，相得益彰，共同起活血化瘀、消肿止痛、疏经通络、强筋壮骨之效，临床上对骨关节炎、类风湿关节炎疗效良好，尤善消肿止痛，恢复关节功能。

2. 现代药理与临床应用研究

盘龙七片通过下调 TLR4、My D88、TRAF6 的 mRNA 相对表达水平，抑制下游 NF-κB 通路的激活，降低外周血中 IL-1β、IL-6 及 TNF-α 等炎症因子水平来减轻关节肿胀；通过抑制脊髓背角 MAPK、Wnt/Ca^{2+}信号通路来缓解关节疼痛；通过调节 p38 MAPK/NF-κB/AQP3 和 SIRT1/NF-κB 信号通路减轻软骨细胞的凋亡与损伤，并激活 Wnt/β-cateinin 信号通路影响细胞成骨分化，从而保护软骨与骨。

杨氏对 60 例骨关节炎患者使用盘龙七片治疗后，患者的关节炎症状明显改善，且疗效优于盐酸氨基葡萄糖胶囊。一项对强直性脊柱炎患者使用盘龙七片联合非甾体抗炎药和柳氮磺吡啶随访 6 个月的研究结果显示，三者联用的疼痛改善效果较单独使用西药明显，患者炎症指标显著下降，且安全性良好。牛氏对类风湿关节炎患者在常规 MTX 治疗基础上联用盘龙七片，结果显示联用用药能够明显改善患者临床症状，降低 DAS28 评分和中医证候评分。

（八）湿热痹颗粒

1. 概述

湿热痹颗粒是针对风湿病湿热痹阻证所研制的中成药。本品主要由苍术、忍冬藤、地龙等共 10 余味中药组成。方中苍术、薏苡仁健脾利湿；防风、粉萆薢祛风除湿；忍冬藤、连翘、黄柏清热散结；威灵仙、地龙、川牛膝、桑枝通络止痛。诸药配伍，起到祛风除湿、清热消肿、通络定痛之效，临床适用于类风湿关节炎、强直性脊柱炎、痛风等风湿病的活动期。

2. 现代药理与临床应用研究

湿热痹颗粒可降低促炎细胞因子 IL-1β、IL-6、TNF-α 及 VEGF 的水平，提高抗炎因子 IL-10 的水平，对抗急慢性炎症；下调 $CD4^+/CD8^+$ T 细胞比值，恢复免疫稳态；抑制 MMP-1、MMP-3 在滑膜组织中的高表达，保护关节软骨。

韩氏在湿热痹颗粒治疗风湿病的临床疗效观察中发现，湿热痹颗粒在改善湿热痹阻型类风湿关节炎患者的关节症状方面优于正清风痛宁，且安全性良好。郭氏运用湿热痹颗粒治疗骨关节炎，结果显示患者的主要临床症状明显改善，炎症指标明显下降，且安全有效；湿热痹颗粒与非甾体药物合用不仅能增强疗效，而且能减少不良反应。刘氏在一项湿热痹颗粒辅助苯溴马隆片对痛风性关节炎患者影响的研究中发现，两者联用能更好地控制血尿酸水平，降低血清免疫指标水平，缓解关节疼痛。

（九）通络开痹片

1. 概述

通络开痹片是由中国中医研究院牵头开发的中药制剂，由马钱子粉、川牛膝、红花、木瓜、当归、全蝎、荆芥、防风共 8 味药组成，方中马钱子粉散结消肿、通络止痛；全蝎攻毒通络、息风止痉；川牛膝、当归、红花活血祛瘀、通利关节；荆芥、防风祛风散寒，上述诸药相配，共奏祛风通络、活血散结之功。主要用于寒热错杂兼瘀血阻络证型的痹证患者。

2. 现代药理与临床应用研究

通络开痹片有抗炎止痛、免疫调节作用，能抑制关节肿胀和促进肿胀消退，缓解热板及醋酸刺激引起的疼痛，抑制迟发型超敏反应。但具体机制不明。

一项在类风湿关节炎中开展的临床双盲试验显示，通络开痹片的治疗有效率达 90.0%，且毒副作用小。尚氏运用通络开痹片联合 MTX 治疗类风湿关节炎，结果显示联合用药的疗效优于单药，两药联用能更明显地改善患者的关节症状及血清炎性指标，且副作用没有明显增加。张氏对 67 例骨关节炎患者采用通络开痹片联合玻璃酸钠的治疗方案，结果发现患者的 VAS、WOMAC 评分和炎症因子水平明显下降，生活质量显著提高。

（十）通滞苏润江胶囊

1. 概述

通滞苏润江胶囊是维吾尔医学中治疗风湿性疾病的中成药。全方由秋水仙、司卡摩尼亚脂、巴旦仁、西红花、诃子肉、盒果、番泻叶等组成。秋水仙、司卡摩尼亚脂活血消肿、通络止痛；西红花活血通络、宁心安神，联合巴旦仁修复秋水仙碱对胃肠之损害；诃子肉、盒果利水通便，番泻叶泻热导滞。诸药配伍，共起活血通滞、消肿止痛之效。临床上主要用于缓解风湿性关节炎、类风湿关节炎引起的关节肿痛、肌肉疼痛。

2. 现代药理与临床应用研究

通滞苏润江胶囊可降低 IL-1、TNF-α 等炎症因子的水平而发挥抗关节炎的作用；降低血清血管内皮细胞损伤标志物的含量，抑制新血管的形成及滑膜增生，保护关节。

余氏对通滞苏润江胶囊治疗痛风性关节炎进行 Meta 分析，结果显示，单独或联用通滞苏润江胶囊治疗能降低患者血尿酸、尿尿酸及炎症指标水平，且不良反应发生风险降低。朱氏运用通滞苏润江胶囊联合塞来昔布治疗类风湿关节炎，结果显示两者联用较单用西药可更显著地改善患者的相关症状，降低炎症因子的水平。王氏对 89 例骨关节炎患者采用通滞苏润江胶囊治疗后，患者的关节软骨磨损情况明显好转。周氏对通滞苏润江胶囊临床使用的安全性进行了观察，结果表明药物易出现不良反应，但表现都较轻微，并可逆转。

（十一）尪痹片

1. 概述

尪痹片是根据国家级名老中医焦树德教授治疗风湿疾病多年经验整理总结而得的中成药，主要由熟地、桂枝、红花等 10 余味中药组成，其中熟地补血滋阴、填精益髓；淫羊藿温肾壮阳、强筋健骨；狗脊、羊骨祛风湿、强腰脊；桂枝温阳通脉；皂角刺、红花、白芍活血化瘀。诸药合用，共奏补肝肾、强筋骨、祛风湿、止痹痛之功，对于痹证之肝肾两虚兼瘀血痹阻证效果显著。

2. 现代药理与临床应用研究

尪痹片可抑制 IL-1β、TNF-α、IL-6、IL-17、MMP-10、VEGF 表达和 NF-κB、JAK-STAT3 信号通路的激活，改善关节炎症；调节 T-bet 和 GATA3 蛋白表达，降低 $CD4^+/CD8^+$ T 细胞比值，重建 T 细胞稳态，恢复机体正常免疫功能；调节 OPG-RANKL 系统，抑制 NF-κB 的激活和降低骨髓细胞的 Ras 同源基因家族成员 A 和 Rho 激酶 mRNA 的表达，调节成骨细胞与破骨细胞的数量。

一项在类风湿关节炎患者中开展的多中心随机双盲试验显示，以 MTX 为基础治疗，尪痹片表现出良好的改善关节症状及降低中医证候积分的能力，且未发生严重不良反应。康氏对骨关节炎患者采用尪痹片联合双氯芬酸片治疗后，患者的关节症状及炎症指标均明显好转，且两者联用可减少双氯芬酸的用量，避免胃肠道不良反应。莫氏运用尪痹片联合西乐葆治疗强直性脊柱炎，结果显示两者联用能明显降低患者脊柱痛评分和中医证候积分，改善炎症因子指标，疗效良好。

（十二）益肾蠲痹丸

1. 概述

益肾蠲痹丸是国医大师朱良春教授根据临床经验研制而成的有效处方，主要由骨碎补、熟地、土鳖虫、僵蚕等共 20 余味中药组成，全方妙用攻坚破积的虫类药，搜剔病邪、和络治标，同时使用益肾壮督的草木药治本，标本兼治，协同加强，特别适用于风湿性关节炎、类风湿关节炎证属阳虚寒凝者。

2. 现代药理与临床应用研究

益肾蠲痹丸通过抑制关节滑膜细胞 NF-κB、COX-2 蛋白的表达，调节 IL-1β、IL-2、IL-6 等炎症因子水平等途径，减轻滑膜组织的炎症；通过抑制破骨细胞中 JAK2/STAT3 信号通路，下调破骨细胞中核因子 κB 受体活化因子配体（RANK）、c-fos 与活化 T 细胞核因子（NFATc1）表达，从而直接抑制破骨细胞的分化和骨吸收，减轻关节病理损伤。

张氏对早期类风湿关节炎患者使用益肾蠲痹丸治疗，结果显示患者的临床指标及骨侵蚀程度明显改善，炎症指标及抗体水平降低。对益肾蠲痹丸治疗强直性脊柱炎有效性和安全性进行 Meta 分析，结果显示，与西药常规治疗相比，加用益肾蠲痹丸能更好地提高临床疗效，且不良反应发生率明显降低。李氏在对强直性脊柱炎患者运用益肾蠲痹丸进行的 2 年随访研究发现，益肾蠲痹丸近期疗效为抗炎镇痛，而远期具有提高骨密度的作用。

（十三）瘀血痹片

1. 概述

瘀血痹片来源于张锡纯的"活络效灵丹"，由乳香（炙）、威灵仙、红花等共 10 余味中药组成，其中丹参、红花入血分,活血通经、祛瘀止痛;威灵仙祛风湿、止痹痛、通行十二经络;当归、川芎补血活血、化瘀止痛;炙黄芪配炙香附补气生血、行气止痛;牛膝逐瘀通经、通利关节;姜黄行气破瘀、通经止痛。全方配伍,共奏活血化瘀、通络镇痛之功,常用于治疗瘀血痹阻所致的风湿痹病。

2. 现代药理与临床应用研究

瘀血痹片可通过抑制 TNF-α、IL-17A 和 CCL2 等炎症因子的表达来抗炎;通过减少 VEGF、CD31 的产生来减少血管新生和滑膜血管翳的形成;通过调节 Raf-1/MEK/Erk 信号通路来阻止 RA-FLS、侵袭能力的异常活化、延缓骨及软骨的破坏侵蚀。

方氏运用瘀血痹片联合 MTX 治疗类风湿关节炎,结果显示两者联用能够提高患者日常生活活动能力力量表评分,降低血清 IL-1、TNF-α 水平,且安全性良好。程氏在瘀血痹片联合抗骨质疏松药物运用于骨关节炎的疗效研究中发现,相较于单用抗骨质疏松药物,联合用药能使患者的炎症因子下降更明显,疼痛减轻更快。秦氏将瘀血痹片用于风湿病治疗,结果显示瘀血痹片能显著降低痛风患者的血尿酸水平,且效果优于正清风痛宁。

三、经 验 方

(一)解毒祛瘀滋肾方

范永升教授为首届全国名中医、岐黄学者、浙江省中医药学会会长,从事风湿免疫病的临床、科研及教学工作 40 余年,善于运用中西医结合方法辨治风湿免疫病。范永升教授根据多年诊治系统性红斑狼疮的临床经验,总结出解毒祛瘀滋肾方,以达到清热解毒、活血祛瘀、滋阴益肾的临床疗效。该方由生地、青蒿、鳖甲、升麻、积雪草、白花蛇舌草、赤芍、丹皮等配伍而成,方中生地清热凉血,白花蛇舌草清热解毒,青蒿清热透络,鳖甲滋阴退热,升麻、赤芍、丹皮活血散瘀,诸药合用,共奏解毒祛瘀滋肾之效。

1. 现代药理研究

(1)调节免疫作用:解毒祛瘀滋肾方促使 CD4+T 细胞向 Treg 分化,从而增强免疫调节功能。同时,该方可有效降低抗体水平,促进抗体清除代谢,抑制免疫应答。此外,该方具有抑制脾淋巴细胞凋亡,增强腹腔巨噬细胞吞噬的作用。

(2)抗炎作用:解毒祛瘀滋肾方可以抑制 NF-κB 的活力和抑制 TNF-α 的分泌从而控制炎症反应。

(3)调节内分泌作用:解毒祛瘀滋肾中药治疗能明显缓解女性患者因长期大剂量服用糖皮质激素或免疫抑制剂后出现的月经紊乱、闭经、乳房胀痛等症状,也可以显著调节雌二醇（E_2）、睾酮（T）、催乳素（PRL）等性激素水平。

2. 现代临床应用

黄氏等共纳入 110 例系统性红斑狼疮患者作为研究对象,结果显示解毒祛瘀滋肾方联合西药治疗可有效缓解临床症状,并减少激素药物不良反应,具有良好的增效减毒作用。谢氏等收集 93 例狼疮性肾炎病例纳入研究,结果显示解毒祛瘀滋肾方联合西医治疗的临床疗效以及在降低中医证候评分、减轻尿蛋白、促进激素撤减方面显著优于单纯西药治疗方案,而且在减轻高胆固醇血症、保护肝功能等方面具有一定的作用。

(二)益气养阴祛瘀方

王新昌教授是浙江中医药大学附属第二医院副院长、主任中医师、教授、硕博研究生导师,中国中西医结合学会风湿专业委员会副主任委员,浙江省中西医结合学会风湿病专业委员会主任委员、国家中医药管理局重点学科(中医痹病学)后备学科带头人和重点专科(风湿病科)学术继承人。师承首届全国名中医范永升先生，对干燥综合征的治疗有自己的独特之处。王教授认为干燥综合征的发病以"气虚""阴亏""血瘀"为根本，"燥热"为标，故治疗当以"益气养阴"为主，兼顾"活血化瘀"。因此，其开创益气养阴祛瘀方，方中包括生地、玄参、麦冬、石斛、白芍、黄芪、丹参、益母草等，在干燥综合征的临床治疗中取得了不错的疗效。

1. 现代药理研究

（1）促进分泌作用：益气养阴祛瘀方能显著减少非肥胖糖尿病（NOD）小鼠饮水量，上调颌下腺指数，对颌下腺的分泌功能起到改善作用。

（2）抗炎作用：益气养阴祛瘀方可以降低 NOD 小鼠血清中 TNF-α、IL-6 等炎症因子水平。

（3）调节免疫作用：益气养阴祛瘀方治疗后的 NOD 小鼠脾脏指数升高，胸腺指数降低，说明该方具有较好的免疫调节作用。此外，益气养阴祛瘀方可以纠正异常并持续活化的自身反应性 B 细胞，进而影响干燥综合征的发生发展。

（4）调节性激素水平作用：益气养阴祛瘀方治疗后患者的性激素指标存在显著差异，且其临床症状也随性激素水平的变化而改善。

2. 现代临床应用

李氏等将 30 例干燥综合征患者纳入研究，结果显示益气养阴祛瘀方能较好改善颌下腺对唾液分泌刺激的敏感程度，且可以降低患者红细胞沉降率及 IgG 指标。林氏等收集 60 例干燥综合征女性患者用于临床研究，实验结果显示益气养阴祛瘀方可以显著改善干燥综合征的临床症状，在缓解口干、眼干等方面，该方与单独服用羟氯喹组的疗效相当。

（三）二草二皮汤

娄多峰教授系国内第一批全国老中医药专家学术经验继承指导老师，是现代中医风湿病学科的主要奠基人之一。娄多峰教授根据多年治疗骨关节炎及类风湿关节炎的经验，选用伸筋草、透骨草、五加皮、海桐皮、威灵仙为主药配伍成二草二皮汤，常用于骨关节炎的外治疗法，如熏蒸、外洗等。方中威灵仙其性善走，无处不到，宣通五脏、十二经络，五加皮、海桐皮长于利湿消肿，伸筋草长于舒筋止痹，透骨草活血止痛之力较强，诸药合用，共奏祛风除湿、舒筋通络之效。

1. 现代药理研究

（1）加速新陈代谢作用：二草二皮汤熏洗时药效可借助张开的毛细血管渗入，直达病灶，使致痛物质加速代谢，从而有效缓解骨关节炎。

（2）镇痛作用：熏洗二草二皮汤可以改善患处感觉神经的兴奋性，缓解疼痛程度并改善患处软组织的痉挛症状。

2. 现代临床应用

一项纳入 120 例膝骨关节炎患者的研究显示，内服中药联合外用二草二皮汤对治疗膝骨关节炎具有不错的疗效，其不仅可以促使局部血流加速，改善微循环，也有利于关节内组织粘连的消除和炎性分泌物的吸收。此外，周氏等收集了 80 例肩周炎患者，结果显示二草二皮汤结合推拿这一方案患者接受度更高、临床疗效更为确切。同时该方外用也可以极大程度地避免药物对胃肠肝肾的损伤。

（四）补肾强督方

阎小萍教授为全国首批名老中医药专家学术经验继承人，全国第四、五、六批名老中医专家学术经验继承工作指导老师，首都国医名师。阎教授认为，肾督亏虚，阳气不足，风寒湿热之邪深侵肾督，阳失布化，阴失营荣，故出现大偻之疾，由此补肾强督方应运而生。该方由狗脊、川续断、桑寄生、补骨脂、杜仲、鹿角片、羌活、独活、桂枝、赤芍、白芍、知母、防风、牛膝等组成，方以补肾强督为根本，同时辅以化湿疏风、养肝荣筋、活瘀通络。

1. 现代药理研究

（1）调节免疫平衡作用：补肾强督方可以调整强直性脊柱炎患者的 Th1/Th2 失衡，从而调节强直性脊柱炎患者的免疫功能。此外，经补肾强督方治疗后的患者 IgA、IgM、IgG 有不同程度的下降。

（2）抗炎镇痛作用：补肾强督方可以调节大鼠血清炎症因子 TNF-α 水平，减轻全身炎症反应，也能有效抑制小鼠扭体反应，有镇痛效果。

（3）促进骨质修复作用：补肾强督方可以通过抑制 DKK1/Wnt 通路来延缓关节炎及骨化的发生发展。同时，补肾强督方也可以干预人胎盘间充质干细胞成骨分化，抑制成骨标志物的表达。

2. 现代临床应用

朱氏等收集了 60 例强直性脊柱炎患者，结果显示柳氮磺吡啶联合补肾强督方治疗组能显著改善强直性脊柱炎患者临床症状，降低炎症水平。此外，彭氏等收集 50 例强直性脊柱炎患者，结果显示该方治疗后患者的全身疼痛评分、中轴关节压痛指数、晨僵时间明显减少，脊柱活动度均较治疗前明显改善，说明该方可以改善强直性脊柱炎患者的脊柱活动功能，减轻患者的临床症状及疼痛程度。

（五）滋阴清热方

禤国维教授是广州中医药大学首席教授，国家人事部、卫生健康委、国家中医药管理局确定的第二批、第三批继承工作的老中医专家。禤国维教授特别强调补肾法，认为系统性红斑狼疮的病机关键是肾阴不足，本虚标实，从而演变出热毒炽盛、脾肾阳虚等证型，因此自拟滋阴清热方。该方由山萸肉、生地、茯苓、泽泻、丹皮、青蒿、甘草等组成。方中生地、山萸肉滋阴清热凉血，共为君药；泽泻、丹皮、茯苓清热养阴利湿，共为臣药；青蒿清虚热，为佐药；甘草解毒并调和诸药，为使药。诸药合用，共奏滋阴清热、凉血解毒之效。

1. 现代药理研究

（1）调节细胞因子作用：滋阴清热方可以显著下降 IL-1β 水平，从而达到控制炎症反应的作用。同时，该方也可以通过调节 IL-2、IL-6、IL-10 等细胞因子水平从而对狼疮小鼠起到改善作用。

（2）调控细胞凋亡作用：滋阴清热方治疗后患者的细胞凋亡紊乱得到了一定程度的纠正，这提示了滋阴清热方可能通过调节患者基因表达紊乱而达到阴平阳秘的治疗作用。

（3）保护血脑屏障作用：滋阴清热方的早期干预可改善狼疮小鼠脑组织免疫性血管炎，保护血脑屏障的完整性，进而缓解狼疮脑病的进程。

2. 现代临床应用

一项纳入 90 例系统性红斑狼疮患者的临床试验显示滋阴清热方治疗后的患者中尿微量白蛋白、转铁蛋白、尿免疫球蛋白等指标均优于对照组患者，这进一步证实了该方可以显著改善系统性红斑狼疮患者尿微量白蛋白的水平，对系统性红斑狼疮有较好的治疗作用。

（六）清络饮

李济仁教授是我国首届国医大师，国家级非物质文化遗产"张一帖内科"传承人，新安医学代表性传承人、皖南医学院终身教授。李教授主要以固本培元、平调寒热、治血通络、祛风止痛为治则，对于不同的疾病分别采用不同的侧重点进行治疗，体现在痹病范围内"异病同治"的思想观念。因此，李教授自拟清络饮，方由苦参、青风藤、黄柏等组成，在类风湿关节炎的临床治疗中取得了不错的疗效。

1. 现代药理研究

（1）影响代谢通路：代谢组学分析清络饮治疗前后的患者存在着大量代谢产物的差异，这些代谢产物可以在缓解疼痛、能量底物供应和肌肉恢复、肌肉细胞的增殖、蛋白稳态调节、组织对炎症的反应、细胞氧化应激、受伤关节的修复等方面发挥着重要作用。

（2）抗炎镇痛作用：清络饮对完全弗氏佐剂（CFA）型大鼠的足趾肿胀度、疼痛耐受指数都有明显改善，同时该方可以显著抑制 IL-1 水平，阻断炎症介质的产生，发挥治疗类风湿关节炎的作用。

2. 现代临床应用

范氏等将 50 例类风湿关节炎患者纳入研究，清络饮加味治疗类风湿关节炎，可以显著改善患者晨僵时间、关节压痛指数、关节肿胀指数、VAS 评分等临床指标，也可以改善 HGB、PLT、RF、CRP、ESR 以及总胆固醇（CHOL）、TG、HDL、LDL 等实验室指标。张氏等共纳入 50 例湿热型类风湿关节炎患者，结果显示清络饮不仅可以改善类风湿关节炎患者的主要临床症状及体征，还可以提高患者的生活质量，改善中医证候，减少不良反应的发生。

（七）新风胶囊

刘健教授是中华中医药学会风湿病分会常委，中国中西医结合学会风湿病专业委员会委员，全国高等中医药临床教育研究会副理事长。刘健等凭借其丰富的临床经验以及坚持不懈的实验研究为基础，针对类风湿关节炎提出了以"脾虚"为主的中医学病机，成功总结得出旨在益气健脾、化湿通络的中药经验方——新风胶囊。新风胶囊由薏苡仁、黄芪、蜈蚣、雷公藤四味中药组成，四药相互配合，君得臣辅，补而不滞，臣得君助，伐而无过，全方既非一味祛邪，又非盲目补虚，攻补兼施。

1. 现代药理研究

（1）调节氧化应激作用：新风胶囊可以显著抑制氧化还原反应，从而有效调节机体氧化应激状态，减轻组织氧化应激损伤。

（2）抗炎作用：新风胶囊可以显著升高抗炎因子 IL-10、IL-35 水平，降低致炎因子 IL-6、IL-17水平，抑制促炎效应，增强抗炎能力，从而有效平衡细胞因子网络，改善组织炎症损伤。此外，新风胶囊也可以通过调节 M1/M2 型巨噬细胞极化改善关节炎症。

（3）调节免疫平衡作用：新风胶囊可以升高外周血 Treg 水平，进而抑制免疫炎症反应。不仅如此，新风胶囊也可以通过调控凋亡相关蛋白促进 CD4$^+$ T 细胞凋亡并减少免疫复合物沉积，进而改善疾病进程。

2. 现代临床应用

一项纳入 60 例类风湿关节炎患者的研究结果显示，新风胶囊能显著改善关节疼痛、肿胀、晨僵等症状体征。章氏等收集了 304 例类风湿关节炎患者进行疗效研究，结果显示新风胶囊可以改善患者的免疫球蛋白水平，也可以显著降低 RF、CRP、ESR 等指标，极大地影响了类风湿关节炎的疾病进展。此外，王氏等纳入了 60 例干燥综合征患者进行临床试验，结果显示经新风胶囊治疗的干燥综合征患者中，IgG、IgM、CRP 等指标均有显著改善。

（八）茵连痛风颗粒

茵连痛风颗粒是上海中医药大学附属岳阳中西医结合医院痛风专科制剂，其处方是依据沪上著名夏氏外科传人夏涵教授数年临床经验方制成，主要用于治疗间歇期痛风性关节炎。该方由茵陈蒿、连钱草、伸筋草等组成，方中以茵陈清热利湿为君，以连钱草利水消肿为臣，两药相配，协力效增，清利湿热之效益彰。

1. 现代药理研究

抗炎镇痛作用：茵连痛风颗粒可以显著抑制大鼠的踝关节肿胀，降低甲醛致痛反应，也可以明显升高抗炎因子 IL-4、IL-10 含量，显著改善足趾水肿和淋巴细胞浸润。此外，茵连痛风颗粒具有37 个与抗炎镇痛密切相关的靶点，且这些靶点的作用机制主要与 NF-κB 等通路密切相关，这进一步证实了茵连痛风颗粒的抗炎镇痛作用。

2. 现代临床应用

王氏等纳入了 166 例痛风患者研究中西医分期综合治疗痛风性关节炎的疗效。结果显示，中西医结合分期综合防治方案既能安全、有效地控制痛风性关节炎急性期症状，恢复关节功能，又能有效地控制间歇期血尿酸水平，预防急性发作，减轻不良反应。一项纳入 94 例间歇期痛风性关节炎患者的临床试验结果显示，茵连痛风颗粒可以显著改善患者的血尿酸、尿尿酸水平，同时降低痛风复发率，有效地预防痛风性关节炎急性发作；其次，茵连痛风颗粒能降低血肌酐水平，有一定保护肾脏的作用；此外，茵连痛风颗粒不良反应少，其安全性优于苯溴马隆片。

（九）益肾养阴方

孟如教授是全国第二批名老中医药专家学术经验继承工作指导老师，云南省名中医，云南中医学院教授。孟如教授在近 50 年的临床诊疗中积累了丰富的经验，尤擅长中西医结合诊治自身免疫性疾病如系统性红斑狼疮等，并逐渐形成了自己独特的临床诊疗思路及思辨规律。益肾养阴方是孟如教授基于多年的临床经验总结出治疗系统性红斑狼疮的有效良方。该方主要由黄芪、太子参、麦冬、五味子、女贞子、旱莲草、丹参、白茅根、甘草等组成。其中，黄芪补气扶正为君药；太子参补气生津以补肺，麦冬养阴清热，润肺生津，五味子敛肺养阴，涩精滋肾，共为臣药；女贞子滋养肝肾，旱莲草养阴益精，丹参活血化瘀，白茅根凉血止血，共为佐药；甘草调和诸药，为使药。诸药合用，共奏益气养阴、滋补肝肾之功，主治系统性红斑狼疮之气阴两伤证。

1. 现代药理研究

（1）调节免疫紊乱作用：益肾养阴方对 MRL/lpr 小鼠中的细胞因子紊乱具有调节作用，同时该方可以调节 $CD4^+/CD8^+$ 比例，发挥该方在治疗系统性红斑狼疮过程中调节免疫紊乱的作用。

（2）调节氧化应激作用：益肾养阴方可以通过增加血清超氧化物歧化酶、过氧化氢酶的含量，减少血清丙二醛（MDA）的产生，从而减轻氧化应激损伤。

2. 现代临床应用

陈氏等选取了 60 例系统性红斑狼疮患者纳入临床试验，研究结果显示益肾养阴方可以显著改善患者中医证候评分，也具有显著改善患者临床症状、复发率低、副作用小等临床特点。吴氏等纳入 60 例系统性红斑狼疮患者观察益肾养阴方的疗效，结果显示该方可以显著缓解系统性红斑狼疮患者的临床症状，降低 ESR、CRP、ANA 滴度等指标，具有良好的临床疗效。

（十）活血解毒方

朱跃兰教授是东方医院风湿科主任，博士研究生导师，对于干燥综合征的临床治疗有着丰富的经验。根据"燥者润之"的中医理论，朱跃兰教授运用活血解毒、养阴生津法，自拟活血解毒方，该方由丹参、当归、川芎、鸡血藤、连翘、玄参、生地、麦门冬、石斛、甘草等组成，其中以丹参为君药，活血祛瘀，凉血消痈；当归、川芎、鸡血藤、玄参、生地、麦冬为臣，活血行气，通络止痛，养阴生津，以期诸药协同增效；佐以连翘，以清热解毒，散结消痈；以甘草为使，补脾益气，缓急止痛，又能缓和药性，阴阳通调。

1. 现代药理研究

（1）促进腺体分泌作用：活血解毒方治疗的 NOD 小鼠唾液流量显著高于对照组，这提示了活血解毒方可以通过增加唾液分泌量，保护颌下腺分泌功能。

（2）调节免疫平衡作用：活血解毒方可以显著下调 NOD 小鼠颌下腺及血清中 TLR4、CD14 的表达水平，发挥免疫调节作用。

（3）调节肠道菌群作用：活血解毒方可通过促进干燥综合征模型小鼠肠道有益菌的生长，改善菌群结构，从而改善干燥综合征。

2. 现代临床应用

一项纳入 60 例干燥综合征患者的临床试验显示,活血解毒方可有效改善干燥综合征患者干燥、疲劳等症状,也可以显著下降 CRP、ESR 等实验室指标。此外,霍氏收集了 86 例干燥综合征患者,结果显示该方联合西药治疗可有效缓解干燥综合征患者的临床表现,同时调节机体的免疫功能。强氏等也通过临床试验发现该方能有效改善患者的 IgG、IgM、IgA 水平及静态唾液流率。不仅如此,韦氏等发现该方可以显著改善患者的眼干症状及眼部评分。

四、展 望

10 余年来,随着风湿病治疗策略的完善和新型靶向药物的研发,现代风湿免疫病诊疗体系有了很大的进步,但风湿病的发病机制尚不明确,仍有诸多临床治疗上的难点亟待解决。中医药在缓解临床症状、控制病情进展、改善患者预后等方面有着独特优势。现代研究者针对单味药、中成药、经典名方及名老中医经验方开展了一系列临床研究及基础研究。临床研究表明其能很好地改善患者关节疼痛、肿胀、活动不利及关节外临床表现,促进 ESR、CRP 等实验室异常指标恢复正常,延缓及改善关节影像学进展,降低致残率、重要脏器受损及死亡率。中西医联合用药优势独特,与化学药联用时,不仅能提高二者的药物疗效,还可减少不良反应。药理研究显示其作用机制主要集中在抗炎、镇痛、免疫调节及骨保护等方面,有力推动了中医药治疗风湿病的疗效提升和中医现代化发展进程。

抗风湿中药的临床价值日益凸显,对于临床及基础研究方面的要求也进一步提升。临床研究方面,需要持续开展中药经典名方、名老中医经验方、民间有效验方的挖掘和疗效评价研究,开展设计严谨的大样本临床试验,获得高质量的循证证据。此外,各类中成药的上市后再评价也是重要趋势。上市前药物临床病例数与观察时间有限,临床实际应用情况更为复杂,超说明书使用、长期用药不良反应等问题亟待回答。充分利用真实世界证据开展临床再评价,进一步明确中成药的临床定位、完善安全性信息、确定最佳剂量、评价药物经济学。基础研究方面,由于中药的有效成分复杂,明确中药活性成分及复方治疗风湿病的功效及机制仍充满挑战。多数中药发挥药效的物质基础尚不清晰,中药单体化合物的作用机制研究不够全面,中西药联合的药效机制研究偏少,缺乏符合中医药临床特点的各类风湿病动物模型。需要研究者充分应用多组学、生物信息学等技术,创新研究思维,整体揭示中药调节免疫等机制,探索既能显示疾病病理变化和诊断标准,又能体现中医特色的病证结合动物模型。

开展抗风湿类中药的现代研究,既要立足于中医药传统理论,又要运用现代科学方法,探索建立符合中医药特点及国际规范的疗效评价体系,讲清楚、说明白抗风湿类中药的疗效和中医药原理。

(王新昌)

第五章 中西医结合防治风湿病的新技术及特色疗法

中医治疗包括内服中药及外治疗法，中医外治法是在中医学理论的指导下外用的治疗方法，常用的外治法包括贴敷、针刺、灸法等多种治疗方法，中医特色外治疗法在防治风湿病上应用广泛。随着我国风湿病临床诊疗的迅速发展，传统的诊疗技术急需更新升级，为突破临床诊疗过程中遇到的风湿病疑难重症诊疗难题，涌现出一批风湿病诊疗新技术，如浮针、颊针、针刀、经络浮针疗法、关节穿刺、血浆置换术等，从而达到缓解症状、临床康复的目的，极大地提高了患者诊疗效果。

第一节 传统特色疗法

一、中 药 贴 敷

（一）概述

中药贴敷疗法是以中医基础理论为指导，将中草药加工成药泥、药丸、药粉、药膏等不同制剂，贴敷在选定的穴位上，依靠药物的刺激作用治疗疾病的一种方法，是内证外治，由表入里，疏经通络，调理气血的中医特色疗法。穴位贴敷疗法属中医外治之法，首载于我国现存最早的医学著作《五十二病方》，运用穴位贴敷加皮肤给药的双重刺激达到治疗目的，古代医家对穴位贴敷的应用极广，清代《理瀹骈文》更是集大成者，其中记载了各类中医外治法方剂 200 余种。外用药物经皮肤吸收，直达病所，无须经过肝脏代谢，可最大程度地减少不良反应，又能迅速起效，且腧穴对药物具有放大效应，穴位给药效果明显高于一般外用给药。药物贴敷疗法安全无明显毒副作用，操作简单，费用低廉，有较高的社会和经济效益，值得临床推广应用。现代研究表明穴位贴敷疗法主要具有调节机体免疫功能和内分泌功能，并具有增强单核-吞噬细胞系统吞噬功能，从而促进炎症消散和吸收的作用。

（二）常用组方及药物

1. 类风湿关节炎

类风湿关节炎的外治方法有很多，其中穴位贴敷的治疗也已得到广泛认可。类风湿关节炎的穴位贴敷治疗主要分为三类进行整理分析：湿热类、瘀滞类及寒湿类。

（1）适用于热痹、湿热痹阻证，以清热解毒、祛风除湿、消肿止痛

方 1：A 方。虎杖 70g，鸡血藤 70g，威灵仙 50g，续断 50g，防己 60g，青风藤 25g，肉桂 30g，

防风 35g，羌活 35g，独活 35g，芥子 50g，细辛 35g，生川乌 50g，生草乌 50g，蜈蚣 10 条，甘遂 30g，当归 35g，芫花 30g，天麻 30g，鹿茸 30g。B 方：乳香 50g，没药 50g，蟾酥 15g，麝香 5g，冰片 30g（取 750ml 芝麻油和 312 g 铅丹炼制成基质，将 A 方加水常规煎煮 3 次并过滤浓缩成浸膏，将 B 方研磨成细粉，再用文火加热熔化基质，在 70℃左右时加入上述 A 方浸膏及 B 方细粉，充分搅拌均匀，将此膏药摊于红色医用无纺布上贴敷于穴位）。

方 2：黄连 30g，黄柏 30g，山栀子 30g，大黄 30g，红花 30g，天花粉 30g，冰片 15g，芒硝 15g，丹皮 15g，延胡索 15g。

注：方 1 清热解毒的同时着重祛风除湿、补肾通络；方 2 中尤为重视清热燥湿，并兼有凉血、活血药物，更适合于热痹兼血瘀，类风湿关节炎关节肿痛炎症期。

（2）适用于痰瘀痹阻证，以通络活血止痛

方 1：延胡索 30g，白芥子 30g，麝香 1.5g，细辛 15g，甘遂 1.5g。

方 2：白僵蚕 10g，白芷 10g，全蝎 10g，细辛 5g，蜈蚣 3 条。

方 3：乳香 30g，没药 30g，莪术 30g，防风 30g，桂枝 30g，艾叶 30g，豨莶草 30g，海风藤 30g，小茴香 15g，独活 30g，川乌 15g，红花 15g，冰片 6g，马钱子 10g，木瓜 30g，秦艽 30g，三棱 30g。

注：以上 3 方皆可用于痰瘀痹阻证痹证的贴敷治疗，方 1 中延胡索和白芥子相配伍，着重于活血止痛，适用于单纯性血瘀气滞所引起的关节疼痛；方 2 白僵蚕、全蝎、蜈蚣均为虫类药物，偏于祛风通络止痛，适用于顽痹或长期无法缓解的疼痛；方 3 整体配伍较全面，乳香、没药、三棱、莪术共奏破血行气止痛之功，其他药物兼祛风、温阳、通络等。

（3）适用于寒湿痹阻证，以祛风散寒胜湿，通络止痛

方 1：羌活 10g，独活 10g，桂枝 10g，威灵仙 12g，牛膝 10g，伸筋草 15g，透骨草 15g，雷公藤 10g，地龙 10g，蜈蚣 3 条，细辛 3g，醋乳香 10g，醋没药 10g，生川乌 10g，生草乌 10g，生麻黄 6g，红花 10g，川芎 10g，当归 10g，丹参 10g，桑枝 10g。

方 2：青风藤 20g，威灵仙 20g，独活 20g，白芥子 20g，细辛 20g，白芍 20g，羌活 20g，薄荷 20g。

方 3：苏木 10g，鸡血藤 10g，独活 15g，桂枝 10g，透骨草 10g，豨莶草 10g，伸筋草 10g，艾叶 10g。

注：方 1 配伍全面，具有祛风散寒、温经通痹、活血化瘀、除湿舒筋、消肿止痛的功效，而方 2 偏向于祛风散寒除湿，方 3 中桂枝、艾叶散寒通络，苏木、鸡血藤活血通络，故方 3 祛风散寒的同时兼具活血通络。

2. 强直性脊柱炎

强直性脊柱炎以腰背部疼痛、活动不利为主要症状，穴位贴敷对强直性脊柱炎的治疗效果亦很明显。在此也分为三大类证型以辨别中药贴敷的治疗组方，分别为虚寒类、瘀阻类、肾虚类。

（1）适用于肾虚督寒证、寒湿痹阻证及肾虚寒凝证，以温阳散寒

方 1：莳萝子顽痹散（莳萝子 10g，生川乌 5g，生南星 5g，肉桂 5g，细辛 5g，威灵仙 5g，木瓜 5g，透骨草 5g，伸筋草 5g，乳香 5g，没药 5g，川芎 5g，红花 5g）。

方 2：天灸散（白芥子 8g，细辛 8g，醋甘遂 8g，醋延胡索 8g，麻黄 8g）。

方 3：川乌 30g，白芥子 20g，细辛 10g，制乳没 30g，冰片 10g。

方 4：补肾祛寒治尪汤（附子 15g，白芥子 15g，羌活 15g，赤芍 15g，威灵仙 18g，川芎 18g，当归 30g，补骨脂 30g，骨碎补 30g）。

方 5：脊舒膏药（艾叶 30g，红花 15g，延胡索 15g，肉桂 15g，白芷 15g，徐长卿 15g，川芎 15g，乳香 15g，没药 15g，细辛 10g，樟脑 15g）。共奏散寒除湿、活血通经止痛之效。

注：方 1 中莳萝子为维吾尔族惯用药材，味辛、性温，具有消肿、止痛等功效，主治湿寒性或黏液质性疾病，如关节肿痛，外用可治疗关节肿胀、周身疼痛。温经散寒、祛风除湿、活血止痛之

效显著。方2、方3中大多温热药物，功效较为专一，以温阳散寒为主；方4中除附子、羌活等辛温药物祛风散寒，更有补骨脂、骨碎补补肾强骨；方5整体散寒除湿，活血通经止痛之效显著。

（2）适用于痰瘀阻络证，以化痰活血

方1：化痰活血汤：（胆南星20g，桃仁20g，僵蚕20g，白芥子20g，赤芍30g）。

注：方中桃仁、赤芍活血通经，胆南星、僵蚕祛痰通络，全方共奏化痰活血、舒筋通络之效。

（3）适用于肾虚证，以补肾壮骨

方1：黄芪6g，乳香4g，没药4g，川乌4g，草乌4g，生半夏4g，续断4g，连翘4g。

注：方中黄芪补气扶正，川乌、草乌温阳散寒，续断补肾强骨，适用于肾虚兼瘀，强直性脊柱炎疼痛严重者。

3. 痛风性关节炎

穴位贴敷在痛风性关节炎中的应用是非常常见的，并且现有很多中药外用药膏作用于痛风性关节炎。穴位贴敷常用于湿热蕴结型的急性痛风性关节炎，以清热解毒，消肿止痛为主。

方1：如意金黄散（大黄、黄柏、姜黄、白芷、生天南星、厚朴、陈皮、苍术、甘草、天花粉）。

方2：四黄散（大黄25g，黄芩25g，黄柏25g，黄连25g）。

方3：热痹散（生山栀30g，黄柏15g，生大黄15g，忍冬藤30g，冰片5g）。

方4：黄柏30g，苍术25g，大黄30g，独活25g，桑寄生20g，延胡索20g。

方5：红花9g，桃仁10g，甘草30g，黄柏12g，当归15g，蒲公英30g，紫花地丁30g，川芎15g，金银花30g。

方6：赤小豆100g，五倍子100g，乳香90g，没药90g，延胡索90g。

注：纵观以上六方，大黄为临床常用药，可利湿退黄、解毒消痈，是治疗痛风性关节炎主药，为治疗痛风性关节炎的要药。方1~4的功效主要以清热解毒利湿为主；而方5、方6在清热燥湿的同时兼活血化瘀止痛，以散瘀血，破坚积，消痈肿。

4. 骨关节炎

骨关节以膝骨关节炎最为多见，穴位贴敷治疗也多用于膝骨关节炎，其治疗也大致分为三类：寒湿类、血瘀类及肾虚类。

（1）适用于风寒湿痹证、寒湿痹阻证、寒湿阻络证及风寒湿阻证，以散寒除湿止痛为主。

方1：散寒镇痛方（胡椒10g，肉桂10g，莪术10g，细辛10g，延胡索15g，白芷15g，白芥子20g）。

方2：风寒湿痹方（醋延胡索20g，徐长卿10g，小茴香15g，白芥子6g，王不留行20g，透骨草15g，木香10g，千年健15g，细辛3g，川牛膝15g）。

方3：乳香20g，没药20g，川乌20g，草乌20g，冰片10g。

方4：桂枝30g，生附子30g，红花5g，桃仁5g，制川乌5g，制草乌5g，细辛5g。

方5：消痹止痛膏（威灵仙20g，附子20g，草乌20g，细辛20g，透骨草20g，川芎20g，木瓜20g，牛膝20g，延胡索20g，独活20g，姜黄20g，桂枝20g，白芥子10g，冰片10g）。

注：方1、方2全方共奏祛湿除痹、散寒止痛之功效；方2在方1基础上多具补肾强骨之功；方3在散寒除痹的基础上加用乳香、没药以活血行气，消肿止痛；方4加用红花、桃仁等药以温经祛湿，散瘀定痛；而方5除了散寒外还着重于止痛。

（2）适用于痰瘀痹阻证，以活血祛瘀、利湿消肿止痛为主。

方1：当归20g，艾叶20g，牛膝20g，桑寄生20g，独活20g，秦艽20g，骨碎补20g，路路通20g，五加皮20g，虎杖20g，川乌30g，草乌30g，伸筋草30g，花椒10g，白附子10g，干姜10g，红花10g，细辛6g。

方2：展筋活血方（当归12g，川芎30g，怀牛膝9g，桂枝10g，姜黄15g，独活15g，茯苓15g，白芷15g，苍术20g，黄柏30g，酒大黄15g，鸡血藤30g，千年健20g）。

方3：三七粉 60g，当归 60g，川芎 60g，乳香 50g，延胡索 50g，大黄 50g，没药 50g，制草乌 30g，制南星 30g，桂枝 100g。

方4：延胡索 15g，香附 15g，炮姜 15g，白芥子 10g，甘遂 2g，当归 12g，川芎 12g，桃仁 15g，红花 15g，白生附子 10g，生南星 10g，肉桂 10g，赤芍 15g。

注：方1、方2均具有活血化瘀、祛风湿、补肝肾强筋骨之功，但方2破血行气力度较强；方3重用三七粉止痛消肿力度较前两方要强；相较之下方4整体配伍方向专一，重用活血行气药，活血通络止痛，尤其镇痛效果好。

（三）经络及穴位选择

1. 类风湿关节炎

类风湿关节炎的发病多与足太阳膀胱经、足少阳胆经、手少阳三焦经及足阳明胃经相关，选穴常在这几条经脉中。中医认为足太阳膀胱经的循行过关节，因此在该条经脉上予以相应的药物，可起到改善外周关节血运、祛湿散寒、祛风解表之效。足少阳胆经：《灵枢·经脉》中有云："胆，足少阳之脉……是主骨所生病者。"类风湿关节炎病人可以通过刺激阳陵泉等穴进行治疗，是"少阳主骨"理论的具体体现。刺激胆经穴位能够有效缓解早中期类风湿关节炎病人受累关节的疼痛程度，改善关节功能。手少阳三焦经主要循行上肢及头面部，经脉所过，主治所及，所以手少阳经主治上肢痿痹不用；同理，足阳明胃经主治下肢痿痹证。

具体穴位的选择：

主穴是大椎、外关、足三里、肝俞、肾俞、膈俞、阳陵泉。

按风、寒、湿、热的偏重以及病变部位进行配穴：行痹配膈俞、血海；痛痹配关元、肾俞、腰阳关；着痹配阴陵泉、足三里；热痹配大椎、曲池；上肢配曲池、合谷；下肢配环跳、解溪、昆仑；脊柱配身柱、大杼、至阳、腰阳关、命门。

2. 强直性脊柱炎

强直性脊柱炎的发病和治疗多与督脉、足少阴肾经及足太阳膀胱经相关。督脉乃阳脉之海，统帅阳经，督脉为邪所困，致阳气升发乏源、布散乏力，故取督脉之大椎、命门等穴位，以温督散寒，祛邪之余，补阳达阳。十二正经中与强直性脊柱炎关系最为密切的是足太阳膀胱经，《灵枢·经脉》曰："膀胱足太阳之脉……是动则病冲头痛，目似脱，项如拔，脊痛，腰似折，髀不可以曲，腘如结，踹如裂，是为踝厥。"其中"项如拔，脊痛，腰似折"是强直性脊柱炎的典型临床表现。而"髀不可以曲，腘如结"为强直性脊柱炎最常见累及外周关节的症状。因经脉所过，主治所及。故膀胱经既能治疗强直性脊柱炎的中轴症状，还能治疗其外周关节病变症状。足少阴肾经可以发挥补肝肾强筋骨、培源固本、通督补虚、扶正祛邪、调整阴阳之功能。

具体穴位的选择：肾俞、膀胱俞、脾俞、关元俞、足三里、腰阳关、大椎、肝俞、命门、阿是穴等以补肾祛寒，化湿疏风，化瘀通络，壮筋健骨。

3. 痛风性关节炎

痛风性关节炎的治疗多选择足太阴脾经、足阳明胃经及足厥阴肝经，这与痛风性关节炎的病因病机相关，本病多因湿热蕴结而生，与肝脾关系密切。本病穴位的选择一定要关注阿是穴的应用，《备急千金要方》载："有阿是之法，言人有病痛……不问孔穴，即得便快成痛处……故曰：阿是穴也。"阿是穴以痛为腧，多位于患处附近，也可能距离较远，作为痰、瘀、毒等聚集在体表的反应点，刺激此穴可治疗局部病变，有泻实化瘀通络之功。

具体穴位选择：

主穴：阿是穴、阴陵泉、足三里、三阴交。

配穴：第一跖趾关节之太冲（或行间）、太白（或公孙穴）、大都；踝关节之太溪、解溪、昆仑、申脉、照海；膝关节之膝眼、阳陵泉、足三里、梁丘、血海等；肘关节之曲池、手三里、少海、尺泽等；腕关节之合谷、外关、大陵、阳池等。

4. 骨关节炎

骨痹病的病变脏腑一般多为肝、脾、肾，多因三脏的虚损引起疾病的发生，故临床中选穴多为该三脏对应的经脉所在穴位，主要为足阳明胃经、足太阳膀胱经、足少阳胆经三条经脉上的穴位，膝骨关节炎常应用穴位贴敷治疗，多为局部取穴。

具体穴位选择：内膝眼、犊鼻、阳陵泉、足三里、阿是穴、肾俞、脾俞、鹤顶、承山、血海、阴陵泉、肝俞、脾俞、梁丘、膝阳关。

（四）中药贴敷的使用方法

按一定剂量配伍，晒干，研粉，过 60 目筛，使用生姜汁、白醋、蜂蜜或凡士林等介质调制成为膏状、丸状或饼状，根据部位不同可选取 5 cm×5 cm、10 cm×10 cm、20 cm×20 cm 的敷贴。每次贴敷 6～8 小时，每日 1 次，贴敷后少数患者出现痒甚或灼痛，可提前取下。偶有贴敷结束后，局部出现大小不等的水疱，均为正常现象，不必特殊处理或覆盖无菌敷贴，不日后即可恢复正常。较大水疱可常规消毒后用注射器抽出水液，涂 2%依沙吖啶，以无菌敷贴覆盖，嘱勿抓挠局部。

二、针刺疗法

刺法，古称"砭刺"，指应用各种针具，通过一定的手法刺激人体的腧穴或部位，以达到防治疾病的目的。《帝王世纪》载"伏羲制九针"，是砭石发展至九针的重大历史变革，亦是针法形成的标志。随着中医体系的建立及治法原则的确立，刺法内容亦得到了不断的补充及发展，《黄帝内经》中已总结出较为完整的刺法体系，继而《难经》又完善刺法论述，提出了营卫补泻，并强调双手持针的重要性，对后世影响颇大。后世医家针法发展较为迅速，杨继洲的《针灸大成》提出"刺有大小""大补、大泻""平补平泻""下针十二法""下手八法"，对明以前针刺手法做了系统总结及归纳。随着中医学与现代医学的融合，针刺疗法结合物理和药物注射等方法建立了新的技术，目前广泛应用的有电针、穴位注射。另外，以特定部位为选穴范围的针法有了极大的发展，应用较多的有头针、耳针、眼针、腕踝针等，这些方法扩大了针刺治疗的范围，同时又推动了针灸医学的发展。

针刺的治疗作用虽多，但都可用"通""调"两字来概括。"通"即疏通经络，"调"即调和气血，扶正祛邪。经络"内属于脏腑，外络于肢节"，运行气血是其主要生理功能之一，正如《灵枢·经脉》所言"经脉者，所以决死生，处百病，调虚实，不可不通"。针刺疏通经络作用就是可使瘀阻的经络通畅从而发挥其正常生理功能，为针灸最基本最直接的治疗作用。《灵枢·终始》云："凡刺之道，气调而止。"针刺调和气血亦通过疏通经络得以实现，若病在气，以调经脉为主；若病在血，则调络脉为主；若气血皆受累，则经络并调。《灵枢·根结》曰："用针之要，在于知调，调阴与阳，精气乃光。"阴阳失调是疾病发生发展的根本原因，调和阴阳为针灸治病的最终目的。综上所述，针刺的治疗作用实际上是对机体的良性双向调节作用——通调经络气血，调节脏腑阴阳。

风湿性疾病在传统中医学中属"痹证"范畴。痹证病因病机较为复杂，机体正气亏虚，风、寒、湿、热等邪气趁虚侵袭人体，不仅客于肌肤腠理，且外感六淫之邪客于肢体经络，影响气血运行而发为经络痹，"不通则痛"，从而出现周身关节疼痛，关节肿大变形，肢体僵硬。大量临床研究表明，针刺治疗风湿病具有一定的远期疗效，可延长疾病复发时间，降低复发率。针刺操作简便易行，见效快，对风湿病关节疼痛疗效明显，患者接受程度高，具有一定的临床价值。

（一）类风湿关节炎

循证医学证据表明，针刺疗法作为一种辅助的非药物治疗康复计划，有利于缓解疼痛，改善类风湿关节炎患者的生活质量以提高健康指数。对于有明确和固定疼痛部位的类风湿关节炎而言，可根据患病部位具体循经而辨其与何经相关，治疗时就可取其相关经脉的腧穴。其次，还应四诊合参，分析患病病因病机而辨证选取穴位，将病证归属于某脏腑或经脉，然后再进行按经选穴。

1. 辨证要点

（1）风湿痹阻证

主症：关节疼痛肿胀，游走不定，时作时止。

次症：恶风，或汗出；头痛；肢体沉重。舌质淡红，苔薄白，脉滑或浮。

（2）寒湿痹阻证

主症：关节冷痛，触之不温，皮色不红；关节疼痛遇寒加重，得热痛减。

次症：关节拘急，屈伸不利；肢冷，或畏寒喜暖；口淡不渴。舌体胖大，舌质淡，苔白或腻，脉弦或紧。

（3）湿热痹阻证

主症：关节肿热疼痛，触之热感或自觉热感。

次症：关节局部皮色发红，发热心烦，口渴或渴不欲饮，小便黄。舌质红，苔黄腻或黄厚，脉弦滑或滑数。

（4）痰瘀痹阻证

主症：关节肿痛日久不消；关节局部肤色晦暗，或有皮下结节。

次症：关节肌肉刺痛，关节僵硬变形，面色晦暗。舌质紫暗或有瘀斑，苔腻，脉沉细涩或沉滑。

（5）瘀血阻络证

主症：关节刺痛，疼痛部位固定不移，疼痛夜甚。

次症：肢体麻木，关节局部紫暗；肌肤甲错或干燥无光泽。舌质紫暗，有瘀斑瘀点，苔薄白，脉沉细涩。

（6）气血两虚证

主症：关节酸痛或隐痛，伴倦怠乏力，面色无华。

次症：心悸气短，头晕，爪甲色淡，食少纳差。舌质淡，苔薄，脉细弱或沉细无力。

（7）肝肾不足证

主症：关节酸疼，肿大或僵硬变形，腰膝酸软或腰背酸痛。

次症：足跟痛，眩晕耳鸣，潮热盗汗，尿频，夜尿多。舌质红，苔白或少苔，脉细数。

2. 基本治疗

治法：疏经活络，通痹止痛。

选穴：腰背部：大椎、至阳、命门、腰阳关；肩部：肩髎、肩髃、肩髎；肘臂：曲池、合谷、天井、外关、尺泽；腕部：阳池、外关、阳溪、腕骨；掌指关节、掌趾关节：八邪、八风、解溪；股部：秩边、承扶；膝部：犊鼻、梁丘、阳陵泉、膝阳关、足三里、三阴交；踝部：申脉、照海、昆仑、丘墟、绝骨。风胜者取风池、曲池、外关；寒胜者取百会、关元、足三里、悬钟；热胜者取百会、曲池、外关、三阴交；湿重者取百会、关元、脾俞、三阴交；瘀血证配血海、膈俞；气血两虚配气海、血海、足三里；肝肾不足配肝俞、肾俞、脾俞、关元、太冲。

操作：毫针刺法，局部压痛点用提插泻法，使针感传至病变部位，同时活动患部。局部压痛点采用多向透刺，或多针齐刺，局部可加用灸法，以温和灸、温针灸、隔姜灸最为常用。

3. 其他治疗

（1）火针：取局部阿是穴。2～3日治疗1次。

（2）穴位注射：取阿是穴或常规穴位，用玻璃酸钠注射液或当归注射液注射。

（3）针刀：用针刀松解相应部位肌腱附着点的粘连。

（4）电针：取足三里、三阴交、阴陵泉、阳陵泉、外关、犊鼻、膈俞、脾俞、肾俞、合谷、关元、大椎、肩髃、曲池并配合局部阿是穴，波形选取连续波或疏密波，频率选取 10～60Hz，电流强度一般不超过20V，每日1次，1次30分钟。

（5）穴位埋线：将无菌羊肠线的 9 号针头刺入已常规消毒的双侧"足三里"和"肾俞"，将肠线完全置入穴内。治疗时间共42天，埋线3次，每14天一次。少数病人可有全身反应，表现为埋线后 4～24 小时内体温上升，一般在38℃，局部无感染现象，持续 2～4 天后体温恢复正常。如出现高热不退，应酌情给予消炎、退热药物治疗。

（二）骨关节炎

骨关节炎是指一组因关节软骨破坏和骨质增生而引起关节疼痛与功能障碍的异质性疾病，老年女性发病率高且其病情进展相对更快。肝肾亏虚，正气不足为发病的内在病因，风、寒、湿、热为引发本病的外因，其中尤以风、寒、湿三气致病居多。随着中医治疗方法的创新，针刺与多种治疗方案连用或序贯治疗的综合疗法将越来越多地应用于骨关节炎的中医治疗。

1. 辨证要点

（1）肝肾亏虚证

主症：关节酸痛，腰膝酸软、痿软无力。

次症：眩晕，耳鸣；精神疲惫；手足心热，潮热盗汗。舌质红，苔薄白，脉沉细。

（2）寒湿痹阻证

主症：关节冷痛或伴肿胀，痛处固定，遇寒加重。

次症：肢冷重着，畏寒喜暖，便溏或小便清。舌质淡，苔白腻，脉弦紧或沉缓。

（3）湿热痹阻证

主症：关节热痛或伴肿胀，关节发热，局部皮色发红。

次症：关节重着。小便黄，大便黏滞。舌红苔黄腻，脉滑。

（4）痰瘀痹阻证

主症：关节僵硬、刺痛，或夜间痛甚；关节肿大变形。

次症：肢体沉重，屈伸不利，肢体麻木。舌质紫暗或有瘀斑，苔薄或薄腻，脉沉涩或沉滑。

2. 基本治疗

治法：通经活络，舒筋止痛。

选穴：肩关节部：肩髎、肩髃、肩贞、肩前、阿是穴；肘关节部：曲池、肘髎、手三里、小海、阳谷、外关；腕关节：阳池、腕骨；指间关节：八邪、四缝；髋关节部：胞肓、环跳、秩边、腰宜、腰眼、居髎、维道、气冲、冲门、府舍及局部阿是穴；膝关节部：血海、梁丘、曲泉、鹤顶、内外膝眼、足三里、阴陵泉、阳陵泉、阿是穴；踝关节：申脉、昆仑；跖趾关节：八风、内庭。肝肾亏虚配以关元、归来、足三里、三阴交、气海、肾俞、太冲。

操作：毫针刺，泻法或平补平泻。局部压痛点可行多向透刺法：肩髃、肩髎透极泉，或多针齐刺，局部穴位可加用灸法，以温和灸、温针灸、隔姜灸最为常用。关节活动受限者，在局部穴位针刺前或出针后刺远端穴，行针后嘱患者活动病变关节。

3. 其他治疗

（1）火针：取局部阿是穴。2～3日治疗1次。

（2）穴位注射：取阿是穴或常规穴位，用玻璃酸钠注射液注射。

（3）针刀：用针刀松解相应部位肌腱附着点的粘连。

（4）腕踝针：按疼痛关节不同，常规消毒后，取毫针用 3 指持针柄，针体与皮肤成30°角，用拇指轻捻针柄，使针尖快速通过皮肤，然后将针放平，循纵的直线方向沿皮下进针，针刺进皮下的长度一般为2～3mm，要求不出现酸、麻、胀、痛等感觉，每天留针0.5～1小时，每天1次。

（5）耳针：耳穴取患侧膝穴、皮质下穴、神门穴及交感穴。将王不留行子置于 0.5 cm×0.5 cm

胶布中间，贴于选取的穴位上，早中晚各按压 1 次，每次每穴按压 3～5 分钟，以局部出现酸痛感为度，连续治疗 4 周为 1 个疗程。

（6）眼针：眼针疗法是根据眼球结膜血管部位、颜色、形状等变化进行辨证，通过针刺眼眶周围脏腑相应穴区来治疗疾病的方法。选取眼针双肾区、膀胱区、下焦区和体针内、外膝眼、阴陵泉、阳陵泉、足三里、鹤顶。主要分为眶内直刺法和眶外横刺法两种，刺入之后，不施行提插、捻转等手法，一般采用静留针法，留针 5～15 分钟。

（7）头针：头针选用顶颞前、后斜线的上 1/5 的下肢区域等进行针刺，留针一般分为静留针及动留针，留针时间宜在 15～30 分钟，病程较长者，可留针 2 小时以上。

（三）强直性脊柱炎

强直性脊柱炎是一种以骶髂关节和脊柱附着点炎性反应为主要病理改变的慢性自身免疫性疾病，早期炎性反应首先累及骶髂关节与脊柱中轴关节，并逐渐从腰骶椎上行发展至颈椎。强直性脊柱炎归属于中医"痹证"范畴，又将其命名为"肾痹""骨痹""脊强""竹节风"等。本病与肾脏、足太阳膀胱经、督脉等关系密切。强直性脊柱炎的内因为肝肾亏虚，外因为风、寒、湿、热邪侵袭。内因、外因相互作用致使腰背部经络不通，气血痹阻，或肾精亏虚，腰背部失于濡养温煦，致使痰、瘀等病理产物生成。

1. 辨证要点

（1）寒湿痹阻证

主症：腰骶、脊背酸楚疼痛，痛连颈项，伴僵硬和沉重感，转侧不利，阴雨潮冷天加重，得温痛减，或伴双膝冷痛，或恶寒肢冷，舌质淡，苔薄白腻，脉沉迟。

（2）湿热阻络证

主症：腰骶、脊背、髋部酸痛，僵硬重着，活动不利，或伴腰膝等关节红肿热痛，或见烦热、口苦、胸脘痞闷，小便黄赤，舌红苔黄腻，脉濡数。

（3）肾虚督空证

主症：腰骶、脊背、髋部、颈部酸疼冷痛，痛势隐隐，喜暖喜按，劳累或遇寒加重，或见关节强直，屈伸不利，或伴腿膝酸软乏力，或肌肉萎缩，或畏寒肢冷，或大便溏稀，小便清长，舌淡苔薄白，脉沉弱。

（4）肝肾阴虚证

主症：腰骶部、脊背、颈部、髋部酸或疼痛势缓，喜按喜揉，或关节强直变形，屈伸不利，或有四肢酸软乏力，肌肉萎缩，或双目干涩疼痛，可伴消瘦，咽干口渴，头晕心悸，耳聋耳鸣，心烦失眠，面色潮红，手足心热，盗汗、遗精，舌质红或暗红，苔少薄黄，脉弦细数。疼痛或压痛部位在腰脊正中，病在督脉；疼痛或压痛部位在腰脊两侧，病在足太阳经。

2. 基本治疗

治法：舒筋通络止痛。取局部穴及足太阳经穴为主。

配穴：寒湿证配太溪、涌泉、阴陵泉、阳陵泉、百会、大椎、腰阳关；肝肾亏虚配以夹脊穴、血海、肝俞、膈俞、肾俞、足三里、委中、悬钟、阳陵泉、承山、三阴交、环跳、气海、关元、腰阳关、大椎、命门、至阳、阿是穴；瘀血证配以肾俞、大肠俞、膈俞、委中、阿是穴；病在督脉配太溪；病在足太阳膀胱经配申脉。

操作：毫针刺，采用泻法或平补平泻法。痛势剧烈者，阿是穴及委中可用三棱针点刺放血，寒湿及肝肾亏虚证者，可加用温针灸法。

3. 其余治法

（1）耳针治法：取患侧腰骶椎、肾、膀胱、神门。选用毫针刺法，或埋针法、压丸法。

（2）穴位注射：取肾俞、大肠俞、阿是穴。选用复方当归注射液或丹参注射液等，每次取 2～3

穴，常规穴位注射。

（3）针刀：针刀治疗强直性脊柱炎主要通过对病变关节及其周围软组织进行针刀松解，这些部位在触诊时常表现为痛性结节或条索，运用针刀纠正不正常的组织结构，疼痛也随之消失，恢复正常组织功能。

（4）火针：任脉、督脉、足阳明胃经腹部腧穴、督脉、足太阳膀胱经第一侧线、足太阳膀胱经下肢循行线，取阿是穴、夹脊穴、腰俞、命门、大肠俞、环跳、髀关、委中、阳陵泉。患者取俯卧位，火针严格无菌操作，针刺前穴位局部皮肤先用碘伏消毒，后用酒精棉球脱碘，再用酒精棉球烧针。针刺时，用烧红的针具迅速垂直点刺穴位，深度约 5mm（根据患者病情、体质、肌肉厚薄度、血管深浅等因素决定），留针时间 4～5 分钟，然后迅速拔出。针孔用消毒棉棒按压 1 分钟，并嘱咐患者 1 天内针孔处不要碰水。

（5）腹针：取引气归元（中脘、下脘、气海、关元）、大横、气穴、中极、腹四关（滑肉门、水分、外陵、阴交）。患者取仰卧位，针刺后留针 30 分钟起针。

（四）痛风

痛风是由尿酸排泄减少和嘌呤代谢障碍所致，以特征性急性关节炎为主症的病症。痛风在中医学中属"历节病"范畴，其发生常与正气不足、饮食不节、外邪侵袭等因素相关。本病病位初见于筋骨，日久内外合邪可由经络传至脏腑。基本病机为正虚邪侵，气血痹阻，经络不通。

1. 辨证要点

在把握病因病机的基础上，结合六经辨证、脏腑辨证，对痛风病的证型进行划分，痛风患者中，实证多见湿热、痰浊、痰瘀，虚证以肝肾、脾肾亏虚为主。

主症：关节剧痛反复发作，多急性发作于午夜，最易受累部位为跖趾关节，依次为踝、跟、膝、腕、指、肘关节。久病者出现痛风石沉积，常导致关节畸形，并发肾脏病变和尿路结石。

（1）风湿热痹：关节红肿疼痛，喜凉恶热，伴全身发热，尿黄，便干，舌红，苔黄，脉滑数。

（2）痰瘀痹阻：关节疼痛固定不移，呈梭形疼痛，活动不利，皮下可触及硬结，可伴面色晦滞，胸部刺痛，溺时腰痛如掣如绞，唇舌暗红，脉细涩或弦紧。

2. 基本治疗

治法：疏经活络，通痹止痛。以局部穴位为主。

主穴：局部阿是穴。

配穴：风湿热痹配大椎、阳陵泉、委中；痰瘀痹阻配公孙、血海、丰隆、足三里。根据不同关节配穴：膝关节肿痛者配膝眼、阳陵泉，腕关节肿痛者配阳池、外关，肘关节肿痛者配曲池、合谷，跖趾关节配八风、内庭，指间关节配八邪、四缝。

操作：局部阿是穴施以齐刺、扬刺、输刺等，针后可令局部出血，每日 1～2 次。关节肿痛甚者呈梭形者，可在局部行刺络拔罐法，每隔 2～3 日治疗 1 次。余穴用常规针法。

（五）纤维肌痛综合征

纤维肌痛综合征是一种特发性的风湿病，以全身广泛性疼痛为主要特征，常伴有乏力、失眠、晨僵、情感障碍等多种非特异性症状。结合本病肝气不利、筋脉痹阻的病机，针刺治疗纤维肌痛综合征以整体辨病、局部和循经取穴为原则，在疏肝理气的基础上着重选取压痛点所对应的腧穴或循经区域的腧穴，以达到疏通气血、蠲痹止痛的目的。

1. 基本治疗

治法：补益气血，调理气机。取相应背俞穴为主。

主穴：肝俞、脾俞、肾俞、百会、关元、足三里、三阴交。

配穴：肝气郁结配太冲、膻中、血海、合谷、印堂、四关穴；心脾两虚配神道、灵台、颈夹脊、天柱、风池、委中、合谷、外关、三阴交、太溪、昆仑。

操作：毫针常规刺法，通过对患者不同痛点及其附近穴位上循经络走行方向针刺，如取背俞穴、膀胱经穴、大杼、心俞可循经方向向下刺。

2. 其他治疗

（1）皮肤针：取督脉、背俞穴及夹脊穴。叩刺至局部皮肤潮红为度。

（2）耳针：取心、肾、肝、脾、脑、皮质下、神门、交感。每次选3～5穴，压丸法。

（3）穴位注射：取肝俞、脾俞、肾俞、足三里，每次取2穴，选用复方当归注射液等，常规穴位注射，每日或隔日1次。

三、灸　法

灸法是指利用艾叶等易燃材料或药物，点燃后在穴位上或患处进行烧灼或熏熨，借助其温热性刺激及药物的药理作用，以达到防病治病目的的一种外治方法。灸法多应用于寒证、虚证及预防保健。"针所不为，灸之所宜""凡病药之不及，针所不到，必须灸之"，许多疾病在用针刺疗法或服用中药后，无效或疗效不明显的情况之下，用灸法往往可以取得较好疗效。灸法因其操作简便，且患者容易掌握而能自我治疗，有利于常见病的家庭保健及治疗。研究表明，艾灸足三里穴可修复T淋巴细胞信号通路异常，增加活化的T淋巴细胞的数量，纠正CD4$^+$/CD8$^+$异常比值，起着免疫调节作用。此外，艾灸可通过抑制炎症因子表达及炎症通路活化缓解关节滑膜内炎症反应。灸法无论应用于何种疾病，都必须详查病情，细心诊断，根据病人的年龄和体质，选择合适的穴位及施灸方法，掌握适当的灸量，以达到预期的效果。

（一）类风湿关节炎

艾灸在临床上常被用于治疗类风湿关节炎，具有消除炎症、止痛和免疫调节作用，具有良好的临床效果。灸法可调节类风湿关节炎中的炎症因子（如TNF-α、IL-1和IL-6）和VEGF，显著抑制类风湿关节炎滑膜细胞的增殖和分泌，减轻炎症因子对骨质的侵袭，从而有效改善滑膜炎症充血、水肿和关节腔积液。艾灸可以通过产生的热量激活穴位局部的特异感受器、热敏感免疫细胞、热休克蛋白等以启动艾灸温通效应，诱发多种局部效应，并可通过体液、神经等途径，将艾灸温热刺激信号及后续效应传导至远部器官及全身，引起远部特定靶器官和全身系统的后续效应，从而调节体液免疫指标，提高机体免疫功能，进而提高疗效。

1. 温针灸

温针灸是指针刺与艾灸相结合的一种方法。操作方法为在针刺得气之后，将针留在适当的深度，在针柄上穿置一段长约1.5cm的艾卷施灸，或在针尾搓捏少许艾绒点燃施灸。待艾卷燃尽，除去灰烬，再将针取出。此法是一种简便易行的针灸并用方法。其艾绒燃烧的热力，可通过针身传入体内，使其发挥针与灸的作用，达到治疗的目的。

2. 隔姜灸

切取厚约0.3cm的生姜1片。在中心处用针穿刺数孔，上置艾炷，放在穴位上，用火点燃艾炷施灸。若病人感觉灼热不可忍受，可将姜片向上提起，稍待片刻，重新放下再灸。艾炷燃尽后另换一炷依前法再灸，直到局部皮肤潮红为止。一般每穴灸5～7壮，亦可根据病情反复施灸。研究表明隔姜灸可明显改善寒湿痹阻型尪痹患者关节损伤和疼痛水平及中医临床症状的治疗效果。

（二）骨关节炎

骨关节炎临床症状主要为关节部位存在明显的疼痛感、畸形以及功能障碍等，以至于活动功能明显下降。中医通常将骨关节炎划分于"痹证""骨痹"等范畴，且认为主要发病机制是机体肝肾亏虚以及筋骨失养。在艾灸过程中，灸火热力与药物均可以直接作用于肌层组织，利用经络传导作用，实现温通气血功效，提高新陈代谢速度，有利于推动局部组织炎性物质有效地消除或者吸收，改善膝关节组织的水肿以及增生，推动关节功能的恢复。

1. 热敏灸

热敏灸是用大量点燃的艾条产生艾热悬灸热敏穴位，进行长时间艾灸，当艾灸效果累积到一定程度时，在艾灸部位会出现特异性现象，如感到凉感、吹风感、局部麻木感等。胡小梅等施灸前首先采用回旋灸、雀啄灸、循经往返灸和温和灸方法，探查疾病反应点，寻找致敏穴位。施灸部位或远部产生酸、麻、胀、压、重等非热感即所谓热敏穴。然后应用艾灸在敏感穴位上，艾条悬吊艾灸，通过气感传递，疏通经络，直至感觉消失、皮肤灼热。从以个体化的热敏灸感消失为度，操作时间0.5～1小时，治疗周期1个月。热敏灸可降低炎症因子水平，促进肌肉放松，缓解疾病损伤和疼痛，从而增加关节活动度。

2. 雷火灸

雷火灸属实按灸，多采用药物灸法。施灸时，先在施灸腧穴或患处皮肤垫上布或纸数层，然后将药物艾卷的一段点燃，趁热按到施术部位上，使热力透达深处。研究结果表明雷火灸定点回旋透热技术对膝骨关节炎患者疼痛、僵硬及关节功能改善更为显著，且未增加不良反应的发生率，疗效更优。

3. 温针灸

温针灸结合针刺及艾灸双重作用，具有温经通脉、散寒止痛的作用。李春等研究表明，温针灸干预膝骨关节炎，取鹤顶、内膝眼、外膝眼穴可阻断纤溶酶原途径，抑制细胞外基质过度降解，可有效保护软骨正常组织结构。张艳玲等研究表明，温针灸治疗膝骨关节炎，取内外膝眼、鹤顶、足三里穴可抑制软骨细胞凋亡以及炎性反应，维持细胞外基质合成分解的平衡状态。

（三）强直性脊柱炎

强直性脊柱炎是一种以慢性、进行性炎症为主的自身免疫性疾病。强直性脊柱炎属中医学"痹病"的范畴，主要是肝肾亏虚，加上风、寒、湿邪内侵，致使经络痹阻，治疗以补肾强督为主，佐以祛寒化湿、温通经络。治疗强直性脊柱炎的艾灸方法主要有长蛇灸（督灸）及隔物灸等。

1. 长蛇灸

长蛇灸艾炷大、火力足、灸治时间较长，在灸温、灸量上都有所增强，而且施术面广，施灸部位可涉及多个腧穴，功效非一般灸法所及。铺于督脉处，可用于治疗风、寒、湿邪侵袭，或阳虚寒凝所致的疾病。局部气滞者，也可于局部施灸而温经通络、活血止痛。操作上，先将300～600g生姜或大蒜捣烂如泥，挤去部分汁液，将姜泥或蒜泥做成厚约1.5cm，宽约4cm，长度能覆盖督脉大椎穴至腰俞穴的长方形隔灸饼。再取适量艾绒做成高约4cm，横截面为三角形的长条艾炷，使艾炷的底宽略窄于隔灸饼的宽度，长度略短于隔灸饼的长度。令患者取俯卧位，将隔灸饼平移至施术部位皮肤上，可用棉皮纸将周围封固，然后将该长条艾炷置于隔灸饼中央，并在上端点燃施灸。每次施灸3壮，3～6次为1个疗程。长蛇灸有效改善强直性脊柱炎患者免疫、炎症状态，缓解了患者疼痛、疾病活动，促进了患者脊柱功能、生活质量的恢复。

2. 隔物灸

隔物灸中所隔物品大多为药物，既可用单味药物，也可用复方药物，药物性能不同，临床应用的范围也有所差异。张营光探究隔物温和灸治疗肾虚督寒型强直性脊柱炎的临床疗效，研究组在口服柳氮磺吡啶栓基础之上加用隔附子饼灸，穴位选取双侧肾俞穴、命门穴、大椎穴、双委中穴以及腰阳关，经过12周的治疗周期，结果表明该灸法临床效果可靠，不良反应较少，具有良好的安全性和有效性。

四、物 理 疗 法

物理疗法是指应用自然界和人工的物理能量防治病残的方法，有电、光、水、磁、声、热、按摩、冷冻等多种形式，物理疗法是现代与传统医学中的重要组成部分，如今在风湿病的防治中应用越来越广泛。常用方法包括蜡疗、水疗、热疗、药物离子导入法、压力疗法等。

（一）蜡疗

中药蜡疗是指在中医药理论知识的指导下，将医用石蜡与中药封包结合应用于患处，起到祛除致痛因子、消除炎症及延缓关节衰老等功效，从而广泛应用于风湿病的临床治疗。中药蜡疗的独特优势在于可将蜡疗的治疗通过辨证施治进行药物的灵活加减，特别是针对痹证，在中医辨证的基础上对中药灵活加减组方，将中药与蜡疗结合辨证施治，效果良好。目前，由于蜡疗的设备及手段已趋于完善，且该治疗方法有治疗时间短、见效快、收效长的特点，更重要的是它采用外敷法，因而越来越受到病人的青睐。

（二）水疗

水疗是利用水的浮力、温度及其化学性质作用于人体，显著减轻疼痛，缓解痉挛，降低肌张力，增强心肺功能，从而达到预防和治疗疾病的一种方法。根据水的作用方式不同，水疗法可分为浸浴法、擦浴法、冲洗法、水下运动法、蒸气浴法等。

在临床应用时，应根据患者自身情况的不同选择合适的水疗方式。热水浴法常用于各种慢性肌肉损伤、关节损伤、未分化脊柱关节病、硬皮病等；局部浸浴法中的坐浴常用于痛风体质；电水浴法适用于多发性关节炎、大骨节病、痛风性关节炎及周围血液循环障碍疾病如雷诺综合征；超声波水疗适用于四肢慢性关节炎、脊柱关节炎、腰椎间盘突出。

（三）热疗

热疗在古籍经典中早已有所记载，《素问·阴阳应象大论》曰："其有邪者，渍形以为汗。"《五十二病方》明确提出用中药煎煮的热药蒸气熏蒸治疗疾病。时至今日，热疗已衍生出多种形式，主要分为传导热疗法和辐射热疗法。

传导热疗法是利用热源介体直接接触人体，将热传入人体的治疗方法。有改善局部循环、消肿、止痛和缓解粘连的作用。某些热源介体除有热效应外，尚对人体有机械压力和化学刺激作用，常用方法有泥疗、中药热敷、蒸气疗法、沙浴疗法等。热疗适用于慢性多发性关节炎、类风湿关节炎、慢性脊椎关节炎及慢性肌炎等多种风湿病，效果优良。

辐射热疗法是利用红外辐射进行治疗，有止痛、消肿和改善局部血液循环的作用。常用方法有红外线疗法、光浴、频谱治疗等。目前辐射热疗法多利用其温热效应应用于骨关节炎疼痛及关节活动受限的治疗，而对于类风湿关节炎等其他风湿免疫疾病应用红外线治疗的报道相对较少。

第二节　新技术及疗法

一、特 色 针 法

（一）浮针

1. 概述

浮针是符仲华博士 1996 年发明的，是在传统的针刺理论、阿是穴理论和腕踝针理论的基础上发展而来，其独特的进针方法、针具以及确切疗效，逐渐引起大家的关注。现代研究浮针疗法作用机制可能包括循经感传、神经的节段性分布和体液调节作用。

浮针的使用工具经过不断改良，目前多采用一次性浮针器械，其由三部分组成：不锈钢针芯、软套管及针座、保护套管。现在常规的操作方法是以疼痛部位作为进针点，局部常规消毒，针尖对准痛点，针体与皮肤成15°～20°迅速刺入皮下，若刺入肌层将针尖退至皮下，接着运针，单用右手沿皮下向前缓慢推进，此时可见针体所过之皮肤微微隆起，以进针点为支点，手握针座，使针尖作扇形扫散运动，直至疼痛消失或不再减轻为止。抽出不锈钢针芯，将软套管仍留置皮下，胶布固定露出皮外的软套管与紧密连接的管柄，留置一般8～24小时后将软套管拔出。扫散动作是操作过程中的重要环节，特别对慢性顽固性疼痛，有无扫散动作是有无疗效的关键。针刺部位选择注意事项：皮肤有感染、溃疡、瘢痕或肿瘤的部位，不宜针刺；在局部涂抹过红花油、按摩乳等刺激性外用药者，或者用过强烈膏药强力火罐者，在短时间内不宜针刺。但如果这些外用药、膏药、火罐等用后，局部皮肤状态已经恢复正常，这时就适合用浮针疗法了；针刺的部位一般应选在对日常生活影响较小的部位。关节活动度较大，一般不宜选用，可在关节附近进针。另外也不要太靠近腰带或者女性胸衣扣的位置，因为腰带的活动或胸衣扣的紧束常影响针体的固定或易产生刺痛。

2. 浮针在类风湿关节炎中的应用

类风湿关节炎属于浮针医学中的肌肉前疾病。浮针主要治疗类风湿关节炎慢性期，非活动期的远期效果也常常不错。但是对于以下情况不能用浮针治疗：①处于急性活动期；②慢性迁延期，但关节严重变形；③刚刚使用过大剂量激素；④已经瘫痪。

若痛在双侧手指关节，进针位置和方向在双手背侧前1/3段，由上向下针刺；若痛在其他关节部位，可以局部治疗，选择患者感觉最痛的2～3处进行浮针治疗。如疼痛未消失，休息1天后再行第2次治疗。研究发现浮针治疗类风湿关节炎，能明显改善患者的关节疼痛、肿胀、晨僵等临床症状，降低炎性指标ESR、CRP，疗效良好。

3. 浮针在强直性脊柱炎中的应用

浮针医学创始人符仲华认为，强直性脊柱炎的病理过程为免疫病变—肌肉功能性病变—脊柱病变三个阶段，而浮针治疗干预的是肌肉功能性病变这个环节，其打破了强直性脊柱炎病理改变的过程，进而减轻患者疼痛，改善患者功能。浮针疗法能够通过降低强直性脊柱炎患者的炎症因子TNF-α、IL-1、IL-6的水平，减轻炎症反应，缓解局部疼痛等症状，改善脊柱功能。同时，浮针疗法可刺激非病变部位的浅表皮下组织，适应证广、对人体伤害小、安全性更高。

强直性脊柱炎中对于不同部位疼痛的进针点选择：①脊柱及腰部疼痛的患者，取俯卧位，如压痛在脊柱正中，从脊柱两侧向正中或痛点的上方或下方沿脊柱进针；脊柱两侧的疼痛据具体情况在上、下、外侧进针。②臀部疼痛的患者，取俯卧位，在疼痛侧进针，针尖指向正中线。③膝关节疼痛的患者，取仰卧位，膝关节伸直，压痛点在下者从小腿向膝关节压痛点进针，压痛点在上者从大腿部向膝部进针。

4. 浮针在痛风性关节炎中的应用

浮针治疗痛风性关节炎，只能缓解一些症状。治疗思路为寻找受累关节周围的患肌，如踝关节，主要嫌疑肌常在小腿腓肠肌、胫骨前肌、腓骨长肌等。当痛风出现红肿热痛的情况或者有发热的情况时，慎用浮针治疗，需要用秋水仙碱等非甾体抗炎药解热镇痛。当痛风处于非急性期，没有红肿热痛，可以用浮针治疗。对于出现在跖趾关节的慢性痛风，可以在小腿下段进针，也可以在足背部进针。浮针疗法治疗后，关节功能明显改善，且疼痛程度缓解显著，主要原因为浮针可直接作用于皮下，对疏通经脉经气、行气活血以及消肿止痛具有积极意义。

5. 浮针在骨关节炎中的应用

浮针在早期膝骨关节炎的康复治疗中有良好的临床效果。符仲华先生把异常紧张的肌肉称为患肌，即在运动中枢正常情况下，局部放松时仍处于紧张状态的肌肉，患肌触摸时表现为紧张、僵硬，稍用力按压有酸胀疼痛感。浮针疗法治疗膝痹是在膝关节周围查找患肌，在患肌周围进针皮下浅刺，行扫散手法，配合针刺运动，祛瘀行痹，畅达气血，使筋肉柔和，消除疼痛。施行浮针疗法时，常配合患病关节或器官的主动或被动活动进行针刺运动，以增强针刺的疗效以及减轻针刺时不适感。膝骨关节炎的治疗则是常用浮针对膝关节内外膝眼下 15cm 处向上各刺入扫散两分钟留管，一个疗程大概是 3～6 次，根据临床效果适当调整。

（二）颊针

颊针是王永洲教授以生物全息理论为指导，在实践中总结的一种新的微针系统，即人体面颊部存在着一个涵盖人体全身全息投影穴位系统，与较有影响的头针、面针、手针、足针等相似，是针灸学中微针诊疗系统的一个新分支。颊针强调"调气"，除了调经络内外营卫之气，更重要的是调元气，使其上下贯通、脏腑运化有常，达到阴平阳秘的目的，体现治病求本；另外注重"治神"：一方面医者需凝神静气；另一方面通过治疗使患者安神定志。应用颊针理论治疗疼痛性疾病具有取穴方便、止痛效果迅速、简单易学、治疗面广、安全性高等优点。现有临床试验研究表明，颊针疗法被广泛用于治疗风湿类疾病的骨关节炎、类风湿关节炎，对各类疼痛类疾病均有较好的疗效。

在生物全息论的启发下，经历了上万次的人体试验观察，王教授发现了人的面颊部存在着一个涵盖整个人体的全息缩影系统，见图 5-1 和图 5-2，并将颊针穴位的命名、定位、主治范围进行了总结，见表 5-1。颊针取穴基于认真诊查病情，明确诊断。准确的解剖定位是取穴的关键，但也要根据症状、病位、病机、病理而变化，因人、因病制宜；仔细触诊相应的疼痛敏感点，注重三焦的调节，同时要求患者针刺时活动患肢。

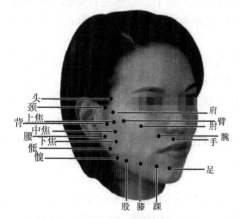
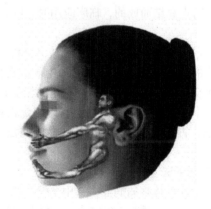

图 5-1　颊针穴位体表定位图　　　　图 5-2　人体全息颊部投影

表 5-1　颊针穴位的命名、定位、主治范围

穴名	定位	主治
头	颧弓上方，耳尖前 1 寸	头疼、头晕、牙疼
颈	下颌骨髁突中点直上，与颧弓上缘交点	落枕、颈椎病、咽痛
肩	耳屏正中前 0.5 寸	背痛、菱形肌劳损
腰	屏间切迹下缘与下颌角连线的上中 1/3 交点，向前 0.5 寸	腰肌劳损、急性腰扭伤、根性坐骨神经痛、腰椎间盘突出
骶	屏间切迹下缘与下颌角连线的中下 1/3 交点，向前 0.5 寸	骶棘肌劳损、妇科腰痛、骶髂前、后韧带损伤
髋	下颌角前上方约一横指，当咀嚼时咬肌隆起，按之凹陷处（即颊车穴）	坐骨神经痛、外伤性髋关节炎、梨状肌损伤
股	髋与膝连线中点处	髂胫束综合征、股四头肌拉伤
膝	髋与承浆穴连线中点处	各种原因引起膝关节疼痛、腓浅神经痛

穴名	定位	主治
踝	膝与承浆穴连线中点处	踝关节扭伤、肿痛
足	踝与承浆穴连线中点处	痛风、跖筋膜损伤
肩	颧弓中点	肩周炎、肱二头肌肌间沟炎
上焦	肩与髋连线上 1/4 处	胸痛、胸闷、乳房胀痛
中焦	肩与髋连线上 1/2 处	胃痉挛、急性胃炎、慢性胃炎、胆囊炎
下焦	肩与髋连线下 3/4 处	急性肠炎、阑尾炎、痛经、盆腔炎
肘	颧骨最高点处	肱骨外上髁炎、风湿性肘关节炎
臂	肩与肘连线中点处	三角肌下滑囊炎、肩周炎
腕	手穴向外引水平线与鼻唇沟交点处	腕关节扭伤、腕管综合征
手	鼻孔下缘中点与上唇线连线的中点	风湿性手关节炎、指尖麻木

1. 配穴原则

配穴方法就是在选穴原则的指导下，针对疾病的病位、病因病机等，选取主治相同或相近，具有协同作用的腧穴加以配伍应用，使得腧穴之间相辅相成，实现功能最大化，王教授提出以下五大配穴原则。

（1）同位相应原则：与穴位的命名保持完全一致，如左肩病变时，取左侧面颊的肩穴。

（2）左右相应原则：与穴位的命名一致，本原则基于人体十二经脉左右对称分布和部分经脉左右交叉的特点总结而成的，临床应用时，以缪刺原则方法取穴，如左侧偏头痛时，取右侧面颊部的头穴。

（3）前后相应原则：前后相应法又被称为"腰背阴阳配穴法"，是指将人体前部和后部的腧穴配合应用的方法，在内经中称为"偶刺"，此法多用于治疗躯干病症，如腰痛时，可选择下焦穴。

（4）交叉相应原则：依照全息论的相似相应原理取穴，如左侧髋关节痛时，取右侧肩穴。

（5）上下相应原则：上下配穴原则是指将腰部以上或上肢腧穴和腰部以下或下肢腧穴配合应用的方法，古时称为"天人地三才"配穴法。依照全息论的两极相关原理取穴，如头痛时，可选用骶穴。

2. 针刺手法

颊针治疗肢体疼痛病症多选用毫针刺法。选取毫针 28～30 号，0.5～2.0 寸，直刺 0.2～0.5cm，斜刺 0.5～1.0cm，透刺 1.0～1.5cm；针刺手法以捻转为主，穴位刺激 5～10 秒，每隔 1 分钟，可再行针 1 次，刺激量适中得气为度，不过分强调手法，留针 5～15 分钟。出针时用干棉球压迫片刻，以防出血，特别是在眼部周围。

3. 颊针镇痛效应

颊针是通过针刺面颊部的特定穴位达到治疗目的的一种方法，其有效性已被大量临床实践所证实，尤其对疼痛性疾病的临床效果尤为明显，即时止痛有效率达 72.5%。颊针镇痛效应高于体针。研究表明，颊针中枢镇痛作用的机制可能是促使脑脊液中 β-内啡肽（β-EP）含量升高和缩胆囊素儿肽（CCK-8）含量向正常水平恢复。

4. 颊针在风湿类疾病中的具体应用

（1）类风湿关节炎：颊针作为微针系统的一个新的分支，在治疗类风湿关节炎时，以其取穴少、疗程短、易操作、疗效显著的特点发挥着重要的作用。颊针疗法的镇痛效应且具有起效快、上升快、下降亦快的特点。颊针在短时间内镇痛效果明显优于体针，故认为在患者疼痛显著时，可优先选用颊针疗法。

（2）膝骨关节炎：杨晨光等取颊针穴位膝穴对 60 例膝骨关节炎患者进行治疗，观察其临床疗效，取患者患膝对侧膝穴（颊车与承浆穴连线中点处）。常规消毒后，选用 30～32 号 0.5 寸或 1 寸毫针，直刺膝穴 0.3～0.6 寸。捻转为主，每穴刺激 30 秒，频率 180 次/分，并嘱患者在医务工作人员帮助之下活动膝关节，以患者耐受为宜。每隔 10 分钟重复操作 1 次，留针 30 分钟，留针期间嘱患者下床行走并做下蹲、抬腿动作，治疗有效率高达 98.33%。颊针运动疗法能及时、有效地提高膝骨关节炎患者临床治愈率，取穴简便、操作安全、止痛效速，值得临床推广应用。

（三）针刀

针刀疗法是朱汉章教授创造的新型治疗软组织疾病的方法，是在中医针刺治疗和外科学软组织的松解相结合的基础上发展起来的现代中医学疗法。针刀疗法操作的特点是在治疗部位刺入深部到病变处进行轻松切割，剥离有害的组织，以达到止痛祛病的目的。其适应证主要是软组织损伤性病变和骨关节病变。针刀疗法的优点是切口小，不易引起感染，不用缝合，操作简单，患者易于接受。针刀的作用机制可概括为剥离粘连，切割瘢痕，疏通经络，畅通气血，以松祛痛，通则不痛。

1. 适应证

（1）四肢躯干的慢性软组织损伤性疾病，如项韧带损伤，肩周炎，肱骨外上髁炎，腕管综合征，腰椎间盘突出症，各种腱鞘炎、滑囊炎等。

（2）四肢躯干的骨质增生性疾病，如跟骨骨刺、膝关节骨质增生症等。

（3）风湿病中强直性脊柱炎累及髋关节者；脊柱受累；功能受限者；类风湿关节炎稳定期功能障碍的改善；关节畸形矫正；类风湿关节炎累及颈椎的功能改善。

2. 操作方法

（1）定点，找准进针刀点，分清病变层次和该处的解剖关系，在进针刀部位作一标记，局部常规皮肤消毒，覆盖洞巾。

（2）定向，针刀口线与该处大血管、神经及肌纤维走行方向平行。若肌纤维方向不与神经、血管走向一致，则以神经、血管走向为进针刀方向。

（3）加压分离，右手拇指捏住针刀柄，其余三指托住针刀体，稍加用力不刺破皮肤，使进针刀点处成为一个长形凹陷，使刀口下的神经、血管分离刀口两侧。

（4）刺入，继续加压，感到坚韧感时，说明刀口下组织已接近骨质，稍加压即可刺透皮肤，到达所需要深度，施行各种手术方法。

（5）手术方法：纵行剥离法粘连、瘢痕多发生在肌腱附着点。刀口线与肌纤维走行方向平行，针刀达骨面时，纵行疏通，按附着点的宽窄分成几条线疏剥。

横行剥离法：粘连发生在肌肉纤维的非附着点处，刀口线与骨纤维走行方向平行刺入，达骨面后，与肌肉或韧带垂直方向铲剥。

切开剥离法：几种软组织互相粘连、结瘢，范围较大，将刀口线与肌纤维走向平行刺入患处，在相互间的粘连或瘢痕处作切割剥离。

通透剥离法：粘连、结瘢范围较大时，在结瘢处取数点进针刀，进针刀点选在肌肉间隙或其他软组织间隙处，达骨面时，将病变软组织从骨面铲起（附着点例外），并将软组织相互间的粘连、瘢痕疏通切开。

切割肌纤维法：部分肌纤维紧张或挛缩，引起疼痛和功能障碍时，将刀口线与肌纤维走向垂直刺入，切断少量紧张痉挛的肌纤维。此法可广泛用于四肢、腰背软组织损伤性疼痛。

3. 针刀分类

（1）Ⅰ型小针刀：Ⅰ型针刀针柄为扁平葫芦形，针身为圆柱形，针头为楔形，末端扁平带刃，刀口为斜口，刀口线和针柄在同一平面内。根据其长短尺寸不同分为四种，分别为Ⅰ型 1 号、Ⅰ型

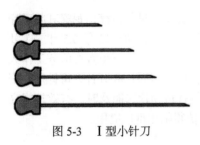

图 5-3 Ⅰ型小针刀

2 号、Ⅰ型 3 号、Ⅰ型 4 号，见图 5-3。Ⅰ型小针刀适用于各种软组织松解术、小骨刺铲削术、瘢痕刮除术等。

（2）Ⅱ型小针刀：Ⅱ型小针刀针柄为扁平葫芦形，针身为圆柱形，针头为揳形，末端扁平带刃，刀口为齐平口，刀口线和针柄在同一平面内。全长 12.5cm，针柄长 2.5cm，针身长 9cm，针头长 1cm，末端刀口线 0.8mm，见图 5-4。Ⅱ型小针刀适用于较小骨折畸形愈合凿开拆骨术及较小关节融合剥开术。

（3）Ⅲ型小针刀：Ⅲ型小针刀针柄为扁平葫芦形，针身为圆柱形，针头为樱形，末端扁平带刃，刀口为齐平口，刀口线和针柄在同一平面内。全长 15cm，针柄长 3cm，针身长 11cm，针头长 1cm，末端刀口线 0.8mm，见图 5-5。Ⅲ型小针刀适用于较大骨折畸形愈合凿开拆骨术及较大关节融合剥开术。

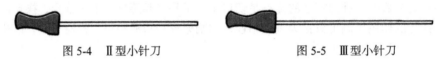

图 5-4 Ⅱ型小针刀　　　　　　　图 5-5 Ⅲ型小针刀

（4）Ⅳ型小针刀：Ⅳ型小针刀针柄为扁平葫芦形，针身为圆柱形，针头为樱形，末端扁平带刃，刀口为斜口，刀口线和针柄在同一平面内。根据其长短尺寸不同分为三种，分别为Ⅳ型 1 号、Ⅳ型 2 号、Ⅳ型 3 号，见图 5-6。

（5）Ⅴ型小针刀：Ⅴ型小针刀针柄为扁平葫芦形，针身为圆柱形，针头为模形，末端扁平带刃，刀口为凹形，刀口线和针柄在同一平面内。根据其长短尺寸不同分为三种，分别为Ⅴ型 1 号、Ⅴ型 2 号、Ⅴ型 3 号，见图 5-7。Ⅴ型小针刀适用于切开细小神经周围的挛缩筋膜。

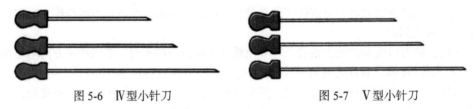

图 5-6 Ⅳ型小针刀　　　　　　　图 5-7 Ⅴ型小针刀

4. 针刀在风湿病中的应用

（1）强直性脊柱炎：大量的临床实践证明并应用，针刀不仅能有效地缓解强直性脊柱炎造成的疼痛、僵硬，而且对延缓或减轻本病的病理学进程，缓解中晚期强直性脊柱炎所致的关节功能障碍和肢体畸形矫正，都具有良好的疗效。

1）操作方法：①患者姿势，患者取俯卧位，充分暴露骶髂关节。②治疗点，选取骶髂关节上 1/2 部，第 5 腰椎棘突下缘垂直向下 3cm，再平行偏外 3cm 即为进针点。③针刀方向，针刀与人体纵轴成 45° 向外倾斜，与关节面平行入针。④层次结构，皮肤、皮下组织、竖脊肌、髂腰韧带。⑤运针方法，针刃与关节面平行刺入后，达骶髂关节耳状面上 1/2 部位后，遇骶髂关节关节囊，针刃调转 90°。行横行针切法，也可行横行摆动，以撬松粘连的关节。

2）注意事项：①骶髂关节针刀术后一般都配合骶髂关节的复位手法。②早期的强直性脊柱炎患者，在治疗结束后，最好配合关节腔注射玻璃酸钠注射液，以恢复骶髂关节及软骨的弹性。③由于骶髂关节的特殊结构，针刀治疗时不宜一味追求达到关节囊，应中病即止，以患者的舒适度为宜。

（2）类风湿关节炎

1）累及肩关节：针刀关键在喙突处松解，用左手拇指扪及喙突骨性标志，指尖顶住外下缘，右手持针，刀口线平行于臂丛神经，达喙突骨面后，调转刀口 90°，与肱二头肌短头腱垂直，针体向头部方向倾斜 45°，紧贴喙突作切开剥离，松解挛缩的肱二头肌短腱及深面的滑囊；原位将针稍提起，刀口线仍与臂丛神经平行，针体向下方 60°，紧贴喙突外上切开剥离数针，松解挛缩的喙肱韧带。结节间沟处针刀与肱二头肌肌腱平行进入，深达骨面，纵向疏通，横行剥离。同样于以上所述压痛明显之滑囊、腱鞘、肌肉紧张及肌筋膜粘连等处，施以针刀治疗，遇条索硬结切开，肌腱之间粘连纵向疏通，横行剥离。术后手法治疗数次。

注意事项：针刀操作中，喙突点治疗时，切忌在喙突内下缘操作，避免伤及臂丛神经，在肩胛区注意避免刺入胸腔。对粘连重、体质差、高血压、心脏病、年龄大的患者，可反复多松解几次。

针对中晚期或慢性期患者，特别是已经发生关节强直的，需要作如下治疗：于肩关节前、上、后处各取一点将针刀刺入，刀口线与上肢纵轴平行刺入关节囊，将关节囊切开数刀，然后深入关节腔并沿关节间隙摆动，剥离粘连组织后出针。

2）累及腕关节：腕关节局部痛点定点，重点部位为桡腕关节、中腕关节和腕骨间关节、腕掌关节，腕尺侧副韧带和腕桡侧副韧带、侧腕屈肌、桡侧腕长伸肌、桡侧腕短伸肌、拇长展肌、拇长伸肌等。采用退出式局部浸润麻醉法，所有患者用 0.5% 的利多卡因，2.5ml 血注射器在定点处快速刺入，到达病变位置，回抽确认无回血后边退针边将药物分层注射至治疗点。针刀操作时刀口线与血管、神经或肌纤维的走行平行，根据治疗点的解剖和病变特点确定刀体与皮面的角度，加压分离，用汉章 4 号刀，快速刺入皮肤，直达骨面，稍退刀，行纵向疏通、横行剥离，刀下有松动感后出刀，5 天治疗 1 次，3 次为 1 个疗程。

3）累及肘关节：体位：取侧卧位，病侧在上，屈曲肘关节，肘部贴于身体侧方。定点（肘七刀）：取鹰嘴上方点、鹰嘴两侧点、肘后窝点、肱二头肌腱桡侧点、肱二头肌腱肘正中点、肱二头肌腱膜点共七点。操作：施术部位常规皮肤消毒，①在鹰嘴上方点 10mm 处施术，刀口线与肱三头肌肌纤维平行，刀体与肱骨滑车背面呈 90° 角刺入，直达骨面，先纵行剥离 1～2 下，再将刀体倾斜与骨面约成 30° 角，将肱三头肌腱一侧从骨面上铲起，同时进行通透剥离，并用同法铲起另一侧。②在鹰嘴桡侧点施术，刀口线与肱骨纵轴平行，刀体与皮面垂直刺入达骨面。纵向疏通 1～2 下，横行剥离，有松动感后出刀。③在鹰嘴尺侧点施术，刀口线与肱骨纵轴平行，刀体与皮面垂直刺入达骨面。纵行疏通 1～2 下，横行剥离，有松动感后出刀。④在肘后窝点施术，刀口线与肢体纵轴平行，刀体与皮面垂直，刺入皮肤，匀速推进，有落空感即为进入肘关节腔。切开 3～5 刀，纵向疏通，横行剥离，有松动感后出刀。⑤在肱二头肌腱桡侧点施术，刀口线与肌腱平行，刀体与皮面垂直，沿腱桡侧缘刺入皮肤、皮下组织，直达骨面。调转刀口线 90° 切开关节囊 3～5 刀，纵向疏通，横行剥离，刀下有松动感后出刀。⑥在肱二头肌腱肘正中点施术，刀口线与肌腱纤维平行，刀体与皮面垂直刺入，达肌腱下，行纵横剥离；再继续前进达关节囊骨面，调转刀口线 90°，切开关节囊 2～4 刀即可。⑦在肱二头肌腱膜点施术，刀口线与旋前圆肌肌纤维平行（即与肱二头肌腱膜纤维走向垂直），刀体与皮面垂直刺入，经皮下穿过腱膜层，有明显落空感。提起刀锋切开腱膜 3～5 刀，以只切开腱膜组织为度。然后，将刀体向一侧（上内或下外方向）倾斜，约与皮面几乎平行，保持刀口线与腱膜纤维走向平行，紧贴腱膜内面深入 10mm，行通透剥离，有松动感后退回出刀。同一部位 5 天治疗 1 次，3 次为 1 个疗程。

4）累及膝关节：取仰卧屈膝位，嘱患者放松，不要绷紧肌肉。取 A（髌上囊梁丘穴）、B（内侧副韧带旁压痛点）、C（外膝眼）、D 点（内膝眼）、E（鹤顶）点进行定位，做好标记，对标记点周围皮肤进行常规消毒，使用 1% 利多卡因在定点痛处局部浸润麻醉。取一次性汉章 4 号针刀垂直进针，横向疏通，纵行剥离，待刀下有松动感时出刀，局部碘伏消毒并按压止血，纱布覆盖，嘱患者避免剧烈运动，保持伤口干燥。每周 1 次，4 次为 1 个疗程，观察 1 个疗程。

（四）经络浮针疗法

经络浮针疗法是一种运用浮针针具，根据不同疾病的发病部位选择相应经络段，斜刺/平刺沿经络循行部位进针并留针或埋线，激发经络对机体的调节作用以达到治疗目的的一种新型的生物物理治疗方法。本疗法在张鸣鹤教授的指导下，借鉴传统中医穴位埋线、穴位注射技术，以"经络的混沌机制"为理论基础创立的。本疗法 2003 年通过国家中医药管理局立项、鉴定，并拟向全国推广，临床应用广泛，疗效显著。

技术操作方法

（1）器械和药物准备：注射用 5 号 5 寸长针头，玻璃酸钠注射液。

（2）操作步骤：①患者面对椅背骑坐，伏趴在椅背上（俯伏坐位），常规消毒背部针刺部位。②准备好密闭无菌、内含玻璃酸钠注射液的针管，选用纤细的心内注射针头，快速以 25° 角刺入皮肤 1cm，嘱患者带针休息 2～10 分钟，再将针沿皮下浅肌层经络线平直前行。经络段选取：双侧心俞至大杼，即第 5 胸椎至第 1 胸椎旁开 1.5 寸或 3 寸的竖脊肌。③每针得气后留针 10～20 分钟，然后边退针边推注玻璃酸钠注射液 2ml，完成一个经络段的线型药物留注。④每做 1～2 个经络段治疗，让患者自由活动休息十几分钟，再做下一经络段的治疗，共 4 针，10 岁以上患者共 6 针。如治疗无效或效果不佳，1～2 周后重复（加强）治疗一次。

（3）治疗时间及疗程：每 7 天 1 次，视疗效注射 1～3 次。

（4）关键技术环节：采取"1 秒等待—再 1 秒"的分针针次治疗，即第一个"1 秒"针尖刺入皮肤，停止操作，让患者休息，第二个"1 秒"沿皮下浅肌层经脉平直前行进针到相应位置后停止操作，再让患者休息。其间在安全前提下留针 20 分钟，以加强针感扩散传导，然后推药，即边退针边匀速推注玻璃酸钠注射液，针退出后治疗结束。

（5）注意事项：注射前向患者及家属说明治疗方法及有效经验，使其消除恐惧及顾虑，取得合作。注射前一天嘱患者洗澡，换衣服及被单，保持清洁卫生。嘱患者注射后不要洗澡及擦背，出现轻微瘙痒不可搔抓，以防感染。禁止推拿，以免药液离开经络段而影响疗效。白天尽量避免过度运动，以免夜晚睡眠过深。晚饭要限制流质饮食及饮水的量，不吃过咸食物。建议患者穿宽松的衣裤，注意锻炼身体，提高机体抗病能力。

（6）可能的意外情况及处理方案

1）晕针：以往治疗中极个别患者出现晕针，按针灸晕针进行常规处理，如让患者立即平躺、饮水、休息等。为防止晕针出现，治疗前患者先喝一盒牛奶，不可空腹接受治疗。

2）气胸：操作人员必须接受严格培训，注意进针方向及深度，以免刺入胸腔造成气胸。如发生气胸，立即封闭针眼，并送胸外科处理。

3）轻微瘙痒：个别患者注射部位出现轻微瘙痒，嘱其不要搔抓，1～2 天可自愈。

二、张氏清消流派特色技术

（一）肘关节的矫形

（1）按摩理疗与工具牵引：每天对病人的患肢必须进行一两次手法按摩，重点是对肱二头肌、肱三头肌及其肌腱进行按摩，同时对肘关节作被动性的屈伸运动，但运动时往往有剧烈的疼痛，当以病人能够耐受的程度为限。也可以使用远红外线照射肘关节或采用电脑中频仪进行理疗。工具牵引可以在床边进行。病人采取仰卧位，先用夹板固定上臂，同时将夹板固定在床沿上，方向应与牵引的滑轮一致。滑轮的高度应根据病人肘关节屈曲畸形的程度而定。用清洁棉垫将患者前臂包绕固定并引出牵引绳置于滑轮上即可进行牵引。牵引的重量一般为 1～3kg。每次时间为 30～60 分钟，每日 3～4 次，持续 10～15 天。

（2）手法牵拉矫形：必须在按摩理疗与工具牵引结束后进行。首先对患者进行臂丛麻醉，麻醉成功后要对患肢的上臂和前臂的软组织以及肘关节周围的肌腱进行一次较为全面的揉搓按摩，约 5 分钟后开始牵拉。术者先用与患肢相对应的左手或右手握住患肢的手，将患肢前臂缓慢拉向外展，使患肢的屈侧面水平向上。然后握住患肢的前臂来回反复作屈伸运动，幅度由小逐渐增大，直至达到正常的屈伸度为止。包扎固定：手法牵拉成功后不需要使用夹板固定，只需要使用绷带将患肢固定在屈曲的功能位置上。对于绷带的固定方法一定要符合矫形的要求。

（3）止痛和功能锻炼：牵拉过后麻醉失效，病人出现剧烈疼痛是不可避免的，此时可以适当给予强镇痛剂，夜间可加服适量的安眠药。一般在 24 小时以后疼痛会明显减轻，不再依赖镇痛药物。而后每天需要进行关节功能锻炼。锻炼时可去除包扎绷带，让病人自动对患肢进行屈伸活动。约 0.5 小时后仍需将患肢包扎固定在屈曲功能位置上。如此反复，15 天左右才能取消包扎固定让病人自由活动。

（二）膝关节的矫形

（1）按摩理疗与工具牵引：每天必须对患者的患肢进行一两次按摩，重点是对股四头、腘绳肌、腓肠肌及其肌腱进行按摩，同时对膝关节进行被动性的屈伸活动，也可配合其他理疗。工具牵引可以在床头进行。病人平卧取头低脚高位，穿自制的牵引鞋进行牵引。牵引的重量一般在 3～8kg。重量可由轻到重逐渐递增。每次牵引 30～60 分钟，每天 2～4 次，如能持续牵引则效果更好。牵引日程一般为 15～30 天。

（2）手法牵拉：必须在硬膜外麻醉下进行。麻醉成功后，术者站于患者的跟侧用两手紧握患肢踝上，小腿向下向后用力进行牵拉，待患肢膝关节伸度相差达到 15° 以内时，术者可站于患肢同侧用前臂托住患肢小腿，另手压住患肢膝上进行上抬下压杠杆式地进行牵拉，直至完全拉直为止。包扎固定：手法牵拉成功必须用夹板将患膝关节加压包扎固定，膝上再用沙袋加压。包扎固定时必须将脚背及脚趾暴露，以便随时对下肢的皮肤颜色、温度，以及足背动脉的搏动情况进行监测进而判断下肢的血运情况，发现问题及时加以纠正。

（3）止痛和功能锻炼：膝关节施行手法牵拉矫形以后同样需用止痛药止痛。在牵拉矫形后的第 2 天开始必须将固定夹板松开一次，让病人将患肢自动地进行屈伸锻炼活动，约半小时后重新将患肢伸直加压固定。如此反复进行 15～20 天后可解除加压固定，让患者下地进行功能锻炼。

（三）髋关节的矫形

（1）按摩理疗与工具牵引：每天对患肢的骶髂部以及髋关节周围的软组织进行按摩，同时对髋关节进行屈伸、内旋、外展等被动性的活动，也可配合其他理疗。工具牵引的方法同膝关节矫形。

（2）手法牵拉：手法牵拉矫形也应在脊椎麻醉或硬膜外麻醉下进行。麻醉成功后，术者站于患肢的同侧施行手法。由助手先用两手压住病人骨盆两侧的髂骨翼使之不移动。术者一手握住患肢小腿，另一手按在患肢膝部来回作髋关节的被动性屈伸，伸的动作要大于屈的动作。待觉察到患肢髋关节有所松动时再将握膝那只手移到患肢股部向下施压，压力由小到大逐渐递增，直至患髋完全伸直为止。如果有内收和外展功能障碍者也可同时进行内收外展的牵拉活动，但用力不能过猛。包扎固定：髋关节牵拉矫形成功后也同样需要使用夹板包扎固定膝关节而不需要固定髋关节，但不需要对膝关节进行加压包扎。因为有重力的原因，包扎后患侧髋关节不会自动回缩。

（3）止痛和功能锻炼：同膝关节矫形。

三、现代医学新技术

（一）关节穿刺术

关节穿刺术在关节外科中应用比较广泛，可以用于膝关节、踝关节、肘关节、肩关节等部位。关节穿刺术主要的治疗范围包括：抽吸关节积液，有利于滑膜炎的消除，加速疾病恢复；关节内注射药物包括玻璃酸钠，修复关节软骨；还有关节内注射几丁糖、少数的封闭治疗等，可以注射激素类的消炎药，与局部麻醉药混合，起到较为快速的消炎作用。

如果在关节腔注射药物，如玻璃酸钠或者激素封闭时，需要询问病人有无免疫功能低下、糖尿病等情况，如果有上述情况，通常不进行关节穿刺。关节穿刺术对患者是一种创伤，可能会对患者的关节处造成感染，从而导致发炎、肿胀，带来一定的疼痛感，可能会使患者的局部血管、神经受到损伤，进而对患者生活产生影响。做完关节穿刺术后膝盖关节处的关节液会明显减少，进而会使关节内部的润滑度下降、营养缺乏，而引起关节疼痛或者关节炎。

1. 膝关节穿刺术

（1）步骤

1）患者仰卧于手术台上，两下肢伸直。

2）穿刺部位按常规进行皮肤消毒，医师戴无菌手套，铺消毒洞巾，用2%利多卡因作局部麻醉。

3）用7～9号注射针头，一般于髌骨外上方，由股四头肌腱外侧向内下刺入关节囊；或于髌骨下方，由髌韧带旁向后穿刺达关节囊。

4）抽液完毕后，如需注入药物，则应另换无菌注射器。

5）术后用消毒纱布覆盖穿刺部位，再用胶布固定。

（2）方法

1）髌骨外上缘穿刺法

定位：髌骨外上缘处与股外侧肌交界处。按压股外侧肌下凹陷处，贴指甲刺入0.5～1cm，有落空感即可。

优点：神经分布少，感觉不敏感，组织薄，手感好，患者容易配合。

关节内滑膜少，不容易引起疼痛。穿刺部位组织少，针头易达到关节腔。靠近髌上囊，可以将髌上囊的液体往下挤，从而抽液比较彻底，而且针头向上移动可以直接抽取髌上囊的液体。

2）髌骨外下缘穿刺法

定位：屈膝90°位，髌骨下缘、髌韧带外侧1cm处（外侧膝眼，可看到一小凹陷）。

方法：用指甲定位好后，消毒患处，10号针头与胫骨平行，向内成45°角，穿刺进入，针头完全刺入即可。

优点：比较好定位，关节注射后患者无疼痛，患者容易配合。

注射透明质酸钠采用经髌股关节侧方关节腔内注射，可避免药物注入髌下脂肪垫造成疼痛和影响药物功效。

2. 肩关节穿刺术

解剖结构：肩关节由肱骨头和肩胛骨的关节盂组成，关节盂小而浅，肱骨头的面积为关节盂面积的3～4倍，肱骨头呈半球形。肩关节囊的囊壁较为薄弱、松弛，而病人肩关节周围肌肉力量在上肢最强，且其活动范围最大，使其最容易损伤。

穿刺方法如下。

（1）前侧方法：病人采取平卧位，将肩部后方稍垫高，也可以采取坐位，使上臂轻度外展及外旋。在喙突和肱骨小结节间隙垂直向后进针。本法较为常用。

（2）后侧方法：病人采取坐位，使上臂轻度外展及内旋。在肩峰下方，于三角肌和冈上肌之间垂直进针。

3. 肘关节穿刺术

肘关节屈曲90°，在肘后尺骨鹰嘴与肱骨外上髁之间向前内刺入，也可在肘关节屈曲90°，紧靠桡骨小头近侧，于其后外方向前下刺入，还可置肘关节于135°，从肱骨外上髁向内向后刺入。

4. 腕关节穿刺术

在腕关节背侧，鼻烟窝尺侧基底角处垂直刺入，或于尺骨茎突远端外侧垂直刺入。因桡动脉行经桡骨茎突远方，故在尺侧穿刺较为安全。

5. 髋关节穿刺术

在髂前上棘与耻骨结节连线的中点，腹股沟韧带下 2cm，股动脉外侧 2cm 处垂直刺入，也可于下肢内收位，从股骨大转子上缘平行经股骨颈向上向内刺入，还可在股骨大转子中点与髂后下棘连线之中外 1/3 交界处垂直刺入，抵骨质后稍退针。

6. 踝关节穿刺术

在外踝顶端上 2cm、前 1.5cm 处，即伸趾肌腱与踝之间刺入，也可在胫骨前肌腱与内踝之间刺入。

（二）活检

活检是"活体组织病理检查"简称，亦称外科病理学检查，是指应诊断、治疗的需要，从患者体内切取、钳取或穿刺等取出病变组织，进行病理学检查的技术。它是诊断病理学中最重要的部分，对绝大多数送检病例都能做出明确的组织病理学诊断，被作为临床的最后诊断。风湿科的疾病多病因不明，症状表现多样，常累及多系统，具有很强的迷惑性，诊断过程中颇具困难，而活检是明确风湿类疾病诊断的重要手段。

1. 类风湿关节炎

（1）类风湿结节活检：类风湿结节是类风湿关节炎较为常见的关节外病变，5%～15%的患者存在这种颇具特异性的皮肤表现，多见于类风湿因子阳性及疾病控制不佳的患者。类风湿结节多见于经常受压或摩擦部位的皮下、肌腱或骨膜上，也可见肺、胸膜、心包或硬脑膜等内脏深层，多数是固定和无痛的。类风湿结节病理特点表现为中心部纤维素样坏死组织和含有 IgG 免疫复合物的无结构组织，周围是呈栅栏状排列的成纤维细胞，外周浸润着单核细胞、淋巴细胞及浆细胞，形成典型的纤维肉芽组织。表浅部位的类风湿结节常根据病史及临床表现不难诊断，肺部及内脏部位类风湿结节需与莫顿神经瘤、结核及肿瘤相鉴别，此时类风湿结节的病理活检则有助于明确诊断。

（2）滑膜活检：类风湿关节炎的基本病理改变是滑膜炎，表现为滑膜微血管增生，滑膜衬里细胞由 1～2 层增生至 8～10 层，滑膜间质有大量 T 淋巴细胞、浆细胞、巨噬细胞及中性粒细胞等炎症细胞的浸润。获取滑膜组织可助于关节病的病因、发病机制、诊断、预后及疗效的研究。常用的获取滑膜组织的方法包括分离滑液、开放性关节手术、关节镜手术以及细针滑膜活检。

（3）关节液活检：正常情况下，人体关节腔内的滑液不超过 3.5ml，为透明黏稠的液体，一旦滑膜发炎，关节滑液就会增多，且成分发生改变，不再透明，失去黏性。在炎症期，可查出关节滑液明显增多，白细胞数上升，可达（2～5）×10^9个/L。

2. 系统性红斑狼疮

（1）皮肤活检：狼疮带试验（LBT），直接应用免疫荧光技术可以检查皮肤表皮和真皮交界处有无免疫球蛋白和补体沉积带。若免疫荧光检查有免疫球蛋白和补体沉积带则称为 LBT 阳性，常见于系统性红斑狼疮患者的正常皮肤及皮疹部位，其中皮损部位阳性率 90%，正常皮肤部位阳性率为 50%～70%。LBT 试验不仅可以帮助诊断系统性红斑狼疮，亦可以反映疾病活动度，并由此估计预后。

（2）肾脏穿刺活检：全球范围内，系统性红斑狼疮的发生率为 1.4%～21.9%，狼疮性肾炎则可累及近 60%的成人系统性红斑狼疮患者，大概有 25%～50%的狼疮患者在诊断时即出现临床肾病，故系统性红斑狼疮患者应早期识别肾脏是否受累。欧洲抗风湿病联盟与欧洲肾脏学会-欧洲透析和移植协会建议对蛋白尿＞500mg/d 的患者行肾活检，但也有多篇文献提示即使蛋白尿＜500mg/d，仍呈现活跃的肾脏病理改变。故有狼疮性肾炎的临床表现且既往未行肾活检者，均推荐行肾活检病理学检查（除非有肾活检绝对禁忌证）。肾脏活检不仅可以明确狼疮性肾炎的病理分型，亦是狼疮性肾炎免疫抑制治疗方案选择的基础。

3. 干燥综合征

唇腺活检，即切取唇腺活组织检查术，是在局部浸润麻醉下，通过小手术切取部分唇腺小叶活组织，再经过冰冻切片和染色，由病理医师在显微镜下分析的一项简便、快捷、痛苦小的检查，是诊断干燥综合征的重要客观指标之一，方法敏感且特异。以小叶内导管周围局性淋巴细胞浸润程度为评价标准，50 个以上的淋巴细胞局灶性浸润作为 1 灶。4mm² 组织存在 1 灶及以上的淋巴细胞浸润对诊断干燥综合征有意义。小唇腺活检还能用于评价治疗效果和疾病预后，淋巴细胞浸润越严重（如灶性指数较高），则之后发生淋巴瘤的风险越高。另外，小唇腺活检还有助于鉴别与干燥综合征相似的其他疾病，如结节病、IgG4 相关疾病以及淀粉样变性等。

4. 痛风（关节液、痛风石活检）

（1）关节液：急性痛风性关节炎发作时，肿胀关节腔内有积液，以注射针抽取滑囊液检查，具有极其重要的诊断意义。滑囊液的白细胞计数一般在（1～7）×10⁹/L，主要为分叶核粒细胞。无论接受治疗与否，绝大多数间歇期的患者进行关节滑囊液检查，仍可见有尿酸钠晶体。痛风急性发作时从关节抽取液中查到被中性粒细胞吞噬的针状尿酸钠盐结晶是痛风最确切的诊断方法，视为"金标准"。

（2）痛风石：反复发作痛风的病人，在耳廓、关节周围可出现灰白色硬结，称为痛风石，它是痛风特征性病变，主要成分是尿酸盐结晶。痛风石形成的速度、大小、多少与血尿酸浓度高低及持续的时间成正比。对于表皮痛风结节进行活检或穿刺吸取其内容物，或从皮肤溃疡处采取白垩状黏稠物质涂片进行活检，在显微镜下可见针状的尿酸盐结晶。

5. 炎性肌病（肌肉活检）

炎性肌病是一组异质性、获得性疾病，有其特殊的临床和病理特征。在临床实践中，炎性肌病可以分为四类：皮肌炎、多发性肌炎、免疫介导的坏死性肌病以及散发性包涵体肌炎。在炎性肌病的诊断流程中，肌肉活检至关重要。尽管单核细胞浸润和肌纤维坏死是炎性肌病共同的表现，但是各个亚型在肌肉病理上还是有一些特征性的改变。以下是不同炎性肌病的肌肉活检病理特点。

（1）皮肌炎：在皮肌炎中，单个核细胞浸润主要发生在血管周围或肌束膜内，肌内膜罕见。单个核细胞主要是 B 细胞和 $CD4^+$辅助 T 细胞。单个肌细胞坏死或一组处于不同阶段的坏死肌细胞和再生肌细胞常见。皮肌炎特征性的病理改变是肌束膜周围肌细胞萎缩、坏死、再生。束周萎缩一般影响 2～10 层肌细胞，同时累及 I 型、II 型肌纤维。束周萎缩强烈则提示皮肌炎，即是缺乏炎症反应。肌肉内血管受累可以是皮肌炎的早期表现：免疫球蛋白和补体（包括 C_5-C_9免疫攻击复合物）在肌内膜毛细血管和小血管沉积；毛细血管数量减少伴内膜增生和残存毛细血管管腔扩大。因此，皮肌炎是一种补体介导的微血管病，导致血管减少、肌细胞坏死、束周萎缩。

（2）多发性肌炎：单个核细胞包绕、侵入、破坏肌细胞是多发性肌炎的典型表现。这些细胞主要是 $CD8^+$T 细胞（细胞毒 T 细胞），还有一些巨噬细胞和少量的 $CD4^+$T 细胞（辅助 T 细胞）。正常情况下，主要组织相容复合物 I（MHC I）并不是结构性地表达在肌细胞表面，多肌炎发生时，大多数肌细胞表面均连续表达 MHC I。少数情况下，炎症细胞会浸润肌束膜，罕见浸润血管。非特异性改变包括肌细胞大小不一、散在的坏死和再生、肌束膜及肌内膜结缔组织增生。综上可知，细胞介导的细胞毒性在多发性肌炎的发病机制中发挥了重要的作用。扩增的 $CD8^+$T 细胞侵入表达 MHC I 的肌细胞，释放细胞毒性颗粒，导致肌细胞死亡。

（3）免疫介导的坏死性肌病：其病理特点为随机分布的坏死肌纤维伴有不同阶段再生，但是缺乏或散在的单个核细胞浸润。坏死肌纤维被巨噬细胞侵入，巨噬细胞是免疫坏死性肌病中主要的单个核细胞。肌细胞膜上缺乏 MHC I 表达，即便表达也是灶性的。肌肉内血管上沉积有免疫攻击复合物的情况罕见。尽管发病机制不详，但是自身免疫抗体的存在提示这是一种抗体介导的疾病。

（4）散发性包涵体肌炎：炎症细胞的分布与类型和多肌炎相似（巨噬细胞和 $CD8^+$T 细胞侵入

表达 MHC Ⅰ的非坏死肌细胞）。除上述特点之外，光镜下还可以观察到非坏死肌纤维出现镶边空泡；嗜酸性细胞内见包涵体，一般在空泡旁边；单个或多个细胞内淀粉样物质沉积，一般在非空泡区域；使用刚果红染色观察，线粒体异常（COX 阴性，破碎红纤维）；小角形纤维（一般认为是神经源性损害的特征）。

6. 硬皮病（肌肉活检）

硬皮病是一种主要累及皮肤、黏膜组织并以纤维化和硬化为主要特征的结缔组织疾病，包括局限性硬皮病和系统性硬皮病两种类型。若硬皮病病人仅有皮肤损害而其他系统损害不明显，此时诊断不明确，若进行皮肤活检发现真皮网状层内致密胶原纤维增多、表皮变薄、皮肤附件萎缩以及小动脉透明变性和纤维化，表明有活动性硬变期皮肤改变，对本病有诊断价值。同时，硬皮病病人进行肌肉活检，对于鉴别病人肌肉损害或是合并多发性肌炎具有诊断意义。

7. 血管炎

通过对皮肤、肌肉、颞动脉、腓肠肌神经、肺和肾等受累组织的活检，观察血管壁的纤维素样坏死、细胞浸润类型、肉芽肿形成和免疫荧光沉积类型等可推断诊断。嗜酸性粒细胞的浸润有助于判断变应性肉芽肿性血管炎（Churg-Strauss 综合征）；肉芽肿形成主要见于巨细胞动脉炎、大动脉炎、韦格纳肉芽肿和 Churg-Strauss 综合征；免疫复合物 IgA 沉积主要见于过敏性紫癜，IgM 和 C3 沉积主要见于冷球蛋白血症性血管炎，C1q 沉积主要见于低补体血症性荨麻疹性血管炎。而免疫球蛋白和免疫复合物无或很少沉积主要见于 ANCA 相关性血管炎。值得注意的是，血管炎损害趋于局限和阶段性，活检需有足够大标本的完整切片。

（三）血浆置换术、免疫吸附、细胞疗法

血浆置换是近年发展迅速的一种血液净化技术，其基本原理是将患者血液进行离心分离，以去除血浆中的某些与发病机制有关的有害成分，如血浆中的致病性抗原抗体、免疫复合物或异常高浓度的血浆球蛋白、高黏蛋白、毒物及血浆蛋白结构的药物，从而减轻临床症状缓解病情。血浆置换将患者血液分离为血浆和细胞成分，弃去血浆，把细胞成分和所需补充的血清蛋白、新鲜血浆及平衡液等输回体内，达到清除毒物的目的。随着血浆置换设备的进一步发展，血浆置换术的临床应用已扩大至内科的各个领域，其中对免疫性疾病急危重症的治疗取得了比较满意的疗效，例如系统性红斑狼疮、类风湿关节炎、皮肌炎、血管炎等能迅速缓解症状，为疾病的病因治疗创造时机。

免疫吸附疗法是一种基于亲和力原理的血液净化程序，通过外周或中心静脉提取患者血液，在血液中加入抗凝剂，然后经过过滤器将血液中的血浆及血细胞分离，等离子体泵将分离的血浆输送到吸附器，通过吸附柱上具有高亲和力的物质去除致病因子，最后将提纯的血浆与红细胞血液成分一起回输给患者。与血浆置换相比，其最大的优点在于无须补充外源性血浆或血液成分，从而有效避免血液传播性疾病或过敏反应，安全性更高。目前该疗法已在多种免疫性疾病中开始应用。

造血干细胞是治疗风湿的一种新方法，目前在临床上应用比较广泛，虽然有一定的疗效，但也有风险存在。临床上多采用自体造血干细胞移植，这样可以减少排斥反应，自体造血干细胞移植分为外周血干细胞移植和骨髓干细胞移植。一般来说，自体外周血干细胞移植患者康复较快，比自体骨髓干细胞移植优先采用，但外周血中混合自身反应成熟的 T 细胞较骨髓多，这些 T 细胞介导了异常的免疫反应，在 T 细胞去除不充分时，会引起外周血干细胞移植的失败和疾病的复发。但目前采用的 CD34+细胞选择法能尽可能去除这些异常免疫细胞，减少复发。

可采用造血干细胞移植治疗的风湿病有系统性红斑狼疮、类风湿关节炎、系统性硬化病、抗磷脂抗体综合征、坏死性血管炎、肌炎、皮肌炎、银屑病、冷球蛋白血症、肺动脉高压（自身免疫病相关）。该方法治疗风湿病还处于初级阶段，疗效和风险并存，医生要将这种风险告知病人。但是

随着医疗技术的发展，相信风险值会越来越小，疗效会越来越明显。

以上内容因本教材有专篇论述，故在此不再赘述。

（四）彩超引导下的治疗

肌肉骨骼超声具有便捷、可靠和成本低廉的特点，在超声引导下，能够实时显示操作的进程，能提高对肌肉骨骼系统进行介入操作的准确性和效率，特别是对于常规触诊难以定位的病变关节、小关节和肥胖患者，因此，肌肉骨骼超声在肌肉骨骼系统的介入操作中具有十分广泛的应用。肌肉骨骼超声引导下的介入操作从目的上可以分为诊断性和治疗性两大类。彩超引导下新技术——针刀可以在治疗部位刺入深部，松解粘连的筋膜，缓解肌肉紧张、关节疼痛，属于治疗方法；关节穿刺则协助诊断，当大量积液压迫导致疼痛时，可以通过抽液引流改善症状，属于诊断方法，也可以在穿刺的同时局部给予糖皮质激素等药物治疗。

1. 彩超引导下的针刀治疗

在超声下指导使用，能实时分辨病变组织的性质。超声的动态成像可以实现肌肉、神经及针刀活动范围的可视化，在治疗过程中准确剥离粘连组织，避免伤害血管神经，大大地减少了普通针刀疗法的可能损失。目前，针刀疗法广泛应用于运动系统慢性损伤、颈椎病、腰椎间盘突出症、骨关节炎等关节肌肉疾病，旨在治疗病变部位的组织粘连，疏通气血。以上可以选择超声作为引导，同时需要注意的是，病灶可以被超声探及；其次，操作路径应该能够在一个声窗内完整显示，以确保穿刺的整个路径和操作的全过程得以实时显示和监控。

（1）设备准备：常常选择高频（＞10MHz）线阵探头，当病灶位于较深部位时，低频（3～5MHz）凸阵探头成像更为清晰。针刀的尺寸分为直径与长度两部分，目前针刀多为自行制作，尺寸众多，直径为0.3～1.2mm，长度为15～100mm。对于怕痛者，可用0.4～0.6mm针刀，对疼痛耐受力强者可用0.8～1.2mm针刀，对于肌肉丰隆处可以选择直径更大、长度更长的针刀治疗，对于小关节、血管神经丰富处，应选择直径较小、长度较短的针刀。

（2）操作技术：首先以2%利多卡因5ml于每个进针点皮下注射，以皮肤高起一小丘疹为度。在超声的指导下，可以选择的方法主要有以下几种：

1）顺肌纤维或肌腱分布方向做铲剥，即针刀尖端紧贴着欲剥离的组织作进退推进动作，使横向粘连的组织纤维断离、松解。

2）做横向或扇形的针刀尖端的摆动动作，使纵向粘连的组织纤维断离、松解。

3）做斜向或不定向的针刀尖端划摆动作，使无一定规律的粘连组织纤维断离松解。

注意各种剥离动作，切不可幅度过大，以免划伤重要组织如血管、神经等。每次每穴切割剥离2～5次即可出针，一般治疗1～5次即可治愈，两次相隔时间可视病情情况5～7天不等。

（3）主要治疗疾病

1）颈椎病：颈椎病的病因多涉及神经血管束，针刀盲刺容易造成侧壁损伤及动静脉瘘。颈椎病引起的眩晕、颈痛多由软组织病变所致，临床运用超声引导针刀能准确定位结节和肌肉粘连部位，避免损伤血管、神经的同时提高疗效。

2）肩关节周围炎：肩关节肌群重叠，难以精准定位。超声可视化下，能区分病变部位的重叠区，使针刀直达病区，提高治疗的准确性及安全性。

3）腰椎间盘突出症：腰部区域骨骼、椎管内外结构坚硬，超声声束不能良好地穿透致密的骨组织，以致超声不能接收髓腔内的反射信号，脊髓、神经根等组织存在于椎管深部，超声探查困难。因此，椎管外病变导致的腰椎间盘突出症更适合超声引导针刀治疗。

4）膝骨关节炎：在超声辅助下可见关节韧带肌肉的粘连程度，在可视化下进行针刀操作，对粘连韧带进行定位松解，降低膝关节周围韧带张力，调整膝关节面不良结构关系。治疗后患者膝关节及周围滑膜明显变薄、髌上囊积液、关节腔积液明显吸收，腘窝囊肿较前变小或消失。

2. 彩超引导下的关节穿刺治疗

关节穿刺是风湿科的常规诊疗技术，虽然多数情况下依靠触诊定位可以完成操作，但盲穿的准确性远远低于超声引导下操作。在对肥胖患者、积液量较少的部位、小关节及触诊不易定位的关节进行穿刺时，超声引导尤其重要。

（1）适应证与禁忌证：一般情况下，任何对肌肉、肌腱、关节及部分溶骨性病灶的介入性操作都可以选择超声作为引导。但是拟操作部位应满足以下两个条件：首先，病灶可以被超声探及；其次，操作路径应该能够在一个声窗内完整显示，以确保穿刺的整个路径和操作的全过程得以实时显示和监控。

对于介入性操作，主要的禁忌证是穿刺部位的皮肤感染。此外，对机体凝血功能紊乱的患者进行介入性操作时也要慎重。对肌肉骨骼的介入性操作并不需要常规评价凝血功能，但对于有出血倾向的患者，应在开始操作前对血小板水平及凝血功能进行检测。通常情况下，选择细针对表浅部位进行穿刺时，操作后的直接加压基本能够满意止血。

（2）设备准备：在评价病灶及操作过程中，常常选择高频（＞10MHz）线阵探头，当病灶位于较深部位时，低频（3～5MHz）凸阵探头更为理想。注射器针头和中空鞘管是最常选用的穿刺工具。不同性质的病灶所需穿刺针的管径也不相同。当进行穿刺抽吸液体或行引流术时，由于液体比较黏稠，可使用偏粗的针头，如关节腔穿刺时，一般选择16～20G的针头；引流血肿时，由于管路易被血块堵塞，需要选择10～12F的鞘管；而对肌肉拉伤后的局部肿块进行引流时，可以使用18～20G的针头或5～6F的鞘管；腱鞘囊肿内液体极为黏稠，穿刺时常选择较粗的14～18G针头；治疗钙化性肌腱炎需要20G针头；注射药物时可选用小号的23～25G针头。此外，穿刺针要有足够长度以确保能够到达病灶部位。

（3）穿刺路径：选择尽可能短的路径是超声引导下介入操作路径选取的基本原则。介入性穿刺的路径可以分为两种，即纵向和横向。纵向是指针头位置平行于探头纵轴；横向则指针头方向平行于探头横轴。应当尽量使针头路径与体表平行，当针头路径不能与体表平行时，穿刺针无法完整显示，针头只能显示为强回声点，给穿刺针的定位带来困难，操作过程中应保证探头扫描位置固定，以减少伪像，清晰显示穿刺针的位置。

（4）操作技术：由于关节腔内液体比较黏稠。常选择16～20G的针头进行穿刺。当超声下显示穿刺针头进入关节腔后便可以进行抽液。

1）髋关节：进行超声引导下髋关节穿刺时，应该选择更易被超声探查到的股骨颈前方的关节囊。进行穿刺时，患者应仰卧并将髋外旋，操作时将探头和穿刺针与股骨颈的轴线对齐。在对成人或肥胖患者进行穿刺时，路径会较长，需选择足够长度的穿刺针，同时可以使用3～5 MHz的凸阵探头进行引导。

2）肩关节：患者取坐位，肩关节保持中立位，选择后入路穿刺，引导探头平行于冈下肌腱，穿刺针沿肱骨头和关节盂间隙抵达关节腔。

3）肘关节：患者取坐位，保持肘部轻微伸展，探头沿上肢长轴摆放以显示前关节间隙，穿刺针指向肱骨滑车进入。

4）腕关节：患者取坐位，上肢伸展，腕关节旋前位，置于操作台。通常选择桡腕关节间隙穿刺，探头在桡骨背侧结节远端约1cm处，沿桡骨长轴放置于桡骨与舟状骨之间，穿刺针尾部向近端倾斜10°～30°。进针至拇长伸肌与指伸肌之间。

5）掌指关节：患者保持腕关节旋前，手指伸直置于台面，探头沿手指纵向置于穿刺关节上方，穿刺时需避开指伸肌腱，可以通过反方向轻度牵拉以更清晰地显示关节腔。

6）膝关节：患者30°屈膝，踝关节伸展，可以选择最为常用的侧路（髌骨内上、外上、内下、外下），也可选择前入路（髌骨上方）及后入路进针，前入路时穿刺针指向髌上囊，后入路时穿刺针指向腘窝。

7）踝关节：患者 45° 屈膝，穿刺踝跖屈，探头沿胫骨长轴置于胫骨与距骨之间，取前内侧入路进针至胫前肌腱与内踝之间。

8）跖趾关节：膝、踝体位同踝关节穿刺，充分伸展后穿刺足趾，探头沿足背纵向置于穿刺关节的正中或一侧，穿刺针应避开伸趾肌腱，可以向针头反方向拉伸关节以尽可能暴露关节腔。

（五）臭氧疗法

臭氧是一种不稳定的气体，为淡蓝色，有浓烈特殊臭味，具有很强的氧化能力，常温下半衰期约 20 分钟，易分解和溶于水。臭氧在医学领域运用已久。第一次世界大战期间，德国士兵将臭氧用于治疗厌氧菌感染所致的气性坏疽。1936 年法国医生 Aubourg 最早提倡将臭氧吹注入直肠来治疗慢性结肠炎。1954 年 Werhly 和 Steinbarth 尝试采集 5～10ml 血液盛入一种容器里，使其接受臭氧的短暂处理后再将血液注射入供者的肌肉内，以期增强机体抵抗力，治疗多种疾病，这就是自血疗法的雏形。然而由于缺乏严格的基础和临床研究，臭氧治疗并未被世界各国各地区广泛接受。如今，医用臭氧在医学临床上的应用越来越广泛，臭氧通过与机体的大分子作用产生活性氧和脂质过氧化物，进而对软组织增生、粘连、瘢痕、挛缩起到止痛、抗炎作用，可改善局部组织的缺氧情况和血液循环。应用臭氧治疗腰椎间盘突出症已是一种成熟有效的治疗方法，国外已有多篇文章报道应用臭氧治疗腰肌劳损、腰椎间盘突出症、肩关节周围炎及各种关节痛。

1. 膝骨关节炎

膝关节腔内注射臭氧能有效缓解关节疼痛，是目前治疗膝骨关节炎的一种方法。

操作方法：患者仰卧，屈膝 90°，取外侧膝眼为穿刺点，常规消毒铺巾，取 1%利多卡因皮下麻醉后穿刺，至针尖有落空感说明进入关节腔，然后取药物进行灌注，若有关节腔积液予以抽出。取医用臭氧 20ml，浓度为 30μg/ml 注入，医用臭氧使用德国赫尔曼臭氧治疗仪采用纯氧下生产，现取现用。

臭氧治疗该病的可能机制是：①臭氧注入局部后，可刺激抗氧化酶的过度表达，以中和炎症反应中过量的反应性氧化物，并且刺激 IL-10 等细胞因子释放，拮抗炎性反应。②臭氧可抑制骨髓损伤，感受器纤维，激活机体的抗损伤系统，并通过刺激抑制性中间神经元，释放脑啡肽而起到镇痛作用。③臭氧通过改变膝关节腔内的内环境，打破关节软骨损伤的恶性循环，从而促进软骨修复再生，延缓关节退行速度。

2. 脊柱相关性炎性痛

医用臭氧治疗多种脊柱相关性炎性痛，其中以治疗椎间盘突出症研究较多，应用较广。炎症反应在椎间盘突出症的发病机制中的作用越来越引起人们的关注。目前有研究认为，椎间盘突出症主要是由于椎间盘的退变与损伤，引起脊柱力学平衡失调，而造成纤维环破裂、髓核突出，产生大量炎性物质刺激局部的神经末梢及突出部位的椎间盘直接压迫脊髓或神经根而产生的临床综合征。正常神经根受压迫时并无疼痛发生，只有有炎症的神经根在受压迫时才会引发疼痛。

3. 强直性脊柱炎

操作方法：患者取俯卧位，选好穴位和骶髂关节进针点标记，用碘伏棉签进行严格消毒。臭氧水浓度为 23μg/ml。颈部夹脊穴、大椎穴直刺 15mm，每穴位注射 3ml；胸部夹脊穴、膈俞穴、脾俞穴、肝俞向脊柱方向斜刺 20mm，每穴位注射 5ml；腰部肾俞、大肠俞（用 7 号注射针与体表成 45°夹角向脊柱方向进针到横突关节面），每穴位注射 10ml；臀部双侧骶髂关节各注射 20ml（在骶髂关节进针点用 7 号注射针与体表成 45°夹角向外下方进针 60mm）。另上述夹脊穴注射方法为体表"Z"形交替进行。注射完针口处贴上创可贴。每周 1 次，4 周为 1 个疗程，治疗 3 个月后判定疗效。

医用臭氧具有抑制免疫反应的作用：抑制前列腺素、缓激肽等的合成及释放；抑制 α-干扰素及肿瘤坏死因子释放；中和白介素可溶性受体；增加转移生长因子、IL-10 的释放。临床上认为在传统治疗方法的基础上联合应用医用臭氧能改善强直性脊柱炎患者的临床症状体征及关节功能。

4. 肩周炎

操作方法：患者取坐位，选择穴位注射的部位，以阿是穴为主选穴，指掐"+"做标记，将穴位局部皮肤常规消毒后，用注射器及 5 号针头，将浓度为 30μg/ml 医用臭氧吸入针筒，垂直进针，以患者有酸胀感为度，回抽无血液缓慢注入臭氧，在进针点注入药液，并于其上下左右各注入臭氧约 1ml。注射完毕缓慢退针，起针后用无菌棉签按压片刻以防出血。嘱患者术毕休息 30 分钟，其间有任何不适随时告知医生。

医用臭氧局部注射可有效地缓解肩周炎患者的疼痛，改善肩关节的活动度，使肩关节功能得以恢复。另有研究表明，肩关节腔内注射医用臭氧治疗肩周炎，临床有效率达 90% 以上，且疗效可维持 6 个月以上，尤其是臭氧联合消炎镇痛液注射、针刀松解或玻璃酸钠注射等方法时，疗效更为显著。

5. 类风湿关节炎

操作方法：患者取仰卧位，屈膝 90°，取外侧膝眼为穿刺点，常规消毒铺巾，取 1% 利多卡因皮下麻醉后穿刺，至针尖有落空感说明进入关节腔，然后取药物进行灌注，若有关节腔积液予以抽出。取医用臭氧 20ml，浓度为 30μg/ml 注入，医用臭氧使用德国赫尔曼臭氧治疗仪采用纯氧下生产，现取现用。

近年来研究显示，医用臭氧具有强大的抗炎、止痛功能，并且副作用小，已经广泛运用于膝骨关节炎疼痛治疗，取得良好的疗效。

目前国内外研究认为其主要机制为：①臭氧可调节多信号转导途径，如可抑制 IL-1、IL-6、IL-17、TNF-α 等炎症因子的释放，从而减轻局部炎症反应，缓解关节肿胀、压痛；②臭氧半衰期为半小时，半小时后转化成氧气，改善关节低氧状态，增加组织供氧，抑制 VEGF 释放；③医用臭氧的强氧化特性，可与不饱和脂肪酸及液体产生过氧化氢、脂质臭氧化物，并由此刺激机体产生过氧化酶，清除自由基，灭活神经末梢释放的炎性化学物质（如 P 物质、磷酸酶 A_2 等），从而起到镇痛作用。

需要指明的是，由于臭氧可损伤肺泡上皮细胞，因此无论何种治疗方式，臭氧都是严格禁止直接吸入肺内的。此外，臭氧尚有激活体内新陈代谢的作用，为此甲状腺功能亢进被列为臭氧治疗的禁忌证；由于蚕豆病患者的红细胞缺乏抗氧化保护系统，与臭氧接触会导致红细胞大量破坏，该病亦被列入禁忌。

（六）运动疗法

运动疗法就是借助运动来帮助患者调整身心、恢复健康和劳动能力的一种方法。目前，运动疗法在风湿病的临床应用上，主要采用运动与药物或针灸、推拿等联合治疗，可明显提高治疗效果。

传统养生功法是临床常见的一种运动疗法，有研究表明，以太极拳、八段锦、导引、气功为典型代表的中国传统养生功法对类风湿关节炎、强直性脊柱炎等风湿免疫病有辅助疗效，可以增加肌肉控制力和改善关节活动度，减少风湿病相关的肌肉关节症状，还可以帮助患者养成健全的心理。还有研究认为健身气功·马王堆导引术、健身气功·大舞等传统养生功法可使颈肩、腰、膝及髋关节等得到充分活动及牵拉，肌肉力量得到改善，有助于恢复患者躯体功能。

除传统养生功法外，现代体育健身也是运动疗法的重要形式。现代体育健身项目众多，譬如田径、游泳、体操等项目。有专家结合风湿病患者的病情特点和生活环境考虑，认为最适宜风湿病患者在日常生活中锻炼的运动方式是室内伸展运动和室外散步。国外的诸多研究中也多次提及，游泳和体操能够有效改善类风湿关节炎、骨关节炎及强直性脊柱炎等患者的治疗效果和生活质量。也有学者采用医疗体操、复健体操、康复体操、广播体操、关节体操、全面姿势重塑运动疗法、水中健身操等现代体育健身锻炼方法作为治疗风湿病的辅助疗法，均取得了显著的临床疗效。

个性化的运动处方给健身提供了科学的依据和方法，从运动项目的选择到运动的强度和持续时间，都有了比较明确的指导。有学者专门针对风湿病患者的身心特点，创编了自编功能操、自创功能保健操、舒筋强脊功能操、简易强脊功法等保健操，其相关研究结果显示具有显著的临床疗效。通过个体化的运动干预能降低风湿病患者的疾病活动度、提高患者的生活质量，以及改善患者的抑郁、焦虑等心理症状。针对风湿病患者关节肌肉易受累的特点，临床多进行关节活动度训练及肌力训练。

1. 关节活动度训练

关节活动度训练即关节活动范围训练，一般是运用各种方法维持和恢复因组织粘连或肌痉挛等多种因素造成的关节功能障碍的运动疗法，其可包括自我牵伸和关节松动等技术。因类风湿关节炎等风湿病患者关节常存在炎症，大范围牵伸及关节松动，易引起炎症再发，造成关节肿胀、疼痛，因此，一般教导患者采用主动训练，在无痛的范围内运动，维持现有的关节活动度，待进入病情进入稳定期后可加大运动范围。不同的受累关节，运动方式均不同。针对手腕关节可用手部强化伸展锻炼，能够改善患者手功能，具体运动方式为掌指关节屈曲、肌腱滑动运动、手指径向移动、手指外展、腕关节旋转运动等自我牵伸和关节松动，每天重复 5 次，每步保持 5 秒，而后逐渐增加到重复 10 次及保持 10 秒，同时使用弹力绷带完成腕部的背伸和掌屈、手指屈曲、握力、捏力训练等抗阻运动，每日重复 10 次。针对肩、肘关节可采用三段式肩肘关节锻炼法，从以肩部作为中心的上下左右屈曲伸展运动过渡到患肢上举的摸高运动，最后为肘关节为轴的前臂环转运动，每天早、中、晚各进行 10 次，每一步做 30 个动作。对于膝关节受累的患者，可使患者取平卧位，通过被动或主动屈伸受累关节进行抗阻训练，每次 3～5 分钟，每天 2 次。患者坐于床沿，自然下垂双腿，双足悬空，来回做"钟摆"运动，每次 3～5 分钟，每天 2 次。其对于改善膝关节功能及减轻疼痛均具有积极意义。髋关节是一个可多方向运动的球形关节，其运动疗法则多同膝关节屈曲、伸展运动，例如髋、膝关节体操，患者取仰卧位，两腿伸直，如有挛缩变形者可以稍加以外力，但以无痛感为度，屈起患腿（屈膝屈髋），尽量屈至胸前，保持 10 秒后复原，然后在保持直膝姿势下把腿引向外，保持 5 秒后复原，同样在保持直腿姿势下内旋外旋，每日早晚 2 次，每次 10 分钟。

2. 肌力训练

对于肌力训练，临床多采用渐进抗阻训练，每周 2 次，分别训练躯干的伸肌群、屈肌群，膝关节伸肌群、屈肌群，髋部外展肌群、内收肌群，肘关节伸肌群、屈肌群，肩关节外展肌群，腕关节伸腕及屈腕。使用相应肌肉肌力训练特定器械及哑铃进行训练，所有运动应在无痛的原则下进行。此外，类风湿关节炎及双手掌指关节及近端指间关节也会造成手部握力及捏力下降，可采用手训练器、弯曲手指挤压模型、用所有手指捏住弹性皮筋并牵拉、将 1 根弹性皮筋套于五指上并进行手指的屈曲伸展等训练手部肌肉力量。

（七）心理疗法

风湿病患者的心理健康水平与正常人相比偏低，尤其在躯体化、强迫症状、人际关系敏感因子、抑郁、焦虑、恐怖方面，表现得更为显著。目前，临床对于风湿病仍旧没有根治的方法，随着传统生物医学模式向现代医学的生物-心理-社会医学模式的逐渐转变，心理健康与社会因素对疾病的影响作用已日益为人察知，同时越来越多的医护工作人员也慢慢意识到，疾病对患者心理健康的影响也是不容忽视的。心理疗法是运用心理学的理论和方法的一种精神治疗，重点研究和关注患者心理状态，改善其情绪、认知和行为，最终以适当的方式处理心理问题及适应生活。目前常用的心理治疗方法主要包括认知行为疗法、正念疗法、催眠疗法和暗示疗法等，在缓解症状方面着重运用心理疗法比运用常规疗法更有效。

国内对风湿病的心理干预研究，大多数采用健康宣教、关节功能锻炼、自我管理能力、支持性干预等常规心理疗法，而国外大多运用认知行为疗法和正念疗法。许多临床试验已证明心理疗法作为一种辅助措施治疗风湿病是有效的，不仅能改善患者的负面情绪，而且能缓解患者的生理症状，如关节疼痛、CPR、ESR 等。正念训练能够降低临床焦虑抑郁症状、增强免疫力、减少失眠，显著提升人类的生命质量和幸福感。

除现代心理疗法以外，中医经典中也包含类似"心理疗法"的相关叙述。中医先哲们从整体宏观的角度探讨了"形神"即心身间的生理病理关系，构筑起朴素的心身医学体系，形成了具有民族特色的"脏腑藏神""七情内伤"的理论和本土化的"情志相胜"的操作技术，与现代心理治疗的一些方法有着异曲同工之妙。以情胜情疗法简称情胜疗法，是根据中医藏象学说、五行生克的理论来治疗病人的。人有七情，分属五脏，五脏及情志之间存在着五行相制。不良的情志活动会导致人体阴阳偏盛偏衰，使心理活动失去平衡，从而引起疾病的发生。而正确运用情志之偏，补偏救弊，则可以纠正阴阳气血之偏，使体恢复平衡协调而使病愈。

在临床治疗过程当中，医务工作人员一则必须正视风湿病患者心理健康状况不理想的事实，二则也要重视由于心理障碍对患者造成的不良影响，采取相应的措施，针对性地对患者进行积极干预，以期使患者的心理健康水平有所提高，改善其生活质量。目前在国内，此领域相对较为新颖，尽管心理学方法在这方面表现出优势，但仍面临着诸多困难与挑战，尚待继续研究。

（刘　英）

第六章　影像学技术在风湿病防治中的应用

自从在一个多世纪前引入放射学以来，成像一直被用作临床医学评估的延伸。成像方法可以让我们看到皮肤以外的东西，增强了我们对正常、异常解剖结构和组织的认识。在过去的几十年里，核医学成像、计算机断层扫描、磁共振成像、超声和光学成像等新的成像方式的技术发展迅速，影像学在风湿病学中的作用不断扩大，可用于风湿病的临床实践和研究，加强风湿科医生的影像学教育不仅是必要的，而且是我们专业的挑战。

目前，临床医生可以准确成像退行性或炎症性肌肉骨骼疾病所涉及的肌肉骨骼组织，以及成人和儿童免疫介导疾病所涉及的皮肤、指甲、血管和唾液腺等其他结构。成像技术的进步让使用成像技术来改善诊断和管理广泛的风湿病及肌肉骨骼疾病更加常规化。

一些影像学方法也被纳入风湿病患者的临床试验，作为有价值的生物标志物和结果工具，是传统临床和实验室结果的补充。每种成像方式的性能、诊断能力、适用性、可行性、适应证和局限性对于优化其在不同临床条件下的使用至关重要。此外，成像技术在临床治疗试验实施前应证明其有效性和可重复性。

许多风湿病有相似的临床表现，特别是在早期。炎症和退行性关节疾病的影像学表现往往是非特异性的，特别是在早期阶段。影像学发现应根据临床情况来解释临床和临床外发现。

所有风湿性关节疾病的共同点是存在 1 个或多个关节的肿胀疼痛，如果不治疗，最终会导致残疾和功能下降。由于许多疾病具有相似的临床表现，基于临床和影像学的鉴别诊断可能具有挑战性。在常规 X 线摄影（CR）、MRI、CT 或超声上观察到的疾病的解剖关节分布和一些特殊的影像学特征，结合临床和血清学结果，可能有助于确定诊断和告知疾病严重程度。

第一节　骨关节炎的影像学表现

骨关节炎是最常见的关节炎，也是导致身体残疾的主要原因，在世界范围内影响数百万人，造成巨大的社会经济成本损耗。骨关节炎被认为是一种退行性疾病，伴有疼痛、疲劳和身体限制，对日常活动的能力产生负面影响，是工作能力下降或丧失的主要原因。美国食品药品监督管理局（FDA）承认骨关节炎是一种严重的疾病，需要治疗来改变疾病的潜在病理生理机制，并可能改变其自然进程，以防长期残疾。

虽然骨关节炎主要影响脊柱和下肢关节，即髋关节和膝关节，但 45 岁以上患者上肢关节炎也不少见；骨关节炎还可能与其他关节疾病共存，包括炎症性关节疾病。创伤和炎症性关节疾病最终都可能发展为骨关节炎，这也给鉴别诊断带来挑战。

临床实践中，常规影像学是对疑似骨关节炎患者的最常用临床检查技术。现代成像方式可以显示关节的多个方面，临床上可根据诊断需要，选择合适的成像方式。

X 线摄影是最广泛用于评估骨关节炎关节结构的成像方式。然而，X 线摄影也有一些局限性，包括由于定位问题无法详细描述骨关节炎结构性的表型特征和疾病的严重程度，在疾病早期阶段检测不敏感，无法描述骨关节炎疾病过程中涉及的大多数软组织结构，以及患者存在放射性的暴露问题。

磁共振成像（MRI）可能更适合作为评估骨关节炎药物临床试验的可行性和有效性的主要成像方式。MRI 在骨关节炎研究中发挥着关键作用，因为它可以发现无法通过 X 线检查进行评估的多个关节和关节周围结构的变化。

表 6-1 总结了膝骨关节炎的病理特征，可以通过包括 MRI 在内的各种成像方式来描述。

表 6-1　不同的影像学检查发现的膝骨关节炎病理特征

影像模式	膝关节评估	膝关节骨关节炎的病理特征
X 线	髌股隔室和胫股内外侧	骨赘
		关节间隙狭窄（软骨变薄的替代物）
		软骨下囊肿
		软骨下硬化
		大的髌上囊积液
CT	髌股隔室和胫股内外侧	骨赘
		关节间隙狭窄（软骨变薄的替代物）
		软骨下囊肿
		软骨下硬化
		关节积液
MRI	髌股隔室和胫股内外侧	骨赘
		骨髓病变
		软骨损伤
		半月板损伤
		韧带损伤（交叉韧带和副韧带）
		囊肿和滑囊炎
		关节积液
		滑膜炎
超声	髌股隔室，内侧和外侧胫股室的外侧面	边缘骨赘（但不包括中心骨赘）
		关节积液
		滑膜炎
		软骨磨损
		腘囊肿
		半月板挤压
PET/CT 或 PET/MRI	髌股隔室和胫股内外侧	高代谢，如滑膜炎、骨髓病变、骨赘和软骨下硬化

骨关节炎传统上被认为是一种非炎症性疾病，主要表现为透明软骨的退变，而新的成像方式如 MRI 和超声，可以显示关节的所有结构，扩大了我们对其发病机制的认识。骨关节炎发病机制复杂，

包括关节软骨丢失、滑膜增厚和炎症、半月板损伤、软骨下骨重建伴骨赘形成、骨髓损害以及肌肉和韧带异常等。表 6-2 显示了各种成像技术在骨关节炎的影像学诊断和随访的表现。

表 6-2 各种成像技术在骨关节炎的影像学诊断和随访的表现

随访的表现	X 线	MRI	超声	CT	PET	荧光成像
软骨	+	++++	++	+++	–	–
关节间隙狭窄	++	+++	+	+++	–	–
软骨下囊肿，硬化	++	+++	–	++++	+	–
骨髓损伤	–	++++		++	+++	–
骨赘，侵蚀	++	+++	++			–
炎症	–	++++	+++	+	+	+++
软组织（半月板、肌腱）		++++	+++	++		
临床应用						
早期诊断	+	+++	+++	+++	++	
临床可行性	+++	+++	+++	++	+	?
成本	++++	++	+++	++	+	?
良好的辐射剂量	++	++++	++++	++	+	++++

注："+"越多表明这个项目的检出率更高或更有意义；"–"相反；"？"不确定

一、常规放射摄影（CR）

骨关节炎作为一种基于关节疼痛的临床诊断，其特征包括负重时疼痛、僵硬、骨性增大和关节肿胀。实验室检查和常规放射摄影（CR）可用于骨关节炎与诊断不确定的其他关节疾病的鉴别。由于 X 线摄影技术应用广泛、经济且为患者所接受，因此它仍然是影像学诊断骨关节炎的基石。它可以检测与骨关节炎相关的骨性特征，包括边缘骨赘、软骨下硬化和软骨下囊肿，以及作为软骨厚度和半月板完整性替代指标的关节间隙宽度。骨关节炎的严重程度通常通过继发的关节间隙变窄（JSN）和同时出现的软骨下骨骼异常（如囊肿或硬化）来分类。

（一）膝骨关节炎的放射学检查

对于骨关节炎患者，传统的 X 线摄影是关节结构成像最便宜的方法。X 线片对骨关节炎的早期病理特征是不敏感的，没有 X 线片阳性结果不应被解释为完全没有症状。

影像学上骨关节炎的存在和严重程度通常用 Kellgren and Lawrence（KL）分级系统来确定，该分级系统在很大程度上根据骨赘的状态来进行疾病的分级，见表 6-3。

表 6-3 Kellgren and Lawrence 分级系统

分级	标准
0 分	正常，无放射性改变
1 分	可疑，小的骨赘
2 分	轻度，明确骨赘，关节间隙无改变
3 分	中度，中度关节面狭窄
4 分	重度，关节面严重受损，软骨下骨硬化

KL 评分是一种半定量评分系统，下面提供了 0～4 分的骨关节炎综合评分。KL 评分的具体表现见图 6-1～图 6-11。

KL 评分也有其局限性，包括将不同的改变[如骨赘、关节间隙狭窄（JSN）、软骨下硬化、软骨下骨形状改变和囊肿]混合到一个分级中。此外，该量表不是线性的，因此应避免使用 KL 评分进展作为疾病进展的衡量标准。

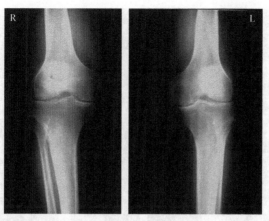

图 6-1　双膝关节正位片：双膝关节髁间嵴略变尖，KL 评分 1 分

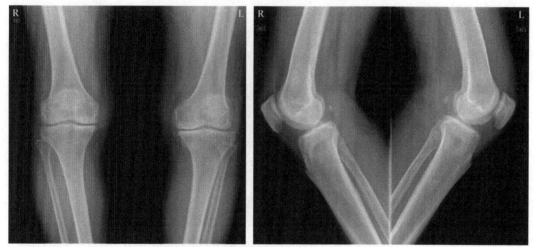

图 6-2　双膝关节正位片：右膝关节股骨内侧髁骨赘，双膝关节胫骨内缘小骨赘（左图）；双膝关节侧位片：
　　　　双侧髌骨上缘小骨赘，胫骨可见骨膜增生，KL 评分 2 分（右图）

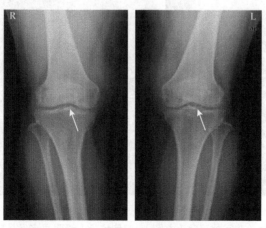

图 6-3　双膝关节正位片：双膝关节髁间嵴略变尖，KL 评分 2 分

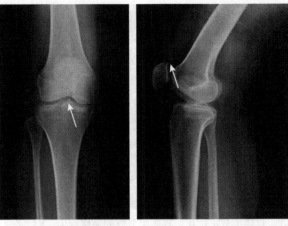

图 6-4　右膝关节正侧位片：右膝关节髁间嵴略变尖（左图）；右膝髌骨上缘小骨赘，KL 评分 2 分（右图）

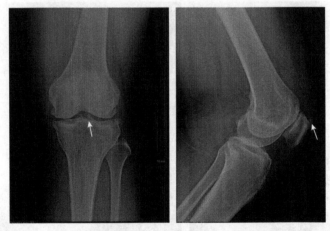

图 6-5　左膝关节正侧位片：左膝关节髁间嵴变尖，左膝股骨内外侧髁骨赘，胫骨平台内缘骨赘（左图）；
髌骨上缘骨赘，KL 评分 2 分（右图）

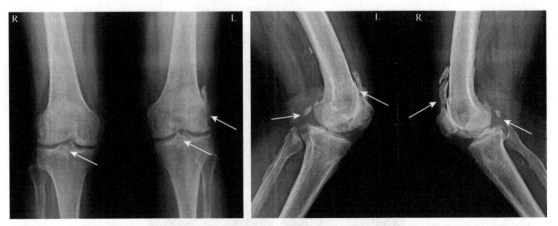

图 6-6　双膝关节正侧位片：双膝关节髁间嵴变尖，左侧重，双膝关节股骨内侧髁小骨赘，左膝股骨
外侧髁旁明显骨赘，双膝关节间隙正常（左图）；双侧髌骨上缘明显多发骨赘，双膝关节内游离体，
KL 评分 2 分（右图）

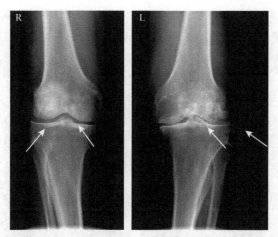

图 6-7　双膝关节正位片：右膝关节髁间嵴变尖及胫骨平台外缘骨赘，间隙未变窄，KL 评分 2 分（左图）；
　　　　左膝关节髁间嵴变尖，股骨内侧髁骨赘，间隙明显变窄，KL 评分 3 分（右图）

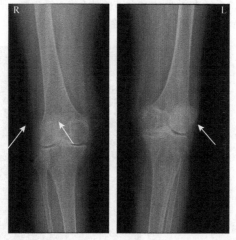

图 6-8　双膝关节正位片：右膝关节髁间嵴变尖，间隙未变窄，KL 评分 2 分（左图）；左膝关节髁间嵴变尖，
　　　　胫骨平台内缘骨赘，间隙明显变窄，KL 评分 3 分（右图）

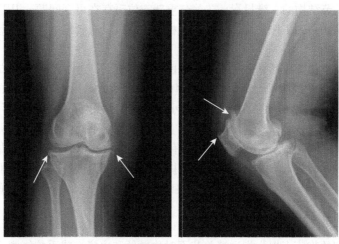

图 6-9　右膝关节正侧位片：右膝关节髁间嵴变尖及胫骨平台内外缘骨赘，内侧间隙变窄（左图）；
　　　　髌骨上缘骨赘，股骨外侧髁骨赘，髌股关节间隙明显变窄，KL 评分 3 分（右图）

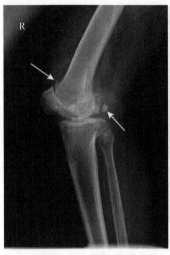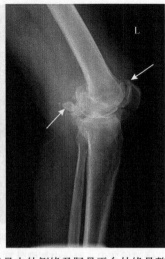

图 6-10　双膝关节侧位片：右膝关节髌骨上缘增生，股骨内外侧缘及胫骨平台外缘骨赘，股胫关节间隙变窄，关节间隙可见游离体，KL 评分 3 分（左图）；左膝关节髌骨上缘下缘骨赘，股骨外侧髁骨赘，髌股关节间隙明显变窄，关节间隙可见多发游离体，KL 评分 4 分（右图）

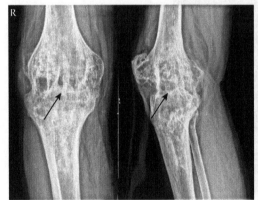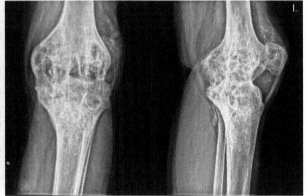

图 6-11　膝关节侧位片：右膝关节融合，KL 评分 4 分（左图）；左膝关节融合，KL 评分 4 分（右图）

　　X 线片是三维关节结构的二维投影，在关节重新定位时存在可变问题。识别与膝关节位置变化相关的测量误差需要大量的工作来进行放射摄像标准化，以及患者检查需要暴露于辐射下，这都是 X 线检查的局限性。

　　传统的膝关节负重位前后站立方案是最常用的技术。然而，由于没有膝关节旋转或屈曲的程度或 X 射线束标准化来优化胫骨平台内侧对齐，因此不推荐该方案用于监测疾病的进展。

　　骨小梁结构反映了骨关节炎的结构进展。骨小梁在应力作用下不断重塑，可以通过 X 线片的分型分析来测量。纵向研究表明，X 线骨小梁的改变可以预测关节间隙狭窄。一项研究显示，即使使用放射检查未显示关节间隙狭窄或疾病进展，仍有大量有症状的患者在 MRI 上显示软骨丢失。MRI 被认为是一种重要的骨骼成像方式，因为它可以提供对比增强影像，提高对软骨下骨骼完整性和病变的评估。MRI 可用来测量膝骨关节炎患者膝关节软骨是否变薄，并预测关节置换的必要性。

（二）手骨关节炎的 X 线检查

　　手骨关节炎典型的临床表现为指远端关节不对称僵硬和疼痛，或手腕桡侧（拇指基底）疼痛，有或没有肿胀和压痛。该疾病在女性中更为常见，随着时间的推移，可以看到远指间关节（DIPJ）的 Heberden 结节或近指间关节（PIPJ）的 Bouchard 结节。在 CR 时，该疾病通常不对称分布于手腕、DIPJ 和 PIPJ 以及第 1 腕掌关节（CMCJ1）及舟骨-大多角骨-小多角骨关节（STTJ）（图 6-12～图 6-18）。

传统上认为 X 线特征与临床症状之间的关联较弱，很难在患者 X 线上找到与病理之间的关联（即根据半定量 CR 评分进行汇总）以及与自我报告的静息或活动疼痛时的关联。然而，一项研究表明，手部骨关节炎的放射学特征和手疼痛之间存在正相关，放射学进展尤其是新发的骨侵蚀，与新发的关节压痛相关。根据 ACR 对手部骨关节炎的分类标准，X 线片在诊断症状性手部骨关节炎时敏感性和特异性均低于体检时。X 线片在排除其他诊断可能性方面比在确认骨关节炎疾病方面更有用。X 线平片上可见晚期病变，显示关节间隙和骨赘狭窄，有时可能显示软骨下骨改变。

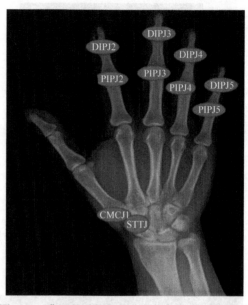

图 6-12　典型的手部骨关节炎分布模式，主要影响 PIPJ 和 DIPJ 以及 CMCJ1 及 STTJ，MCPJ 相对少见

Verbruggen 等假设手部骨关节炎经历可预测的阶段，随后可以进行评分，根特大学评分系统（GUSS）在较短时间内显示出更好的检测进展能力。然而，CR 在二维上有一定的局限性，不能检测到小的侵蚀。

一项研究比较了 X 线摄影和 MRI，MRI 发现的侵蚀关节数量是 CR 的四倍。最近的另一项研究发现，MRI 和超声检查在 CR 非侵蚀性的关节中常见侵蚀性改变，炎症特征在侵蚀性和非侵蚀性手部骨关节炎中均常见。相似的影像学特征进一步支持以下理论：侵蚀性和非侵蚀性骨关节炎之间的差异是定量的而不是定性的，正如侵蚀性骨关节炎是一种严重的手部骨关节炎而不是一个单独的实体。

（三）肘关节骨关节炎的 X 线检查

原发性肘关节骨关节炎的发病率约占总人口的 2%，男性比女性更普遍。与其他关节的骨关节炎相比，肘关节骨关节炎并不常见。然而，上肢过度使用者（如体力劳动者、投掷运动员和轮椅辅助者）骨关节炎的发病率相对较高。肘关节炎因其结构的特殊性往往不易被早期发现。其主要症状是静息性疼痛、关节软骨破坏引起的中等程度疼痛、终末疼痛和关节活动度（ROM）受限，而关节肿胀较少。

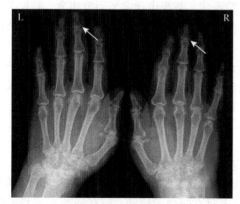

图 6-13　双手第 3 远指间关节轻度骨质增生，双腕关节间隙模糊

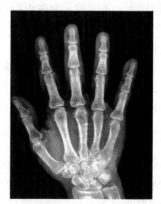

图 6-14　右手第 2、3 手指近指间关节旁皮下钙质沉着

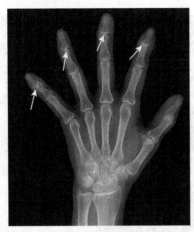

图 6-15 左手第 2、3、4、5 手指远指间关节骨质增生伴有间隙变窄

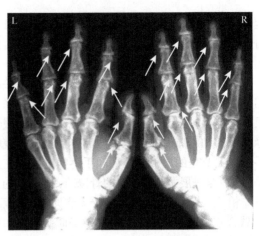

图 6-16 双手第 2、3、4、5 手指近指间关节及双手第 1、2、3、4、5 手指近指间关节及双手第 1 掌指关节、右手第 3 掌指关节骨质增生

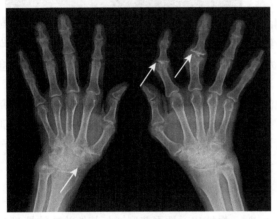

图 6-17 右手第 2、3 手指近指间关节明显骨性膨大伴有间隙变窄，左腕关节增生伴有间隙变窄

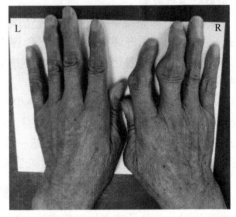

图 6-18 手骨关节炎照片，左手第 2、3、4 手指远指间关节骨性膨大，右手第 2、3、4 手指远指间关节骨性膨大，右手第 2、3 近指间关节明显骨性膨大

　　肘关节是由肱尺关节、肱桡关节、桡尺近侧关节三个单关节组成的复合关节，肘关节在重力、摩擦等作用下，关节软骨发生退行性改变，最终骨赘形成，甚至出现关节间隙狭窄。肱尺关节都是肘关节的主导关节，因而肘关节骨关节炎最初多发生在此。而骨赘形成多发生在鹰嘴，关节间隙的狭窄却更多地出现在肱桡关节。

　　在病理上，肱桡关节出现软骨软化和年龄相关，但肱骨尺桡关节出现软骨软化与年龄不明显相关。X 线检查可以见到骨赘、关节间隙狭窄，一般出现骨质破坏比较少见。决定原发性肘关节骨关节炎严重程度有两个因素：骨赘和关节间隙狭窄（图 6-19～图 6-21）。

（四）髋关节骨关节炎的放射学检查

　　髋关节骨关节炎主要症状是疼痛、跛行、行走能力受限、关节积液、活动范围受限、活动时僵硬、腿短、进行性畸形、骨错位以及进行性肌肉无力或萎缩。但有时，放射学检查结果与临床症状之间存在显著差异，如有明显放射学改变的患者只有轻微的症状，而有轻微 X 线检查结果的患者则抱怨疼痛剧烈。因此，骨关节炎的诊断最重要的是治疗指征，应该在回顾影像学检查结果和临床表现后做出。

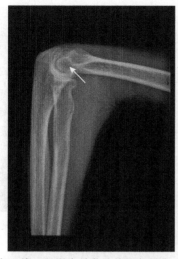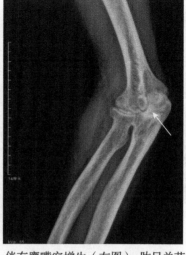

图 6-19　右肘关节 X 线：尺滑车关节边缘退行性变，伴有鹰嘴突增生（左图）；肱尺关节间隙变窄（右图）

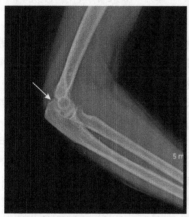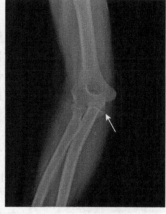

图 6-20　右肘关节 X 线：左图及右图可见尺滑车关节边缘退行性变

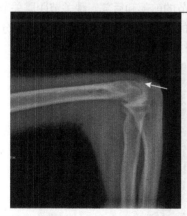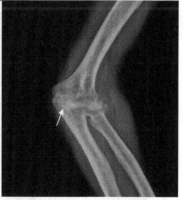

图 6-21　左肘关节 X 线：可见尺滑车关节边缘退行性变（左图）；肱尺关节间隙变窄（右图）

　　对于骨关节炎来说，传统的 X 线检查是最有效的检查方法。作为影像学标准，病人站着进行 X 线检查，并根据 KL 进行分级（骨赘，关节间隙宽度，硬化，畸形）。

　　髋关节骨关节炎的影像学表现是关节间隙狭窄、软骨下硬化、软骨下囊肿和骨赘形成。此外还可见游离体、关节畸形、半脱位、关节积液等。在骨关节炎晚期，股骨头变形为圆柱状或蘑菇状。当关节间隙和软骨变窄时，股骨头相对于窝的位置也会发生改变（图 6-22～图 6-24）。

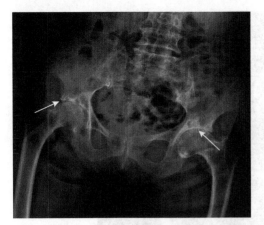

图 6-22 髋关节 X 线：骨盆倾斜，双髋关节间隙变窄

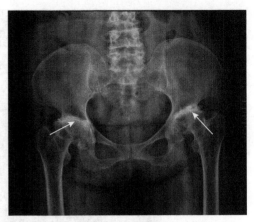

图 6-23 髋关节 X 线：双髋关节间隙明显变窄，股骨头塌陷

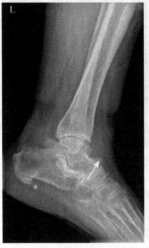

图 6-24 髋关节 X 线：双髋关节间隙融合

（五）踝关节骨关节炎的放射学检查

与膝、手和髋的骨关节炎相比，踝关节骨关节炎虽然在普通人群中相对不常见，却是导致残疾的重要因素。由于各个研究的诊断标准不同，很难知道踝关节骨关节炎的真实患病率，但某些特定的人群中，如足球运动员、舞蹈演员和膝骨关节炎患者的踝关节骨关节炎患病率似乎较高。

评估踝关节每个关节，包括胫距关节、距腓关节、距下关节。关节间隙狭窄的存在和严重程度分级为无（评分＝0 分）、轻度（评分＝1 分）、中度（评分＝2 分）、重度（评分＝3 分）。在评估关节间隙狭窄时，胫距关节的累及被进一步划分为胫距关节的内侧和上方，以及胫距关节的前部和后部。踝关节距腓关节、距下关节的累及没有进一步细分，仅使用侧位片进行评估。骨赘的存在和严重程度分级为无（评分＝0 分）、小（评分＝1 分）、中等（评分＝2 分）、较大（评分＝3 分）（图 6-25～图 6-27）。

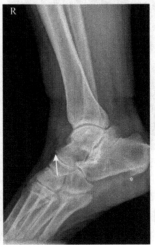

图 6-25 双踝侧位 X 线：双踝关节组成各骨骨质密度减低，关节面光滑，关节间隙正常。双侧内踝变尖（箭头）。双侧跟骨骨赘（星号）

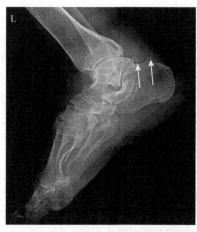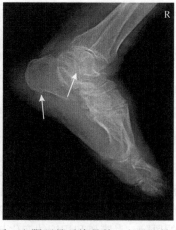

图 6-26　双踝侧位 X 线：双踝关节组成各骨骨质密度减低；左踝距骨后缘骨赘，左足跟骨上缘骨赘（左图）；
右足距下关节间隙变窄，跟骨骨赘（右图）

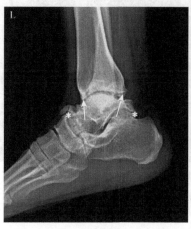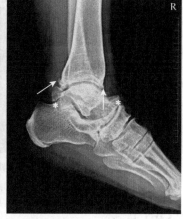

图 6-27　双踝侧位 X 线：左踝关节胫骨前后缘骨赘（箭头），距骨前后缘骨赘（星号）（左图）；右踝关节胫骨
前后缘骨赘（箭头），距骨前后缘骨赘（星号）（右图）

二、磁共振（MRI）检查

　　MRI 不涉及电离辐射，具有极好的组织分辨率，提供关节解剖和病理的较清晰图像。因此，它目前被认为是评估关节及其周围组织炎症和结果的最佳无创成像方式。由于骨关节炎患者诊断和管理的相关信息来自于病史和临床检查，因此在临床诊断中通常不需要行 MRI 检查。但在日常临床实践中，MRI 可能对某些个体患者尤其是诊断不明确的大关节病变有很大的帮助。值得注意的是，在 50 岁以上有或无膝关节疼痛，但膝关节负重位 X 线片报告正常的人群中，近 90% 有 MRI 的骨关节炎改变。传统的 X 线主要对密度较高的骨组织显像，只能通过骨间距间接地显示骨骼和软骨，很难发现早期软骨病变，而 MRI 能够显示整个关节，早期发现结构性疾病，并敏感地显示随时间的变化，因此有学者提出膝关节 MRI 检查可作为早期膝骨关节炎的检查手段。MRI 在骨关节炎机制的临床相关性研究方面发挥了关键作用。现在，在膝骨关节炎和髋关节骨关节炎的临床试验中，MRI 应该被认为是一种优于 X 线检查以显示结构改变的方法。

　　膝 MRI 可直接显示关节软骨，一次检查可三维覆盖整个关节，即可直接显示软骨、软骨下骨及其他关节组织受累情况。MRI 可用于罕见的情况，以促进与其他引起关节疼痛疾病（如剥脱性骨软骨炎和缺血性坏死）的鉴别诊断。

MRI 扫描的半定量评分是用常规 MRI 序列进行膝关节多特征评估的一种有价值的方法。以一种依赖于观察者的半定量方式，对目前被认为与膝关节功能完整性相关或可能涉及骨关节炎病理生理的各种特征进行评分。这些关节特征包括关节软骨完整性、软骨下骨髓水肿样病变、软骨下囊肿、软骨下骨磨损、边缘和中心骨赘、前后交叉韧带的完整性、内侧副韧带和外侧副韧带的完整性、滑膜炎或积液、内侧半月板和外侧半月板完整性、关节内游离体、关节周围囊肿或滑囊炎。对骨关节炎相关 MRI 检查结果进行评分，显示出足够的可靠性、特异性、敏感性，以及在 1～2 年内预测病变进展的能力。

（一）滑膜炎的 MRI 检查

如前所述，MRI 可以显示骨关节炎中所有受累的关节结构。越来越认为滑膜炎在骨关节炎中很重要，并且可能是药物慢作用改善骨关节炎的靶点。有几种方法可以检测和量化骨关节炎的滑膜炎。

骨关节炎滑膜炎与疼痛相关，并可预测影像学关节间隙狭窄的进展；MRI 检测到的积液增加了软骨丢失和疼痛的风险；滑膜炎和积液的变化与疼痛的变化相关（图 6-28）。

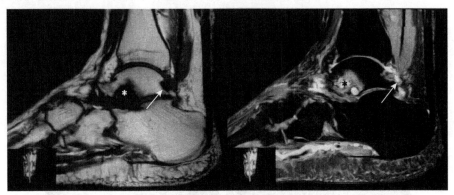

图 6-28　右踝关节 MRI（矢状位）：T_1WI 序列可见右踝距骨低信号骨髓水肿（星号）（左图）；STIR 序列可见右踝距骨高信号骨髓水肿（星号），胫距关节滑膜炎（箭头）（右图）

（二）骨的 MRI 检查

MRI 是唯一显示骨髓损伤（BML）的影像学检查方法，BML 可见于 T_2 加权脂肪抑制、质子密度脂肪抑制或 STIR 序列上的高信号强度区域，边缘不规则。肥胖、关节排列不良、半月板病变，以及手、膝和髋骨关节炎的疼痛和结构进展导致的负荷增加与 BML 相关。具有类似外观的病变见于全身炎症性关节疾病，它们被称为"骨髓水肿"，组织学上代表炎症性骨炎。在骨关节炎中，组织学上可见小梁重塑、脂肪细胞坏死、纤维化和细胞外液蓄积。

最近的一项研究发现，BML 的大小很重要，大的 BML 与 48 个月后的膝关节疼痛、结构损伤和进一步的疾病进展相关，而小的基线 BML 与临床相关性较小。随着时间的推移，与疼痛减轻相关的 BML 减少并不能预测骨关节炎结构方面的改善。事实上，BML 有增加软骨缺损和增加关节间隙狭窄的趋势。因此，在预测骨关节炎进展方面，基线 BML 大小可能比纵向 BML 变化更重要（图 6-29，图 6-30）。

（三）软骨的 MRI 检查

关节软骨成分的改变是炎性和退行性关节疾病发病机制的共同特征。软骨是滑膜关节的关键组成部分，由软骨细胞组成。软骨细胞是嵌入在致密和高度组织的细胞外基质（ECM）中的唯一细胞类型。软骨细胞外基质由这些软骨细胞合成，由主要包含 Ⅱ 型胶原、糖胺聚糖（GAG）（如透明质酸）和多种蛋白聚糖的胶原网络组成。软骨丢失是骨关节炎的标志。事实上，软骨细胞和细胞外基质生成功能障碍可能是这种疾病广泛发展的重要原因。患者会经历关节功能的严重丧失、疼痛和生活质量的下降。

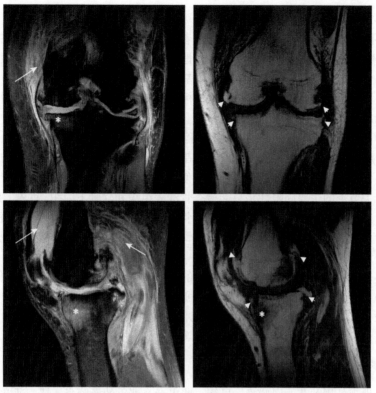

图 6-29　左膝关节 MRI：冠状位 T_2WI 脂肪序列可见左膝胫骨平台内侧号骨髓水肿（星号），滑膜炎（长箭头）（左上图）；冠状位 T_1WI 序列可见左膝股骨胫骨内外侧边缘骨赘（小箭头）（右上图）；矢状位 T_2WI 脂肪序列可见左膝胫骨平台内侧高信号（星号），滑膜炎（长箭头）（左下图）；矢状位 T_1WI 序列可见左膝股骨胫骨内外侧边缘骨赘（小箭头）（右下图）

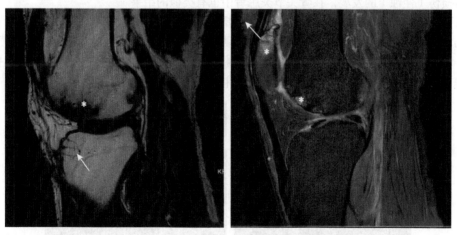

图 6-30　左膝关节 MRI 矢状位：T_1WI 序列可见左膝内侧髁低信号骨髓水肿（星号），胫骨平台内侧骨裂（长箭头）（左图）；T_2WI 脂肪序列可见左膝内侧髁及髌骨上缘高信号骨髓水肿（星号），髌上囊滑膜炎（长箭头）（右图）

三、超　　声

　　超声是一种高灵敏度的成像方式，使用高频探头可提供约 0.1 mm 的分辨率。与其他成像技术相比，超声有一些优势——主要是能够在多个平面上实时观察软组织结构成像，且无辐射。超声价格相对便宜，不需要造影剂来检测滑膜病理，并可以一次扫描多个肌肉骨骼区域。

超声的主要限制是它仍然是一种依赖于操作者的技术，而且超声的物理性质在一定程度上限制了它的应用。虽然超声有能力检测骨赘和周围软骨病变，但与 X 线摄影相比，其检测滑膜病理的能力可能是其主要优势。更具体来说，功率多普勒基本上与角度无关，不存在混叠，已被证明可以可靠地评估滑膜血流。超声作为骨关节炎患者生物标志物的潜力尚未被充分研究，目前，其作为临床研究进展衡量标准的作用还较有限。

超声是一种"床旁"成像方式，可由风湿科医生在诊疗期间进行。因此，它也可以作为一种教育工具，在解释症状时向患者展示相关病理。患者知识的丰富可能会增加对非药物治疗或药物治疗的依从性。此外，如果需要注射，超声引导可以使抽吸和注射针定位精准。

超声评估骨关节炎的主要局限性是只能检查骨浅表组织和软骨下组织。首先，由于声窗的存在，只有有限的软骨区域可用于扫描。其次，随着软骨病理的发展，该组织的声波物理也发生了变化。此外，扫描角度是非常重要的：如果不垂直于软骨衬里进行线性测量，可能会出现扭曲。因此，超声评估骨关节炎患者的软骨厚度可能比较困难。

尽管有这些局限性，一些关于骨关节炎软骨的超声研究已经进行。在横断面研究中，主要在大关节（如膝关节），超声用于评估软骨病理（即回声改变和变薄）是可靠和有效的。膝关节软骨的正常厚度约为 2 mm，超声容易对浅表区域进行评估。然而，在手部的小关节中，有一个重要的发现是超声可以区分正常和病变的指关节软骨，而半定量评分是不可靠的。

（一）超声的滑膜炎

超声很容易发现外周关节的滑膜炎。尽管一些患者有严重的滑膜炎，超声通常显示骨关节炎的低度炎症性疾病。超声长期以来一直被用于评估类风湿关节炎患者小关节的滑膜炎，并已开发出可靠的评分方法。在骨关节炎患者关节中发现的滑膜炎的外观与类风湿关节炎相似。骨关节炎患者的滑膜炎包括积液和滑膜增生。在类风湿关节炎患者中，已发现能量多普勒或彩色多普勒活动程度可预测关节损伤（侵蚀）的发展，在骨关节炎患者中也有类似的结果。

最近两项关于手部骨关节炎的研究发现，手指关节存在能量多普勒活动和滑膜炎预示着今后的关节损伤增加。Keen 及其同事最近使用超声来证明膝关节内皮质类固醇治疗后的短期滑膜反应（滑膜增厚，积液和能量多普勒信号）。这些超声检测结果支持滑膜炎作为潜在治疗靶点的重要性，并表明超声检查结果可能是治疗炎症研究的有用结果指标（图 6-31）。

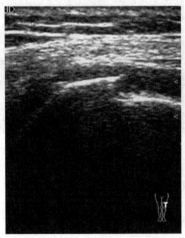 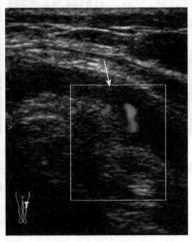

图 6-31　左膝关节少量积液，重度新鲜滑膜增生（左图）；左侧股骨下端骨面毛糙，明显骨质增生（右图）

（二）超声的骨赘

在骨关节炎过程中，软骨下骨发生重塑，骨赘形成。超声是检测骨赘的一种敏感的成像方式，与 MRI 一样敏感，具有良好的声窗，比 X 线更敏感。骨赘的大小也可以通过评分来评估骨关节炎的严重程度。最近的一项膝关节研究表明，超声检查骨赘和关节镜下膝关节内侧间室软骨改变之间有显著的相关性，而在 X 线中未发现这种相关性。

超声评估骨赘的可靠性已经在手关节骨关节炎、髋关节骨关节炎和膝关节骨关节炎中进行了研究，并且有报道称阅片者内部和阅片者之间有较高的一致性。这种良好的可靠性表明，在长期研究中，超声检查骨赘是一种有效的随访手段（图 6-32～图 6-36）。

由于骨关节炎是一种复杂的全关节疾病，因此评估所有关节内结构对进一步了解疾病的发病机制和进展非常重要。常规影像学检查为疑似骨关节炎患者的临床评估提供了补充。理想情况下，一种成像方式可以对关节的所有组成部分进行敏感和具体的描述，而不需要静脉注射造影剂或电离辐射，并且很少依赖于操作人员的技术。MRI 可以显示多个关节结构。然而，在一些组织中，另外的辅助成像方式可能是必要的，特别是在滑膜和全层关节软骨缺损的部位。目前，各种成像技术的结合可以提供最全面的骨关节炎关节评估。

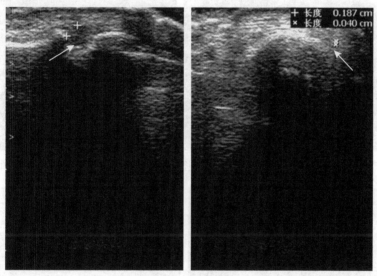

图 6-32　右手第 3 手指近指间关节少量关节积液（左图箭头），未见明显滑膜增生，骨面毛糙（右图箭头），有较明显的退行性病变

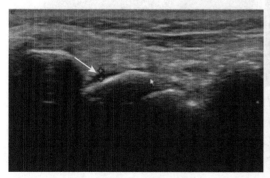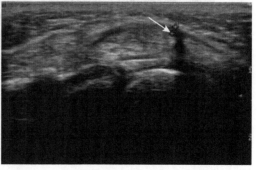

图 6-33　左腕关节少量积液，未见滑膜炎（长箭头），左腕关节骨面毛糙，有退行性病变（小箭头）（左图）；左腕关节指伸肌腱腱鞘炎（长箭头）（右图）

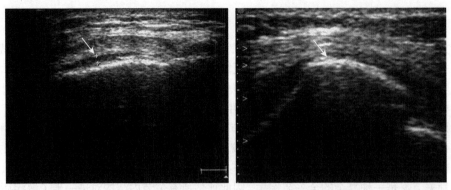

图 6-34　右膝关节少量积液，轻度新鲜滑膜增生（左图）；右膝股骨下端骨面毛糙，明显骨质增生（右图）

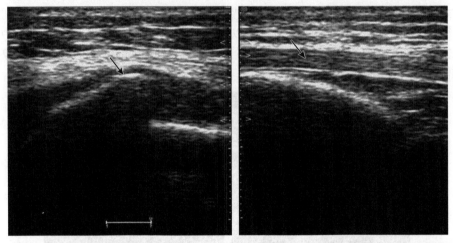

图 6-35　右膝关节少量积液，轻度新鲜滑膜增生（左图）；右膝股骨下端骨面毛糙，明显骨质增生（右图）

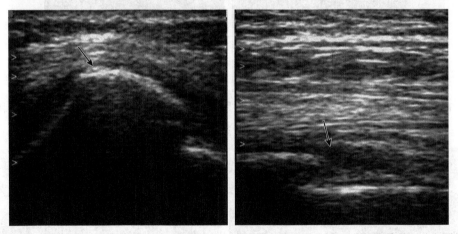

图 6-36　右膝关节髌韧带鞘膜积液（左图）；右膝股骨下端骨面毛糙，明显骨质增生（右图）

第二节　类风湿关节炎的影像学表现

类风湿关节炎是一种进行性全身对称性慢性炎症性疾病，常累及手、足小关节为主的全身多关节，并可能导致严重的骨破坏和关节畸形，对生活的各个方面都有很大的影响。类风湿关节炎在世界范围影响约 1% 的成年人口，男女比例为 1∶3。在手部，典型的临床表现为关节对称疼痛、肿胀，影响手腕、掌指关节（MCPJ）和近指间关节（PIPJ），但不会影响远指间关节（DIPJ）（图 6-37）。

过去几年中，"初期"或"早期"类风湿关节炎概念的普遍化以及治疗机会窗口的存在——在此期间对疾病进行充分治疗可以达到显著的临床改善，因此，风湿病学者很重视早期诊断和治疗可以改变病程的观念。与此同时，实验室和影像学检查也得到了发展或改进，有助于早期诊断和预测初期风湿性关节炎。此外，随着新型药物的使用，类风湿关节炎的治疗方法也发生了变化。类风湿关节炎的诊断考虑到临床表现的相关性，无论是实验室检查还是组织学检查，或单独的影像学检查都不能确诊。当类风湿关节炎所有的经典特征都得到充分表达时，其识别就容易了，但此时已不处于疾病的早期。

传统上，常规放射摄影一直是类风湿关节炎疾病评估中最常使用的成像方式，并且在临床和试验研究中仍然广泛用于评估关节损伤。然而，CR 的主要局限性是

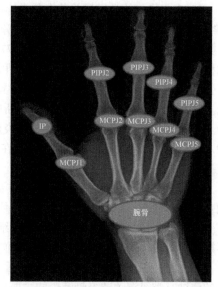

图 6-37　类风湿关节炎手关节常见累及部位

对类风湿关节炎关节结构变化的检测缺乏敏感性，特别是在早期疾病评估中（表 6-4）。随着磁共振成像（MRI）和超声（US）等更敏感的成像方式的日益普及，临床医生需要了解影像学在现代类风湿关节炎诊断、治疗和预后监测中的作用，以及与它们相关的优缺点。

表 6-4　不同影像学方法对上肢关节炎典型病理改变的敏感性

病理改变	X 线	CT	MRI	超声
滑膜炎	NA	+	+++（+）	+++
骨髓水肿	NA	+（#）	+++	NA
滑囊炎	NA	+	+++（+）	++
附着点炎	NA	+	+++（+）	+++
骨侵蚀	++	++++	+++	++
骨硬化	++	++++	+	NA
软组织钙化	++	++++	+	+++
关节间隙狭窄	++	+++	++	+
半脱位	++	+++	+++	+
腱鞘炎	NA	+	+++（+）	+++
韧带	NA	+	+++	+++
渗出积液	NA	+	+++（+）	++

注：（+）静脉加钆造影剂可增加检测；（#）使用双能 CT（DECT）和虚拟非钙图像提高检测

一、常规放射摄影

在类风湿关节炎中，常规放射摄影（CR）有助于检测骨结构异常，如侵蚀、关节骨质减少和关节间隙狭窄。它可以在短时间内对多个关节进行评估。与 MRI/US 等较新的成像方式相比，它是一种检测骨侵蚀较不灵敏的工具，不能提供重要结构如滑膜、肌腱和软骨的直接可视化。

1987 年修订的类风湿关节炎分类标准包括 5 个临床、1 个实验室和 1 个影像学类别。影像学 CR 观察手和手腕前后视图所见的关节旁骨侵蚀和骨质疏松的变化，这些 CR 变化对类风湿关节炎分类的敏感性、特异性和准确性分别为 77.2%、93.7% 和 85.5%。这些数据主要来对长期患病（平均病程为 7.7 年）的类风湿关节炎患者的研究。在一项涉及 376 例早期炎症性关节炎（IA）患者的独立研究中，CR 所见骨侵蚀仍然具有高度特异性（91.8%），但对类风湿关节炎诊断的敏感性（17.7%）较低。因此，CR 的缺点是对疾病早期诊断检出率低。据报道，在发病 6 个月内，CR 骨侵蚀的检出率为 6%～40%。另一项早期类风湿关节炎研究（症状出现 3 个月内）显示，基线期 CR 骨侵蚀率为 12.8%，1 年后增加到 27.6%。鉴于 CR 在疾病早期诊断的局限性，2010 年类风湿关节炎分类系统已经排除了 CR 成像作为一个标准。

传统的 X 线摄影在发现炎症性关节炎典型早期特征时灵敏度较低，其缺点包括：发现早期关节损伤的敏感性低，对炎症关节受累的评估是间接和不足的，因为只检测到关节周围软组织肿胀、关节旁骨质疏松症及关节间隙狭窄，骨三维结构仅显示为二维结构且检查有电离辐射。然而，在疾病早期检测骨侵蚀等变化时不够敏感。我们今天所知道的大部分关于类风湿关节炎的病理皆来自普通的 X 线检查。X 线检查强调皮质骨的重要性，因为皮质骨的钙含量在普通 X 线下非常清楚。皮质骨的侵蚀是类风湿关节炎骨糜烂的主要特征，X 线片仍然是有用的。尽管常规 X 线摄影有其局限性，但由于易于获得、可靠、经验丰富和成本相对较低，可用于评估所有解剖部位（包括外周关节和中轴关节），并且不受许多与患者相关的条件限制（如幽闭恐惧症和起搏器影响等），许多临床试验仍然使用影像学进展作为结果的衡量标准。影像学评分方法已经建立（表 6-5，图 6-38）。

表 6-5　类风湿关节炎 X 线进展的分级

分级	说明
Ⅰ	软组织肿胀，关节端骨质疏松
Ⅱ	关节面下骨质疏松，关节周围软组织肿胀，关节间隙正常可有轻微的关节面骨质侵蚀或破坏，无关节畸形
Ⅲ	明显的关节面下骨质侵蚀和破坏，关节间隙狭窄或消失，无纤维性或骨性强直及关节半脱位畸形
Ⅳ	除了以上三级临床表现以外，最后出现了纤维性或骨性强直

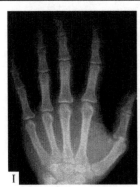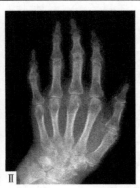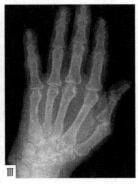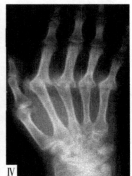

图 6-38　类风湿关节炎 X 线进展的分级

根据疾病的阶段和严重程度，X 线可以显示类风湿关节炎患者骨质广泛变化。此外，它在类风湿关节炎的鉴别诊断和治疗监测中仍具有重要作用。

骨侵蚀是类风湿关节炎较晚期但典型的影像学标志。骨侵蚀初期通常发生在手腕（豌豆骨、三角骨和尺骨茎突）、MCPJ 和跖趾关节（MTP），其特征位置是裸露区域（滑膜附着处：关节内未被软骨覆盖的区域）。早期骨侵蚀尤其是发生在掌骨头桡侧的骨侵蚀，常规 X 线摄影在检测 MCPJ 骨侵蚀时的灵敏度非常低（19%）。

类风湿关节炎放射学特征

ABCDE'S 是一种简便的记忆方法：

A 排列（Alignment），不正常；无骨强直。

B 骨（Bones），关节周围（关节旁）骨质疏松症；负重关节无骨膜炎或骨赘。

C 软骨（Cartilage），均匀（对称）关节间隙丢失。

D 畸形（Deformities）（天鹅颈，尺侧偏，纽孔状畸形）分布对称。

E 侵蚀（Erosions），边缘。

S 软组织肿胀（Soft-tissue swelling），没有钙化结节。

类风湿关节炎的影像学变化需要几个月的时间。关节旁骨质减少见于病程早期，随后为弥漫性骨质减少。关节侵蚀通常发生在小关节的边缘（图 6-39，图 6-40）。随后，关节间隙变窄并出现畸形（图 6-41～图 6-51）。1/3 的患者侵蚀最早发生于手部（第 2、3、5 手指 MCPJ），而不是足；1/3 的患者足（第 1、5 手指 MTP）先于手；1/3 的患者同时在手足上都有（图 6-52，图 6-53）。MRI 显示的侵蚀程度比常规放射摄影多 40%。

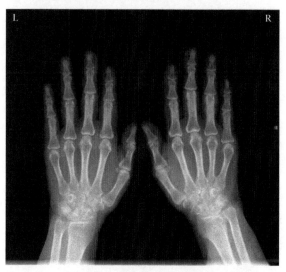

图 6-39 双手第 3、4 手指近指间关节软组织肿胀，左手第 2 掌指关节骨侵蚀

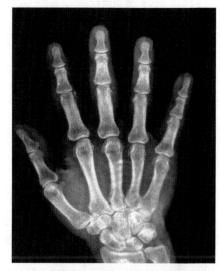

图 6-40 右手第 2、3 手指近指间关节软组织肿胀，伴有周围钙化

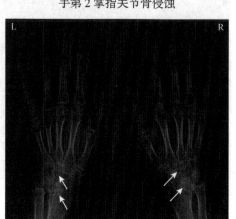

图 6-41 双手腕关节骨破坏伴有间隙变窄

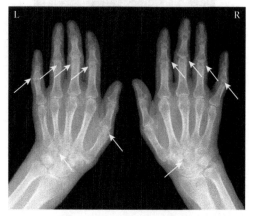

图 6-42 双手第 2、3、4、5 手指近指间关节软组织肿胀伴有间隙变窄，左手第 1 掌指关节骨侵蚀，双手腕关节骨破坏伴有间隙变窄

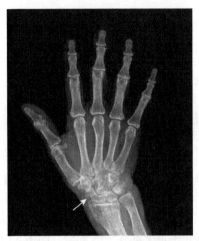

图 6-43　右手腕关节骨破坏伴有间隙变窄，伴有明显
骨质疏松

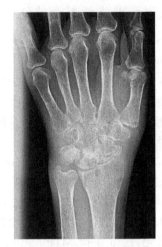

图 6-44　左手腕关节骨破坏伴有间隙变窄

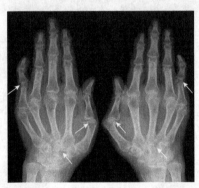

图 6-45　双手第 1 掌指关节半脱位，双手第 5 手指近
指间关节半脱位，双手腕关节骨破坏伴有间隙变窄，
双手明显骨质疏松

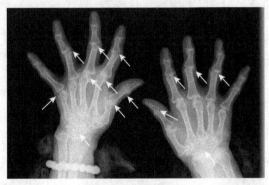

图 6-46　双手第 1、2、3、4 手指近指间关节半脱位，
左手第 1、2、3、5 掌指关节半脱位，双手腕关节骨破坏
伴有间隙变窄

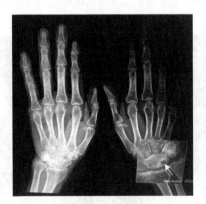

图 6-47　右手腕月骨明显骨破坏

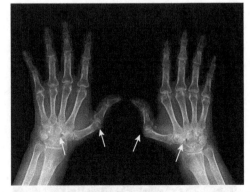

图 6-48　双手第 1 掌指关节半脱位，双腕关节骨侵蚀
伴有间隙变窄

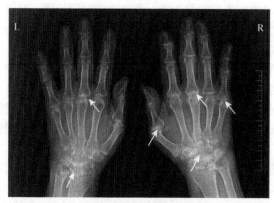

图 6-49　右手第 1 掌指关节半脱位伴有间隙变窄，双手第 3 掌指关节、右手第 5 掌指关节骨破坏伴有间隙变窄，双腕关节明显骨侵蚀伴有间隙变窄

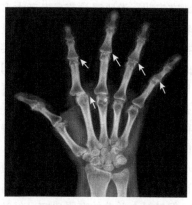

图 6-50　右手第 2、3、4、5 手指近指间关节旁骨质增生，右手第 2 掌指关节骨质增生（箭头），第 3 掌指关节骨侵蚀（星号）

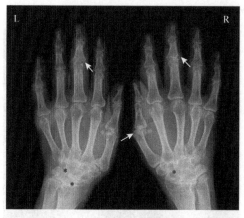

图 6-51　双手正位片：双手第 3 手指近指间关节间隙明显变窄，右手第 1 掌指关节骨质侵蚀（箭头），双手腕关节明显间隙变窄（星号）

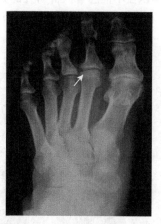

图 6-52　左足正位片：左足 2MTPJ 骨质增生伴有小囊变

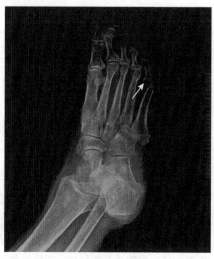
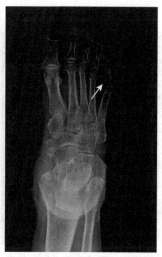

图 6-53　右足片（左图侧位片，右图为正位片）：右足 5MTPJ 骨侵蚀，右踝关节明显骨质疏松

　　研究表明，类风湿关节炎患者大多数骨侵蚀发生在患病的前 2 年。无论随访时间长短，有极少数患者不发生侵蚀性改变。当使用更复杂的成像方法时，这组人是否真的有关节损伤，或者是否潜在非常轻微的关节滑膜炎，还有待观察。类风湿关节炎进展速度，以被侵蚀关节的数量来衡量，在疾病的前 2 年进展是最快的，随着时间的推移而变缓。然而，这在多大程度上真正代表了类风湿关节炎早期炎症的加速阶段，在多大程度上代表了放射技术无法检测已经受损关节的新的侵蚀，目前还没有明确的定义。对早期类风湿关节炎的另一个观察结果是，足部 X 线片侵蚀的特征比手部侵蚀发生得更早，这使得在早期疾病评估中必须包含足部 X 线片。在另外一项纵向研究显示，足部侵蚀关节的数量更多。

　　尽管传统的 X 线摄影无法检测到透明软骨，但关节间隙狭窄反映了炎症过程引起的软骨均匀丧失。这在长期疾病中更为明显（见图 6-41～图 6-44）。在已经确诊的 RA 患者中，大关节受累并不罕见。但针对大关节的有限研究已经注意到小关节和大关节损伤之间有相当好的相关性。在肘部、肩部、膝关节、距下关节、踝关节和髋关节均可检测到放射损伤，其检出率为 21%～32%（图 6-54～图 6-60）。常规放射摄影也是脊柱评估的有效工具，颈椎可表现为早期受累，通常在确诊后的前两年。根据以往不同患者人群研究的数据，颈椎不稳的范围很广，在近期发病的类风湿关节炎患者中有 9%，而在长期发病的类风湿关节炎患者中有 70%。

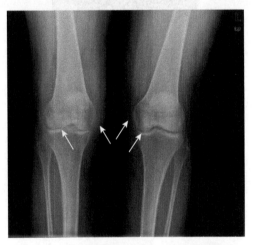

图 6-54　双膝关节软组织肿，伴有双膝关节间隙变窄

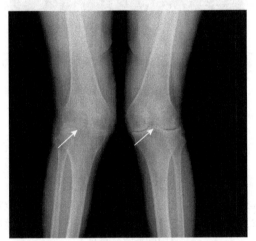

图 6-55　双膝关节间隙变窄伴有骨质疏松，右膝为重

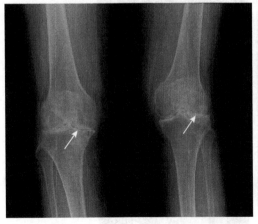

图 6-56　双膝关节正位片：双膝关节骨侵蚀伴有间隙变窄

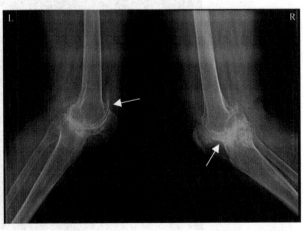

图 6-57　双膝关节侧位片：双膝关节间隙变窄伴有骨质增生

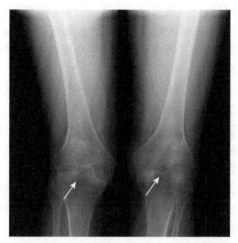

图 6-58　双膝关节正位片：双膝关节明显间隙变窄

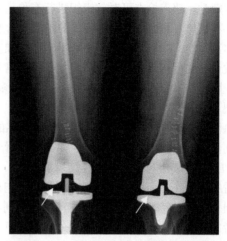

图 6-59　双膝关节正位片：双膝关节置换术后

　　随着侵蚀变得更加明显，掌指关节的全面性受累增生和掌侧半脱位可能随之而来的是手指尺侧偏斜，潜在的天鹅颈畸形，如果疾病没有得到充分治疗，在末期会出现强直，尤其是手腕。幸运的是，因为有了更有效的治疗药物，如甲氨蝶呤（MTX）和生物制剂取得了极大的进展，而使这些终末期 CR 变化在现在相对少见。

　　CT 目前还没有用于类风湿关节炎的常规临床诊断。它可能对诊断有用，可以更敏感地检测到手足关节的骨侵蚀，但因涉及辐射剂量问题，很少用于类风湿关节炎的检查（图 6-61）。

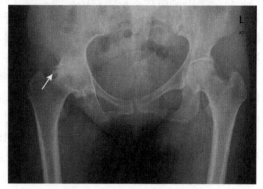

图 6-60　骨盆正位片：右髋关节增生伴有间隙明显变窄

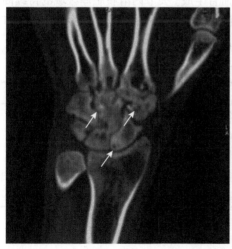

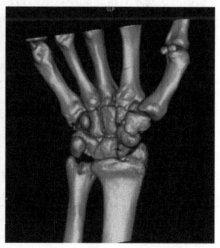

图 6-61　右手 CT：右腕关节明显骨侵蚀（左图）；三维 CT：右腕关节骨侵蚀（右图）

二、肌肉骨骼超声检查

　　肌肉骨骼超声是一种非侵入性、非辐射、非对比、点成像技术，自 20 世纪 70 年代以来一直用于风湿病学。超声检查可对软组织进行有价值的评估，并可区分滑膜增厚，关节、滑囊和肌腱鞘中是否存在液体，肌腱、韧带、假体的基本异常和骨侵蚀。使用高频的高分辨率超声设备可以评估最小的解剖改变，这对慢性关节炎的早期诊断和监测具有很大价值。滑膜肥厚是慢性滑膜炎的一个特征，被认为是侵袭性类风湿关节炎的一个非常可靠的生物标志。

灰阶超声（GSUS）或称为 B 模式，功率多普勒超声（PDUS）可用于评估滑膜炎、肌腱炎和肌腱断裂。功率多普勒（PD）显示血流的程度，与活动性炎症中充血的方向无关，彩色多普勒（CD）显示血流的速度和方向。PD 被认为是最敏感的多普勒模态取决于所使用的机器。然而，软件已经进步到让 CD 同样敏感。而 GSUS 和 PDUS 滑膜炎已经被证明是类风湿关节炎的重要表现，有证据表明 PDUS 滑膜炎与影像学骨侵蚀发展相关，且 PDUS 信号减少与改善相关疾病活动有关。

滑膜肥厚在超声图像上表现为局限性息肉样结构或呈丛状外观。利用超声可以非常详细地分析软骨损伤的各种特征和分布，同时可以检测到小至 1~10mm 的骨侵蚀。当超声检查结果与早期疾病患者的临床数据相结合时，特别是当他们患有血清阴性类风湿关节炎时，可以根据特定解剖靶点的识别做出更精确的诊断。高达 50% 的早期类风湿关节炎患者类风湿关节炎相关抗体（类风湿因子或抗环瓜氨酸肽抗体）检测阴性，高空间分辨率和多平面勘探的结合使超声优于传统的放射学摄影。超声的空间分辨率较高，可以对肌腱进行更详细的检查，能检测到以下情况：肌腱鞘增宽、肌腱结构不均匀、肌腱直径局部缩小、轮廓缺损、滑膜囊肿、肌腱断裂、肌腱碎裂、回声纹理消失和肌腱撕裂。

肌肉骨骼超声检查（MSUS）临床可行性高，扫描的成本相对较低，不涉及电磁辐射，总的来说不会给病人造成不便。各种超声波机可供租赁或购买，并具有可变的 GSUS 和 PDUS 性能。MSUS 的价值在于它在检查时医生和患者都可以实时查看图像。

超声有以下缺点：在某些情况下，使用 MSUS 很难检查整个关节，因为声波不能穿透骨头，探头可能无法延伸 360° 绕关节旋转。这使得全面评估类风湿关节炎侵蚀变得困难。骨髓水肿的重要高场 MRI 特征也不能用 MSUS 来评估。MSUS 检查需要依赖操作者，即使经过专业训练的操作者，也总是不可重复。

多普勒超声可用于评估软组织充血，并可用于区分活动、不活动的炎症组织。慢性关节炎患者关节内多普勒信号主要来自滑膜肥厚区域的持续血管生成。关节内滑膜肥厚区域的持续高灌注是对治疗反应不足的可靠指标，也是对侵蚀发展的预测。超声引导关节和软组织穿刺可提高准确性。类风湿关节炎患者超声异常表现见表 6-6。

表 6-6　类风湿关节炎患者超声异常表现

病理改变	超声表现
滑膜炎	低回声滑膜肥厚，与滑膜内有无强多普勒信号的积液无关
骨侵蚀	骨关节面在两个垂直平面上可见的骨关节内的不连续面
软骨损伤	透明软骨表面边缘锋利性丧失，软骨层厚度缺损（部分或完全）
腱鞘炎	低回声或无回声增厚组织，肌腱鞘内有或无液体，在两个垂直平面上可见，可显示多普勒信号
肌腱断裂	关节内和（或）外周局灶性肌腱缺损被肌腱鞘包围，在两个垂直平面上可见

（一）滑膜炎

2017 年，EULA-R 风湿病结局测量（Outoome measures in Rheurnatoid Arthritis clinical Trials，OMERACT）超声工作组对类风湿关节炎的滑膜炎做出了基于共识的定义。一致认为滑膜肥厚是滑膜炎的检查结果，如果没有多普勒信号，仅仅是滑膜积液不足以说明滑膜炎的存在（图 6-62）。为了获得滑膜炎的最佳超声图像，EULAR-OMERACT 超声工作组建议对掌指关节（MCPJ）进行背侧评估；因为专家一致认为背侧入路对 PDUS 信号的检测更为敏感。

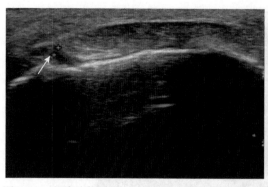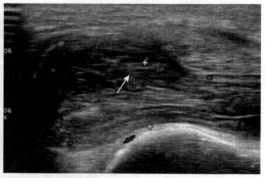

图 6-62　右膝关节超声：GSUS 示右膝关节中等量积液（左图箭头）；PDUS 示能量多普勒超声提示重度滑膜增生（右图箭头）

（二）骨侵蚀

骨侵蚀是类风湿关节炎的标志之一，它通常用于将类风湿关节炎分为两种不同的预后类别：侵蚀性类风湿关节炎和非侵蚀性类风湿关节炎。为了提供清晰完整的超声影像文件，证明骨侵蚀的存在，必须在至少两个垂直扫描平面上显示骨皮质不连续的图像证据。当评估骨皮质以检测骨侵蚀时，应牢记几个陷阱：特别是当异常小于 1mm 时，区分真正的骨侵蚀与皮质不规则的其他原因是很重要的，包括生理性小血管骨通道和干骺端更宽的平滑凹陷、健康儿童的骨骺板、骨关节炎中的骨赘和银屑病关节炎中的骨质增生等；肱骨头和第 1 跖骨头不应包括在旨在发现骨侵蚀的扫描方案中，这两个部位的骨侵蚀发生率在健康受试者中也相对较高（图 6-63～图 6-66）。在类风湿关节炎患者中，超声骨侵蚀多见于第 2 掌骨头、第 5 掌骨头和尺茎突的外侧。

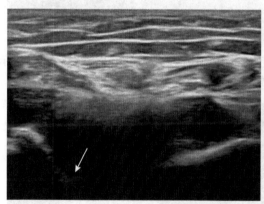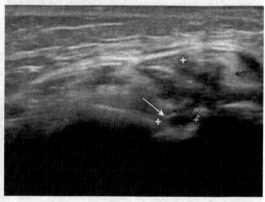

图 6-63　左肘关节超声：GSUS 示肱骨远端和尺骨鹰嘴处骨面毛糙，轻度骨侵蚀（左图箭头）；PDUS 示少量积液，轻度新鲜滑膜增生（右图箭头）

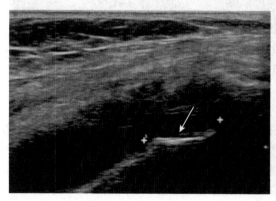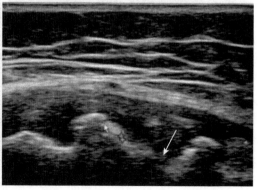

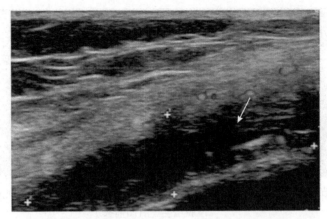

图 6-64　左膝关节超声：GSUS 示中等量积液（左上图箭头）；GSUS 示右侧股骨下端骨面毛糙，右较明显
　　　　骨质增生和较明显的骨侵蚀（右上图箭头）；PDUS 示有中度新鲜滑膜增生（下图箭头）

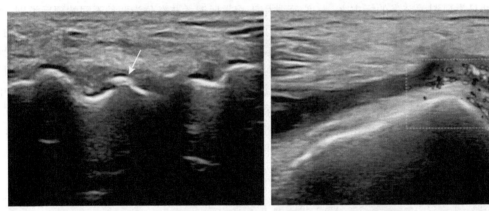

图 6-65　左膝关节超声：GSUS 示左侧股骨下端骨面毛糙，有退行性病变骨质增生（左图箭头）；PDUS 示
　　　　中等量积液，中度新鲜滑膜增生（右图箭头）

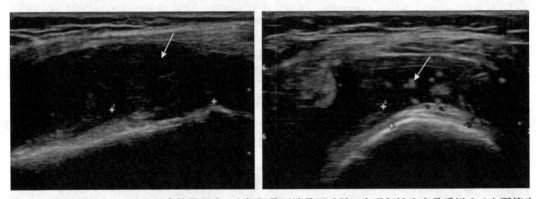

图 6-66　左膝关节超声：GSUS 示中等量积液，左侧股骨下端骨面毛糙，有退行性病变骨质增生（左图箭头）；
　　　　PDUS 示中度新鲜滑膜增生（右图箭头）

（三）软骨损伤

　　软骨损伤是决定类风湿关节炎患者关节功能丧失和长期残疾的相关因素之一。然而，超声对小关节和大关节的透明软骨的评估并不是常规的。事实上，只有少数超声研究观察了类风湿关节炎软骨损伤的负担和这种损伤累及导致的疾病自然进程。此外，在大多数研究中，MCPJ 被用于评估掌骨头的透明软骨。正常的透明软骨在可接近的地方，当垂直地受到超声光束照射时，呈现为一个均质无回声带，由两个高回声尖锐、规则和连续的界面所划分。表面边缘锋利性的丧失和软骨层的部分或完全变薄都可能导致不同程度的软骨损伤。在晚期，软骨完全丧失可与软骨下骨侵蚀并存。据 Torp-Pedersen 等报道，超声测量软骨厚度并不容易。事实上，透明软骨评估需要正交光照，这对于软骨边缘的正确识别是强制性的，但不是所有的关节都能获得这种扫描条件。只有少数关节可以在 90°的角度下轻松地扫描到大部分软骨层，MCPJ 就是其中之一。

（四）腱鞘炎和肌腱断裂

在类风湿关节炎中，肌腱病理是一个众所周知的，但被低估的疾病组成部分，它可能导致不可逆转的身体残疾。体格检查只能提供腱撕裂局部病变的存在和程度的有限信息。此外，腱鞘炎常被误解为关节炎症。尽管超声被认为是评估肌腱的最佳成像方式，但迄今为止，只有少数研究对其在评估类风湿关节炎患者腱鞘炎或肌腱损伤方面的能力进行了观察。炎症和肌腱损伤最常累及的肌腱是第 2、3、4 指屈肌腱和尺侧腕伸肌腱（ECU）（图 6-67）。在一组早期类风湿关节炎患者队列中，ECU 腱鞘炎的存在已被证明对预测关节骨侵蚀的发展有价值，胫骨后腱鞘炎和部分破裂已被发现与类风湿关节炎的平足畸形呈正相关。但另外一项研究对 40 名健康参与者的第 2 指、第 3 指和手腕进行了 3D 超声检查，结果表明所有人都有供血血管，这些血管要么位于肌腱鞘内，要么靠近肌腱鞘。结论是，当使用 MSUS 检查腱鞘炎时，应该考虑这样的血管，以避免误报。

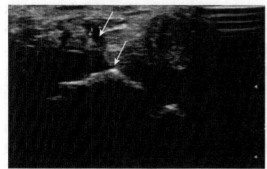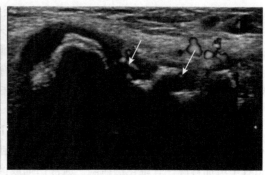

图 6-67 左腕关节超声：GSUS 示少等量积液（左图箭头），左腕关节屈肌腱腱鞘炎；PDUS 示轻度新鲜滑膜增生（右图箭头）

在考虑定量测量、超声对比评估和三维超声技术时，半定量评估是可选择的评分方法。GSUS 滑膜炎评分采用从 0～3 的半定量评分，反映滑膜肥厚程度（0：正常；1：轻微滑膜肥厚；2：中度滑膜肥厚；3：重度滑膜肥厚）。

对于 PDUS 滑膜炎，主要有两种评分系统：①Szkudlarek 等提出的 2003 年半定量评分系统（0：无多普勒信号；1：单个血管信号；2：融合血管信号，在滑膜不到一半的区域；3：血管信号，在滑膜超过 50%的区域）；②Hammer 等提出的 2011 年半定量评分系统并附带寰枢椎[0：无；1：小度 PD 活动；2：中度 PD 活动；3：大度 PD 活动（相对于关节内 PD 活动的最大程度）]。

对于需要扫描的关节数量（6～78 个关节），需要获得的视图（背侧/掌侧，长/短，内侧/外侧），以及总得分的计算方法（总得分的总和、关节的最大得分、复合评分方法、关节称重等）还没有达成一致意见。一些研究小组已经设计了他们自己的 MSUS 评分系统，但仍然没有统一的方法用于所有的类风湿关节炎临床试验。GLOESS（全球 OMERACT/EULAR 评分系统）方法总结了 GSUS 和 PDUS 滑膜炎的最高评分，而不考虑评估的关节/视图的数量，以便于招募多中心试验。在风湿病实践中广泛应用 MSUS 的障碍不仅包括难以形成科学合理的超声检查方法，还有难以获得训练有素的操作者。也有数据表明类风湿关节炎患者的 PDUS 滑膜炎可能受日变化和非甾体抗炎药使用的影响，在评估患者时应考虑这一点。

三、磁共振检查

MRI 是一种非侵入性、非辐照性的成像方式，对于早期类风湿关节炎的炎症性和破坏性关节改变，MRI 比临床检查和 X 线片更敏感。MRI 可以评估所有涉及关节炎疾病的结构，即滑膜、滑液、软骨、骨骼、韧带、肌腱和腱鞘。MRI 允许评估结构变化和疾病活动，它的多平面性能和良好的软组织对比度分辨力使其成为一种非常敏感的关节炎症检查。然而，这是一种相对昂贵的检查方式；检查耗时，有时患者不能很好地耐受。在临床实践中，使用 MRI 检测早期炎症取决于很多因素，包括当地的检查方法、成本、获取的方便性和诊断的不确定性程度。因此，它的使用在不同的机构之间有所不同，但放射科医生应该意识到，这种方式提供了任何特定关节的炎症性关节炎最全面的评估。

因 X 线对类风湿关节炎早期疾病检测不敏感，而这些更先进的成像技术越来越多地被应用，是目前研究的重点。与超声相比，MRI 的优势是额外检测骨髓改变。MRI 能够直接可视化超声所看到的所有结构。此外，它还能可视化了解骨髓病理，特别是骨髓水肿（BME）。MRI 还避免了电离辐射，获得的图像可以集中存储和读取，这对多中心临床试验很有用。

风湿病结局测量（OMERACT）MRI 工作组于 1998 年开始工作，以验证 MRI 测量在类风湿关节炎临床试验中的应用。MRI 评分系统的标准化和共识现在已经建立。类风湿关节炎 MRI 评分（RAMRIS）方法建立于 2000 年，包括骨关节炎、滑膜炎和骨侵蚀的评估。骨关节炎或骨髓水肿（BME）被定义为骨骼炎症，被认为是预测未来影像学侵蚀的重要因素。滑膜炎可通过 MRI 清晰显示，已知与组织病理学密切相关。MRI 还能够检测到侵蚀，可见到骨皮质的异常和破坏。

放射科医生在解释 MRI 扫描结果的能力上有相当大的差异，需要有经验的专业阅片者。许多放射科医生在评估炎症性关节炎患者的周围关节扫描方面经验相对较少，也很少有风湿病医生掌握这方面的技能。

MRI 的可行性是一个问题，因为它很昂贵，而且须到有 MRI 扫描条件的医院检查。虽然患者没有暴露于电离辐射，但可能出现与静脉注射含钆造影剂相关的皮肤增厚或纤维化，在严重肾衰竭的患者中增加肾源性纤维化的风险。通常扫描成像时间较长，病人对高场 MRI（hf-MRI）机器的幽闭恐惧症也是一个问题。这可以通过使用四肢 MRI 或低场 MRI（lf-MRI）机器来避免，但这些机器有局限性：BME 更难检测，图像往往有较低的分辨率（特别是在没有使用对比剂的情况下）。对于疾病活动度高的类风湿关节炎患者，全身 MRI 评估可能很难实施，因为长时间保持不动对患者来说太不舒服了。另外，磁铁相关禁忌证（如起搏器）也限制了关节部位的成像。

MRI 可以评估所有受风湿性关节炎影响的结构，包括软组织、软骨和骨骼。这种成像方法是高度敏感的，与 CR 相比，可以提前 3 年发现早期侵蚀。手 MRI 可以用专用四肢线圈薄片，3mm 左右。使用在世界范围内普遍使用的 MRI 序列标准，T_1 加权（T_1W）序列用于检测成像手的解剖结构；T_2 加权（T_2W）、质子密度加权脂肪饱和（PDW-FS）和短 tau 逆转恢复（STIR）序列检测积液和炎症。在类风湿关节炎中，这将有助于更容易地诊断滑膜炎、腱鞘炎、滑膜积液和骨水肿（图 6-68～图 6-80）。扩散加权成像（DWI）序列，以及 T_2W 和 STIR 序列，为鉴别手腕和手部滑膜炎提供了可行性，而不需要对造影剂禁忌的患者使用静脉钆。活动性疾病表现为 DWI 高信号，而正常骨髓低信号。DWI 的缺点是在手和脚上使用时，有低信噪比和来自磁场不均匀性的影响。

钆对比 T_1W 序列可进一步检测血管强化区域的活动性炎症。对比后序列中的脂肪抑制使对比增强组织更容易显示。使用时间-强度曲线的动态对比成像（DCE）可客观地显示和量化滑膜炎症，有助于早期诊断和治疗监测延迟钆增强。应用 MRI 评估软骨是一种技术发展，可以使胶原蛋白和蛋白多糖在软骨上宏观可见，以评估早期损失。然而，更常用于软骨评估的功能序列是 T_2WI，它在一个序列中获得多个 TE。高 T_2 与软骨含水量增加、胶原蛋白和蛋白多糖含量降低相关，与软骨损伤区域一致。

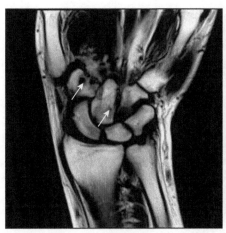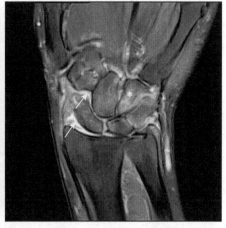

图 6-68　右腕关节 MRI：T_1WI 序列示右腕关节囊变（箭头）（左图）；STIR 序列示右腕关节滑膜炎（箭头）
伴有骨髓水肿（星号）（右图）

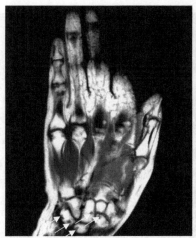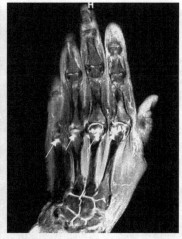

图 6-69　左腕关节 MRI：T_1WI 序列示左腕关节多发骨侵蚀（箭头）（左图）；STIR 序列示
左手第 2、3、4、5 掌指关节骨髓水肿（箭头）（右图）

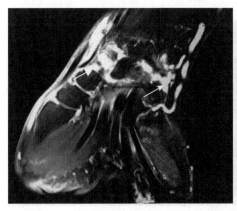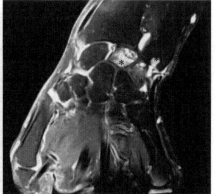

图 6-70　左腕关节 MRI：STIR 序列示左腕关节明显滑膜炎（箭头）（左图）；STIR 序列示左腕舟骨、
三角骨、尺骨茎突骨髓水肿（星号）（右图）

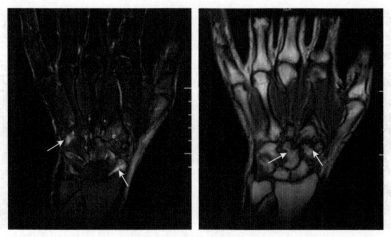

图 6-71　右手 MRI：STIR 序列示右腕关节滑膜炎（箭头），伴有骨髓水肿（星号）（左图）；T₁WI 序列示右腕
关节多发的骨侵蚀（箭头）（右图）

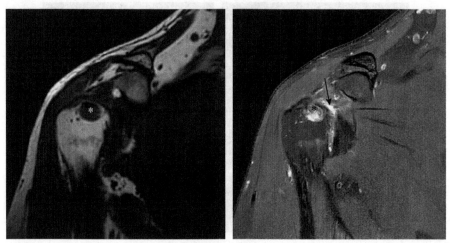

图 6-72　右肩关节 MRI：T₁WI 序列示右肩关节滑膜疝（星号）（左图）；STIR 序列示右肩关节滑膜疝（星号）
及滑膜炎（箭头）（右图）

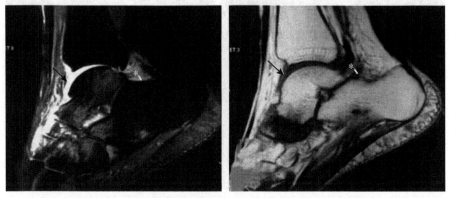

图 6-73　右踝关节 MRI：STIR 序列示右踝高信号关节积液（箭头）伴有滑膜炎（星号）（左图）；
T₁WI 序列示右踝关节低信号关节积液（箭头）伴有滑膜炎（星号）（右图）

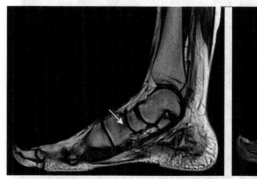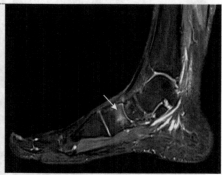

图 6-74 右踝关节 MRI：T₁WI 序列示跗骨低信号骨髓水肿（箭头）（左图）；STIR 序列示跗骨高信号
骨髓水肿（箭头）（右图）

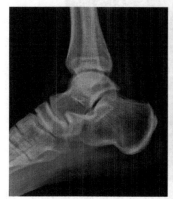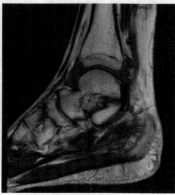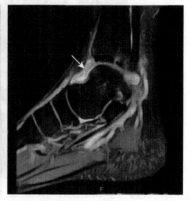

图 6-75 右踝 X 线未见明显异常（左图）；右踝关节 MRI 矢状位 T₁WI 序列未见异常（中间图）；右踝关节
MRI 矢状位 STIR 序列示右踝关节高信号滑膜炎（箭头）（右图）

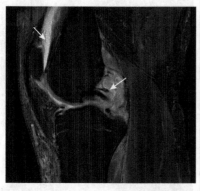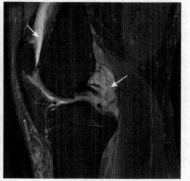

图 6-76 右膝关节 MRI 矢状位：T₁WI 序列示右膝关节低信号滑膜炎（箭头）（左图）；STIR 序列示右膝关节
高信号滑膜炎（箭头）（右图）

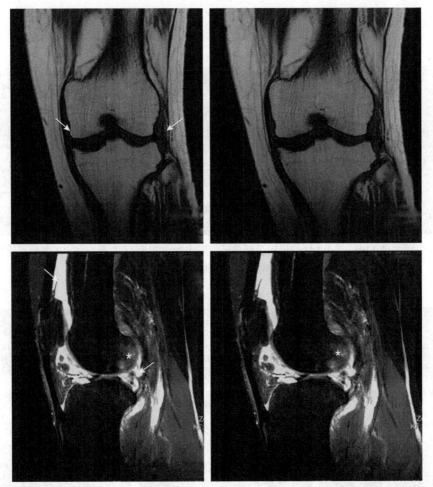

图 6-77　左膝关节 MRI：冠状位 STIR 序列示左膝关节高信号滑膜炎（箭头）（左上图）；冠状位 T₁WI 序列未见异常（右上图）；矢状位 STIR 序列示右膝关节明显滑膜炎（箭头），右膝股骨下端的高信号骨髓水肿（星号）（左下图）；矢状位 T₁WI 序列示右膝股骨下端的低信号骨髓水肿（星号）（右下图）

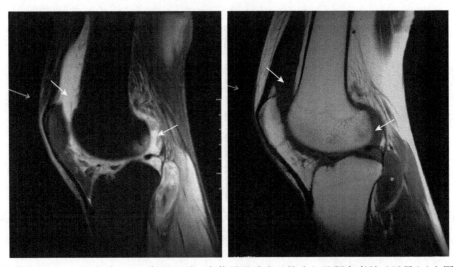

图 6-78　左膝关节 MRI：矢状位 STIR 序列示明显高信号滑膜炎（箭头）及腘窝囊肿（星号）（左图）；矢状位 T₁WI 序列示低信号滑膜炎（箭头）及腘窝囊肿（星号）（右图）

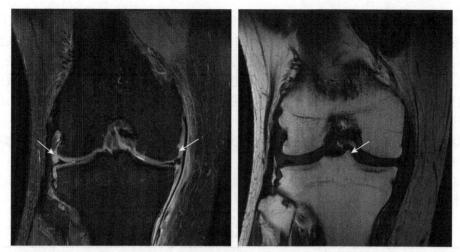

图 6-79　左膝关节 MRI：冠状位 STIR 序列示高信号滑膜炎（箭头）（左图）；B. 冠状位 T₁WI 序列示髁间嵴变
尖（箭头）（右图）

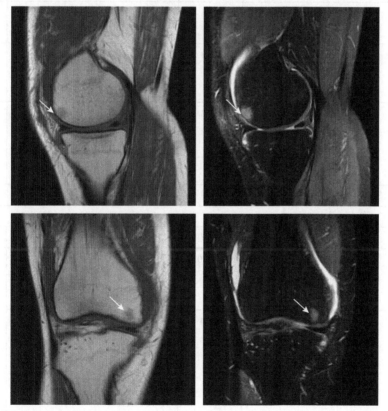

图 6-80　右膝关节 MRI：矢状位 T₁WI 序列（左上图），矢状位 STIR 序列（右上图），示股骨下端骨髓水肿（箭
头）；冠状位 T₁WI 序列（左下图），冠状位 STIR 序列（右下图）示股骨内侧髁骨髓水肿（箭头）（右下图）

　　BME 实际上是指组织水肿。高 T₂W 信号来自于游离水分子中的质子，游离水分子存在于细胞
（不是脂肪细胞）和血管内，并集中在炎症存在的区域。炎症病变可通过敏感的 T₂W 或 PDW 序列
检测，其中炎症被视为明亮信号。钙化皮质在 T₂W 图像上，骨和骨小梁显示为黑色空洞，而相邻
组织，通常是正常软骨下骨的骨髓脂肪，产生的信号显示出实际骨的轮廓。骨小梁非常小，很难看
到。MRI BME 存在于许多不同的情况下，并不是疾病特异性的，但它在类风湿关节炎中具有特殊
的意义，因为它不仅是炎症的指标，还是骨病理和未来骨损伤的标志。来自临床研究的证据表明滑

膜炎（滑膜厚度增加）在 BME 存在的关节中更严重。研究还表明，使用 TNF 药物治疗可降低 CRP（通常与治疗反应相关）；CRP 的降低与滑膜炎和 BME 的减少呈正相关。这些测量结果彼此之间有很强的相关性，而且通常都出现在同一个关节中。另外，来自进一步研究的证据表明，在 12 个月的时间内，无 BME 则使 MRI 骨侵蚀形成的可能性极低。如果持续 BME 存在，侵蚀形成的可能性将大大增加。不同研究小组的研究表明，BME 是预测类风湿关节炎侵蚀进展的常规和影像学生物标志中最强的标志。

类风湿关节炎临床试验（OMERACT-RAMRIS）手 MRI 评分系统显示出对关节炎和对骨侵蚀的良好评估能力和可靠性。

RAMRIS 评估炎症（滑膜炎、骨关节炎和腱鞘炎/肌腱炎）和测量关节损伤（侵蚀和关节间隙变窄/软骨变薄）（表 6-7）。

表 6-7　RAMRIS 评分系统

MRI 炎症评价				
	局部评分	评分范围	如何评价	总评分
滑膜炎	手腕区（3），MCPJ2～5 总区域=7	0～3	0：无，而 1～3 分（轻度，中度，重度）增加假定最大体积的 1/3	0～21 分
骨髓水肿/骨关节炎	手腕（15 块骨头），MCPJ2～5（掌骨头和指骨头）总区域=23	0～3	0：没有水肿；1：1%～33%骨水肿；2：34%～66%；3：67%～100%	0～69 分
腱鞘炎	腕伸肌隔间（6）腕屈肌隔层（3）MCPJ 屈肌 2～5 总面积=13	0～3	0：无腱鞘炎；1：<1.5mm；2：>1.5mm，但<3mm；3：>3mm 腱周积液和（或）造影后强化	0～39 分
MRI 总炎症评分：滑膜炎+骨髓水肿/骨关节炎+腱鞘炎				
MRI 损伤评价				
	局部评分	评分范围	如何评价	总评分
侵蚀	手腕（15 块骨头），MCPJ2～5（掌骨头和指骨头）总面积=23	0～10	0：无侵蚀；1：1%～10%骨量；2：11%～20%等（根据被侵蚀骨的比例）	0～230 分
关节间隙狭窄	手腕 17 处 MCPJ2～5 总面积=14	0～4	0：没有变窄；1：局灶性或轻度（<33%）；2：中度（34%～66%）；3：中度至重度（67%～99%）；4：关节强直	0～84 分
MRI 总损伤评分=侵蚀+关节间隙变窄				

长期以来，常规 X 线摄影一直是类风湿关节炎成像的金标准，但在诊断类风湿关节炎时，对结构损伤的敏感性较低，无法评估疾病活动性。尽管有这些限制，它仍然是类风湿关节炎患者常规临床管理的一个有用方式。由于灵敏度的提高，超声和 MRI（特别是对比增强 MRI）正迅速成为患者早期疾病检测的首选影像学检查。MRI 和超声还可用于监测类风湿关节炎患者的疾病进展。临床试验可以使用 MRI 作为评估昂贵疗法的结果指标，且允许更短的试验，因为 MRI 的变化显然要快得多。通过影像学检查监测疾病活动性可以更准确地反映临床措施的治疗效果。

第三节　脊柱关节炎的影像学表现

脊柱关节炎（spondyloarthritis，SpA）是一组慢性关节炎性疾病，通常侵犯脊柱、外周关节、肌腱附着点，还可以伴有关节外表现，如虹膜炎、银屑病和炎症性肠病等。本病有家族聚集倾向，如果不积极治疗，可以导致疾病进展，引起脊柱及关节的强直，严重影响患者的生活质量。

根据关节受累范围将脊柱关节炎分为中轴型脊柱关节炎和外周型脊柱关节炎。中轴型脊柱关节炎（axSpA）包括放射学阳性中轴型脊柱关节炎（即强直性脊柱炎），以及放射学阴性中轴型脊柱关节炎（nr-axSpA）。外周型脊柱关节炎，主要是外周关节受累的脊柱关节炎，其症状主要为外周关节炎、外周附着点炎和指（趾）炎。

随着对脊柱关节炎认识的深入及影像学技术的发展，尤其是骶髂关节 MRI 在脊柱关节炎中的应用，能更早期发现骶髂关节炎。ASAS 在 2009 年公布了推荐的中轴型脊柱关节炎分类标准：年龄＜45 岁，炎性腰背痛＞3 个月。

脊柱关节炎的特征：①炎性腰背痛；②关节炎；③肌腱端炎（足跟）；④葡萄膜炎；⑤指（趾）炎；⑥银屑病；⑦克罗恩病/溃疡性结肠炎；⑧对非甾体抗炎药治疗反应好；⑨有脊柱关节炎家族史；⑩HLA-B27 阳性；⑪CRP 升高。

诊断：影像学提示骶髂关节炎加上≥1 个脊柱关节炎特征；或 HLA-B27 阳性加上≥2 个其他脊柱关节炎特征。

ASAS 于 2010 年发布了外周型脊柱关节炎分类标准：关节炎或附着点炎或趾炎；加上≥1 个脊柱关节炎表现，如葡萄膜炎、银屑病、炎症性肠病、前期感染史、HLA-B27 阳性、影像学骶髂关节炎（X 线或 MRI）；或加上≥2 个脊柱关节炎表现，如关节炎、附着点炎、趾炎、炎性下腰痛史、脊柱关节炎家族史。

骨盆 X 线片仍然是脊柱关节炎常规诊断评估的主要成像方式，尽管其可靠性有限，以及关注于疾病晚期发生的结构变化使人们的注意力集中在更敏感的成像方式上，如 CT 和 MRI；但需了解不同检查方法的优劣性，才能选择合适的检查方法评估疾病。

一、常规放射摄影（CR）

由于中轴型脊柱关节炎的主要症状是慢性背部疼痛，这在人群中非常普遍，而且缺乏特异性。因此，必须建立明确的诊断标准。除了临床症状外，放射学检查自 20 世纪 30 年代以来一直是强直性脊柱炎诊断的重要组成部分——特别是在骶髂关节的放射摄影检查，因为几乎所有强直性脊柱炎病例的疾病起源点都是骶髂关节。现在临床上沿用的是 1984 年美国风湿病学会（ACR）修订的《纽约强直性脊柱炎诊断标准》，包括骶髂关节的放射评估。后来，1990 年 ACR 修订的《Amor 脊柱关节病诊断标准》和《1991 年欧洲脊柱关节病研究组（ESSG）标准》为一般的脊柱关节炎的诊断而建立，包含了与许多 mNY 标准相同的骶髂关节炎定义。

1984 年《纽约强直性脊柱炎诊断标准》

1. 临床标准

（1）腰背痛和僵直持续至少 3 个月，活动后改善、休息不能缓解。

（2）腰椎前后和侧屈活动均受限。

（3）胸廓扩展范围小于同年龄和性别的正常值。

2. 放射影像学标准

双侧骶髂关节炎≥Ⅱ级或单侧骶髂关节炎Ⅲ～Ⅳ级（表 6-8，图 6-81）。

表 6-8　骶髂关节 X 线分级

分级	说明
0	正常
I	可疑骶髂关节炎
II	骶髂关节边缘模糊，略有硬化和微小侵蚀病变，关节腔变窄，属轻度异常
III	骶髂关节两侧硬化，关节边缘模糊不清，有侵蚀病变伴关节间隙变窄，可部分消失，为中等进展性骶髂关节炎
IV	关节完全融合强直

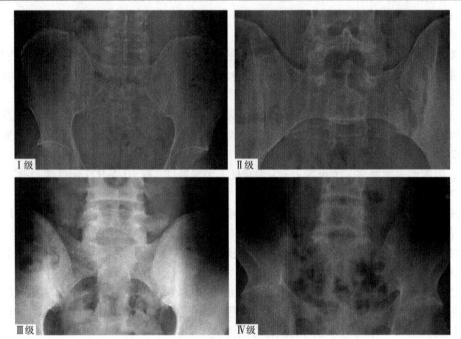

图 6-81　强直性脊柱炎骶髂关节 X 线分级

根据 2015 年 EULAR 建议：

（1）骶髂关节 CR 被建议作为诊断与中轴型脊柱关节炎相关的骶髂关节炎的首选影像学技术。

（2）骶髂关节 CR 可用于中轴型脊柱关节炎的长期结构损伤监测，特别是新骨形成。目前在 EULAR 推荐和 ASAS 中轴型脊柱关节炎影像成像诊断标准中，中轴型脊柱关节炎相关骶髂关节炎的影像学定义等于许多 mNY 标准。

骨盆平片仍然是用于脊柱关节炎诊断、评估和分类的主要成像方式。然而，它只能描述炎症的后果，并不能发现局部炎症。因此，影像学异常局限于松质骨和皮质骨。骶髂关节炎症的最早异常是髂骨下 1/3 软骨下骨的清晰度下降，导致锯齿状或邮票孔样的经典表现，反映了关节软骨部分软骨下骨髓的早期炎症。这种炎症之后是更明显的侵蚀和影像学上关节间隙的明显扩大，因为侵蚀影响到骶骨和髂骨两个关节面。进行性硬化症和关节间隙强直是疾病的晚期特征（图 6-82～图 6-94）。

使用 X 线摄影早期诊断的一个主要挑战是关节复杂的解剖结构。关节腔弯曲且倾斜，后侧位于内侧，前侧位于外侧，因此使用传统的前后位（AP）视图很难观测到早期软骨下改变。

侵蚀可能在被可靠地检测到之前就很严重，因为它有时不出现在解剖面上，因此即使是有经验的阅片者，早期脊柱关节炎的异常检测也是不可靠的。

前瞻性研究表明，只有 10%～15% 的患者在 2 年后发生放射性骶髂关节炎，约 40% 在 5 年后发生，约 60% 在 10 年后发生放射性骶髂关节炎。这一发现强调了依赖 X 线摄影的局限性。

　　将所有这些影像学特征组合在一起进行分级，该方案限制了骶髂关节炎分级的可靠性评估，特别是对早期疾病，因为不同的阅片者可能对不同的病变分配不同的重要程度。侵蚀可能是早期脊柱关节炎最具体的特征，但也难以可靠地检测。这一困难解释了为什么即使是高强度训练也不能显著提高骶髂关节炎影像学检查和分级的可靠性。

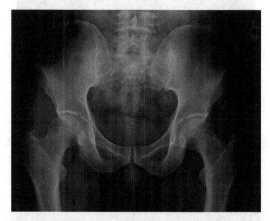

图 6-82　骨盆平片：双侧骶髂关节可疑异常，右侧骶髂关节轻度硬化

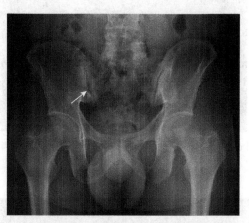

图 6-83　骨盆平片：右侧骶髂关节明显骨侵蚀，左侧骶髂关节可疑异常

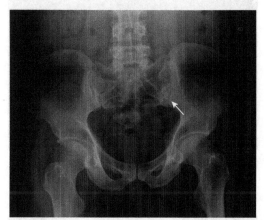

图 6-84　骨盆平片：左侧骶髂关节明显骨侵蚀，伴有间隙变窄

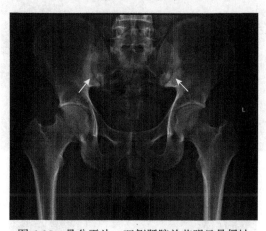

图 6-85　骨盆平片：双侧骶髂关节明显骨侵蚀

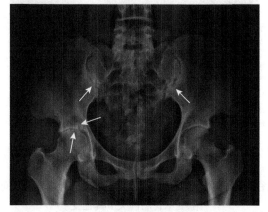

图 6-86　骨盆平片：双侧骶髂关节明显骨侵蚀，右侧髋臼及股骨头明显囊性变

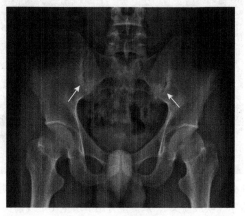

图 6-87　骨盆平片：双侧骶髂关节明显骨侵蚀

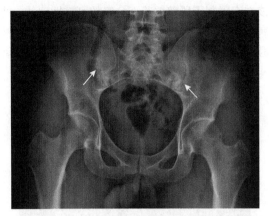

图 6-88　骨盆平片：右侧骶髂关节部分融合，左侧明
　　　　 显骨侵蚀伴间隙变窄

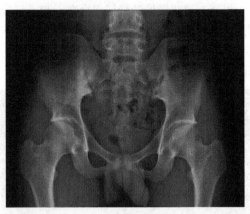

图 6-89　骨盆平片：双侧骶髂关节明显骨侵蚀伴间隙
　　　　 变窄

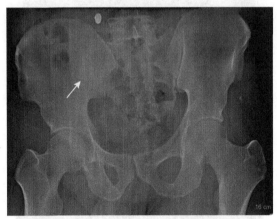

图 6-90　骨盆平片：右侧骶髂关节融合

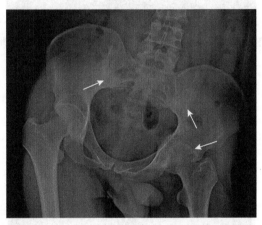

图 6-91　骨盆平片：骨盆倾斜，双侧骶髂关节融合，
　　　　 左侧髋关节间隙变窄

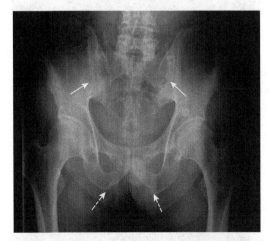

图 6-92　骨盆平片：双侧骶髂关节侵蚀伴有间隙明显
　　　　 变窄（实线箭头），双侧坐骨结节增生（虚线箭头）

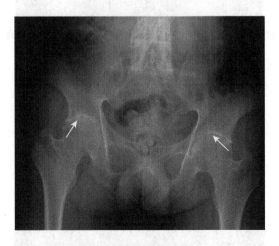

图 6-93　骨盆平片：双侧骶髂关节融合，双髋关节间
　　　　 隙变窄，右髋关节囊性变

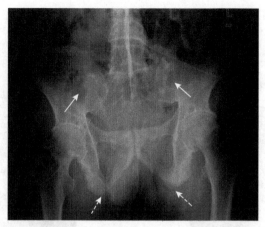

图 6-94　骨盆平片：双侧骶髂关节融合（实线箭头），双髋关节间隙变窄，
双侧坐骨结节骨侵蚀（虚线箭头）

　　髂骨和骶骨皮质骨不规则，有硬化和骨赘，23.8%的初级保健患者有背部疼痛，尤其是女性，她们经常是双侧背部疼痛。然而，侵蚀在骶髂关节骨关节炎中并不常见。致密性骨炎的髂骨硬化通常是双侧的，多发生在产后的女性。皮质骨的轻微不规则可能很明显，但关节间隙宽度的明确侵蚀或改变很少见。单侧骶髂关节骨侵蚀伴广泛骨质疏松应考虑脓毒性关节炎和恶性肿瘤。

　　脊柱的影像学异常包括椎体角部侵蚀，椎体终板变方和硬化性改变，新骨形成表现为韧带骨桥形成和强直（图 6-95～图 6-107）。这些特征有时可能在骶髂关节病变很轻微时就很明显，但这不足以将脊柱常规 X 线摄影纳入诊断评估。

　　目前，医生依靠改良 Stoke 强直性脊柱炎脊柱评分系统（mSASSS）来对脊柱平片的椎体角部方形变、硬化、侵蚀和新骨形成进行评分。这些结构特征只能在颈椎和腰椎的前椎体角进行可靠的评估，而不能在胸椎中进行评估，因为在这个位置有软组织和骨骼的过度突出。因此，使用 mSASSS 不能对整个胸椎以及颈椎和腰椎的后椎体角和所有小关节突关节的评估。脊柱关节炎结构进展缓慢意味着只有在 2 年的随访后才能可靠地检测到 mSASSS 的变化，通常只能在 30%的患者中观察到新的韧带骨赘。

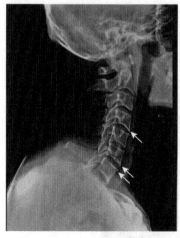

图 6-95　颈椎侧位片：颈椎椎体边缘 C₄、C₆、C₇

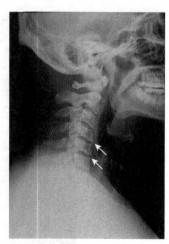

图 6-96　颈椎侧位片：颈椎 C₄、C₅、C₆
明显增生伴反曲

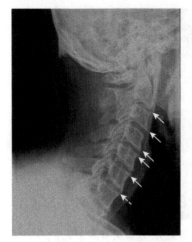

图 6-97　颈椎侧位片：颈椎椎体边缘 C_3、C_4、C_5、C_6 增生，C_6/C_7 骨桥形成

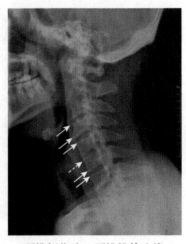

图 6-98　颈椎侧位片：颈椎椎体边缘 C_4、C_5、C_6、C_7 明显增生，C_5/C_6 骨桥形成

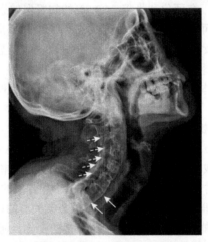

图 6-99　颈椎侧位片：颈椎明显过度后伸，颈椎部分融合，椎小关节融合（虚线箭头），C_6/C_7 骨桥形成（实线箭头）

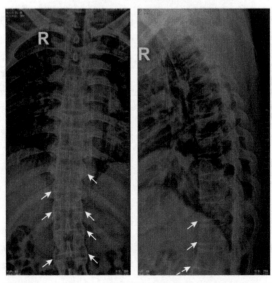

图 6-100　胸椎正侧位片。正位片：脊柱侧弯，胸椎多发骨桥形成（左图）；侧位片：椎体边缘硬化（实线箭头），骨桥形成（虚线箭头）（右图）

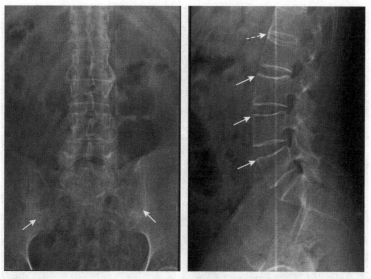

图 6-101　腰椎正侧位片。正位片：双侧骶髂关节间隙明显变窄（实线箭头），
L₁/L₂骨桥形成（左图）；侧位片：椎体方形变（实线箭头），L₁/L₂骨桥形成
（虚线箭头）（右图）

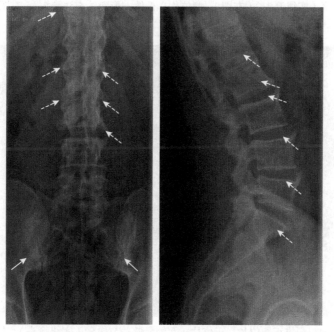

图 6-102　腰椎正侧位片。正位片：双侧骶髂关节明显骨侵蚀伴间隙
变窄（实线箭头），多发椎体骨赘及骨桥形成（左图）；侧位片：椎体
多发的韧带骨赘形成（虚线箭头）（右图）

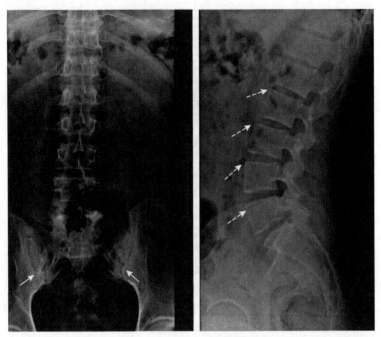

图 6-103　腰椎正侧位片：正位片：双侧骶髂关节明显骨侵蚀伴间隙变窄（实线箭头）（左图）；侧位片：椎体方形变（虚线箭头）（右图）

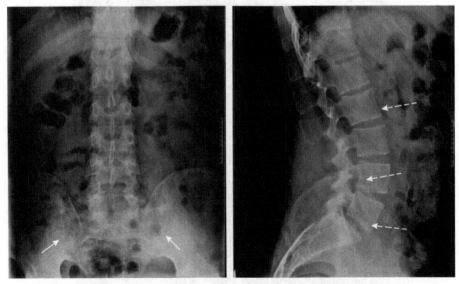

图 6-104　腰椎正侧位片：正位片：双侧骶髂关节融合（实线箭头）（左图）；侧位片：椎体方形变（虚线箭头）（右图）

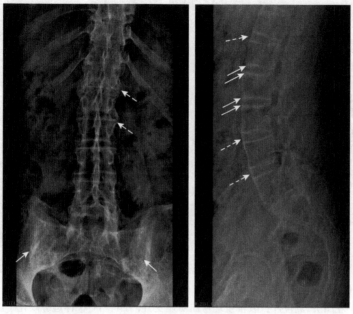

图 6-105　腰椎正侧位片：正位片：双侧骶髂关节融合（实线箭头）（左图）；
侧位片：椎体边缘硬化（实线箭头），T_{12}/L_1，L_3/L_4，L_4/L_5 骨桥形成
（虚线箭头）（右图）

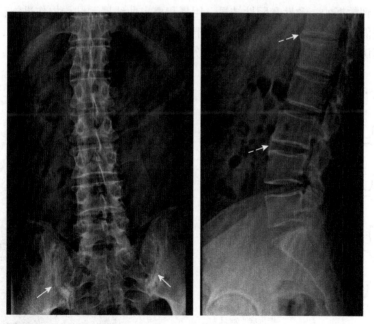

图 6-106　腰椎正侧位片：正位片：双侧骶髂关节骨侵蚀伴有间隙变窄
（实线箭头）（左图）；侧位片：腰椎生理弯曲略变直，T_{12}/L_1，L_3/L_4 骨
桥形成（虚线箭头）（右图）

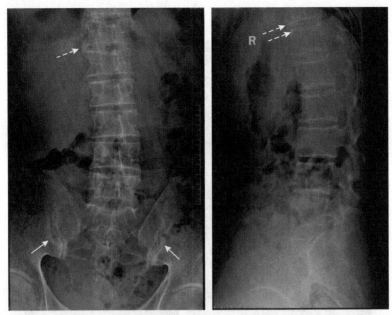

图 6-107　腰椎正侧位片：正位片：双侧骶髂关节骨侵蚀伴有间隙变窄（实线箭头），T_{11}、T_{12} 椎体骨赘及骨桥形成（虚线箭头）（左图）；侧位片：腰椎生理弯曲明显变直，T_{11}、T_{12} 椎体边缘硬化（虚线箭头）（右图）

　　mSASSS 是一种经过验证的评分方法，用于量化常规 X 线片上的慢性结构变化，评估 C_2 下缘到 T_1 上缘及 T_{12} 下缘到 S_1 上缘的椎体边缘的变化，总评分为 72 分（图 6-108）。强直性脊柱炎患者中结构损伤的进展可以表示为 mSASSS 的绝对变化、进展情况超过特定临界值的比例、有新生骨赘形成的比例。考虑到数据的一致性和阴性结果，用累积概率曲线展示结构损伤进展就显得比较重要。尽管一些研究提倡随访间隔可短至 1 年，但基于 mSASSS 变化的可靠性和敏感性，2 年的间隔已被确立为最短的随访时间，以检测患者的结构损伤进展。

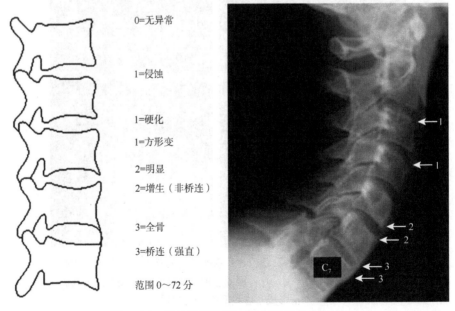

图 6-108　脊柱椎体边缘 mSASSS 评分（0-3）

　　在评估骶髂关节时，CR 的主要缺点是它只能看到晚期、炎症后的变化，而在这种晚期发现疾病时再考虑使用生物制剂治疗，显著降低生物治疗的积极作用，生物治疗只有在急性炎症改变并存时才有效。此外，由于骶髂关节的复杂解剖结构、骶髂关节炎体征的高度主观分类及多种可视化技术的发展，CR 在不太明显的病例中的可靠性有待讨论。然而，到目前为止，任何其他成像方法在成本效益、广泛可用性和相对低剂量的电离辐射方面都没有超过 CR。因此，在未来几年，CR 极有可能仍然是骶髂关节炎检测的基本方法。对于骶髂关节结构损伤，可能只能尝试实施比现有 mNY 标准更客观的放射学分类。

二、计算机断层扫描

脊柱关节炎中骶髂关节炎的结构分析是基于传统的骨盆 X 线平片，CT 相对于 X 线有一定的优势。CT 异常集中在松质骨或皮质骨，由于没有重叠结构，对骶髂关节的评价优于 X 线片。尽管与平片相比敏感性和特异性仍然有限，但早期可检测到侵蚀、硬化和强直（图 6-109～图 6-120）。在一项回顾性研究中，有910 名背痛超过 2 年的患者被确诊为骶髂关节炎，CT 诊断率（25%）是 X 线片（11%）的两倍。在 489 例怀疑脊柱关节炎的患者中，3.5% 的 X 线片和 18.5% 的 CT 检查显示明确的骶髂关节炎。CT 的主要局限性是较高的辐射剂量，当骶髂关节 X 线检查正常或不明确

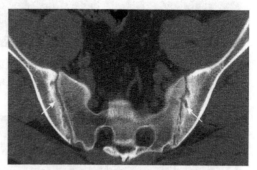

图 6-109 骶髂关节 CT：双侧骶髂关节明显骨侵蚀伴有间隙变窄

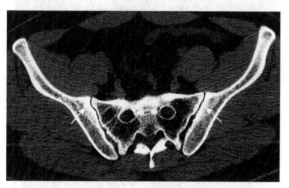

图 6-110 骶髂关节 CT：双侧骶髂关节轻度硬化

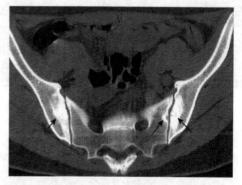

图 6-111 骶髂关节 CT：双侧骶髂关节硬化，左侧骶髂关节骨侵蚀

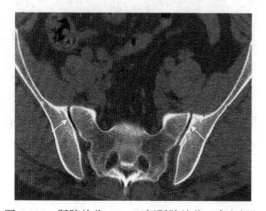

图 6-112 骶髂关节 CT：双侧骶髂关节 "真空征"

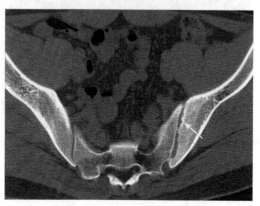

图 6-113 骶髂关节 CT：双侧骶髂关节硬化，左侧骶髂关节骨侵蚀

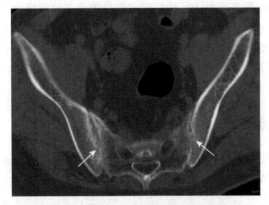

图 6-114　骶髂关节 CT：右侧骶髂关节明显骨侵蚀伴有部分融合，左侧骶髂关节骨侵蚀伴有间隙变窄

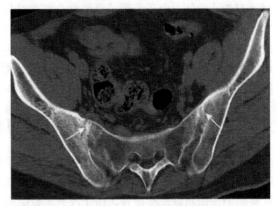

图 6-115　骶髂关节 CT：双侧骶髂关节融合

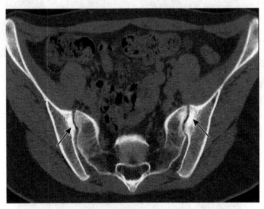

图 6-116　骶髂关节 CT：双侧骶髂关节硬化

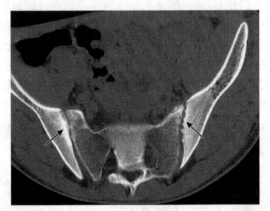

图 6-117　骶髂关节 CT：右侧骶髂关节硬化，左侧骶髂关节虫蚀样改变

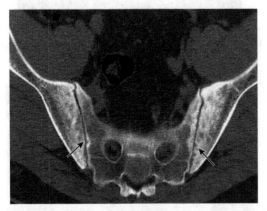

图 6-118　骶髂关节 CT：双侧骶髂关节明显虫蚀样改变

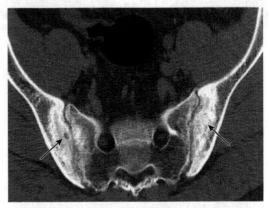

图 6-119　骶髂关节 CT：双侧骶髂关节明显虫蚀样改变伴有明显硬化

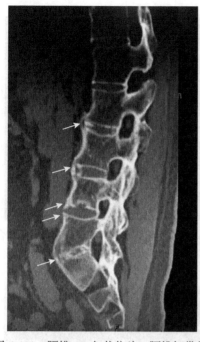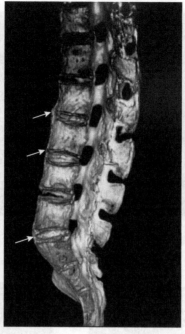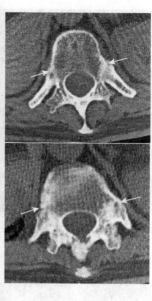

图 6-120　腰椎 CT 矢状位片：腰椎韧带骨赘及骨桥形成（左图）；腰椎 CT 矢状位三维重建：腰椎韧带骨赘及
骨桥形成（中图）；腰椎 CT 横断位片：腰椎椎角关节融合（右上图和右下图）

时，而 MRI 的使用也受到限制时，CT 可用于炎症背痛的诊断评估。根据 2015 年 EULAR 建议提出，如果 CR 呈阴性，MRI 有禁忌证或不能进行，CT 可以提供结构损伤的额外信息。然而，迄今为止，尚缺乏基于证据的标准来定义这种形式的结构病变。

CT 对基本结构病变的定义：

硬化：如果深度为 5mm 则为阳性（如果单独存在则不考虑）。

侵蚀：至少在连续的两层面上出现，骶骨或髂皮质骨面不连续（2 级）。

如果至少在连续的两层面上出现侵蚀，且关节间隙变窄或变宽（3 级）。

部分融合：骨侵蚀部位存在部分骨桥形成，至少两个连续层面上出现（3 级）。

完全骨融合：至少两个连续层面上出现完整骨桥（4 级）。

注：硬化表现并不增加诊断性。硬化是炎症性和退行性关节疾病的共同特征，因此，在没有侵蚀的情况下，必须被视为非特异性的。

传统的脊柱 CT 扫描比 X 线片更敏感，但 CT 的辐射剂量高得令人无法接受。腰椎 CT 扫描的剂量约为 8 mSv，而常规 X 线摄影的剂量仅为 0.48 mSv。尽管传统上对辐射暴露的担忧限制了 CT 在强直性脊柱炎中的使用，但得益于迭代重建等扫描仪技术的实质性进步，低剂量 CT 最近成为一种有前途的替代方案（图 6-121～图 6-126）。De Bruin 等使用低剂量 CT 扫描从 C_2 到 S_1 的整个脊柱，对 23 个椎间盘间隙进行分析，有效剂量仅约 4 mSv。相比之下，传统 CT 从 T_5 扫描到 L_4（11 个椎间盘间隙），产生约 8 mSv 的有效剂量。使用低剂量 CT，De Bruin 等将扫描范围扩大了一倍多，同时将辐射剂量减半。然而，他们也注意到，当加上颈椎、腰椎和骨盆的剂量时，辐射暴露仍比 X 线片高一个数量级。

Diekhoff 等在一项研究中也使用低剂量 CT 扫描骶髂关节，并将其作为骶髂关节炎的金标准，并与 MRI 和 X 线摄影相比较。值得注意的是，在本研究中发现，低剂量 CT 的平均辐射暴露与 X 线摄影的平均辐射暴露相似（0.51 mSv 与 0.52 mSv），而 X 线摄影大大低估了结构性骶髂关节病变的数量。倾斜扫描骶髂关节，可进一步降低辐射剂量。Li 等报道了骶髂关节的斜向扫描可以避免扫描卵巢，且与通常的轴向扫描相比，覆盖整个骶髂关节所需的切片更少。

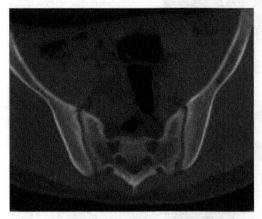 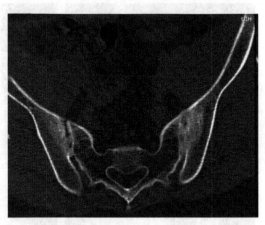

图 6-121　低剂量骶髂关节 CT：右侧骶髂关节轻度　　图 6-122　低剂量骶髂关节 CT：双侧骶髂关节部分融合
　　　　　　骨侵蚀

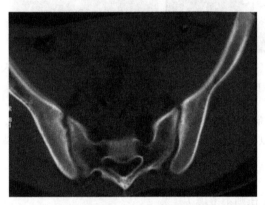 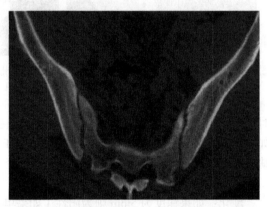

图 6-123　低剂量骶髂关节 CT：右侧骶髂关节骨侵蚀，　图 6-124　低剂量骶髂关节 CT：左侧骶髂关节骨侵蚀，
　　　　　　左侧骶髂关节面模糊　　　　　　　　　　　　　　　右侧骶髂关节面欠光滑

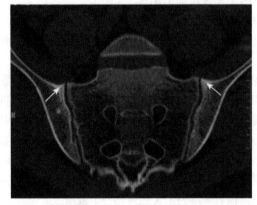 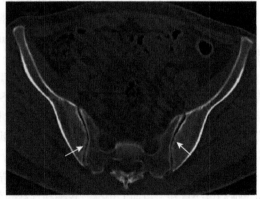

图 6-125　低剂量骶髂关节 CT：双侧骶髂关节轻度硬化　图 6-126　低剂量骶髂关节 CT：双侧骶髂关节欠光滑

　　需要注意的是，De Bruin 等和 Diekhoff 等都没有验证低剂量 CT 与传统 CT 的对比。传统上，低辐射剂量的代价是更高的噪声，但最近技术的改进，如迭代重建，似乎大大提高了降噪。然而，没有适当的实验，目前尚不清楚全剂量常规 CT 在病灶检测方面是否比目前实施的低剂量 CT 具有更高的灵敏度和特异性。Tan 等利用常规 CT 对韧带骨赘的体积、高度和位置进行了充分量化。在

De Bruin 等的研究中，韧带骨赘由阅片者来评估，采用类似于改良的 mSASSS 的半定量评分系统；这种方法抛弃了 CT 提供的直接数据，并通过使用人工阅读器引入了一个错误源。目前尚不清楚低剂量 CT 是否能像传统 CT 一样准确地对韧带骨赘进行充分量化。强直性脊柱炎中结构损伤的监测可以通过脊柱韧带骨赘的生长来进行最好的研究，但由于对 X 线片和 mSASSS 变化的敏感性较低，至少需要 2 年才能发现可靠的进展。

人们希望 CT 可以帮助缩短这一时间间隔。De Koning 等报道，在两年的时间里，使用低剂量 CT 与 X 线片相比，发现了多得多的新生长的韧带骨赘。遗憾的是，目前尚缺少 1 年的数据。在研究的 37 例患者中，84% 的患者在 2 年内 CT 评分增加，而 46% 患者的 mSASSS 评分增加。然而，在低剂量 CT 半定量评分和 mSASSS 中，变化超过最小可检测变化的患者比例相似（分别为 32% 和 27%）。在任何椎体骨赘生长的不太精确的测量中，90%～96% 的患者通过低剂量 CT 有进展，而基于两个阅片者的 mSASSS 有 56%～66% 的患者有进展。阅片者之间的共识很差，只有 50% 的人同意在低剂量扫描椎体节段显示有韧带骨赘进展。6% 的患者因低剂量 CT 扫描质量差而被排除在分析之外。相比之下，使用常规 CT 和完全定量测量，79% 的患者在 2 年多的时间内韧带骨赘体积增加，73% 的患者在 1 年多的时间内韧带骨赘体积增加。

CT 被认为是骶髂关节结构损伤检测的金标准。尽管如此，骶髂关节活动性炎症的最重要迹象——骨髓水肿在这种成像方式中并不可见。骨髓脂肪变性也是如此，骨髓脂肪变性是慢性关节炎症早期阶段的指标（图 6-127）。结合上述困难与高剂量电离辐射及相对较高的成本，与 CR 相比，不愿意使用 CT 诊断中轴型脊柱关节炎并不令人惊讶。另外，骶髂关节的低剂量 CT 似乎是非常有前途的技术，可能有机会取代 CR 作为一种结构损伤和新骨形成的监测方法。另一种有前途的方法是光谱 CT，它能够测量组织内的钙和水的浓度。因此，对骶髂关节内骨髓水肿的可视化和定量分析是可能的，这种方法可能是对中轴型脊柱关节炎更准确诊断的飞跃。

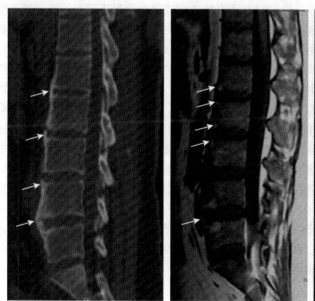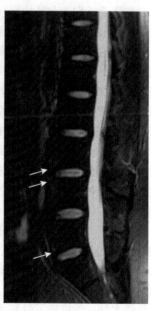

图 6-127　腰椎 CT 矢状位：腰椎韧带骨赘及骨桥形成（左图）；腰椎 MRI 矢状位 T_1WI 序列，椎体角高信号脂肪浸润，伴有 L_4/L_5 骨桥形成（中图）；腰椎 MRI 矢状位 STIR 序列高信号骨髓水肿（右图）

三、磁共振检查

科技的进步与新型影像技术的应用使对疾病的认识有了新的飞跃，尤其是骶髂关节 MRI 在脊柱关节炎中的应用，让早期发现骶髂关节的炎症有了极大的突破。基于早诊断、早治疗以及系统评价脊柱关节炎的目的，MRI 可以检测到骶髂关节与脊柱的炎症和结构破坏的早期证据，是诊断中轴型脊柱关节炎的有力工具，其特异性可达 88%~98.5%。与 X 线摄影相比，骶髂关节 MRI 在两项研究中显示出优势，在一项不超过 40 例患者的研究中，根据 X 线纽约标准诊断结构性骶髂关节炎时显示出劣势。Oosteven 等和 Poddubnyy 等发现，MRI 诊断结构性骶髂关节炎与使用纽约标准的 X 线片相比，敏感性分别为 85% 和 81%，特异性分别为 47% 和 61%。另外，MRI 还可以通过监测关节炎症来评估病情，从而监测药物的疗效；MRI 在监测脊柱及骶髂关节的早期炎症损伤和治疗后随访有很高的敏感性。MRI 的 T_2 脂肪抑制和 STIR 序列能够很好地显示活动性的炎症，临床上常用来评估患者的疾病活动度、监测和评价治疗反应。

（一）骶髂关节 MRI 检查

2009 年国际脊柱关节炎评估小组（ASAS）提出了脊柱关节炎的分类标准，影像学将 MRI 纳入其中，骶髂关节 MRI 阳性定义为：骨髓水肿在 1 个层面上至少 2 个骶髂关节象限出现或至少 2 个连续层面的 1 个象限出现。常用的 MRI 有 4 个序列：评估慢性的结构破坏的 T_1WI 序列；评估急性炎症的 STIR 序列、T_2WI 脂肪抑制序列（T_2FS）与 T_1 增强后脂肪抑制序列。随着对 MRI 临床应用的深入，在 2019 年 ASAS-MRI 工作组将骶髂关节 MRI 的定义进行了更新，急性炎症病变包括骨髓水肿、滑囊炎和关节间隙强化、侵蚀部位炎症、肌腱端炎、关节间隙液，慢性结构学改变包括骨侵蚀、脂肪浸润、侵蚀腔内脂肪化生、硬化、强直、没有形成骨桥的骨芽。

ASAS-MRI 工作组一致同意对脊柱关节炎患者骶髂关节 MRI 病变评估的总体原则：①骶髂关节 MRI 以诊断或者分类脊柱关节炎为目的，所有扫描序列应该同时进行检查，因为不同的扫描方向或序列可以帮助正确解释扫描发现的异常。②MRI 发现的与脊柱关节炎相关（或高度提示）的骶髂关节炎，如活动性病变和结构损伤，应同时在所有的方向或序列背景下解释。③骶髂关节病变位于典型的骶髂关节解剖位置，其表现必须高度提示脊柱关节炎，任何小的孤立性病变的存在都应谨慎解释。因为小的孤立性病变却有明显的提示作用的情况比较少见；并且相关的病变可能是多个或在多个图像上看到（层面、序列、方向）。如果病变似乎存在，但很难确定病变是否"高度提示脊柱关节炎"，应根据其他伴随存在的损伤来决定。④骶髂关节 MRI 的解读应该客观。临床医生应该在了解患者的一般资料、临床和实验室信息背景下解释 MRI，EUALR 2022 对疑似中轴型脊柱关节炎患者影像学检查的要求和报告中的建议中也提到临床医生在开具检查单时需要详细描述患者的年龄、性别和 HLA-B27 状态，以及背痛持续时间、部位和炎症特征等当前或既往病史。如果患者从事体力活动或有分娩史（子女数和最近分娩日期），应告知放射科医生。同时还应指出疑似临床诊断和症状的可能替代解释，是否既往诊断为脊柱关节炎，以及是否要求检查进行初步诊断，还是评估疾病活动性或治疗反应。

尽管骶髂关节 MRI 可能提示脊柱关节炎，但有可能最终的判断仍然不是脊柱关节炎。骶髂关节的其他情况，如骨折、骨关节炎、败血症、损伤、肿瘤和伪影可能在 MRI 上观察到与脊柱关节炎相似的病变。因此需要做好鉴别诊断。

1. 骶髂关节 MRI 活动性病变

（1）骨髓水肿：骨皮质下骨髓水肿是活动性脊柱关节炎的重要特征。正常的骨髓周围充满了脂肪细胞，而水肿的松质骨的特征是骨髓中的免疫细胞和微血管系统的积累取代了骨髓脂肪细胞。这导致了水分含量的增加和脂肪含量的减少，MRI 显示骶髂关节周围骨髓水肿，即 T_1WI 序列上的低信号以及 T_2WI 和弥散加权（DWI）序列上的高信号。水敏感性序列如短时反转恢复（STIR）序列对于检测骨髓水肿非常敏感，因为它与正常骨髓相比呈现高信号。静脉注射钆对比剂后，轻度延迟增强可见于骨髓水肿，特别是在血管形成期（图 6-128~图 6-140）。

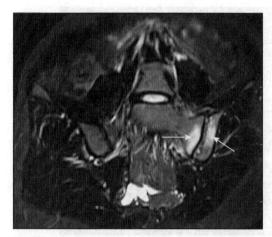

图 6-128　骶髂关节 MRI（斜冠状位）：T$_2$FS 序列示左侧骶骨和髂骨侧大片状高信号骨髓水肿影（箭头）

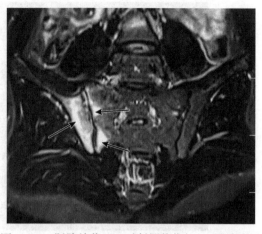

图 6-129　骶髂关节 MRI（斜冠状位）：T$_2$FS 序列示右侧骶骨和髂骨侧多发大片状的高信号骨髓水肿影（箭头）

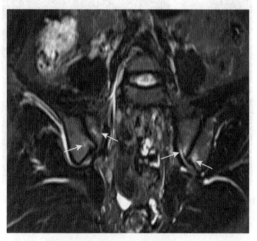

图 6-130　骶髂关节 MRI（斜冠状位）：T$_2$FS 序列示双侧髂骨及左侧骶骨高信号的骨髓水肿影（箭头）

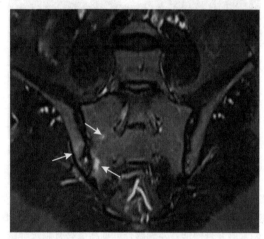

图 6-131　骶髂关节 MRI（斜冠状位）：T$_2$FS 序列示右侧骶骨高信号的骨髓水肿影（箭头）

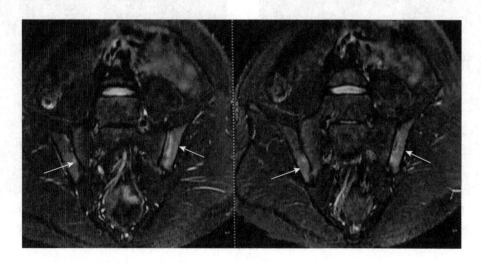

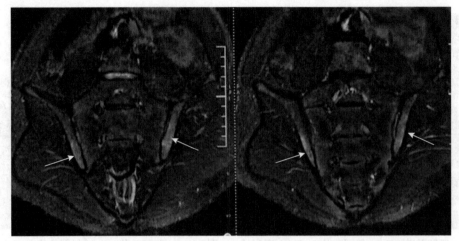

图 6-132　骶髂关节 MRI（斜冠状位）：T2FS 序列示连续层面双侧髂骨高信号的骨髓水肿影

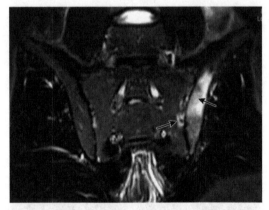

图 6-133　骶髂关节 MRI（斜冠状位）：STIR 序列示左侧髂骨弥漫性和左侧骶骨高信号骨髓，T2FS 序列示骨髓水肿及骨侵蚀；左侧髂骨可见高信号骨髓水肿影

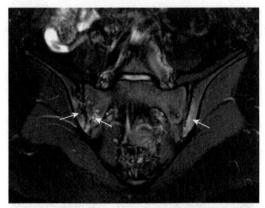

图 6-134　骶髂关节 MRI（斜冠状序列左右侧骶骨、髂骨高信号骨位）：骨髓水肿影

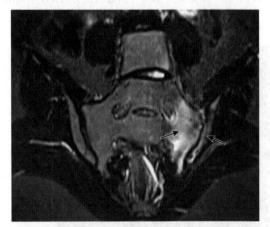

图 6-135　骶髂关节 MRI 斜冠状位：T2FS 序列示左侧骶骨、髂骨可见高信号骨髓水肿影

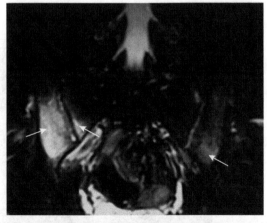

图 6-136　骶髂关节 MRI（冠状位）：STIR 序列示双侧髂骨及右侧骶骨高信号骨髓水肿影

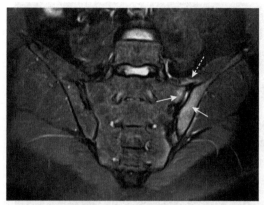

图 6-137 骶髂关节 MRI（斜冠状位）: STIR 序列示左侧骶髂关节高信号骨髓水肿（实线箭头），左侧骶髂关节滑囊炎（虚线箭头）

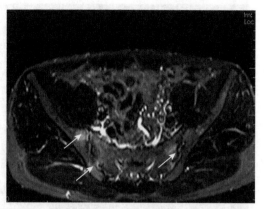

图 6-138 骶髂关节 MRI（斜冠状位）: T$_2$FS 序列示右侧髂骨及左侧骶骨高信号骨髓水肿影（箭头）

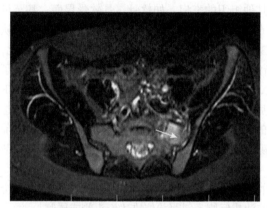

图 6-139 骶髂关节 MRI（轴位）: T$_2$FS 序列示左侧骶骨、髂骨可见高信号骨髓水肿影

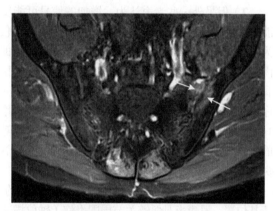

图 6-140 骶髂关节 MRI（轴位）: STIR 序列示左侧骶髂关节高信号骨髓水肿影

骨髓水肿信号强度与血流的信号强度相近，信号强度越高，为急性炎症的可能性越大。骨髓水肿常出现于关节附近，可与骨侵蚀等结构性改变同时存在。

2019 年 ASAS-MRI 工作组关于骨髓水肿定义：软骨下骨髓水肿的定义与之前的定义一样，未做修改。特点为：如果一个层面仅有一个病变异常信号，该信号至少要存在于 2 张图片上，但如果一个层面多个部位异常信号影，即可定义为脊柱关节炎相关的骨髓水肿。

急性骶髂关节炎可出现骨髓水肿但骨髓水肿并不仅见于骶髂关节炎。骶髂关节附近的骨髓水肿亦可见于化脓性感染、结核、布鲁氏杆菌等感染，亦可见于肿瘤、创伤、骨折等疾病，另外在一些正常人，产后女性，运动后或者军训后也可出现骨髓水肿，需要进行鉴别。

（2）关节间隙强化：这是一个新的定义，以取代原来"滑膜炎"，T$_1$ 增强脂肪抑制序列扫描中才能明确，表现为高信号影（图 6-141）。在 2009 年的骶髂关节 MRI 定义中曾被定义为滑膜炎，但 2019 年的更新中认为新的定义是必要的，因为骶髂关节的滑膜区只存在于关节软骨部分的下 1/3 位置。与此同时，关节周围组织的强化被定义为滑囊炎。

关节间隙强化的定义在达成一致意见之前引起了相当多的辩论：

1）一些专家认为在增强序列中唯一反映关间隙信号增强的病变是滑膜炎，他们认为不需要对原来的定义"滑膜炎"进行修改，也不需要对"滑膜增强"进行小的修改。

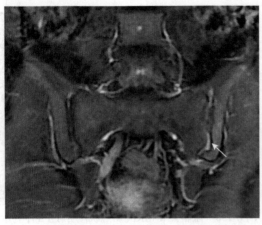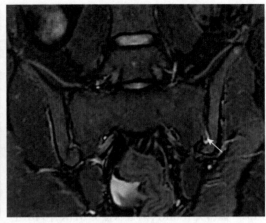

图 6-141　骶髂关节 MRI（斜冠状位）：T₁增强后脂肪抑制序列示左侧骶髂关节间隙强化（左图）；STIR 序列
示左侧骶髂关节积液（右图）

2）但另外一些专家认为，增加的信号可能反映其他组织的炎症，如软骨、骨软骨界面，甚至可能发生在创伤后。滑膜存在于关节的下 1/3 处，仅存在于关节的周围，不在滑膜关节的强化不能被认为是滑膜炎；增强序列通常只能在关节周围较低的 1/3 处看到滑膜炎的增强，而不能看到滑液的强化，因为这通常需要延迟成像才能完全捕捉到造影剂逐渐泄漏到关节液中，这些 MRI 表现很可能反映了骨软骨界面的炎症，这与之前的组织病理学数据一致，表明早期疾病的主要病变是软骨下炎症。STIR 序列中的关节间隙中的高信号并不等同于 MRI 增强后的关节间隙增强，最近的一份报告描述了高达 1/3 的健康运动爱好者 STIR 序列中可见关节间隙中的高信号影。最终经过专家的讨论后决定将之前的"滑膜炎"改为"关节间隙强化"。但仅有关节间隙强化而无骨髓水肿时也不能考虑是与脊柱关节炎相关的活动性骶髂关节炎。

（3）滑囊炎：这一定义继续保留 2009 年的名称，但措辞与原来的描述相比进行了修订，以澄清其位置，滑囊炎是骶髂关节周围炎症（轴位描述为前侧或后侧，斜冠状位描述为头侧或尾侧）。滑囊炎与滑膜炎在关节前囊和后囊部位有明显区别。前关节囊会持续到髂骨和骶骨骨膜，因此对应于一个肌腱端炎（图 6-142～图 6-147）。滑囊炎可能是脊柱关节炎的早期表现，但是单纯滑囊炎不足以确诊骶髂关节炎；滑囊炎同时伴有骨髓水肿才有助于我们诊断活动性骶髂关节炎。

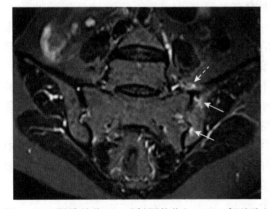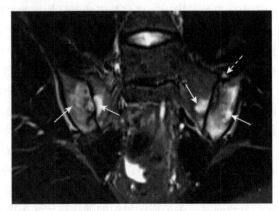

图 6-142　骶髂关节 MRI（斜冠状位）：STIR 序列示左
侧髂骨侧高信号的骨髓水肿影（实线箭头），左侧骶髂
关节头侧滑囊炎（虚线箭头）

图 6-143　骶髂关节 MRI（斜冠状位）：T₂FS 序列示双
侧骶髂关节高信号骨髓水肿影（实线箭头），左侧骶髂
关节头侧可见滑囊炎（虚线箭头）

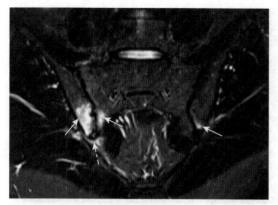

图 6-144 骶髂关节 MRI（斜冠状位）：T_2FS 序列示右侧骶骨、髂骨及左侧髂骨侧高信号骨髓水肿影（实线箭头），右侧骶髂关节尾侧滑囊炎（虚线箭头）

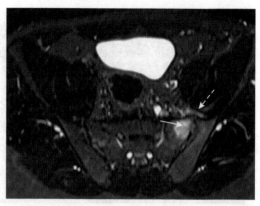

图 6-145 骶髂关节 MRI（轴位）：T_2FS 序列示左侧骶髂关节前侧滑囊炎（虚线箭头）及左侧骶骨侧骨髓水肿影（实线箭头）

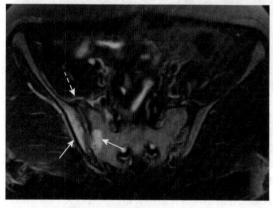

图 6-146 骶髂关节 MRI（轴位）：STIR 序列示右侧骶髂关节高信号的骨髓水肿影（实线箭头），右侧骶髂关节前侧滑囊炎（虚线箭头）

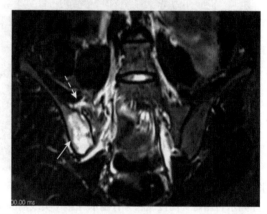

图 6-147 骶髂关节 MRI（斜冠状位）：T_2FS 序列示右侧髂骨面高信号的弥漫性骨髓水肿影（实线箭头），右侧骶髂关节头侧滑囊炎（虚线箭头）

（4）侵蚀部位炎症：侵蚀部位的炎症是一个新定义的病变，也是强直性脊柱炎患者 MRI 的一个特征性表现。侵蚀病变部位在 STIR 和 T_1WI 序列同时发现，在 STIR 序列上显示高信号的骨髓水肿影，在同一位置的 T_1WI 序列显示骨侵蚀（图 6-148～图 6-151）。尽管它对脊柱关节炎的敏感性和特异性尚未可知，但即使是在侵蚀腔内一个小的炎症对脊柱关节炎也有特异性。T_1WI 和 STIR 序列检测侵蚀腔部位的微小炎症病灶还不十分可靠。

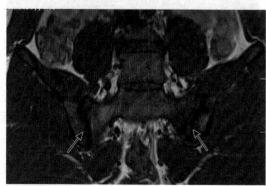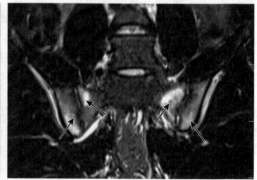

图 6-148 骶髂关节 MRI（斜冠状位）：T_1WI 序列示双侧髂骨关节骨侵蚀（实线箭头）（左图），T_2FS 序列示双侧髂骨面侵蚀腔旁骨髓水肿影（实线箭头）（右图）

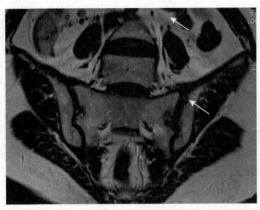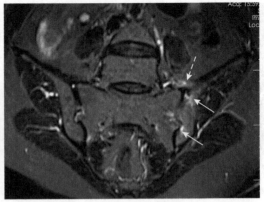

图 6-149　骶髂关节 MRI（斜冠状位）：T₁WI 序列示左侧骶髂关节髂骨面骨侵蚀（实线箭头）（左图）；T₂FS 序列示左侧髂骨面侵蚀腔旁骨髓水肿影（实线箭头），左侧骶髂关节头侧滑囊炎（虚线箭头）（右图）

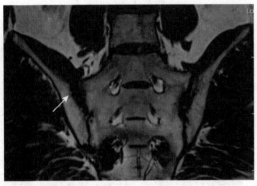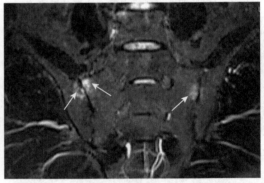

图 6-150　骶髂关节 MRI（斜冠状位）：T₁WI 序列示右侧骶髂关节髂骨面骨侵蚀（实线箭头）（左图）；T₂FS 序列示右侧髂骨面侵蚀腔旁骨髓水肿影（实线箭头），双侧骶骨侧小片状骨髓水肿影（实线箭头）（右图）

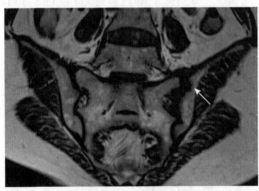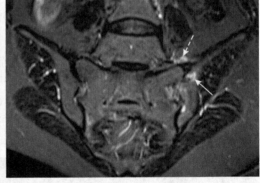

图 6-151　骶髂关节 MRI（斜冠状位）：T₁WI 序列示左侧髂骨面骨侵蚀（实线箭头）（左图）；T₂FS 序列示左侧髂骨骨侵蚀部位炎症（实线箭头），左侧骶髂关节头侧滑囊炎（虚线箭头）（右图）

（5）肌腱附着点：骶髂关节由强大的肌腱、韧带连接，以保持骶髂关节的稳定性。肌腱端是肌腱、韧带、关节囊或筋膜附着在骨上提供一个减少压力的接口。一般来说，重复的微创伤可引起肌腱的生物力学改变导致力学异常。肌腱插入部炎症疾病通常被称为肌腱末端病。除了与脊柱关节炎有关外，还可以与内分泌、代谢、创伤和退行性病变有关。

根据结构和位置可以区分两种类型的肌腱端病：纤维型和纤维软骨型。典型纤维型肌腱附着于干骺端和骨干的长骨头，但大多数纤维软骨型肌腱附着于插入长骨的骨骺部位，脊柱关节炎包含纤维软骨型肌腱端病，脊柱关节炎患者的肌腱端炎与 HLA-B27 基因相关，MRI 研究示肌腱端炎与骨髓水肿的程度相关。

2019 年 ASAS-MRI 工作组对肌腱端炎定义从最初的定义修订为排除骶髂关节骨间韧带部分，因为肌腱端炎很难与血管信号区分，主要观察骶髂关节前韧带和骶髂关节后韧带部位附着点的炎症。

骶髂关节 MRI 的 STIR 像或者 T_1 增强扫描像上肌腱附着点炎显示是高信号影（图 6-152～图 6-157），但如果单独有肌腱附着点炎而无明显的骨髓水肿，我们仍不能考虑有活动性骶髂关节炎的存在。

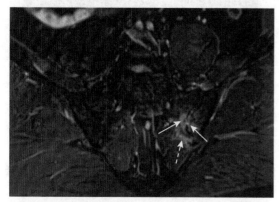

图 6-152　骶髂关节 MRI（斜冠状位）：STIR 序列示左侧骶髂关节骶骨及髂骨面骨髓水肿影（实线箭头），左侧骶髂关节后韧带附着点炎（虚线箭头）

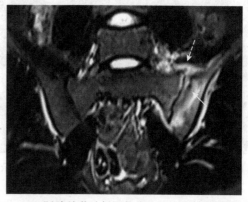

图 6-153　骶髂关节（斜冠状位）：T_2FS 序列示左侧髂骨侧高信号的骨髓水肿影（实线箭头），同时伴有左侧骶髂关节前韧带部位肌腱附着点炎（虚线箭头）

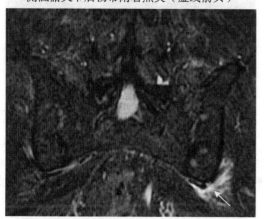

图 6-154　骶髂关节（斜冠状位）：STIR 序列示左侧骶髂关节肌腱附着点炎（实线箭头）

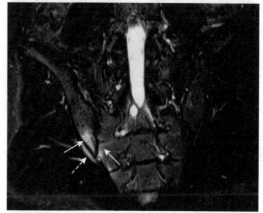

图 6-155　骶髂关节 MRI（斜冠状位）：STIR 序列示右侧骶骨及髂骨高信号的骨髓水肿影（实线箭头），右侧肌腱附着点炎（虚线箭头）

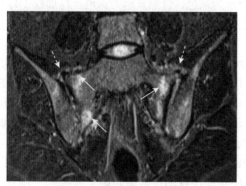

图 6-156　骶髂关节 MRI（斜冠状位）：STIR 序列示双骶骨侧高信号的骨髓水肿影（实线箭头），双侧骶髂关节肌腱附着点炎（虚线箭头）

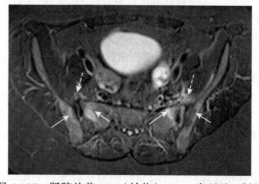

图 6-157　骶髂关节 MRI（轴位）：STIR 序列示双骶髂关节高信号的骨髓水肿影（实线箭头），左侧髂骨面低信号的硬化影（实线箭头），双侧骶髂关节肌腱附着点炎（虚线箭头）

（6）关节间隙液：这是一个描述 STIR/T₂FS 序列见到关节间隙高信号的新定义，相当于脑脊液高信号影（图 6-158～图 6-161）。单纯的关节间隙液而无其他特征性的改变不足以诊断脊柱关节炎。

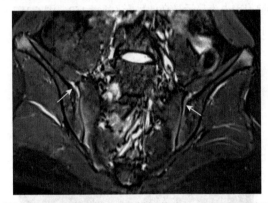

图 6-158 骶髂关节 MRI（斜冠状位）：STIR 序列示双侧骶髂关节积液（实线箭头）

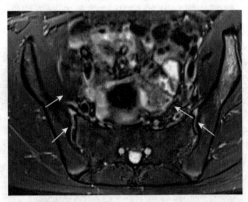

图 6-159 骶髂关节 MRI（轴位）：STIR 序列示双侧骶髂关节间隙积液（实线箭头）

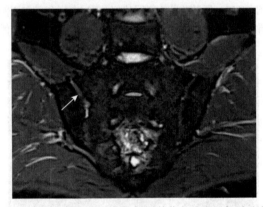

图 6-160 骶髂关节 MRI（斜冠状位）：STIR 序列示右侧骶髂关节间隙积液（实线箭头）

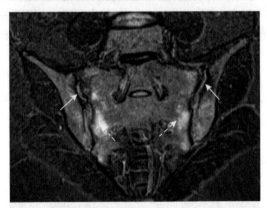

图 6-161 骶髂关节 MRI（斜冠状位）：T₂FS 序列示双侧骶髂关节间隙液（实线箭头），双侧骶髂关节骨髓水肿影（虚线箭头）

2. 慢性炎症表现

骶髂关节慢性结构学改变：T₁ 加权（T₁WI）自旋回波无脂肪抑制序列对结构变化的检测很敏感，清晰可见脂肪信号，脂肪显示为高信号，而液体显示为灰色，骨骼显示为深色。T₂ 加权（T₂WI）序列检测到来自水的信号，可以观察到炎症浸润表现，T₁WI 和 T₂WI（未作脂肪抑制）序列中，脂肪都是高信号的影像。

（1）脂肪浸润：在 MRI 上的典型表现为 T₁WI 序列上的骨髓高信号影像（图 6-162～图 6-165）。脂肪浸润是一种非特异性改变，在脊柱关节炎患者的骶髂关节 MRI 中发现脂肪浸润，表示既往曾有过急性炎症出现，但并不能明确目前是否仍处于活动期。脂肪浸润源于炎症所致的脂肪酸酯化，多发生于关节附近的骨髓中。脂肪浸润影像学需要满足如下几个方面：①亮度均匀；②位于典型骶髂关节解剖区（软骨下骨）；③与正常骨髓影有明显的边界。

这一定义被修订后表明炎症病灶消退后脂肪浸润的形态学特征，T₁WI 序列中见到的软骨下骨和毗邻位置的边界清晰的高信号病变，不是指健康人中可能出现的正常脂肪影。

这一病变对于脊柱关节炎诊断是有特异性的；如果侵蚀与骨髓水肿同时存在可以提高诊断的特异性。脊柱关节炎患者存在骶髂关节的骨侵蚀病灶提示与更坏的预后有关，也提示骶髂关节和脊柱的新骨形成倾向增加。

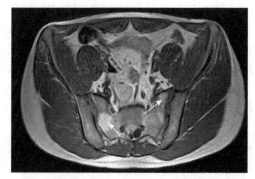

图 6-162 骶髂关节 MRI（轴位）：T_1WI 序列示双侧骶骨侧高信号的脂肪浸润（实线箭头）

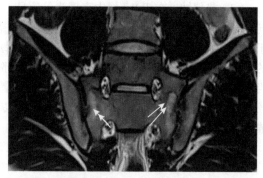

图 6-163 骶髂关节 MRI（斜冠状位）：T_1WI 序列示双侧骶骨侧脂肪浸润（实线箭头）

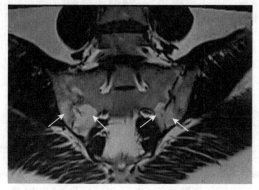

图 6-164 骶髂关节 MRI（斜冠状位）：T_1WI 序列示双侧骶髂关节脂肪浸润（实线箭头）

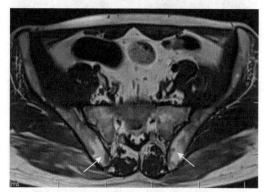

图 6-165 骶髂关节 MRI（斜冠状位）：T_1WI 序列示双侧骶髂关节脂肪浸润（实线箭头）

（2）回填现象：还称作侵蚀腔内的脂肪化生，这是一个新的定义，被认为是强直性脊柱炎的一个独特的结构性损伤，指炎症后侵蚀腔部位的修复，此定义包括两部分：①侵蚀腔内明亮的信号，标志着一个修复过程，回填现象是指软骨下骨髓水肿转换为骨髓脂肪化生；②原始侵蚀边界处不规则暗带反映硬化。这种复合病变可在垂直于骶髂关节腔扫描时的骶髂关节斜冠状位上看到（图 6-166，图 6-167）。

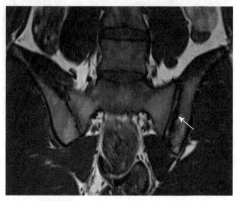

图 6-166 骶髂关节 MRI（斜冠状位）：T_1WI 序列示左侧髂骨侵蚀伴有脂肪回填（实线箭头）

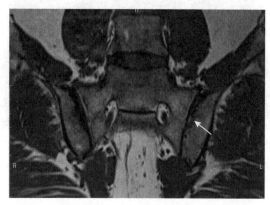

图 6-167 骶髂关节 MRI（斜冠状位）：T_1WI 序列示左侧髂骨面骨侵蚀伴有脂肪回填（实线箭头）

（3）骨侵蚀：在 T_1WI 像中表现为低信号（图 6-168～图 6-173），而若在 STIR 序列中可以见到同一部位的高信号，则提示该部位急慢性炎症混杂。骨侵蚀的本质是关节边缘骨质的破坏，可出现于关节软骨面下的任何部位。由于骶髂关节骶骨一侧的关节软骨厚度相对较薄，故发生于骶髂关节的骨侵蚀多先出现于骶骨侧。骨侵蚀可从单一部位的骨质破坏开始，亦可于多处同时出现骨质破坏，当多个骨侵蚀灶扩大融合后，可呈现出一种骶髂关节腔间隙扩大的假象。在 MRI 中，有时骨侵蚀较难鉴别，应结合 CT 影像进行判断，或者可以采用新型 MRI 检查技术，如 VIBE 序列或者 3D 扫描序列来发现。

（4）骨硬化：骨硬化区在 T_1WI 序列及 STIR 序列中均表现为骶髂关节面连续的信号缺失或低信号影，在钆造影增强图像上无明显强化。脊柱关节炎所致的骨硬化，发生于骶骨或髂骨软骨内侧的骨质中，从骶髂关节间隙向内延伸至少 5mm（图 6-174，图 6-175）。

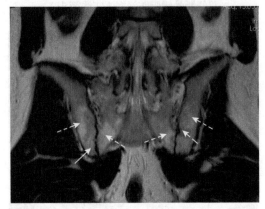

图 6-168　骶髂关节 MRI（斜冠状位）：T_1WI 序列示双侧髂骨侧骨皮质不连续，提示骨侵蚀影像（实线箭头），双侧骶骨及髂骨侧高信号的脂肪浸润影（虚线箭头）

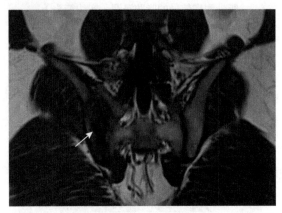

图 6-169　骶髂关节 MRI（斜冠状位）：T_1WI 序列示右侧髂骨面骨皮质不连续，提示骨侵蚀影像（实线箭头）

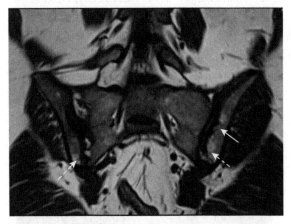

图 6-170　骶髂关节 MRI（斜冠状位）：T_1WI 序列示左侧髂骨骨皮质不连续，提示骨侵蚀影像（实线箭头），伴高信号的脂肪浸润影（虚线箭头）

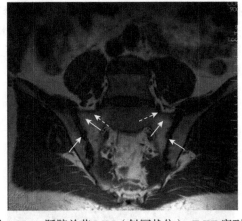

图 6-171　骶髂关节 MRI（斜冠状位）：T_1WI 序列示双侧骶骨及髂骨骨皮质不连续的骨侵蚀影像（实线箭头），周边伴有高信号的脂肪浸润影（虚线箭头）

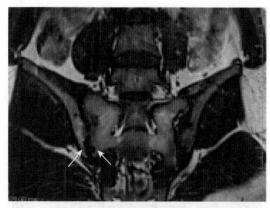

图 6-172　骶髂关节 MRI（斜冠状位）：T_1WI 序列示右侧髂骨及骶骨骨皮质不连续的骨侵蚀影像（实线箭头）

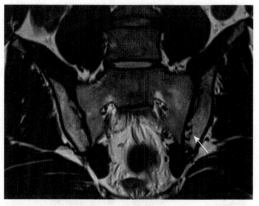

图 6-173　骶髂关节 MRI（斜冠状位）：T_1WI 序列示左侧骶髂关节骨侵蚀影像（实线箭头）

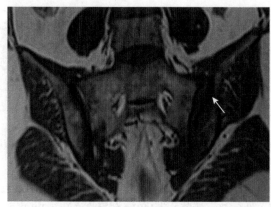
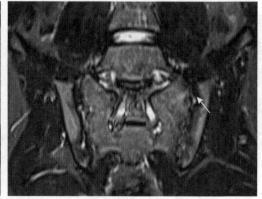

图 6-174　骶髂关节 MRI（斜冠状位）：T_1WI 序列示左侧髂骨侧低信号的骨硬化影像（实线箭头）（左图）；STIR 序列示左侧髂骨侧低信号的骨硬化影像（实线箭头）（右图）

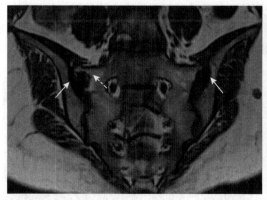
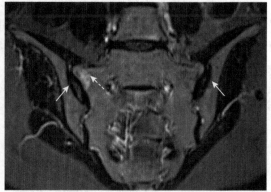

图 6-175　骶髂关节 MRI（斜冠状位）：T_1WI 序列示双侧髂骨侧低信号的骨硬化影像（实线箭头），右侧骶骨侧低信号骨髓水肿影旁伴有高信号脂肪浸润影（虚线箭头）（左图）；STIR 序列显示双侧髂骨侧低信号的骨硬化影像（实线箭头），右侧骶髂关节高信号骨髓水肿影旁伴有低信号脂肪浸润影（虚线箭头）（右图）

（5）强直：是指连续的明亮的骨髓信号通过关节间隙时，强直被认为是存在的。对强直的新定义强调了 T_1WI 序列上关节间隙上的明亮骨髓信号连续的重要性。脊柱关节炎在骶髂关节的骶骨侧或髂骨侧可出现骨质硬化、增生，进而形成骨赘。骨赘相互连接、融合，形成骨桥（图 6-176～图 6-179）。

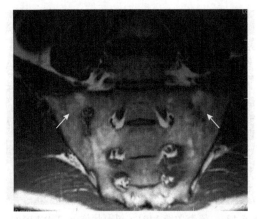

图 6-176　骶髂关节 MRI（斜冠状位）：T₁WI 序列示双侧骶髂关节间隙大部分融合（实线箭头）

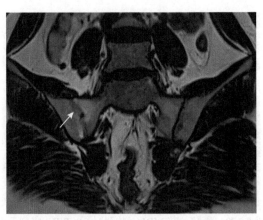

图 6-177　骶髂关节 MRI（斜冠状位）：T₁WI 序列示右侧骶髂关节融合（实线箭头）

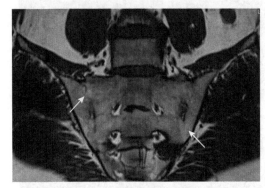

图 6-178　骶髂关节 MRI（斜冠状位）：T₁WI 序列示双侧骶髂关节融合（实线箭头）

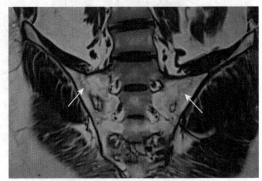

图 6-179　骶髂关节 MRI（斜冠状位）：T₁WI 序列示双侧骶髂关节融合（实线箭头）

（6）骨芽：这是一个新的定义，是指 T_1WI 序列见到骶髂关节间隙异常高信号影，与骨髓信号强度相似，与髂骨或骶骨侧软骨面连续，但不是同时与骶骨和髂骨两个都连续，没有形成骨桥，对应侧的软骨下皮层出现低信号的全层缺失（图 6-180，图 6-181）。

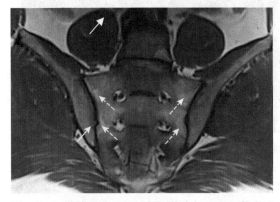

图 6-180　骶髂关节 MRI（斜冠状位）：T₁WI 序列示右侧髂骨面可见没有形成骨桥的骨芽（实线箭头），双侧骶骨侧高信号的脂肪浸润影像（虚线箭头）

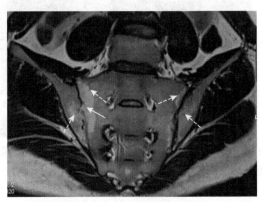

图 6-181　骶髂关节 MRI（斜冠状位）：T₁WI 序列示右侧髂骨面可见没有形成骨桥的骨芽（实线箭头），双侧骶髂关节高信号的脂肪浸润影像（虚线箭头）

（二）脊柱 MRI 表现

骶髂关节和脊柱的成像是正确识别中轴型脊柱关节炎的重要工具。几十年来，X 线片一直被用来成像骶髂关节和脊柱的结构变化，而随着 MRI 的引入，疾病长期发展引起的炎症性质逐渐可视化，并被认为是活跃性疾病的客观表现。骶髂关节成像已被纳入中轴型脊柱关节炎的分类标准中，作为一项关键的客观标准，仅次于 HLA-B27。脊柱成像虽然在日常实践中更频繁地用于识别背部疼痛的原因，但尚未纳入这些标准中，其主要原因是 MRI 和 X 线摄影上的脊柱改变被认为是在疾病发展的后期发生的。此外，尽管对脊柱 MRI 病变的描述早在 20 多年前就已发表，且 OMERACT-MRI 小组 10 年前首次发表了高度提示中轴型脊柱关节炎的"阳性 MRI"定义，但这些定义的敏感性和特异性一直存在争议。

1. 椎角炎

强直性脊柱炎不仅有骶髂关节受累，亦可累及全脊柱。Sieper 等的研究根据脊柱病变发生的部位不同分为 Romanus 病灶（又称椎角炎）、Andersson 病灶（又称椎间盘炎）和脊椎关节炎。另外，尚有滑膜炎、附着点炎、韧带骨赘和骨性强直等病变。临床上 X 线、CT 及 MRI 对强直性脊柱炎脊柱病变的影像表现各有优缺点，MRI 敏感性高，能反映轻微的骨损伤和水肿表现，也能较早发现 Romanus 病灶和 Andersson 病灶。

Romanus 病灶是前后纵韧带在椎体和纤维环交界区附着点处的炎症，发生于椎体四角中的一角或多角，呈边界清楚的三角形或 1/4 圆形，有急、慢性病变之分。其中急性 Romanus 病灶表现为韧带附着点周围的骨髓水肿，于 T_1WI 呈低或略低信号，T_2FS 及 STIR 呈高信号；慢性 Romanus 病灶可因脂肪沉积于 T_1WI、T_2WI 均为高信号，T_2FS 及 STIR 呈低信号，或因骨质硬化于 T_1WI、T_2WI 均为低信号（此时平片或 CT 上表现为椎角密度增高，称为"亮角征"）（图 6-182～图 6-184）。

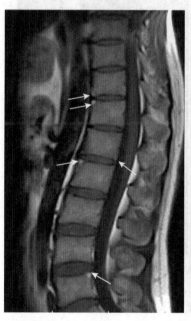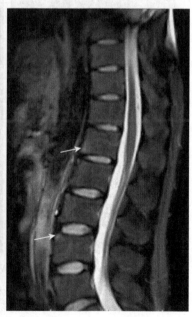

图 6-182 胸腰椎 MRI（矢状位）：T_1WI 序列示 T_{11} 下缘前角、T_{12} 上缘前角、L_1 下缘后角、L_2 上缘前角、L_5 上缘后角高信号影，为慢性 Romanus 病灶（左图）；STIR 序列示 L_1 下缘前角、L_4 上缘前角高信号，为急性 Romanus 病灶（右图）

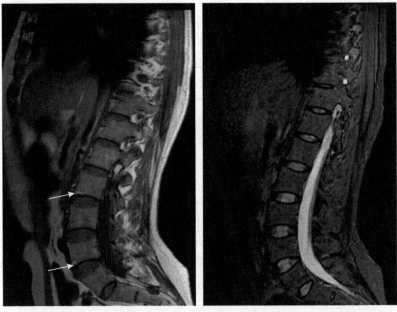

图 6-183　胸腰椎 MRI（矢状位）：T_1WI 序列示 L_3 下缘前角、L_5 下缘前角高信号，
为慢性 Romanus 病灶（左图）；STIR 序列未见明显异常（右图）

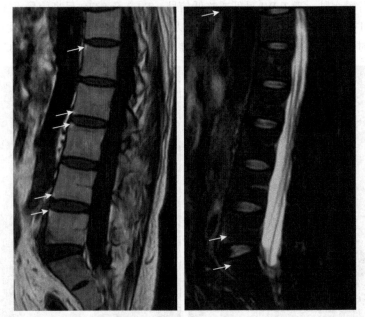

图 6-184　腰椎 MRI（矢状位）：T_1WI 序列示 L_1、L_2、L_3、L_4、L_5 椎角
高信号脂肪沉积（实线箭头）（左图）；T_2FS 序列示 L_5 下缘 S_1 上缘高信号
的骨髓水肿（实线箭头）（右图）

2. 椎间盘炎

椎间盘炎最早由 Andersson 于 1937 年提出，累及椎间盘和椎体上下缘邻近椎间盘的终板，广义的 Andersson 病灶包括椎间盘炎和终板炎，在 MRI 上表现为伴有骨髓水肿、脂肪沉积或骨质硬化的终板破坏，亦有急、慢性病变之分。其中急性 Andersson 病灶于 T_1WI 上呈低或略低信号，T_2WI 和 STIR 上呈高信号，慢性 Andersson 病灶于 T_1WI 和 T_2WI 上呈高信号或低信号，于 STIR 上呈低信号

（图 6-185～图 6-187）。

　　椎间盘炎中有一较特殊的类型，即 Andersson 损害（AL），文献报道其发病率为 1.5%～28%，其命名除"AL"外，尚有"椎间盘-椎体病损""破坏性椎体病损""脊柱假关节"等不同名称。AL是强直性脊柱炎后期的一种少见并发症，系脊柱骨性强直、椎体骨质疏松等原因导致脊椎脆性增加，引起局部疼痛加重、后凸畸形，甚至出现神经损害等并发症。它是一种发生于椎间盘-椎体界面的破坏性病变，可累及三柱，多发于胸腰段。

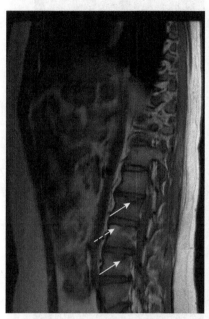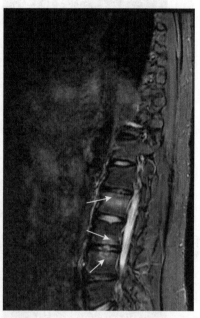

图 6-185　腰椎 MRI（矢状位）：T_1WI 序列示 L_2、L_4 上终板为低信号（实线箭头），L_3 椎角高信号脂肪浸润影（虚线箭头），为慢性 Andersson 病灶（左图）；STIR 序列示 L_2 上终板、L_3/L_4 椎间盘及上下终板高信号，为急性 Andersson 病灶（实线箭头）（右图）

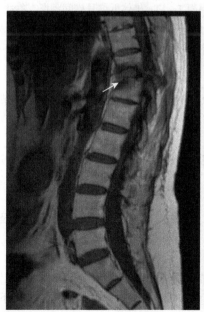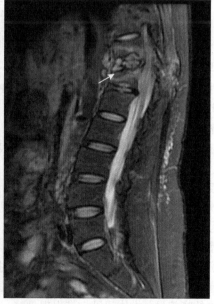

图 6-186　胸腰椎 MRI（矢状位）：T_1WI 序列示 T_{11}、T_{12} 椎体 Andersson 病变（实线箭头）（左图）；STIR 序列示 T_{11}、T_{12} 椎体 Andersson 病变（实线箭头）（右图）

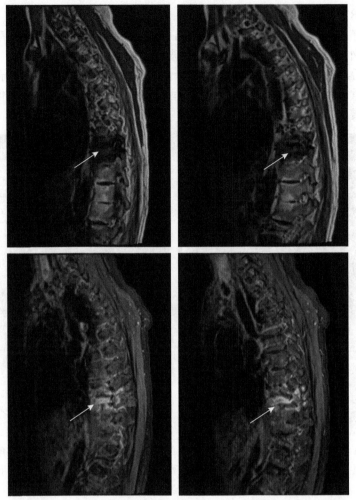

图 6-187　胸椎 MRI（矢状位）：T₁WI 序列示连续 2 个层面 T₉、T₁₀ 椎体低信号椎间盘炎，急性 Andersson 病变（实线箭头）（左图）；T₁WI+C-FS 序列示连续 2 个层面示 T₉、T₁₀ 椎体高信号椎间盘炎伴明显强化，慢性 Andersson 病变（实线箭头）（右图）

3. 肋椎与肋横突关节炎

急性炎性损伤出现在旁矢状位的层面上，STIR 序列上可见肋椎关节及肋横突关节处出现的骨髓高信号（图 6-188）。

4. 椎弓根炎

炎症损伤出现在旁矢状位的椎弓根处，急性损伤表现为 STIR 序列上的高信号，慢性损伤表现为 T₁WI 上的高信号（图 6-189）。

5. 关节突关节炎（面关节炎）

炎性损伤出现在侧面的层面上，急性损伤表现为 STIR 序列上在椎小关节相邻处及其后部出现的骨髓高信号（除棘突外）（图 6-190 和图 6-191），慢性损伤表现为 T₁WI 上的高信号。

6. 韧带骨赘/关节强直

韧带骨赘多发于脊柱关节炎晚期，这种描述包括椎体前、后或侧角处未到达相邻椎体的骨生长，它们的生长起源在纤维环的附着部位。这些被定义为 T₁WI 图像上的明亮信号，即上下两椎体的椎角间出现相连的高信号。椎体间沿韧带出现骨赘，至少在一个矢状切片中可见，也可不伴有明确的脂肪及急性炎症性病变（图 6-192）。在椎间盘退变的情况下，骨刺不应被视为与脊柱关节炎相关。

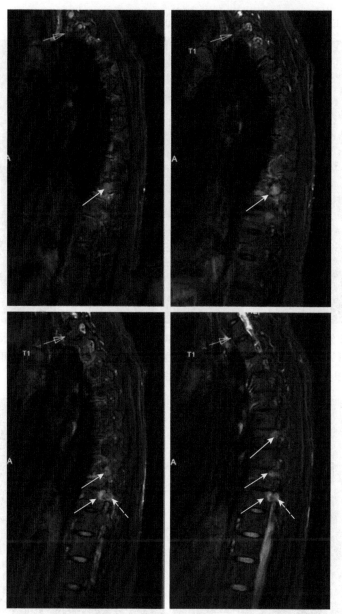

图 6-188 胸椎 MRI（矢状位）：T₂FS 序列连续层面示胸椎椎体肋椎关节炎
（实线箭头）及肋横突关节炎（虚线箭头）

关节强直是指相对应的两个关节面之间因骨或纤维组织增生、连接，而使关节丧失运动功能的病理状态。强直这个发现代表了纤维环（桥接韧带联合）附着部位的骨融合和跨椎间盘或跨突关节或跨肋椎关节的骨融合。T₁WI 图像上显示从椎体延伸出来的明亮信号，至少在一个矢状面上与相邻椎体连续。关节强直分为骨性强直与纤维性强直两种。骨性强直常见于化脓性关节炎及强直性脊柱炎晚期，纤维性强直常见于关节结核及类风湿关节炎晚期。骨性强直在平片及 CT 上显示关节间隙部分性或完全性消失，并有骨小梁穿过连接两侧骨端；纤维性强直在平片上可见关节间隙仍存在，但关节活动受限或消失，诊断需要结合临床。

（三）脊柱活动性病变的定义

对于椎体病变，如果骨髓水肿位于椎体或终板，并且所描述的每个炎症性病变必须在至少两个或更多连续矢状面上可见，则认为存在活动性炎症性病变。

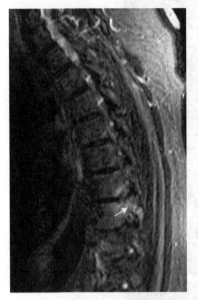 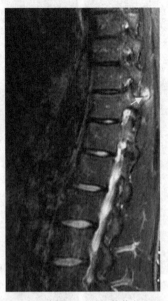 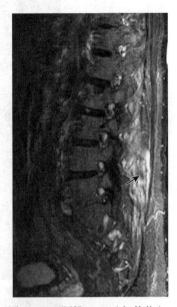

图 6-189　胸椎 MRI（矢状位）STIR 序列示 T_7 椎弓根处可见高信号影，提示椎弓根炎

图 6-190　胸椎 MRI（矢状位）：STIR 序列示 T_{11} 关节突关节高信号，提示急性关节突关节炎症损伤（实线箭头）

图 6-191　腰椎 MRI（矢状位）：STIR 序列可见椎体周围肌腱附着处高信号，提示肌腱端急性炎症

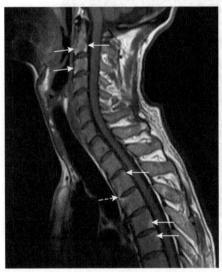 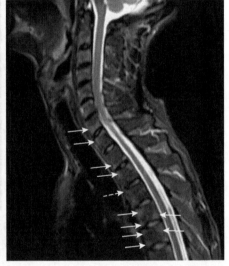

图 6-192　颈胸椎 MRI（矢状位）：T_1WI 序列示 T_3 下缘前角向下延伸、T_4 上缘前角向上延伸的高信号，为韧带骨赘，并形成骨桥连接（虚线箭头），同时伴有 C_2 下缘前角和后角、C_3 下缘前角、T_3 上缘后角高信号（实线箭头），为慢性 Romanus 病灶（左图）；STIR 序列示 T_3 下缘前角向下延伸、T_4 上缘前角向上延伸的低信号，为韧带骨赘（虚线箭头），并见多发椎角炎（实线箭头）（右图）

（四）ASAS-MRI 工作组对中轴型脊柱关节炎脊柱 MRI 损伤的共识定义

A. 首要原则

（1）所有炎症性病变的定义都与矢状位上水敏感序列 T_2 加权脂肪抑制（T_2FS）或矢状短 tau 逆转恢复（STIR）图像上的外观有关。在这两种情况下，水含量的增加被视为信号强度的增加。

（2）所有结构病变的定义都与矢状位上脂肪敏感矢状 T_1WI 图像的外观有关。

（3）所有病变的外观必须高度提示脊柱关节炎。

（4）术语"骨髓信号增加"指的是比"正常骨髓信号"更高的信号强度。位于椎体中心的骨髓信号，如果正常则构成指定正常信号的参考，或者位于最近可用的正常椎体的中心。

（5）根据解剖位置，胸椎和腰椎矢状位 MRI 扫描图像可分为"中央"片和"外侧"片，定义如下：

a. 中央矢状位片：包括椎管的矢状位片。椎弓根部分可见，但在椎体和后节之间不是连续的。

b. 外侧矢状切片：位于椎管外侧的矢状切片。这些切片不包括椎管，要么椎弓根必须在椎体和后单元之间连续，要么切片位于椎弓根外侧。

（6）矢状切片的最大厚度为 4mm。

B. 这些观察是在对疾病活动度检测敏感的 MRI 序列上进行的，如水敏感序列：STIR 或 T_2FS 或 T_1WI 增强后脂肪抑制（T1FS post-Gd）。

当怀疑是脊柱关节炎时，骶髂关节的 X 线摄影在诊断上不如 MRI 和 CT。与单独 MRI 相比，影像学诊断场景由于第一次成像的特异性较低，影像学和 MRI 的联合并不能增加评分者对阅片性能的可靠性。与 MRI 相比，CT 具有较高的特异性和阳性似然比，只有较小的灵敏度差距，强调了结构性病变对鉴别诊断的重要性。

MRI 的出现代表了中轴型脊柱关节炎评估的重大进步，因为它是第一种可以直接评估骶髂关节炎症的成像方式，而骶髂关节炎症是疾病的最早特征。此外，MRI 揭示了脊柱关节炎的特征是一系列广泛的结构性和炎症性病变，并强调了 X 线摄影的局限性。尽管如此，骨盆 X 线仍是影像学研究的基石，因为 MRI 费用昂贵，而且不能广泛使用；开发专门的 MRI 序列，结合低辐射 CT 增强对结构病变的检测将是未来的研究方向。

第四节　痛风的影像学表现

痛风是尿酸盐晶体沉积关节导致的病变。晶体相关关节病是关节和关节周围软组织中晶体沉积的结果。晶体沉积及其体积的逐渐增加所产生的炎症是不同成像方式所检测到的形态学和结构变化的主要来源。多年来，常规放射摄影是唯一可用的成像方式，虽然含钙晶体可以通过传统的 X 线片检测到，但尿酸盐晶体在标准 X 线片上是看不见的。痛风的成像主要用于评估晚期骨结构损伤，这是由于痛风沉积的增加造成的。从 20 世纪 90 年代开始，人们越来越意识到，由于尿酸盐沉积的存在，在关节和肌腱水平可以通过 CT 和超声检测到特定的体征。

在过去的 20 年里，技术创新造就了医疗成像系统硬件和软件的实质性变化，增加了其诊断潜力和检测组织中晶体沉积的灵敏度。影像学在晶体诱发关节炎中应用价值的研究不断发展，新的定义不断被阐明，对临床诊断的准确判别和对治疗反应的监测仍然是痛风影像学治疗的主要挑战之一。高分辨力超声成像和双能量计算机断层扫描（DECT）多参数分析是晶体关节病成像中最有前途的方式。

痛风的金标准是组织学偏振光检测，当组织学诊断尚不能明确评估炎症和晶体结构时，影像学可以帮助临床医师明确疾病诊断。影像学诊断包括传统的 CR、超声波、CT、双能 CT、MRI 和核医学等。

2015 年美国风湿病学会/欧洲抗风湿病联盟（ACR/EULAR）痛风分类标准中，成像范围是通过超声（即双轨征征象）或 DECT（即存在痛风石）显示解剖部位是否存在尿酸盐沉积，以及手或足（不包括远端指间关节）的常规 X 线摄影中是否存在痛风相关骨侵蚀来确定的。2018 年 EULAR 更新痛风诊断的循证建议时，工作组的专家和患者一致认为，在痛风的临床诊断不确定、无法进行晶体识别的情况下，超声是诊断痛风的最佳成像方式。

一、常规放射摄影

X线检查由于价格低廉、检查快速，曾是诊断痛风性关节炎的首选影像学检查方法。痛风急性期表现以关节积液和关节肿胀为主，此时 X 线检查意义不大，反复发作后可出现关节软骨缘破坏、关节面不规则和关节间隙狭窄。痛风石沉积可见骨质呈凿孔样缺损，边缘锐利，缺损呈半圆形或连续弧形，骨质边缘可有骨质增生，此时诊断意义较大。

2015 年 ACR/EULAR 联合制订的痛风分类标准指出，手、足 X 线片中"骨边缘硬化和骨质破坏"，这种表现可以有力地支持临床诊断痛风。但 X 线检查对痛风的早期诊断和早期病变帮助有限，X 线发现骨质缺损、关节狭窄时往往已经进入慢性痛风性关节炎期。

痛风急性发作期，CR 可以发现关节软组织肿胀和积液，但缺乏特异性。在痛风慢性期，CR 可以发现典型的痛风石结晶，关节边缘出现穿凿样改变，软组织结节（痛风石）及非对称的关节受累，可以区别于其他的炎症性关节疾病（图 6-193～图 6-196）。

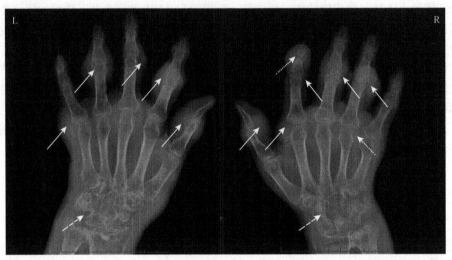

图 6-193　双手 X 线：双手腕关节严重的骨破坏（虚线箭头），左腕重；双手手指近指间关节、掌指关节，右手第 2 手指远指间关节旁多发痛风石伴有关节间隙变窄（实线箭头）；右手第 2 手指远指间关节及右手第 4 掌指关节穿凿样骨破坏（点线箭头）

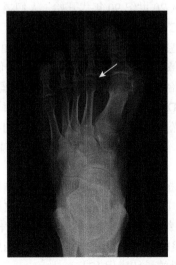

图 6-194　左足 X 线：左足 1MTP 关节穿凿样骨侵蚀

　　痛风石（tophi）表现为关节内或关节周围致密软组织肿块，但仅见于已确诊或晚期疾病。痛风石是一种水合钠晶体的混合物，它是由尿酸盐、蛋白质沉积、脂质和周围的异物反应形成的无定形碎片基质。它们通常呈卵圆形且不对称，直径到 5～10mm 时在 X 线片上才可见。

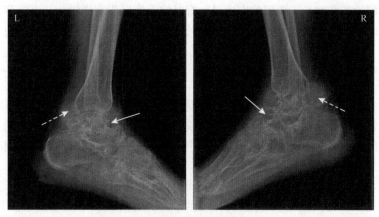

图 6-195　双足 X 线：双踝关节旁多发痛风石（虚线箭头），右踝关节间隙明显变窄，
双足跗骨多发穿凿样骨破坏（实线箭头）

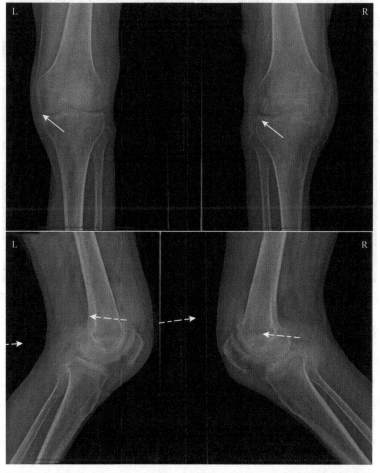

图 6-196　双膝关节 X 线：正位片（左上图：左膝，右上图：右膝）：双膝关节髁间嵴变尖，间隙变窄（实线箭头）；侧位片（左下图：左膝，右下图：右膝）：双膝关节多发痛风石（虚线箭头）

关节内侵蚀通常在延伸到关节中部之前累及关节边缘，可见关节周围或关节内典型的伴硬化边缘的穿凿样侵蚀；这些侵蚀通常与痛风石有关，因为它们代表痛风石的骨内延伸。痛风表现的骨增生主要可见不规则的针状结构。与类风湿关节炎的关节周围骨质破坏不同，痛风中 MSU 晶体的骨内沉积可导致溶解性扩张病灶，典型的有边界，有时称为痛风假瘤样钙化，可能存在，也可能不存在；当病变变大时，可能被误认为是软骨瘤或梗死。关节间隙通常可保留到疾病进展的晚期。

二、超 声

超声是一种安全、无创、廉价且为患者所接受的成像技术，可检测关节、关节周围和软组织的广泛形态结构异常，这些异常是由晶体关节病造成的非特异性和特异性症状引起的。超声正越来越多地被用于痛风的协助诊断和疾病监测。但是超声检查也有一定的局限性，需依赖高频超声，不如MRI 检测敏感，最主要限制是依赖操作者的技术。

无论探头倾角如何，晶体聚集物通常具有高回声性。超声只能在透明软骨水平上根据其形态分布准确区分尿酸盐和含钙晶体沉积，关节软骨表面沉积尿酸盐晶体，会增强软骨-滑膜界面（即双轮廓标志或"结冰"，出现双轨征）（图 6-197）。超声发现痛风特异性的表现为双轨征和痛风石。虽然近几十年来通过超声来评价 RA 的临床疗效很多，但关于超声评价痛风的试验还是很少。超声描述痛风缺乏国际公认的标准。痛风的超声特征包括积液、滑膜炎、侵蚀和软组织肿块。无症状的高尿酸血症患者超声检查可以发现尿酸盐在肌腱、滑膜和其他软组织中聚集。

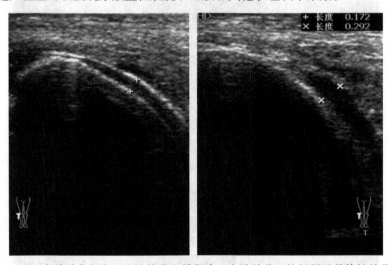

图 6-197　右膝关节超声：右膝关节少量积液，右膝关节双轨征提示晶体性关节炎

（一）在滑膜炎的诊断上，超声比临床评估更敏感

积液表现为关节内异常物质，在早期疾病中可移位和受压。关节内液体可能是无回声的，提示为单纯的积液；但随着时间的推移，可能出现回声不均匀的 MSU 聚集，高回声点测量＜1mm，它们在滑液中的悬浮产生了星空样标志。在动态检测中，给予细微压力和释放后可能会在流体中产生高密度旋转颗粒的暴风雪现象。

滑膜增厚在痛风中很常见，但是非特异性的。微痛风石也可能嵌入到滑膜增厚的区域，这增加了痛风的特异性。

如果聚集物较小或分散，则可能没有回声阴影。滑膜中的新生血管可以解释为在骨破坏之前的活动性炎症，在治疗成功后多普勒信号可能减弱。无症状高尿酸血症也可出现血管扩张，提示亚临床炎症，这可以解释为超声比临床检查更敏感。

（二）2015 年，痛风分类标准发表痛风超声的四个主要基本特征的定义

1. 双轨征

软骨浅缘异常高回声带，可不规则或规则、连续或间断，与软骨界面征相区分（图 6-198～图 6-203）。

双轨征：这一征象被认为代表痛风晶体在关节软骨表面的沉积。双轨征最常见于第一个 MTPJ 的背侧，假双轨征会随着探头角度的改变而消失。大多数研究将痛风或无症状高尿酸血症的受试者与对照组进行比较，表明这一征象是高度特异性的，但不敏感。双轨征是唯一纳入 2015 年痛风分类标准的超声特征，被认为是痛风的高敏感性和特异性特征。然而，对于小的关节如指间关节，由于声窗较小而不易接触，双轨征标志的准确性是未知的。在这些关节中，通常是通过检测痛风石来诊断的。

2. 骨侵蚀

被定义为在两个垂直平面的骨表面可见的关节内或关节外的不连续，最常见于 1MTPJ 和掌指关节的内侧。与 X 线检查相比，超声能探测到更多的侵蚀。CT 可以比 X 线检查、MRI 或超声更早发现痛风侵蚀。

3. 痛风石

其表现为一种局限的不均匀、高回声或低回声聚集物（可能产生或不产生回声阴影），周围可能有小的无回声边缘。痛风石复合体是由被炎症细胞包围的填充晶体组成，可嵌入带血管的纤维组织中，与周围纤维组织相比，MSU 上痛风石显示明亮的高回声。结石位于关节或滑囊内时，常呈

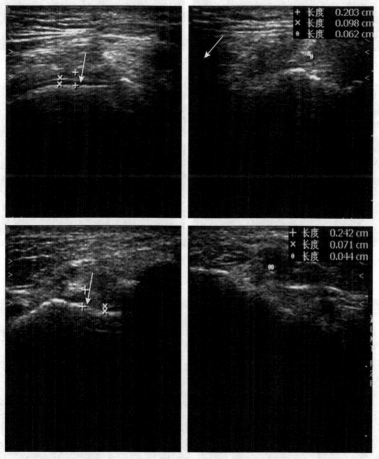

图 6-198　左踝关节超声：左踝关节（左图）及足背跗骨少量关节腔积液（右图），有轻度滑膜增生，左踝关节双轨征提示晶体性关节炎

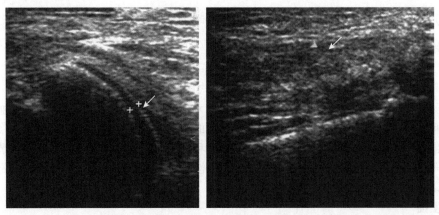

图 6-199　左膝关节超声：左膝关节双轨征及聚集体提示晶体性关节炎

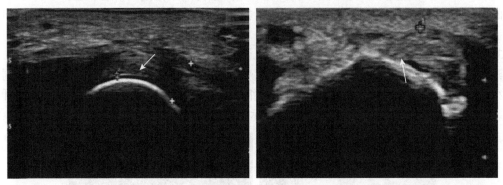

图 6-200　右足 1MTPJ 少量积液，轻度滑膜增生（左图）；右足 1MTPJ 内晶体性关节炎（右图）

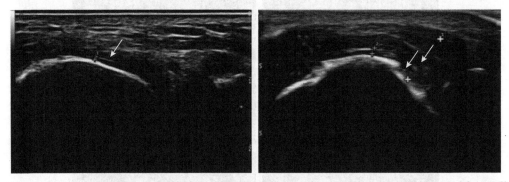

图 6-201　左足 1MTPJ 关节内见骨面近平行的高至强回声线（左图）；左足 1MTPJ 关节低、无回声区见散在点状及条索状高回声漂浮，PDI 显示其内见较丰富血流信号（右图）

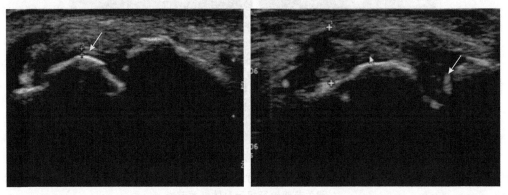

图 6-202　右足 1MTPJ 关节少量积液，轻度新鲜滑膜增生（左图）；右足 1MTPJ 关节内晶体性关节炎（右图）

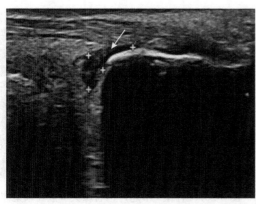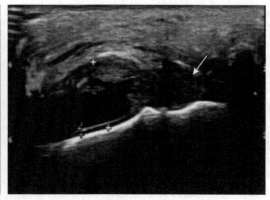

图 6-203　左踝关节超声：左踝关节可见低、无回声区内散在点状及条索状高回声漂浮（左图）；PDI 显示其内见较丰富血流信号（右图）

卵形。结石晶体的结构可以评估结石深部的组织，但较大的结石通常导致回声阴影。痛风石通常发生在机械应力的区域，晶体是从过饱和的血清中沉淀出来的。最常见的部位为第 1 跖骨头内侧、跟腱插入处和股四头肌插入处（图 6-204，图 6-205）。

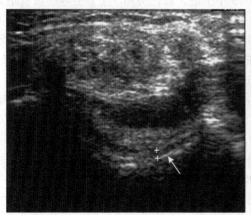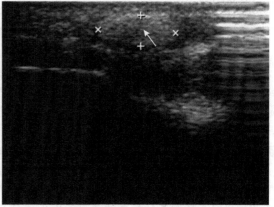

图 6-204　右肘关节超声：右肘关节双轨征（左图）；右肘关节痛风石（右图）

4. 聚集体

非均匀高回声病灶，即使增加压力或超声角度改变，仍保持较高反射率，偶尔可能产生回声阴影（图 6-206，图 6-207）。在关节积液或腱鞘内存在多个高回声病灶提示存在微结节（代表痛风晶体的小聚集体），它们可以漂浮在流体悬浮液中，也可嵌于滑膜肥厚的区域。如果聚集物较小或分散，则可能没有回声阴影。最近的一项荟萃分析显示，超声诊断痛风的敏感性和特异性分别为 65.1% 和 89.0%，阳性似然比为 5.889，阴性似然比为 0.359，诊断优势比为

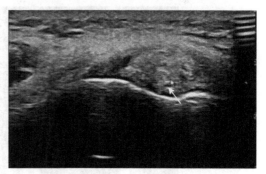

图 6-205　右膝关节超声：右膝关节痛风石

17.6；还发现除了双轨征外，超声的痛风石、暴风雪或骨侵蚀征不敏感（54.3%、30.8%、51.6%），但作为诊断工具具有足够的特异性（93.2%、90.6%、93.3%）。

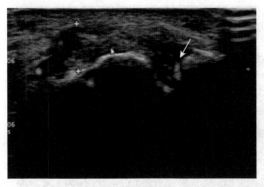

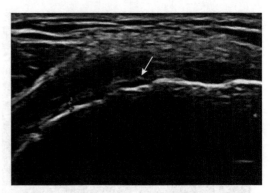

图 6-206　右足 1MTPJ 关节周围低、无回声区可见散在点状及条索状高回声漂浮（类圆形略高回声团块），多普勒超声显示其内可见血流信号影

图 6-207　右膝关节超声：右膝关节散在聚集体

三、双能 CT 检查

图 6-208～图 6-210 彩图

双能 CT（DECT）于 2005 年引进，最初应用于 CT 引导的血管造影。2007 年 Johnson 等报道了第一例使用 DECT 诊断痛风患者的病例。DECT 是一种新颖的成像技术，基于从两束不同的 80 kVp 和 140 kVp X 射线束获取图像。从这两种能量的图像中获得的数据可以加载到后处理软件（Syngo Dual Energy，Siemens Healthcare）中，帮助区分 MSU 沉积物、结缔组织和含钙结构，因为它们具有不同的吸收特性。DECT 由于其特殊的优势，可以检测肉眼及超声无法识别的尿酸盐沉积；DECT 还可以定量测量关节内和关节周围的 MSU 晶体，可以检测深层解剖结构（如脊柱等）（图 6-208～图 6-210，扫码查看彩图）。超声和 DECT 在检测痛风方面具有相当的敏感性，其中 DECT 在超声检测较差的某些部位具有优势，例如在膝关节后腘窝。多项研究报道 DECT 诊断痛风的灵敏度为 0.90 以上，特异度为 0.83 以上，明显高于超声。DECT 的另一个优点是它可以可靠地区分焦磷酸钙沉积（CPPD）疾病和痛风，但当使用颜色编码检测痛风时，假阳性的颜色编码可能发生于骨关节炎患者、关节成形术周围、皮肤和甲床上。如果报告的放射科医生无法识别这些伪影，则可能会出现假阳性结果。

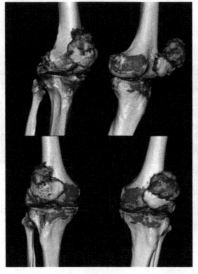

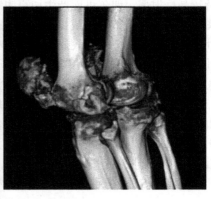

图 6-208　双膝 DECT 显示双膝关节痛风石沉积（见彩图绿色部分）

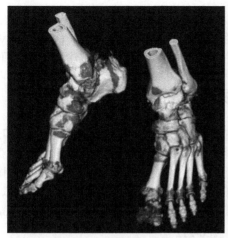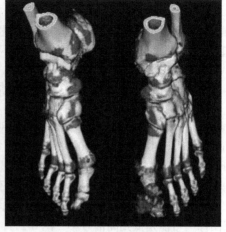

图 6-209 双踝、双足跟及左足 1MTP 关节 DECT 显示多发痛风石沉积（见彩图绿色部分）

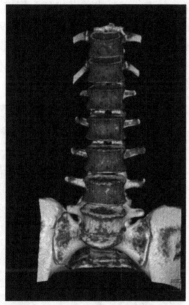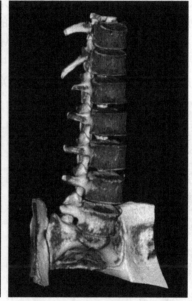

图 6-210 左侧骶髂关节 DECT 显示痛风石沉积（见彩图绿色部分）

Carr 等发现慢性中老年男性痛风患者在肋软骨和椎间盘 DECT 信号强度增高，表明 MSU 沉积，在年龄匹配的健康男性对照组中也发现了类似的结果，但在年轻的对照组中没有发现；此研究结果提示，在中老年男性中，这些区域可能会发生 MSU 的生理性沉积。

痛风石可以在关节软骨表面、关节腔内、肌腱及软组织等多处沉积。CT 能检测痛风石的数量、体积等，并可及时发现骨破坏或骨侵蚀。2015 年 ACR/EULAR 痛风分类标准中将 DECT 检测到尿酸盐沉积作为评分标准之一。Choi 等发现，与临床检查相比，DECT 的结晶检出率较物理检查高 4 倍，DECT 可以显示 24% 的无症状高尿酸血症患者有痛风沉积，79% 的痛风 < 3 年患者和 84% 的痛风 > 3 年患者的痛风沉积。

DECT 甚至可以检测到微小的 2mm MSU 沉积、显微镜下结石及可能会错过的沉积，因此能够更早地诊断疾病。

DECT 对痛风石的检出率较体格检查高 4 倍。DECT 最常见的检测部位是 MTPJ（85%）、膝关节（85%）和踝关节（70%），紧随其后手腕（50%）、MCPJ 和肘关节（40%）。最常用于检测的肌腱和韧带部位是腓骨肌腱。

降尿酸治疗、疾病持续时间也会影响 DECT 检测到尿酸盐沉积的敏感性（DECT 最小可探测痛风晶体的直径大小是 2mm），如果痛风石的密度不是特别高，即使是大痛风石沉积也可能不被发现。

四、磁共振成像检查

MRI 具有多平面能力和良好的空间、软组织对比度分辨力，被普遍认为是评估关节和关节周围软组织的首选方式。对于痛风影响的关节，MRI 常显示非特异性特征（如滑膜增厚或积液），但可显示亚临床结节，并可描述疾病的程度。MRI 可显示骨侵蚀，以及关节旁软组织水肿和软骨下水肿。痛风石是典型的无定形的偏心病变，痛风石含有不同数量的水、蛋白质、纤维组织、晶体、含铁血黄素和钙，信号特征取决于痛风石的组成。因此，痛风石在 T_1 加权图像上可能是低到中间信号影，在 T_2 加权图像上可能是低到高信号影（图 6-211，图 6-212）。

MRI 在痛风的诊断中应用较少，但亦可以提供痛风石大小、滑膜炎症水肿及骨破坏程度等重要信息。一项针对 47 例痛风性关节炎患者的研究，共进行 51 次关节 MRI 扫描，发现痛风石、骨质破坏、骨髓水肿、滑膜炎、腱鞘炎和肌腱病变的关节分别为 71%、69%、53%、29%、16% 和 4%。部分痛风所致骨关节损害在病程早期即已出现，MRI 可能是发现早期侵蚀性如滑膜炎、骨髓水肿、微小骨质破坏等改变的最佳方法。痛风性关节炎中，MRI 也可发现早期的软骨损伤，多表现为局灶性损伤，与骨质破坏、滑膜炎和痛风石显著相关，而与骨髓水肿无关。

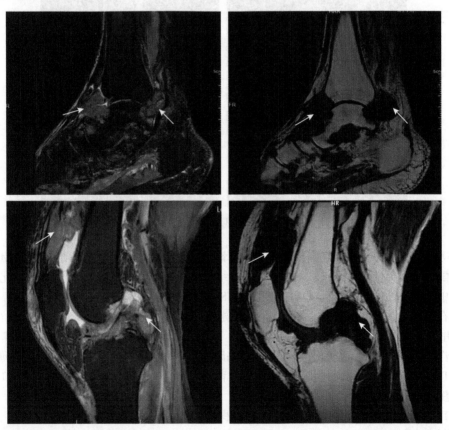

图 6-211　右踝关节 MRI：矢状位 STIR 序列（左上），矢状位 T_1WI 序列（右上）示踝关节多发痛风石（箭头）；
左膝关节 MRI：矢状位 STIR 序列（左下），矢状位 T_1WI 序列（右下）示膝关节明显痛风石（箭头）

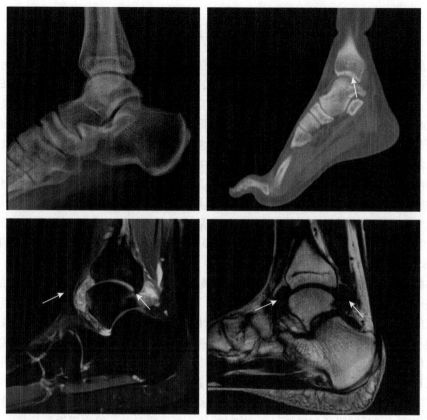

图 6-212　右踝关节 MRI：右足 X 线骨质疏松（左上），矢状位右踝 CT：右踝关节骨破坏（箭头）（右上）；右
　　　踝关节 MRI：矢状位 STIR 序列（左下）及矢状位 T₁WI 序列（右下）：右踝关节明显痛风石（箭头）

MRI 的优势是对滑膜、软骨、软组织和骨骼敏感，无辐射，具有良好的对比度和分辨力。MRI 劣势是检测成本高、扫描时间长、使用对比剂和需要排除患者没有动脉瘤或安装起搏器。

在静脉注射钆剂后，滑膜炎、血管肉芽组织和软组织炎症由于钙化可能会有结节增强，可见低信号或无强化的区域。因此，识别典型的关节外疾病部位如股四头肌腱，可提示诊断痛风，但通常需要进一步的 DECT 或穿刺来确认诊断。慢性痛风石患者的骨髓水肿通常较轻，MRI 发现痛风石可以预测侵蚀，而骨髓水肿则为非特异性。MRI 对痛风的诊断性能尚未明确确立，因此 MRI 未被纳入 ACR/EULAR 分类标准。MRI 在评估痛风受累范围、监测疾病活动和进展方面有很好的潜力。

不同的成像方式协助临床医生做出准确的诊断，一些成像特性可以帮助区分痛风和类风湿关节炎。超声和 DECT 对检测尿酸晶体沉积的特性有较高的灵敏度和特异性。MRI 对痛风的诊断准确性仍然不清楚，脊柱痛风诊断最好由 DECT 扫描证实。而常规的 CR 在日常实践中用于诊断晚期痛风是出现穿凿样改变的骨侵蚀，而早期尿酸盐晶体沉积在 CR 片上看不见，但可以用来鉴别诊断软骨钙质病等疾病。总而言之，CR、超声和 DECT 可协助监控痛风治疗的反应。DECT 和 MRI 等帮助我们提高对痛风疾病的认识，理解痛风病机及其临床症状。

第五节　其他风湿病的影像学表现

除了骨关节疾病外，其他类型的风湿病，包括结缔组织病相关间质性肺炎、血管炎等同样具有特征性的影像学改变。掌握其典型的影像学特征，有助于临床诊断。

一、结缔组织病相关间质性肺疾病

间质性肺疾病（ILD）是指一种异质性和挑战性的弥漫性实质肺疾病。间质性肺疾病包括进行性纤维性间质性肺疾病，是系统性自身免疫性疾病的常见表现，是许多风湿病患者死亡的主要原因。结缔组织病（CTD）是指一组自身免疫性疾病，包括系统性硬化（SSc），类风湿关节炎，原发性干燥综合征（pSS），特发性炎性肌病（IIM），如多发性肌炎（PM）、皮肌炎（DM）、抗合酶综合征（ASS）、系统性红斑狼疮和混合性结缔组织病（MCTD）。这些疾病有一些共同的潜在机制，以自身免疫和免疫介导的器官功能障碍为特征，但也有其独特的特点。

结缔组织病有多种肺部表现，其中间质性肺炎是最常见的一种，导致显著的发病率和死亡率增高。间质性肺炎影响肺泡周围的组织间质，但也可能导致肺泡和气道结构的改变。40%～50%的结缔组织病患者存在间质性肺疾病，系统性硬化和皮肌炎及多发性肌炎中发生率较高，而在系统性红斑狼疮中发生率较低。CTD-ILD 的患病率为 RA-ILD 58%，SLE-ILD 13%，SS-ILD 27%，DM/PM-ILD 80%，SSc SSc-ILD 91%，MCTD-ILD 67%。

间质性肺疾病通常在诊断 CTD 的同时或之后被诊断，或间质性肺疾病可能是 CTD 的初始表现，或表现为提示自身免疫过程的结果，但不足以诊断为明确的 CTD-ILD 患者，2015 年定义了具有自身免疫特征的间质性肺炎（IPAF）这一研究术语，用于对可能表现出 CTD 的临床、放射学或血清学特征，但不符合 CTD 正式定义的间质性肺疾病患者进行分类。然而，这些分类标准的价值和预后相关性目前还不清楚，这可能反映了我们目前的风湿病 CTD 标准的局限性，并表明越来越需要风湿病学家和呼吸内科医生在间质性肺疾病临床实践及研究中进行跨专业合作。呼吸学会指南和英国国家医疗服务体系（NHS England）都建议采用多学科团队（MDT）方法来诊断和管理间质性肺疾病，包括临床（包括呼吸科和风湿科）、放射学和（当需要时）组织病理学参与。

在上述所有自身免疫性疾病中，通常在出现关节和骨骼症状及体征后，可观察到肺部受累。而且，早期识别呼吸改变对预后至关重要，因为累及肺部会增加发病率和死亡率。几乎所有这些自身免疫性疾病都可能发生间质性肺疾病，不同的肺病理模式，如寻常型间质性肺炎（UIP）、非特异性间质性肺炎（NSIP）、机化性肺炎（OP）、淋巴细胞性间质性肺炎（LIP）等。高分辨力计算机断层扫描（HRCT）上观察到的 CTD-ILD 模式的患者中，生存率优于特发性肺纤维化（IPF）患者。

当对 CTD 患者进行 HRCT 时，对间质性肺疾病的存在和模式的评估很重要。间质性肺疾病的这些成像模式与组织病理学模式相关 HRCT 上 UIP 表现为网状纤维化特征，包括结构扭曲、牵引性支气管扩张和可能的蜂窝状。这些表现以周围和基底为主，但典型表现为上叶异常。与 UIP 模式不一致的发现包括上肺或中肺或支气管血管周围的广泛的磨玻璃影，小结节，散在的囊肿，明显的马赛克灌注和空气滞留，实变（表 6-9）。

NSIP 表现为双侧、基底为主的磨玻璃影和靠近胸膜的网状影，伴有支气管牵引性扩张。纤维化异常在细胞性 NSIP 患者中表现为微小，而在纤维性 NSIP 患者中则表现为明显的蜂窝状 UIP。纤维性 NSIP 在 CTD-ILD 中最常见，靠近胸膜的肺受累较少（胸膜下保留）提示 NSIP。

表 6-9　CTD 肺受累常见的组织病理学表现

受累区域	病理模式	病理表现
肺泡实质	纤维化 NSIP	弥漫性一致性纤维化伴有慢性炎症
	UIP	非均匀纤维化，呈蜂窝状改变，成纤维细胞灶，轻度炎症
	OP	远端气道管腔和肺泡间隙见到疏松结缔组织（马氏小体）
	DAD	急性 DAD 的肺泡壁水肿和透明膜（OP）在气腔和肺泡壁组织 DAD 中的作用
	LIP	小淋巴细胞、浆细胞、小簇上皮样组织细胞、多核巨细胞密集浸润，弥漫性远端实质浸润，肺泡壁明显增宽

续表

受累区域	病理模式	病理表现
	CIP	轻度间质的慢性炎症细胞，其密度要小得多，而不是 LIP
	淋巴增生	囊性毛细支气管炎或囊性毛细支气管炎活检中均可见淋巴样聚集物和囊性生发中心
	肺泡出血	在急性出血中有红细胞，慢性出血巨噬细胞及粗颗粒状的血铁黄素蛋白沉积
胸膜	胸膜炎	急性和（或）组织性纤维性胸膜炎、纤维性胸膜炎、水肿、具有/不具有生发中心的可变慢性炎症
气道	支气管炎	明显的慢性和偶尔急性炎症细胞浸润在小气道壁上
	滤泡支气管炎	淋巴滤泡含有突出的反应性生发中心，局限于细支气管周围间质
	阻塞性支气管炎	纤维组织的视网膜上皮纤维化导致发光缩小或突出
血管	肺高压	从轻度肌肉肥大和内膜增厚到严重的同心内膜纤维化、管腔闭塞、丛状和扩张性病变，很少有纤维蛋白样坏死和坏死性动脉炎
	血管炎	以单核/组织细胞和中性粒细胞壁浸润为主
	毛细管炎	肺泡壁毛细血管坏死性急性炎症

注：NSIP. 非特异性间质性肺炎；UIP. 普通间质性肺炎；OP. 机化性肺炎；DAD. 弥漫性肺泡损伤；LIP. 淋巴样间质性肺炎；CIP. 细胞间质性肺炎

OP 表现为斑片状、周围性、常明显为胸膜下、细支气管周围可迁移的实变。可发生小叶周围阴影和反磨玻璃晕征。

LIP 在 HRCT 上通常表现为非特异性，也可表现为多个薄壁囊肿。各种 IIP 模式的影像学表现通常与 CTD 相关的影像学表现难以区分，但可以识别出一些 CTD 相关病因的线索。

结合 NSIP-OP 模式，当基底显示纤维化异常表现为叠加的 OP 模式时，应怀疑 CTD，特别是特发性炎性肌病（IIMs）或抗合成酶综合征（ASS）。ASS 表现为急性呼吸衰竭和 DAD 叠加在基础为主的间质性肺疾病模式上。丰富的蜂窝状征象（广泛的蜂窝状囊肿形成，纤维化占肺 70%）和前上叶征象（网状和蜂窝状囊肿集中在前上叶），提示 CTD 的肺影像学表现。CTD 中 CT 成像模式的相对频率详细见表 6-10。

表 6-10 CTD 中 CT 成像模式的相对频率

CTD	UIP	NSIP	OP	LIP	DAD	肺出血	气道	结节	浆膜炎
RA	+++	++	++	+	+	−	+++	+++	+++
SSc	+	+++	+	−	−	−	−	−	−
PM/DM	+	+++	+++	−	++	−	−	−	−
SjS	+	++	−	++	−	−	+	+	−
SLE	+	++	+	++	++	+++	−	−	+++
MCTD	+	++	+	−	−	−	−	−	+

注：CTD. 结缔组织病；RA. 类风湿关节炎；SSc. 系统性硬化病；PM/DM. 多发性肌炎/皮肌炎；SjS. 史-约综合征；SLE. 系统性红斑狼疮；MCTD. 混合性结缔组织病；UIP. 普通间质性肺炎；NSIP. 非特异性间质性肺炎；OP. 机化性肺炎；LIP. 淋巴样间质性肺炎；DAD. 弥漫性肺泡损伤

（一）系统性硬化病（SSc）相关间质性肺炎

SSc 是一种慢性自身免疫性风湿性疾病，以皮肤和内脏器官的小血管病变和纤维化为特征。免疫介导的机制似乎是内皮细胞损伤伴随成纤维细胞的募集和激活，导致胞外基质沉积和纤维化。这是一种罕见的疾病，每年发病率约为百万分之十，它多发于 30～70 岁的女性。

SSc 最常见的肺部表现为间质性肺炎疾病，其次是肺动脉高压（PAH）、胸腔积液、阻塞性细支气管炎、呼吸肌无力和吸入性肺炎（与食管功能障碍有关）。近年来，ILD 和 PAH 已超过肾危象，成为硬皮病相关死亡的主要原因。

SSc-ILD 患者通常表现为劳力性呼吸困难或咳嗽，但有时可能无症状。HRCT 上的实质异常最常反映 NSIP 型，不太常见的是 UIP 模式。其他 HRCT 表现包括提示 PAH 和食管扩张。

大多数 SSc-ILD 患者病情逐渐恶化，表现为影像学上纤维化改变增多和肺功能下降与其他慢性纤维性 ILD 一样，ILD 可能发生急性加重，并可能缩短生存期。SSc-ILD 患者死亡的预测因素包括年龄、FVC、DLCO、HRCT 纤维化严重程度、支气管肺泡灌洗液中性粒细胞增多，以及存在可帮助个别患者预测的 PAH，死亡风险预测模型。

NSIP 是在 SSc 中最常见的间质纤维化模式。最近的几项研究证实了这一点，包括 Bouros 等发表的最大的一项研究——共招募了 80 名 SSc-ILD 患者。这种均匀的弥漫性纤维化常累及肺下叶，主要分布于后叶和外周、胸膜下区。NSIP 模式的情况下可观察到较大比例的磨玻璃影和轻度粗网格影，还可见细网，常伴有牵引性支气管扩张。蜂窝现象出现时通常是轻微的，即使出现时也应被认为是疾病进展的迹象，磨玻璃影区被蜂窝状取代，并发展为"终末期肺病"（图 6-213～图 6-218）。

另一个有用的 CT 表现是"四角"标志，由分布在"四角区域"的网格影、磨玻璃影和（或）蜂窝状分布来定义。胸部中上部叶的前外侧区域（从主动脉弓顶部到隆突）下叶的后上区域（隆突通过下肺静脉）（图 6-219）。Walkoff 等回顾研究 116 例 IPF 和 115 例 SSc-ILD 病例的 HRCT，分析双侧前外侧上叶和后上叶（四个角），在 SSc-ILD 患者中更常见，特异性为 100%，敏感性为 16.4%。

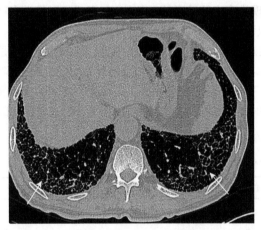

图 6-213　SSc-ILD，HRCT 示小叶间隔增厚，小叶间隔线在增厚基础上有不同程度扭曲，伴有邻近气腔的过度充气膨胀

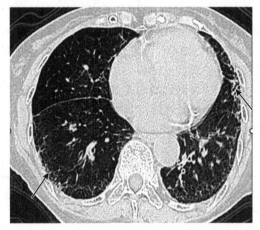

图 6-214　SSc-ILD，HRCT 示小叶间隔增厚

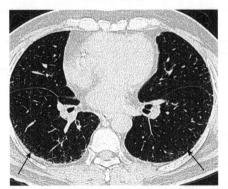

图 6-215　SSc-ILD，HRCT 示网状及细点状阴影

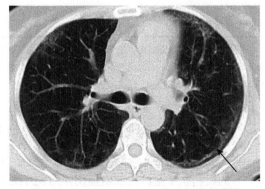

图 6-216　SSc-ILD，HRCT 示左肺胸膜线

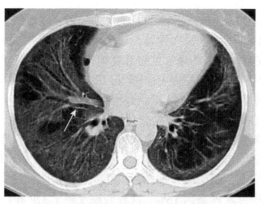

图 6-217　SSc-ILD，HRCT 示双肺弥漫性磨玻璃影，伴有支气管牵拉

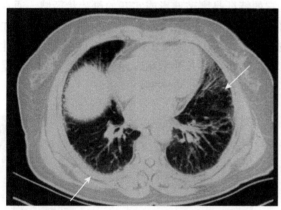 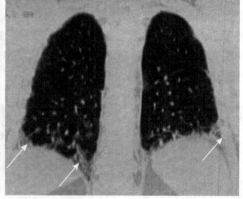

图 6-218　SSc-ILD，轴位 HRCT 示双肺网格影，提示 NSIP（左图）；冠状位 HRCT 示双下肺为主的
网格影（右图）

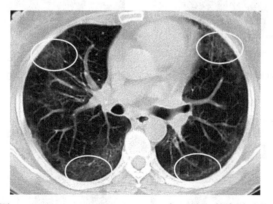

图 6-219　SSc-ILD，HRCT："四角区域"的磨玻璃影

（二）特发性炎性肌病相关间质性肺炎

PM 和 DM 是自身免疫性炎症性疾病，以近端肌肉无力、全身受累和特异性皮肤表现为特征。其每年发病率为 1.2～66 例/100 万人新发病例，女性多见。根据不同程度的肌肉炎症和全身受累，定义这些疾病的术语是特发性炎性肌病（IIM），也包括抗合成酶抗体综合征（ASSD）。肺受累，即 ILD，是 IIM 最常见的非肌肉骨骼表现。30%～66% 的 IIM 患者累及肺部，是发病和死亡的主要原因。Vacchi 等报道的那样，"ILD 往往导致生活质量下降和医疗服务利用率增加"。在这些 CTD

中，它可能表现为三种形式中的一种或多种：①呼吸肌受累导致通气不足和呼吸衰竭；②间质性肺炎，常表现为 NSIP 型或 OP 型；③吸入性肺炎——继发于咽部肌无力（最常见的肺部并发症）。

影像学表现：与 PM 或 DM 相关的最常见的 ILD 模式是 NSIP、OP 和 DAD。然而，具有抗 Jo-1 抗体的患者可能表现为 UIP 模式。在这些病例中，与 IPF 的鉴别诊断可能具有挑战性。为了提供正确的诊断，需要进行准确的血清学评估。组织学表现有助于判断预后，DAD 或 UIP 患者预后较差，5 年生存率仅为 33%，OP 和（或）NSIP 模式分别具有良好预后。

在肺片上，实质异常包括出现基底和对称分布的网格影。部分患者可能出现双侧实变，提示 DAD 和（或）OP 模式重叠与 PM/DM 或 ASSD 综合征相关的 ILD 的 HRCT 表现为典型特征，包括位于肺下叶磨玻璃影和实变，网格影并叠加牵拉性支气管扩张。蜂窝是一种罕见的表现，在有异常胸片或肺功能的患者中可发现高达 16%。这种表现反映了 OP 和纤维性 NSIP 的组织学结合。OP 模式也可以被揭示为一种孤立的表现，它被定义为肺泡及其导管中局灶性肉芽组织的存在，逐渐导致较小的气道阻塞。在 HRCT 图像上，它的特征是磨玻璃影或实变的斑片状区域，通常显示更多的肺泡和较少的支气管中心分布——与 IIM 相关的 OP 相比（图 6-220～图 6-227），在某些情况下，再现"反晕"征，中心磨玻璃影被实质实变包围。DAD 在 HRCT 上表现为弥漫性磨玻璃影和广泛实变的预后非常差。与 PM-DM 相关的 ILD 的其他罕见表现包括胸膜炎、气道受累和血管炎。

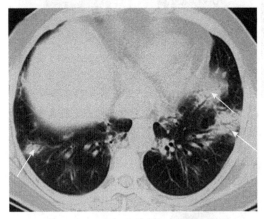

图 6-220　皮肌炎相关 OP（箭头）

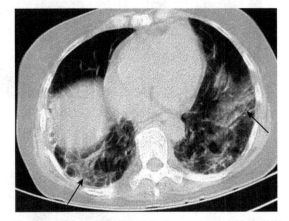

图 6-221　MDA5 阳性皮肌炎肺 CT：双肺炎性渗出影（箭头）

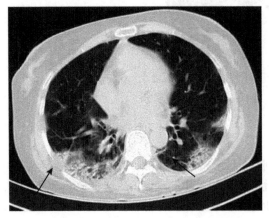

图 6-222　皮肌炎相关 OP（箭头）

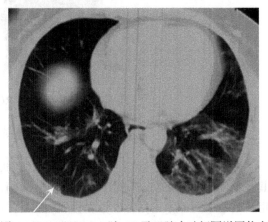

图 6-223　DM-ILD，肺 CT 示双肺小叶间隔增厚伴有纤维条索状改变

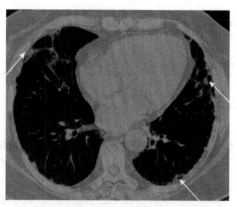
图 6-224　肺 CT 示 DM 相关双肺间质纤维化（箭头）

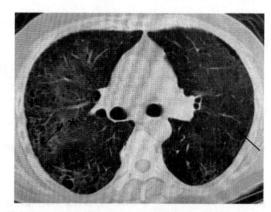
图 6-225　肺 CT 示 DM 相关双肺磨玻璃阴影（箭头），伴有肺大疱（星号）

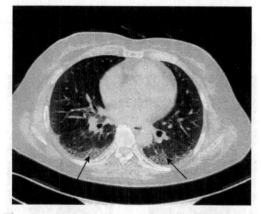
图 6-226　DM-ILD，肺 CT 示双肺靠近胸膜网格影

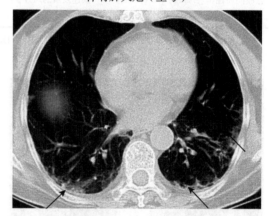
图 6-227　DM-ILD，肺 CT 示双肺靠近胸膜网格影

不同的成像方式协助临床医生做出准确的诊断，一些成像特性可以帮助其区分痛风和类风湿关节炎。超声和 DECT 对检测尿酸晶体沉积的特性有较高的灵敏度和特异性。MRI 对痛风的诊断准确性仍然不清楚，脊柱痛风诊断最好由 DECT 扫描证实。而常规的 CR 在日常实践中用于诊断晚期痛风是出现穿凿样改变的骨侵蚀，而早期尿酸盐晶体沉积在 CR 片上看不见。但可以用来鉴别诊断软骨钙质病等疾病。总而言之，CR、超声和 DECT 可协助监控痛风的治疗反应。DECT 和 MRI 等帮助我们提高对痛风疾病的认识，理解痛风机制及其临床症状。

（三）类风湿关节炎相关的间质性肺炎

类风湿关节炎是一种慢性炎症性疾病，属于结缔组织病范畴，全球患病率为 1%～2%，我国的患病率为 0.42%，多见于女性（女性与男性患者数量比 3∶1），通常发生于 25～50 岁。

尽管类风湿关节炎的主要特征是滑膜炎症，但约一半的类风湿关节炎患者有关节外表现，ILD是一种进行性肺实质纤维化疾病，是类风湿关节炎最常见和最重要的关节外表现，多见于 50～60岁的男性类风湿关节炎中 ILD 亚型的特点见表 6-11。最近的一项 HRCT 研究显示，在一个类风湿关节炎队列中，ILD 的发生率为 10%～12%，细支气管炎的发生率为 8%。与类风湿关节炎相关的间质性肺疾病患者的死亡率高于非类风湿关节炎相关的间质性肺疾病患者，约 80% 死于肺部并发症。

HRCT 比其他方法更敏感，已经成为标准的无创诊断方法。UIP 是类风湿关节炎患者最常见的放射学和病理模式，其次是 NSIP 改变，最后是 OP。类风湿关节炎的 HRCT 表现主要为胸膜下网格影或伴有或不伴有蜂窝状，磨玻璃影和气道受累为主的模式，表现为支气管壁增厚、支气管扩张和带有空气滞留的马赛克衰减（图 6-228～图 6-234）。HRCT 在类风湿关节炎患者中的主要用途是可靠地识别预后较差的 UIP 型 ILD 患者，与纤维性 NSIP 外观相比，UIP 与较差的生存率相关，但预后优于 IPF 引起的 UIP 模式患者。

表 6-11　类风湿关节炎中 ILD 亚型的特点

亚型	患病率	影像学特征	病理学特征
UIP	44%～66%	双侧胸膜下和基底部网状及蜂窝状影，伴或不伴牵引性支气管扩张	靠近正常肺的晚期纤维化区以及成纤维细胞灶和镜下蜂窝状
NSIP	24%～44%	双侧主要磨玻璃影和相对缺乏蜂窝状影	均匀的细胞浸润，不同程度均匀的肺泡炎症和间质纤维化，不存在蜂窝状，缺乏更特异性的 UIP 变化
OP	0～11%	多灶斑片状实变区域	不同间质炎症，肺泡导管腔内组织，偶见肺泡和细支气管
急性间质性肺炎/弥漫性肺泡损伤	0～11%	快速发展的斑片状磨玻璃影和基底部实变	急性弥漫性肺泡损伤伴水肿

注：UIP. 普通间质性肺炎；NSIP. 非特异性间质性肺炎；OP. 机化性肺炎

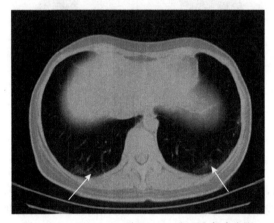

图 6-228　RA-ILD，肺 HRCT 示双肺磨玻璃影

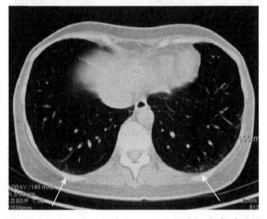

图 6-229　RA-ILD，肺 HRCT 示双肺轻度磨玻璃影

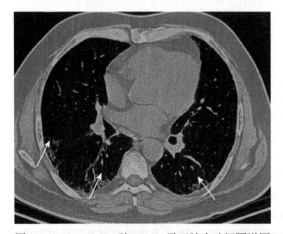

图 6-230　RA-ILD，肺 HRCT 示双肺小叶间隔增厚

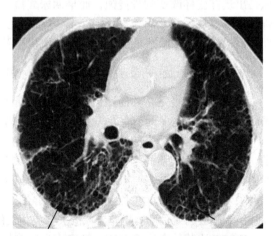

图 6-231　RA-ILD，肺 HRCT 示双肺网格影提示 UIP

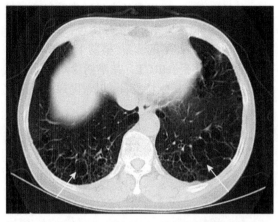

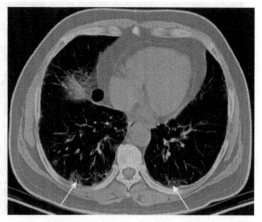

图 6-232 RA-ILD，肺 HRCT 示双肺蜂窝影提示 UIP   图 6-233 RA-ILD，肺 HRCT 示双肺网格影提示 NSIP

（四）干燥综合征相关间质性肺炎

干燥综合征（SS）是一种以慢性淋巴细胞外分泌病为特征的自身免疫性疾病，主要侵犯涎腺和泪腺，表现为口眼干燥，腺外器官也可受累。9%～22%患者可合并肺部病变，表现多样，主要包括淋巴增生性疾病、间质性肺疾病和气道异常，也可出现囊性肺部病变。SS-ILD 在放射学表现中，定义为边界清晰，周围有薄壁（2 mm）的空气腔，呈球形透亮改变。SS-ILD 表现多样，可以出现单发或多发囊性空腔，双侧肺部常同时受累，主要以中叶和下叶肺病变为主，也可呈弥漫性分布，放射学上也可合并其他表现，如结节、胸膜下增厚或实变，甚至可见巨大的融合肺大疱（图 6-235，图 6-236）。

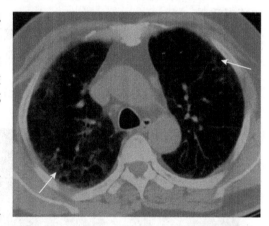

图 6-234 RA-ILD，肺 HRCT 示双肺磨玻璃影

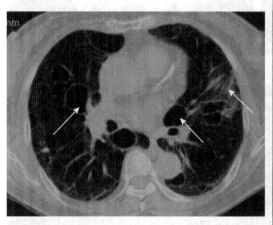

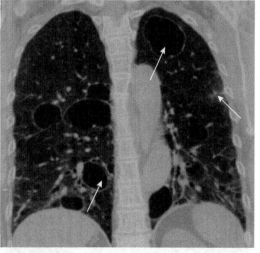

图 6-235 SS-ILD，肺 CT：轴位（左图）及冠状位（右图）示双肺多发薄壁囊腔（LIP），
左中肺靠近胸膜见网格影

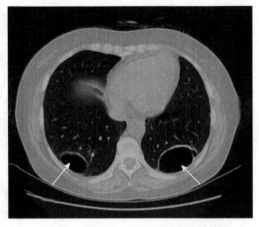

图 6-236　SS-ILD，肺 CT：双肺可见薄壁大囊腔（LIP）

ILD 是 CTD 患者的常见肺部并发症，发病率约为 40%，诊断和治疗困难，死亡率高，预后较差。因此早期诊断、早期干预非常重要，影像学尤其是 HRCT，在早期诊断中非常重要，了解其影像学特点，可以帮助风湿科医生早期识别 CTD-ILD。

二、影像学技术在其他风湿病应用

（一）系统性红斑狼疮肠系膜血管炎表现

系统性红斑狼疮引起的消化系统损害，尤其狼疮肠系膜血管炎（LMV）相对少见，但病情进展快速，可致肠坏死、肠穿孔等严重并发症，甚至给患者带来生命危险。LMV 是系统性红斑狼疮累及胃肠道最主要和最严重的表现，因此早期诊断尤其重要。

近年研究认为，腹部增强 CT 能显示肠壁及肠系膜血管改变，有助于 LMV 的早期诊断。腹部增强 CT 主要表现有：①肠壁异常，肠壁水肿、增厚、肠腔扩大，呈"靶环征"或"双晕征"样改变；②肠系膜血管增粗、增多，呈"梳齿状"或"栅栏样"排列，其改变可能是 LMV 的早期征象，具有一定的诊断特异性（图 6-237，图 6-238）。故对有腹痛或腹泻的系统性红斑狼疮患者，应常规行腹部增强 CT，及早寻找 LMV 诊断依据。

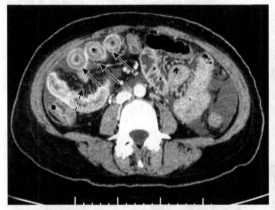
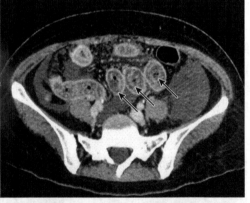

图 6-237　腹部增强 CT：肠管壁水肿增厚的靶环征（实线箭头），梳齿征（虚线箭头）

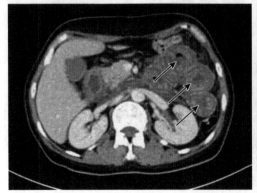
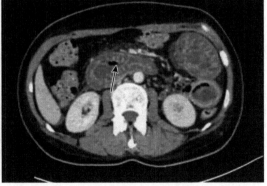

图 6-238　腹部增强 CT：肠管壁水肿增厚的靶环征（左图）；可见梳齿征（右图）

（二）ANCA 相关血管炎肺受累常见影像学表现

肉芽肿性多血管炎（GPA）是以坏死性肉芽肿和坏死性血管炎为主要特征的小血管炎，发病率为 0.4/10 万，任何年龄均可发病，但 30～50 岁更多见。呼吸道是 GPA 最常累及的部位，约90%的 GPA 患者有肺受累，远多于肾脏受累。胸膜受累最常见表现为胸腔积液、胸膜炎、肺结节，甚至有空洞的报道。肺结节、肿块和空洞形成是 GPA 最常见和最具特征性的表现，可为单侧或双侧、单个或多个分布，直径为 0.5～10 cm，边缘多光滑，随病变进展可逐渐增大、增多、融合，近半数病例伴空洞形成，多为厚壁、内缘不规则空洞，组织学表现为肉芽肿性炎症和坏死组织（图 6-239～图 6-242）。

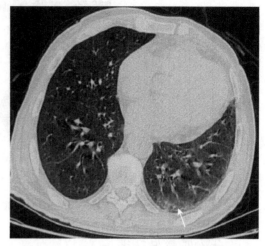

图 6-239　肺 HRCT：左肺网格影（箭头）

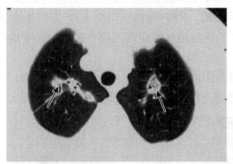

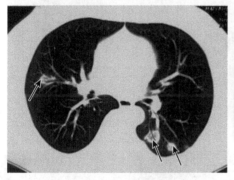

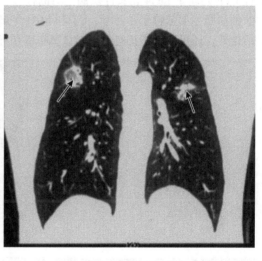

图 6-240　肺 HRCT：轴位（左上、左下）及冠状位（右图）示双肺多发结节影

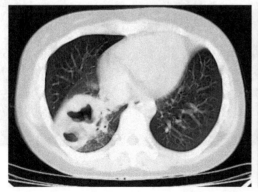

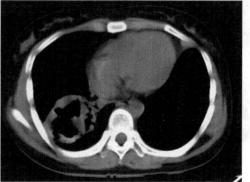

图 6-241　肺 CT：肺窗（左图）、纵隔窗（右图）见右肺大肉芽肿

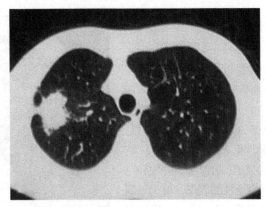

图 6-242　肺 CT：右肺大结节影

（三）腹膜后纤维化

腹膜后纤维化（RPF）为临床的少见疾病，主要病理是腹膜后组织慢性非特异性炎症并进行性纤维化，导致尿路梗阻、肾积水、腰痛及下肢水肿等表现。RPF 包括原发性 RPF 和继发性 RPF。原发性 RPF 与自身免疫性炎症反应相关，继发性 RPF 多与恶性肿瘤及药物有关。近年来也有很多将原发性 RPF 归属于 IgG4 相关性疾病范畴的报道。

RPF 的诊断主要依赖于影像学，CT 和 MRI 是最常用的诊断方法。为鉴别良恶性肿块，除了局部穿刺活检外，还可以采用正电子发射计算机断层显像（PET-CT）进一步明确（图 6-243）。

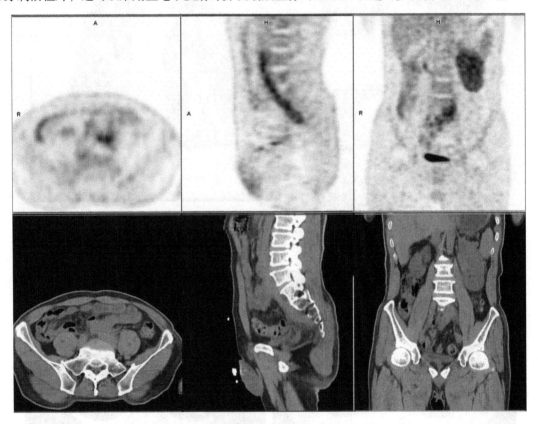

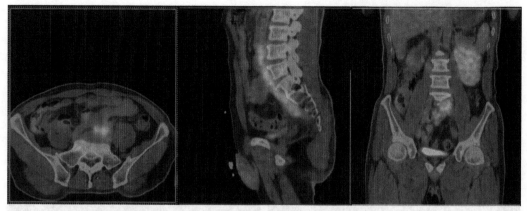

图 6-243 PET-CT：盆腔内骶前区不规则 FDG 代谢异常增高软组织密度病灶，考虑慢性非特异性炎症伴纤维组织增生性改变（特发性腹膜后纤维化，RPF），病变包绕左侧髂血管、左侧输尿管、左侧肾血管、腹主动脉及左侧肾脏，左肾肿大伴 FDG 代谢弥漫性轻度增高，左侧肾盂积水，符合左肾继发功能受损、排泄不畅改变，建议完善相关实验室检查；全身其余部位未见典型异常高代谢恶性肿瘤样病灶

腹膜后纤维化腹部 CT 示腹主动脉为中心、密度均匀、边界清楚但形态不规则的软组织包块，包绕腹主动脉下段及髂动脉，而且通常会累及输尿管和下腔静脉。CT 增强扫描后腹主动脉强化程度与病变纤维化的进程有关，急性期由于炎症导致局部明显强化（图 6-244）。

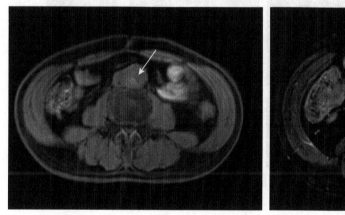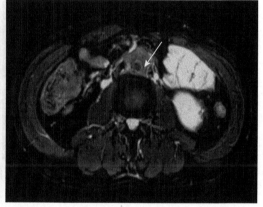

图 6-244 腹部 CT：平扫显示腹膜后纤维化（左图）；增强显示腹膜后纤维化（右图）

RPF 腹部 MRI 特征，单纯的纤维组织在 T_1WI 和 T_2WI 均呈低信号，而 RPF 有大量纤维组织增生并伴有亚急性和慢性炎症，因此，T_2WI 可见病变内部炎症渗出，可见稍高 T_2 信号提示活动期（图 6-245）。

（四）IgG4 相关性疾病（IgG4-RD）

IgG4-RD 是一种由免疫介导的慢性纤维炎症性疾病，可累及胰腺、胆管、唾液腺、泪腺等全身多个器官。因疾病复杂可能造成误诊或者漏诊，影像学检查是 IgG4-RD 的重要诊疗手段（图 6-246～图 6-252）。

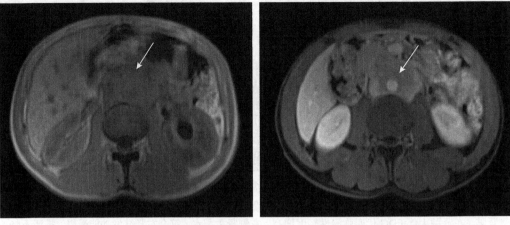

图 6-245　腹部 MRI：平扫显示腹膜后纤维化（左图）；增强扫描显示腹膜后纤维化（右图）

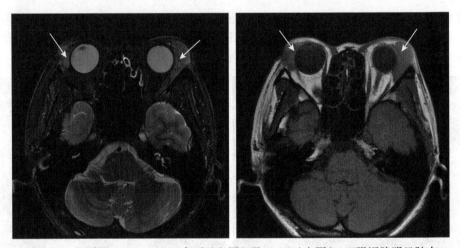

图 6-246　泪腺 MRI：T_2WI-FS 序列（左图）及 T_1WI（右图），双眼泪腺明显肿大

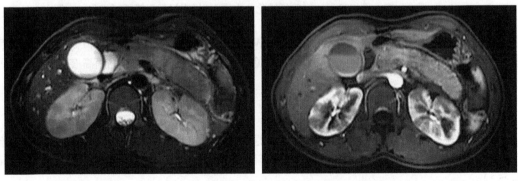

图 6-247　胰腺 MRI：T_2WI-FS 序列（左图）及 T_1WI 增强后脂肪抑制序列（右图）

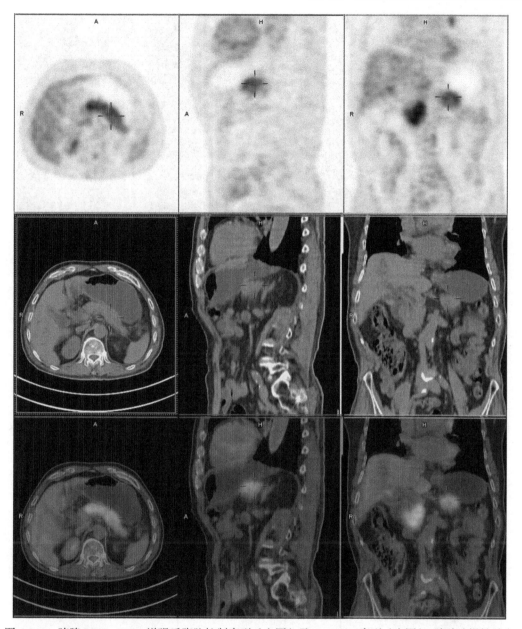

图 6-248　胰腺 MRI：T_1WI 增强后脂肪抑制序列（左图）及 T_2WI-FS 序列（右图），胰腺弥漫性肿大

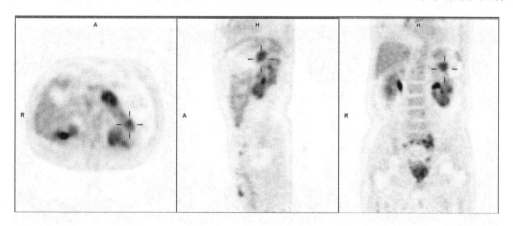

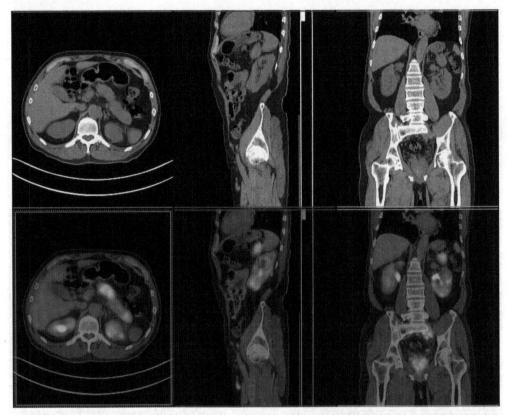

图 6-249　胰腺弥漫性肿大，以体尾部为著，呈腊肠样，胰头颈体尾多发结节状及团块状 FDG 摄取
异常增高灶，SUVmax10.0，较大者位于胰体部，大小约为 4.4cm×2.8cm，胰管不扩张

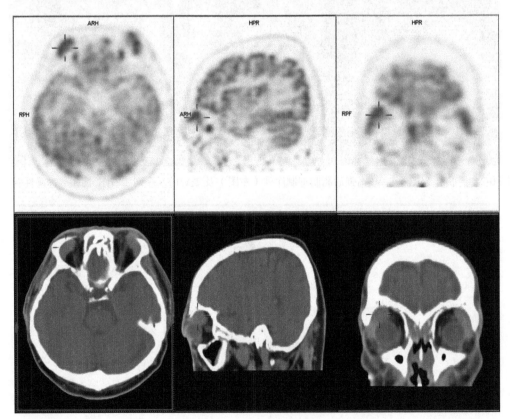

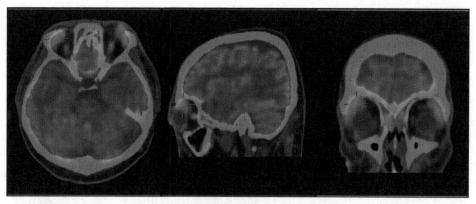

图 6-250　PET-CT 示双侧泪腺对称性肿大并 FDG 摄取增高，SUVmax14.0

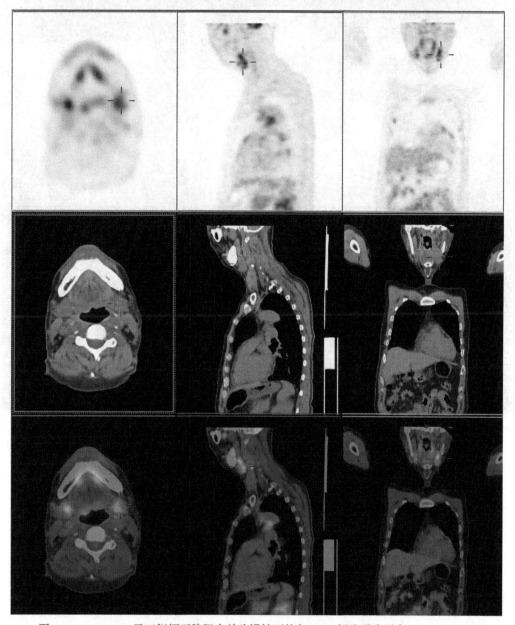

图 6-251　PET-CT 示双侧颌下腺肥大并弥漫性不均匀 FDG 摄取异常增高，SUVmax8.9

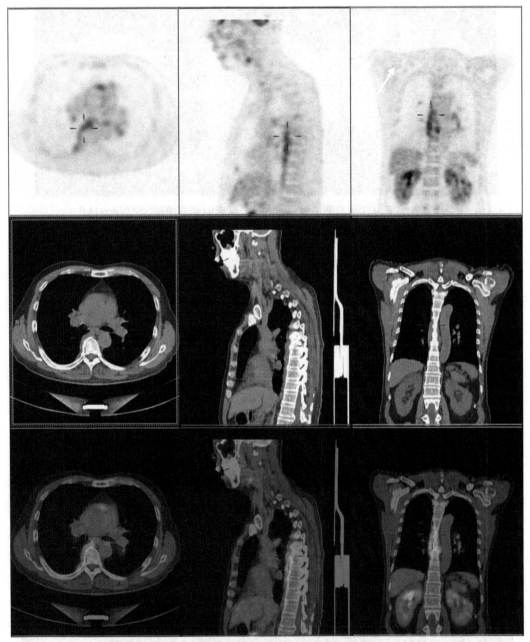

图 6-252　PET-CT 示 T_4～T_{10} 椎体周围见 FDG 摄取增高的弧形软组织影，以 T_6～T_8 为著，SUVmax8.3，最厚处约为 1.0cm

（王炎焱）

第七章

风湿病与生物制剂

生物制剂的问世给风湿病的治疗带来了历史性变革,它们通过不同靶点和机制对各类风湿病发挥治疗作用,具有良好的疗效和安全性,使患者的病情达到缓解或降低疾病活动度的目标成为可能,成为尤其是当传统药物治疗不能达标或患者具有预后不良特征时的主要治疗选择。

第一节　风湿病相关生物制剂的发展历程

1998 年 11 月 2 日,肿瘤坏死因子-α(TNF-α)拮抗剂依那西普首次被批准用于类风湿关节炎的治疗,开启了生物制剂治疗风湿病的新时代,其后不断有新的 TNF-α 拮抗剂、不同靶点的生物制剂和小分子靶向药物被批准用于类风湿关节炎、强直性脊柱炎(AS)、系统性红斑狼疮(SLE)、银屑病关节炎等风湿病的治疗。凭借着起效快、有效率高、安全性良好的优势,生物科技使得许多患者的病情得到了控制,大大提升了疾病治疗的达标率。

一、TNF-α 拮抗剂的发展史

TNF-α 是一种细胞因子,是调节免疫反应的炎症级联反应的核心,对细胞免疫和体液免疫的许多方面具有很大的影响。TNF-α 和类风湿关节炎的滑膜炎症与关节损伤有关,被认为是类风湿关节炎发病过程中的重要环节。根据 TNF-α 的生成及其作用机制,科学家们开发出一系列 TNF-α 拮抗剂,为以类风湿关节炎为代表的风湿病的治疗开辟了一条新途径。目前已批准上市的 TNF-α 拮抗剂主要分为两大类,分别是受体融合蛋白(依那西普)和单克隆抗体(英利西单抗、阿达木单抗、戈利木单抗、赛妥珠单抗)。

(一)依那西普

依那西普(etanercept, ETA,商品名:恩利,Enbrel®)是全球第一个全人源的 TNF-α 拮抗剂,是由两个可溶的 p75TNF 受体融合至人 IgG1 的 Fc 部分形成的二聚体形式的融合蛋白,可特异性地与 TNF-α 结合,竞争性抑制 TNF-α 与细胞表面的 TNF-α 受体之间的相互作用,从而抑制由肿瘤坏死因子受体(TNFR)介导的异常免疫反应及炎症过程,但它不能溶解产生 TNF-α 的细胞。依那西普与阿达木单抗的关键区别在于,依那西普除了能够结合 TNF-α 之外,还能够结合 TNF-β。

1998 年 11 月 2 日,获美国食品药品监督管理局(Food and Drug Administration,FDA)批准用于治疗对一种或多种改善病情抗风湿药物(disease-modifying antirheumatic drug,DMARDs)反应不足的中重度 RA[单用或与甲氨蝶呤(MTX)联用]。

1999 年 5 月 27 日,获美国 FDA 批准用于治疗多关节型幼年 RA。

2000 年 6 月 6 日,获美国 FDA 批准用于治疗中重度 RA 的一线药物并延缓 RA 的放射性进展,包括那些以前为经 DMARDs 治疗失败的患者。

2002 年 1 月 15 日，获美国 FDA 批准用于治疗银屑病关节炎（PsA）（单用或与 MTX 联用）。

2003 年，获美国 FDA 批准适用于改善 RA 患者的躯体功能。同年，Enbrel®治疗 AS 通过美国 FDA 认证，治疗 PsA 的适应证也被扩展为包括抑制患者活动性关节炎结构损伤的进展。

2004 年，Enbrel®治疗适用于全身治疗或光疗的慢性中重度斑块状银屑病患者，通过美国 FDA 批准。

2005 年，基于 2 年躯体功能研究数据，美国 FDA 扩大了 Enbrel®治疗 PsA 的适应证——Enbrel® 减轻 PsA 患者的症状和体征，抑制活动性关节炎的结构损伤的进展，改善患者躯体功能。

2006 年，Enbrel® SureClick®自动注射器问世，使患者注射 Enbrel®更加方便。

2010 年 3 月，Enbrel®在中国批准上市。

早在依那希普在中国上市之前，上海中信国健药业股份有限公司生产的益赛普（注射用重组人 Ⅱ型 TNFR 抗体融合蛋白在中国上市），活性成分为依那西普的生物类似药物。该药于 2005 年获国家食品药品监督管理局批准用于治疗 RA、AS 及银屑病。随后，上海赛金生物医药有限公司的强克和浙江海正药业股份有限公司的安佰诺两个 TNF-α 融合蛋白同类产品分别于 2011 年和 2015 年获国家食品药品监督管理总局批准上市。

2016 年 11 月，Enbrel®获美国 FDA 批准用于治疗慢性中重度斑块状银屑病儿童。

（二）英利西单抗

鼠源性单抗对人体具有异种蛋白的免疫原性，多次使用可引起人抗鼠抗体的产生。为了降低药物的免疫原性，单克隆抗体的发展经历了人-鼠嵌合抗体、人源化抗体和全人源化抗体 3 个阶段。

首先被开发出的是英利西单抗（Infliximab，INF，商品名：类克，Remicade®），它是一种 TNF-α 的人鼠嵌合单克隆抗体（含 25%鼠蛋白和 75%人蛋白）。1992 年，英利西单抗最初用于克罗恩病（CD）的治疗。1998 年 8 月 24 日，英利西单抗获得美国 FDA 许可用于治疗 CD，成为第一个用于临床实践的 TNF-α 拮抗剂。自此以后的十年之间，英利西单抗对于溃疡性结肠炎（UC）、RA、AS 等疾病的适应证纷纷获批。

1998 年 8 月 24 日被美国 FDA 首次批准用于治疗中至重度活动性 CD。

1999 年 11 月 10 日获美国 FDA 批准用于减少对 MTX 反应不足的 RA 的体征和症状。

2000 年 12 月 29 日被美国 FDA 批准扩大适应证，用于控制对 MTX 反应不足的 RA 患者的结构损伤进展。

2002 年 2 月 17 日被美国 FDA 批准扩大适应证，用于改善对 MTX 反应不足的中至重度活动性 RA 患者的身体功能。

2002 年 6 月 28 日被美国 FDA 批准扩大适应证，用于减少对常规治疗反应不足的中至重度活动性 CD 患者的体征和症状，诱导和维持临床缓解。

2004 年 9 月 29 日被美国 FDA 批准扩大适应证，用于先前未使用 MTX 治疗的具有中至重度疾病活动的早期 RA 患者。

2004 年 12 月 17 日被美国 FDA 批准用于活动性 AS。

2005 年 5 月 13 日被美国 FDA 批准用于 PsA。

2005 年 9 月 15 日被美国 FDA 批准用于治疗对常规治疗反应不足的中至重度活动性 UC 患者。

2006 年 5 月 19 日被美国 FDA 批准用于减少对常规至重度活动性 CD 患儿的体征和症状，诱导和维持临床缓解。

2006 年 8 月 11 日被美国 FDA 批准扩大适应证，用于阻止活动性关节炎结构损伤的进展和改善 PsA 患者的身体功能。

2006 年 9 月 26 日被美国 FDA 批准用于慢性严重（即广泛的或致残的）斑块型银屑病的成年患者。

2006 年 10 月 13 日被美国 FDA 批准扩大适应证用于对常规治疗反应不足的中重度活动性 UC 患者的维持缓解和黏膜愈合。

2007 年 9 月，英利西单抗在中国上市。在中国批准的适应证包括 RA、成人及 6 岁以上儿童 CD、瘘管性 CD、AS、银屑病及成人 UC。

2011 年 9 月 26 日被美国 FDA 批准用于治疗 6 岁以上儿童的 UC。

（三）阿达木单抗

阿达木单抗（Adalimumab，ADA，商品名：修美乐，Humira®）是人单克隆 D2E7 重链和轻链经二硫键结合形成的二聚物，是完全人源化的重组 TNF-α 单克隆抗体。1994 年，剑桥抗体技术公司（Cambridge Antibody Technology，CAT）首先使用噬菌体展示技术获得了结合 TNF-α 表位的全人源化的抗体，命名为 D2E7，即今天的阿达木单抗。1998 年，巴斯夫·诺尔制药公司制造了该抗体并进行了针对 RA 的 I 期临床试验。2001 年 2 月，雅培制药有限公司收购了巴斯夫的制药业务，并继续 D2E7 的研发，进行了该药的 III 期临床试验。2002 年 12 月，美国 FDA 批准了 D2E7 用于治疗 RA，自此，修美乐®成为美国 FDA 批准的第一个全人源单克隆抗体药物。随后，经美国 FDA 陆续批准的适应证还包括 PsA、AS、CD、UC、化脓性汗腺炎和幼年特发性关节炎等。

修美乐®于 2010 年在中国上市，获批 RA 适应证。2013 年获批 AS 适应证，2017 获批中重度斑块状银屑病适应证，2019 年获批多关节型幼年特发性关节炎适应证，2020 年获批中至重度活动性 CD 和非感染性中间葡萄膜炎、后葡萄膜炎、全葡萄膜炎。2018 年国家药品监督管理局批准修美乐®将成人银屑病适用人群变更为"需要进行系统治疗的成年中重度慢性斑块状银屑病患者"，由临床二线用药变更为临床一线用药。同时，NMPA 亦批准修美乐®在中国说明书中增加银屑病临床试验的研究结果。

2002 年 12 月 31 日，修美乐®获美国 FDA 批准用于治疗 RA。

2005 年 10 月 4 日，获美国 FDA 批准用于治疗 PsA。

2006 年 7 月 31 日，获美国 FDA 批准用于治疗 AS。

2007 年 2 月 27 日，获美国 FDA 批准用于治疗 CD。

2008 年 1 月 22 日，获美国 FDA 批准用于治疗中至重度慢性斑块状银屑病。

2008 年 2 月 22 日，获美国 FDA 批准用于治疗多关节幼年特发性关节炎。

2012 年 9 月 28 日，获美国 FDA 批准用于治疗 UC。

2014 年 9 月 25 日，获美国 FDA 批准用于治疗儿童 CD。

2015 年 9 月 11 日，获美国 FDA 批准用于治疗中至重度化脓性汗腺炎。

2016 年 6 月 30 日，获美国 FDA 批准用于治疗成人非感染性葡萄膜炎。

2017 年 3 月 30 日，获美国 FDA 批准用于治疗中至重度银屑病。

2021 年 2 月 24 日，获美国 FDA 批准用于治疗儿童中至重度活动性 UC。

（四）戈利木单抗

戈利木单抗（Golimumab，GOL，商品名：欣普尼，Simponi®）是一种全人源 TNF-α 单克隆抗体药物，其结构与人类 IgG 完全相同。同 ADA 相比较，GOL 的结构更加稳定，并且与 TNF-α 的结合能力更强。GOL 由美国强生公司和先灵葆雅公司联合开发。2009 年 4 月 24 日经美国 FDA 批准上市，联合 MTX 治疗中重度活动性 RA；单药或联合 MTX 治疗中重度活动性 PsA；单药或多药联合治疗活动性 AS。该药是迄今首个被批准可同时治疗上述 3 种疾病的药物。2013 年 5 月 15 日经美国 FDA 批准用于治疗对常规药物不耐受或治疗效果不佳的 UC，或者需要持续应用糖皮质激素的中重度活动性 UC。在中国，GOL 于 2018 年 1 月获批上市，用于治疗成人活动性 AS 患者，以及联合 MTX 治疗对 MTX 在内的 DMARDs 疗效不佳的成人中到重度活动性 RA 患者。2020 年 9 月 30 日，美国 FDA 已批准戈利木单抗用于治疗 2 岁及以上多关节型幼年特发性关节炎和幼年 PsA 患者。

（五）赛妥珠单抗

赛妥珠单抗（Certolizumabpegol，CZP，商品名：希敏佳，Cimzia®）是由优时比（Union Chimique Belge，UCB）公司研发的一种人源化单克隆抗体。不同于其他 TNF-α 抑制剂，CZP 是由人源单价体与聚乙二醇共价体结合而形成的 Fab 抗体，虽然与聚乙二醇的结合使其拥有较长半衰期，但是由于其缺少 Fc 区，不能发生抗体依赖性细胞介导的细胞毒性（antibody dependent cell-mediated cytotoxicity，ADCC）作用和补体依赖性细胞毒性（complement-dependent cytotoxicity，CDC）作用，也不能诱导人外周血单核细胞和淋巴细胞的凋亡。此外，缺少 Fc 区减少因药物穿过胎盘而造成的对胎儿的不利影响，这为 CZP 在孕妇中的治疗应用奠定了基础。

2008 年 4 月 22 日美国 FDA 首次批准 CZP 用于治疗 CD，适用于 CD 对常规治疗反应不佳的中至重度活动性疾病的成年患者，旨在减轻体征和症状、维持临床反应。

2009 年 5 月获得美国 FDA 的批准，作为单一疗法或与 DMARDs 联合使用，用于治疗成人患者的中至重度 RA。

2009 年 10 月 1 日欧洲药品管理局（European Medicines Agency，EMA）批准上市，并不断扩展适应证，陆续获得许可用于治疗活动性 PsA、AS 和中轴型脊柱关节炎。随后在 2018 年再次扩大 CZP 的应用范围，批准其用于适合全身治疗或光疗的中重度斑块状银屑病成年患者的治疗，使 CZP 成为首个适用于该病的无须融合的聚乙醇化抗 TNF 治疗方案的药物。

2017 年底，EMA 批准 Cimzia® 的标签变更，Cimzia® 成为第一个用于治疗妊娠期和哺乳期女性慢性风湿性疾病的抗 TNF 治疗剂。2018 年 3 月，美国 FDA 也批准了 Cimzia® 的这一标签变更。

该药于 2019 年在我国批准上市，适应证为中至重度 RA。

2021 年 3 月，CZP 获美国 FDA 批准，成为首个治疗活动性放射学阴性中轴型脊柱关节炎（non-radiological axial spondyloarthritis，nr-axSpA）的药物。

二、白介素类拮抗剂的发展史

在抗风湿病生物制剂的发展过程中，TNF-α 无疑是最成功的靶点，紧随其后的是白介素类靶点（如 IL-6/6R、IL-1 和 IL-17A 等）。

（一）IL-6 受体拮抗剂

IL-6 是一种小型的多肽，是 RA 炎症反应的一个关键递质。目前已用于临床的 IL-6 受体（IL-6R）拮抗剂有托珠单抗和西鲁库单抗。

1. 托珠单抗

托珠单抗（tocilizumab，商品名：雅美罗，Actemra/RoActemra®）通过与 IL-6 受体复合物 α 亚基的靶向结合抑制 IL-6 的信号转导，是第一个被批准用于治疗各种炎症性疾病，包括 RA 和系统性幼年特发性关节炎（Systemic juvenile idiopathic arthritis，sJIA）的 IL-6R 拮抗剂。

1986 年，大阪大学的岸本忠三及其同事获得了 IL-6 的互补 DNA 序列并将其研究成果发表在 *Nature* 上。1988 年，岸本等进一步克隆得到了 IL-6R。之后岸本等与日本中外制药株式会社合作开发了靶向 IL-6R 的抗体并对其进行人源化（即为后来的 Tocilizumab），Tocilizumab 可以结合可溶性 IL-6 受体（sIL-6R）和膜结合 IL-6 受体（mIL-6R），并抑制 IL-6 介导的信号转导。1997 年，日本中外制药株式会社开始进行治疗 RA 的临床试验，2001 年和 2002 年又陆续开展治疗卡斯尔曼病和 sJIA 的临床试验。

2005 年 6 月，Tocilizumab 首先在日本获批用于治疗卡斯尔曼病。

2009 年 1 月，欧洲 EMA 批准 Tocilizumab 用于治疗 RA，商品名为 RoActemra®。

2010 年 1 月，美国 FDA 批准 Tocilizumab 用于对一种或多种 TNF 拮抗剂治疗反应不充分的中至重度活动性 RA 的成年患者。

2011 年 4 月，美国 FDA 批准 Tocilizumab 用于治疗 2 岁及以上儿童活动性 sJIA。

2012 年 10 月，美国 FDA 批准扩大 Tocilizumab 适应证，用于对一种或多种 DMARDs 反应不足的中至重度活动性 RA 成年患者。

2013 年 3 月 Tocilizumab 获批在国内上市。适用于：①治疗对 DMARDs 治疗应答不足的中到重度疾病活动性 RA 的成年患者；②用于治疗此前经非甾体抗炎药（NSAIDs）和糖皮质激素治疗应答不足的 2 岁及以上儿童的活动性 sJIA。

2013 年 4 月，获美国 FDA 批准用于治疗 2 岁及以上儿童活动性多关节型幼年特发性关节炎。

2017 年 5 月，获美国 FDA 批准用于治疗巨细胞动脉炎，是 FDA 批准用于治疗巨细胞动脉炎成人患者的首个药物。

2017 年 8 月，获美国 FDA 批准治疗嵌合抗原受体 T 细胞疗法导致的细胞因子释放综合征。

2021 年 3 月，获美国 FDA 批准用于延缓成人系统性硬化相关间质性肺疾病患者的肺功能下降速度。

2021 年 6 月，获美国 FDA 授予静脉注射制剂紧急使用权，用于正在接受系统性皮质类固醇治疗、需要补氧/无创或有创通气/体外膜肺氧合的 COVID-19 成人和儿科（2 岁及以上）住院患者。

2. 西鲁库单抗

西鲁库单抗（Kevzara®）是首个直接靶向 IL-6 受体复合物 α 亚基（IL-6Rα）的全人源化单克隆抗体，能够特异性结合 sIL-6R 和 mIL-6R，抑制通过这些受体介导的细胞信号转导。美国 FDA 于 2017 年 5 月 22 日批准该药上市，用于治疗成人中至重度活动性 RA。

（二）IL-1 受体拮抗剂

IL-1 家族成员包括 IL-1α、IL-1β 和天然存在的 IL-1 受体拮抗剂（IL-1Ra）。阿那白滞素（Anakinra，Kineret®）是与 IL-1R 同源的非糖基化重组体，通过竞争性阻断 IL-1 与 IL-1RI 受体的结合而抑制 IL-1 的活性，是首个被批准用于治疗 RA 患者的 IL-1Ra。

2001 年 8 月 16 日，获美国 FDA 批准用于治疗 RA。

2013 年 1 月 8 日，获美国 FDA 批准治疗新生儿期发病多系统炎症性疾病的儿童和成年患者。

2020 年 12 月 22 日，获美国 FDA 批准治疗 IL-1 受体拮抗缺陷。

（三）IL-17A 受体拮抗剂

IL-17A 是一种促炎性细胞因子，主要由辅助性 T 细胞 17（Th17）产生，其高表达水平与一些如银屑病、PsA 和 AS 等自身免疫性疾病密切相关。20 世纪 90 年代初，科学家们先后克隆得到了 IL-17A（之前称为 CTLA-8）及其受体 IL-17A 受体，后陆续开发出了作用于 IL-17 通路的抑制剂。

1. 司库奇尤单抗

司库奇尤单抗（Secukinumab，商品名：可善挺，Cosentyx®）是一种全人源 IgG1 单克隆抗体，可选择性结合 IL-17A，它通过抑制 IL-17A 与其受体的相互作用从而抑制其在自身免疫性疾病中引发炎症反应的能力。研究表明，Secukinumab 改变了银屑病治疗成功的门槛，EMA 目前定义银屑病面积和严重程度指数（psoriasis area and severity index，PASI）改善 90%（即 PASI90）为银屑病治疗成功的阈值。此前，PASI90 被认为是一个非常严格的治疗标准，只有约 20% 接受依那西普治疗的患者能够达到 PASI90 的反应，约 40% 接受英利西单抗、阿达木单抗和乌司奴单抗治疗的患者能够达到 PASI90 的反应，而接受 Secukinumab 治疗的受试者大多数都能达到 PASI90 的反应。

2015 年 1 月获美国 FDA 批准用于治疗符合系统治疗或光疗指征的 6 岁及以上中至重度斑块型

银屑病患者。

2016 年 1 月获美国 FDA 批准用于治疗成人活动性 AS 和 2 岁及以上的活动性 PsA。

2020 年 6 月获美国 FDA 批准用于治疗活动性放射学阴性中轴型脊柱关节炎的成人患者。

2021 年 12 月 22 日美国 FDA 批准用于治疗 4 岁及以上活动性附着点炎症相关的关节炎及 2 岁以上活动性幼年型 PsA 儿童患者。

在中国，Secukinumab 2019 年 4 月经国家药品监督管理局批准用于治疗符合系统治疗或光疗指征的中至重度斑块状银屑病的成年患者。2020 年 4 月获批用于常规治疗疗效欠佳的 AS 成年患者。2021 年 8 月获批用于治疗符合系统治疗或光疗指征的中至重度斑块状银屑病的成人和体重≥50kg 的 6 岁及以上儿童患者。

2. 依奇珠单抗

依奇珠单抗（Taltz®）是一种人源化 IgG4 单克隆抗体，针对 IL-17A 具有较高的亲和力和特异性，可抑制 IL-17A 与 IL-17 受体的结合。依奇珠单抗抑制促炎性细胞因子和趋化因子的释放。

该药于 2016 年 3 月 22 日获美国 FDA 批准上市，用于治疗符合系统治疗或光疗指征的中至重度斑块型银屑病成人患者。

2017 年 12 月，获美国 FDA 批准用于治疗活动性 PsA 成人患者。

2019 年 8 月，获美国 FDA 批准用于活动性 AS 成人患者的治疗。

2020 年 6 月，获美国 FDA 批准用于治疗存在客观炎症迹象的活动性 nr-axSpA 成人患者。

在中国，依奇珠单抗于 2019 年 9 月首次获批，用于治疗适合系统治疗或光疗的中至重度斑块型银屑病成人患者。2022 年 8 月获准用于常规治疗疗效欠佳的活动性 AS 成人患者。

（四）IL-12 和 IL-23 受体拮抗剂

乌司奴单抗（商品名 Stelara®）是一种人源化免疫蛋白 C1K 单克隆抗体，可与人 IL-12 和 IL-23 的 p40 蛋白亚单位以高亲和力特异性结合。体外模型显示，乌司奴单抗可以特异性结合 IL-12 和 IL-23 的共有亚基 p40，拮抗 IL-12 及 IL-23 的信号转导，从而阻断后续的级联生物效应来发挥治疗作用，是全球首个可同时选择性靶向 IL-12 和 IL-23 的生物制剂。

2009 年 9 月，获美国 FDA 批准用于治疗符合系统治疗或光疗指征的中至重度斑块型银屑病成人患者。

2013 年 9 月，获美国 FDA 批准用于治疗活动性 PsA 成人患者。

2016 年 9 月，获美国 FDA 批准用于治疗中至重度活动性 CD。

2019 年 10 月，获美国 FDA 批准用于治疗中至重度活动性 UC 成人患者。

2019 年 6 月，该药正式在中国上市，用于治疗对环孢素、MTX 或 PUVA（补骨脂素和紫外线 A）等其他系统治疗不应答、有禁忌证或无法耐受的成年中重度斑块状银屑病患者。

2020 年 7 月，获美国 FDA 批准用于治疗符合系统治疗或光疗指征的 6 岁及以上的中重度斑块型银屑病患儿。

2022 年 8 月，获美国 FDA 批准用于治疗 6 岁及以上活动性 PsA 患儿。

三、靶向 B 淋巴细胞的单克隆抗体药物

（一）利妥昔单抗

CD20 是 B 细胞特异性分化标志物，具有调节 B 细胞生长和分化的重要功能，还可通过控制钙转运通路，调控 B 细胞的增殖和激活，从而使 CD20 成为免疫治疗 B 细胞相关疾病潜在的抗体治疗靶点。

利妥昔单抗（Rituximab，商品名：美罗华，Rituxan®）是由罗氏公司研发的第一代 I 型抗 B 细

胞 CD20 的单克隆抗体，能与 B 细胞表面特异性跨膜蛋白 CD20 结合，通过 ADCC、CDC 及细胞凋亡途径杀伤 CD20 阳性的 B 细胞。早在 1991 年，艾迪制药公司的科学家们首先发现了能够结合 CD20 的杂交瘤（2B8），对其进一步进行工程化修饰后，获得了嵌合抗体 IDEC-C2B8，即现在的 Rituximab。该药于 1997 年经美国 FDA 批准上市，用于治疗非霍奇金淋巴瘤。2002 年以后，陆续出现了多个关于系统性红斑狼疮患者使用 Rituximab 治疗后获益案例的报道，研究者们认为其有望应用于系统性红斑狼疮的治疗，并开展了相应的临床试验，但因在Ⅲ期临床试验（非肾病轻症系统性红斑狼疮和狼疮性肾炎）中均未达到主要研究终点而宣告失败。因此，该药至今并未被美国 FDA 批准治疗系统性红斑狼疮——换句话说，说明书上没有写"可以治疗系统性红斑狼疮"字样。但是，2019 年欧洲抗风湿病联盟（EULAR）在系统性红斑狼疮治疗中推荐，对标准免疫抑制剂疗效不佳/不耐受/有禁忌的脏器受累患者，可考虑采用 Rituximab 治疗。新一代Ⅱ型 CD20 单抗奥滨尤妥珠单抗，与 Rituximab 相比，具有更强的 B 细胞清除作用，已在 127 例增生性狼疮性肾炎患者中进行Ⅱ期临床试验（注册号：NCT02550652），研究结果尚未公布。

1997 年 11 月，Rituximab 经美国 FDA 批准上市，用于治疗非霍奇金淋巴瘤。

2000 年 4 月，Rituximab 在中国上市，获批的适应证为非霍奇金淋巴瘤和慢性淋巴细胞白血病。

2006 年 2 月获美国 FDA 批准与 MTX 联用，用于治疗对 TNF 抑制剂无效的难治性中至重度 RA。

2011 年 4 月，获美国 FDA 批准与糖皮质激素联合治疗韦格纳肉芽肿和显微镜下多血管炎。

2017 年 2 月，由韩国赛特瑞恩公司研发的 Rituximab 生物类似药 Truxima®（CT-P10，Rituximab-abbs）首先在欧洲获批上市。此后，山德士公司研发的 Riximyo® 和 Rixathon®（GP2013），辉瑞公司开发的 Ruxience®（PF-05280586）也都在美国 FDA 和 EMA 获批，适应证与原研相同或部分相同。

2019 年 2 月，由上海复宏汉霖生物技术股份有限公司自主研发的首个国产生物类似药——汉利康®（HLX01）获批上市，而由信达生物等公司生产的 Rituximab 生物类似药制剂也均已进入Ⅲ期临床阶段。

2019 年 9 月，Rituximab 获美国 FDA 批准用于治疗儿童肉芽肿性多血管炎和儿童显微镜下多血管炎。

（二）贝利木单抗

Rituximab 治疗失败可能是由于长寿命浆细胞的细胞表面缺乏 CD20 的表达而存活所致，因此，B 淋巴细胞刺激因子（B lymphocyte stimulator，BLyS）和增殖诱导配体（A proliferation-inducing ligand，APRIL）成了替代靶点。

贝利木单抗（Belimumab，商品名：倍力腾，Benlysta®）是首个作用于 BLyS 的抑制剂，它是一种重组的完全人源化 IgG2λ 单克隆抗体，可与可溶性 BLyS 高亲和力结合并抑制其活性。与 Rituximab 可直接结合 B 细胞表面抗原 CD20，诱导 B 细胞的凋亡不同，Belimumab 不直接与 B 细胞结合，而是通过 BLyS 间接靶向 B 细胞，发挥清除 B 细胞的作用。

1992 年科学家从原代人中性粒细胞库中发现了编码 TNF 配体家族的新成员——HNEDU15 基因，能够编码 α2-巨球蛋白（后改名为 BLyS）。研究发现 BLyS 可诱导 B 细胞增殖和分化，促进 B 细胞存活，且在免疫球蛋白种类的转换中也起重要作用。鉴于 B 细胞在 SLE 发病机制中的重要作用，人们认为 BLyS 可能成为治疗系统性红斑狼疮的候选靶标。2000 年 10 月，人类基因组科学公司和剑桥抗体技术公司达成合作，共同开发针对 BLyS 的单克隆抗体。最终在 2003 年得到了以高亲和力结合 BLyS 的人源单抗"LymphoStat B"，即后来的 Belimumab。

2011 年 3 月，获美国 FDA 批准用于血清抗体阳性、已接受标准化治疗且处于活动期的系统性红斑狼疮患者，其成为首个用于治疗系统性红斑狼疮的生物靶向药物。

2019 年 4 月，获美国 FDA 批准用于 5 岁及以上系统性红斑狼疮儿童患者，成为唯一一种获批治疗成年和儿童系统性红斑狼疮的药物。

2019 年 7 月，Belimumab 在中国上市，获批与常规治疗联合治疗在常规治疗基础上仍具有高疾病活动的活动性、自身抗体阳性的系统性红斑狼疮成年患者。

2019 年 9 月，获 EMA 批准作为一种附加疗法，用于治疗年龄≥5 岁、具有高疾病活动度的活动性、自身抗体阳性的系统性红斑狼疮患者。而后作为唯一推荐的生物制剂写入了《2020 中国系统性红斑狼疮诊疗指南》。

2020 年 12 月 Belimumab 在中国获批用于在常规治疗基础上仍具有高疾病活动度的活动性、自身抗体阳性的 5 岁及以上的系统性红斑狼疮患者。

2020 年 12 月，获美国 FDA 批准，成为第一个治疗狼疮性肾炎的药物，用于治疗正接受标准治疗的活动性狼疮性肾炎成人患者。

2022 年 7 月，美国 FDA 批准 Belimumab 用于治疗正在接受标准治疗的 5～17 岁活动性狼疮性肾炎患儿。

（三）BLyS/APRIL 拮抗剂

在 Belimumab 上市后，科学家们着手开始研制其他类型的生物制剂，希望能有更快、更强、更好的生物制剂，Telitacicept 应运而生。泰它西普（Telitacicept，商品名：泰爱，Tai'ai®）是一种重组人 B 淋巴细胞刺激因子受体-抗体融合蛋白，是由中国自主研发的同时抑制 BLyS 和 APRIL 的"双靶点"生物制剂，通过竞争性抑制 BLyS 和 APRIL 的活性，从而抑制浆细胞和成熟 B 淋巴细胞的分化、存活，阻断自身抗体的产生。2021 年 3 月，国家药品监督管理局批准 Telitacicept 用于"在常规治疗基础上仍具有高疾病活动度的活动性、自身抗体阳性的系统性红斑狼疮成年患者"的治疗。

四、靶向 T 淋巴细胞的药物

阿巴西普（Abatacept，商品名：恩瑞舒，Orencia®），由人细胞毒性 T 淋巴细胞相关蛋白 4（CytotoxicT-lymphocyte-associate dprotein 4，CTLA-4）的胞外结构域和修饰的人 IgG1 的 Fc 区（包含铰链、CH2 和 CH3 结构域）通过重组 DNA 技术组成的 CTLA-4Ig 分子融合蛋白，是一种选择性共刺激调节剂。通过结合抗原呈递细胞（antigen-presenting cells，APCs）表面的 CD80 和 CD86，阻断其与 T 细胞表面 CD28 的结合来抑制 T 细胞的活化，从而减少其下游炎症反应。

百时美施贵宝公司（BMS）开发了 CTLA-4 融合蛋白（BMS-188667，即为后来的 Abatacept），最开始用于治疗移植排斥，但是效果并不理想。就在 BMS 将要放弃的时候，一项使用 Abatacept 治疗寻常型银屑病的 I 期临床结果显示出令人鼓舞的治疗效果。随后，在大鼠的关节炎模型中，Abatacept 显示出治疗效果，推测其在 RA 治疗中可能有效。随后一系列的临床试验均显示出 Abatacept 对 DMARDs 和 TNF-α 拮抗剂反应欠佳的 RA 患者的有效性。因此，美国 FDA 于 2005 年批准 Abatacept 以单药或与除 TNF-α 拮抗剂以外的 DMARDs 联用治疗成人 RA，成为首个通过靶向 T 细胞来治疗 RA 的生物制剂。之后，美国 FDA 又批准其用于治疗幼年特发性关节炎和成人 PsA。

2005 年 12 月，获美国 FDA 批准以单药或与除 TNF 拮抗剂以外的 DMARDs 同时使用，用于治疗中至重度活动性成人 RA。

2008 年，获美国 FDA 批准用于 6 岁以上多关节型 JIA 的治疗。

2011 年 7 月，获美国 FDA 批准用于治疗成人中至重度活动性 RA。

2017 年 7 月，获美国 FDA 批准用于治疗成人活动性 PsA。

2020 年 8 月 9 日，阿巴西普注射液正式在中国上市，商品名为"恩瑞舒"。

2021 年 12 月 16 日，获美国 FDA 批准用于预防急性移植物抗宿主病，是美国 FDA 首次批准预防急性移植物抗宿主病的药物。

五、小分子靶向药物

（一）JAK 抑制剂

Janus 激酶（Janus kinases，JAKs）是结合跨膜细胞因子受体胞质区并通过 I 型、II 型细胞因子受体介导信号转导的蛋白酪氨酸激酶。JAKs 存在于哺乳动物体内，有 4 个不同的亚型：JAK1、JAK2、JAK3（存在于细胞质）、酪氨酸激酶 2（tyrosine kinase2，TYK2），其中，只有 JAK3 主要表达于造血细胞，其他三种均在成年小鼠组织中普遍表达。在受体-配体相互作用后各种 JAKs 被激活，导致受体酪氨酸磷酸化以及随后信号转导转录激活因子激活（signal transducer and activator of transcription，STAT），起到了转录因子的作用。JAK 抑制剂可以抑制上述通路，从而治疗由于 JAK-STAT 通路中的功能蛋白的失调而导致的多种炎症性疾病。这一发现为原发性免疫缺陷病、遗传性自身免疫性疾病、自身炎症性疾病以及血液学和肿瘤学疾病的研究提供了支持。

1. 托法替布

托法替布（商品名：尚杰，Xeljanz®）为第一代 JAK 抑制剂，靶向 JAK3，也有相对弱的 JAK1 和 JAK2 抑制作用。托法替布通过阻断 JAK-STAT 信号转导通路，进一步抑制下游多种炎症因子的产生及 T 细胞、B 细胞的活化，下调机体免疫应答。目前其对于系统性红斑狼疮的治疗处于 III 期临床试验阶段，但已被批准用于治疗 RA 和 PsA 等风湿病。

2012 年 11 月，获美国 FDA 批准用于治疗 MTX 无效的活动性 RA。

2017 年 12 月，获美国 FDA 批准用于治疗活动性 PsA。

2017 年 3 月，尚杰®在中国上市，获国家食品药品监督管理总局批准治疗中至重度活动性 RA。

2018 年 5 月，获美国 FDA 批准用于治疗中至重度活动性 UC。

2020 年 9 月，获美国 FDA 批准用于治疗活动性多关节型幼年特发性关节炎。

2021 年 12 月，获美国 FDA 批准用于治疗活动性 AS。

2. 巴瑞替尼

巴瑞替尼（商品名：艾乐明，Olumiant®）也是第一代 JAK 抑制剂，主要靶向 JAK1 及 JAK2，具有轻度抗 TYK2 活性和极少抗 JAK3 活性的作用。目前巴瑞替尼已被批准用于治疗成人中重度 RA，最近一项随机、双盲的全球 II 期试验结果提示巴瑞替尼对系统性红斑狼疮有较好的临床治疗效果。

2017 年 2 月，获欧盟委员会批准，作为单药或联合 MTX，用于对一种或多种 DMARDs 反应不足或不耐受的中至重度活动性成人 RA 患者的治疗。

2017 年 4 月 5 日，巴瑞替尼在欧盟与英国上市，用于治疗 RA。

2017 年 7 月，巴瑞替尼被日本负责医疗卫生和劳动保障的部门批准用于对现有标准疗法响应不佳的 RA（包括对关节结构损伤的预防）患者的治疗。

2018 年 5 月 31 日，巴瑞替尼获美国 FDA 批准用于治疗对一种或多种 TNF-α 拮抗剂反应不足的中至重度活动性成人 RA。

2019 年 7 月 1 日，巴瑞替尼在中国被批准上市，用于治疗成人中重度活动性 RA。

2022 年 5 月，巴瑞替尼获美国 FDA 批准用于治疗 COVID-19 住院或重症患者。

2022 年 6 月，巴瑞替尼获美国 FDA 批准用于治疗患有严重斑秃的成年患者。

3. 乌帕替尼

乌帕替尼（商品名：瑞福，Rinvoq®）是第二代 JAK 抑制剂，其对 JAK1 亚型具有高度选择性。第一代 JAK 抑制剂能够抑制多种 JAK 亚型的活性，导致各种不良反应发生，而选择性 JAK1 抑制剂作用靶点单一，在降低不良反应方面具有优势。体外研究发现，乌帕替尼对 JAK1 的选择性高于 JAK2 和 JAK3。有鉴于此，乌帕替尼有可能突破现有的 JAK 抑制剂因安全问题而应用受限的禁锢。乌帕替尼适用于中至重度 RA、PsA、炎症性肠病和特应性皮炎。

2019 年 8 月 16 日，获美国 FDA 批准上市，用于对 MTX 应答不足或不耐受的中至重度 RA 患者。

2021 年 8 月 24 日，获欧盟委员会批准用于治疗中/重度特应性皮炎患者。

2022 年 2 月 24 日，获国家药品监督管理局批准上市，用于对其他系统治疗（如激素或生物制剂）应答不佳或不适宜上述治疗的成人和 12 岁及以上青少年的难治性、中重度特应性皮炎患者。

2022 年 3 月，获美国 FDA 批准，用于治疗对一种或多种 TNF-α 拮抗剂反应不足或不耐受的中至重度活动性溃疡性结肠炎（UC）成人患者。

2022 年 3 月 25 日，获国家药品监督管理局批准，用于治疗对一种或多种 TNF-α 拮抗剂应答不佳或不耐受的中至重度活动性成人 RA 患者。

2022 年 4 月 6 日，获国家药品监督管理局批准，用于对一种或多种 DMARDs 疗效不佳或不耐受的活动性成人 PsA 患者。

2022 年 7 月 29 日，获欧盟委员会批准用于治疗成人活动性 nr-axSpA。

4. 非戈替尼

非戈替尼（Jyseleca®）是一种选择性 JAK1 抑制剂。该药用于治疗对一种或多种 DMARDs 药物应答不足或不耐受的中至重度 RA 成人患者。非戈替尼正被开发用于多种炎症性疾病，包括 AS、PsA、CD 和 UC。

2018 年 5 月，非戈替尼治疗 PsA 和 AS 的阳性试验结果均发表在《柳叶刀》杂志上。

2020 年 9 月，非戈替尼在日本获得批准上市，用于治疗对常规疗法反应不足的 RA 患者，包括预防结构性关节损伤患者。

2021 年 9 月，非戈替尼获得 EMA 批准上市，用于治疗对一种或多种 DMARDs 应答不足或不耐受的中至重度成人 RA。

（二）磷酸二酯酶 4（PDE4）抑制剂

阿普斯特（Otezla®）是一种 PDE4 抑制剂，适用于治疗与白塞综合征相关的口腔溃疡、PsA 和斑块状银屑病。PDE4 是一种环磷酸腺苷（cAMP）特异性 PDE，是炎症细胞中主要的 PDE。PDE4 抑制可提升细胞内 cAMP 水平，可调控 TNF-α、IL-23 和其他促炎性细胞因子的表达，并上调抗炎细胞因子 IL-10 的表达。

2014 年 3 月 21 日，获美国 FDA 批准用于治疗 PsA。

2014 年 9 月 23 日，获美国 FDA 批准用于治疗中至重度斑块状银屑病。

2019 年 7 月 19 日，获美国 FDA 批准用于治疗与白塞综合征相关的口腔溃疡。

2021 年 12 月 20 日，获美国 FDA 批准用于治疗斑块状银屑病的成年患者，无论严重程度如何。

（何东仪）

第二节　常见风湿病相关生物制剂的作用机制及临床应用

近十年来，生物制剂在风湿病中的应用取得了重大突破，在风湿病治疗进展中具有里程碑的意义。

一、生物制剂的分类

（一）生物制剂的作用靶点

生物制剂是通过选择性的以参与免疫反应或炎症过程的分子或受体为靶目标的单克隆抗体或天然抑制分子的重组产物来抑制炎症反应。目前在风湿病领域应用的生物制剂主要针对以下靶点：

（1）参与免疫炎症反应的重要致炎因子，如 TNF-α、IL-1、IL-6 等。

（2）参与免疫应答的信号分子，如调控淋巴细胞活化的共刺激分子 CTLA-4。

（3）参与自身免疫的重要免疫效应细胞，如 B 细胞。

（二）生物制剂的命名法

生物制剂针对上述靶分子/细胞，其设计多采用单克隆抗体或可溶性受体，其通用的命名法：

（1）"-cept"指重组受体和人 IgG1 Fc 段的融合蛋白：是指在基因水平上将目的基因同免疫球蛋白部分片段基因相连，并在真核或原核表达系统中表达的重组蛋白。如可溶性 TNF-α 受体融合蛋白依那西普。

（2）"-mab"指单克隆抗体：是由单一 B 细胞克隆分泌的高度均一、仅针对某一特定抗原表位的抗体。"-ximab"即指人鼠嵌合的单克隆抗体，如抗 TNF-α 的英利西单抗。

（3）而"-umab"则指的是人源化单抗：人源化抗体就是指抗体的互补决定区或全部都由人类抗体基因所编码，以达到最大的同源性，减少过敏反应。如抗 TNF-α 的人源化单抗阿达木单抗等。

二、常见风湿病相关生物制剂的作用机制及临床应用

（一）肿瘤坏死因子拮抗剂

1. TNF-α 概述

TNF-α 是一种小分子蛋白，基因定位于第六号染色体上。TNF-α 主要由炎症细胞如巨噬细胞、淋巴细胞、中性粒细胞等产生，一些其他细胞如成纤维细胞、星形胶质细胞等也可产生 TNF-α，TNF-α 的生物活性包括诱导致炎细胞因子，如 IL-1 和 IL-6 的生成；增加内皮层通透性及增加内皮细胞和白细胞表达黏附分子以增强白细胞迁移；活化中性粒细胞和嗜酸性粒细胞的功能活性；诱导急性期反应物和其他肝脏蛋白质的生成以及诱导滑膜细胞和（或）软骨细胞产生组织降解酶。TNF-α 作为一种重要的致炎因子，在 RA、AS、CD、成人斯蒂尔病等患者体内均明显增加。TNF 拮抗剂竞争性地阻断 TNF 和效应细胞表面的 TNF 受体（TNFR）结合，阻断 TNF 的生物活性，达到减轻炎症的目的，是目前研究最多的生物制剂，已广泛用于风湿性疾病的治疗。

2. TNF-α 拮抗剂

目前常用的抗 TNF-α 抗体（TNF Ab）主要有 ETA、INF、ADA、GOL、CZP 等。

（1）ETA 是用中国仓鼠卵巢细胞表达产生的人 TNF 受体 p75 Fc 融合蛋白，是一种完全人源化的重组可溶性二聚体融合蛋白，与内源性可溶性受体相似。该药与可溶性血浆和细胞膜表面的 TNF-α 高亲和结合并使其丧失生物学活性；还与 TNF-β 结合，但其抑制作用与临床疗效的关系尚不清楚。

（2）INF 是人/鼠嵌合的抗 TNF-αIgG1k 同型链单克隆抗体，由人体恒定区和鼠类可变区组成。INF 与可溶性血浆和细胞膜表面的 TNF-α 高亲和结合，使 TNF-α 丧失生物活性，通过激活 CDC 和 ADCC 导致细胞溶解。

（3）ADA 是中国仓鼠细胞表达的完全人源化的单克隆 TNF Ab。与可溶性 TNF 结合达到其抗

TNF 作用，通过阻断 TNF 与 TNF 受体的 p55 和 p57 亚单位的相互作用从而消除其生物学功能，但尚不知其能否与膜型结合。ADA 具有固定补体或激发效应细胞而导致细胞裂解的潜在作用，还可以调节由 TNF 介导或调控的生物学效应，包括改变对白细胞游走起到重要作用的黏附分子的水平，如内皮细胞选择素-1、血管细胞黏附分子-1 和细胞间黏附分子-1。

（4）GOL 是一种新的完全人源化 IgG1 TNF 特异性单克隆抗体，除与可溶性的和细胞膜表面的 TNF-α 结合，在体外试验中，GOL 还可调节 TNF-α 介导的生物学效应，包括 TNF-α 诱导促进白细胞浸润的黏附因子（ELAM-1、VCAM-1、ICAM-1）的表达和促炎性细胞因子（IL-6、IL-8、G-CSF 和 GM-CSF）的分泌。

（5）CZP 是由大肠杆菌表达并与聚乙二醇偶联的重组人源化 TNF-α 抗体 Fab 片段。

感染是 TNF-α 拮抗剂最常见的不良反应，故应用前要排除各种感染，包括结核和乙型、丙型肝炎，应用中要提高警惕，防治感染。常用 TNF-α 抑制剂的结构、特性、用法用量、特殊人群的使用见表 7-1。

表 7-1　常用 TNF-α 抑制剂的用法用量、特殊人群使用药物

药物	常规用法用量	给药途径	妊娠期	妊娠期	围手术期
依那西普	50 mg，每周 1 次	皮下注射	早中期	可用	术前均停用 3～5 个半衰期；术后伤口愈合再考虑继续使用
英利西单抗	每次 3～10 mg/kg，第 0、2、6 周；其后每 8 周 1 次	静脉滴注	16 周前	可用	
阿达木单抗	40 mg，每 2 周 1 次	皮下注射	早中期	可用	
戈利木单抗	50 mg，每月 1 次	皮下注射	早期（尽量不用）	可用	
培塞利珠单抗	400mg，第 0、2、4 周；其后每 4 周 1 次	皮下注射	全程	可用	

3. TNF Ab 在风湿病中的应用

（1）RA：TNF-α 拮抗剂是我国 RA 治疗中应用最早、最常用的生物制剂，通过拮抗导致炎症的重要细胞因子 TNF-α，特异性地与之结合，降低 TNF-α 浓度，从而抑制其与关节滑膜上的滑膜细胞、软骨细胞特异性结合，迅速阻断 RA 的炎症级联反应。具有快速抗炎、降低疾病活动度、阻止骨质破坏的作用。其还可减少炎症细胞向关节炎症部位的浸润；减少介导细胞黏附分子（ELAM-1、ICAM-1 和 VCAM-1）的表达；减少化学诱导的 IL-8 和单核细胞趋化蛋白-1（MCP-1）的产生以及降低具有组织降解作用的基质金属蛋白酶-1（MMP-1）和 MMP-3 的表达。

（2）银屑病关节炎（psoriasis，PS）是一种慢性、复发性、炎症性皮肤病，依那西普于 2004 年 9 月被批准用于治疗中、重度斑块型 PS，是我国第一个上市的 TNF 阻断剂，现也渐应用于寻常性、脓疱型及红皮病型 PS 的治疗，ETA 能抑制 Th17 细胞，而 Th17 细胞在 PS 免疫机制中起着重要的作用。该药除能有效治疗关节炎外，还可缓解 PS 的其他临床症状，如皮肤损害、肌腱端炎和指炎等。阿达木单抗和益赛普治疗关节病型 PS 也有显著疗效。一般认为，对于 PsA 患者应尽量长期巩固，维持其关节症状持续改善的状态。如果患者因经济、安全性等因素希望停用 TNF-α 抑制剂，也应在至少维持无明显关节肿疼症状半年以上方可停药，停药后应继续密切观察病情，一旦出现关节炎症状加重应尽早重启治疗。

（3）AS：炎症因子是导致 AS 患者关节和滑膜损伤的重要介质。TNF-α 是 AS 病理过程中一个重要的炎症因子，以 TNF-α 为核心的炎症反应贯穿 AS 的发展全程。TNF-α 拮抗剂已被证明能有效改善 AS 患者的腰椎前凸畸形。

（4）白塞综合征：TNF-α 拮抗剂可以降低白塞综合征的疾病活动度，可用于缓解 DMARDs 抵抗的白塞综合征患者的皮肤黏膜病变、葡萄膜炎和视网膜炎、关节炎、胃肠道损伤、中枢神经系统病变等。TNF-α 拮抗剂起效迅速，但停药易复发，复发患者重新应用仍有效。过敏反应为该药常见不良反应。其中 INF 和 ETA 治疗白塞综合征有效。

（5）幼年特发性关节炎（JIA）：对大多数多关节型 JIA 和部分全身型 JIA 有效，TNF-α 拮抗剂多用于 MTX 无效或不耐受患者，可使患儿的病情得到显著改善。患儿对该药的耐受性良好。对于全身症状缓解而有关节炎表现者，亦可考虑使用 TNF-α 拮抗剂如 ETA 或 ADA。主要副作用为严重感染和消化系统症状。

（6）大动脉炎（takayasu arteritisarteritis，TA）：是一种大血管的慢性炎症，主要累及主动脉及其主要分支和肺动脉。在 TA 的病理生理学中，主要有促炎性细胞因子 TNF-α 和 IL-6 的增高。初诊时 IL-6 呈中等水平升高的患者易复发。TA 重型患者存在传统 DMARDs 禁忌时，可考虑生物制剂如 IL-6 受体阻滞剂托珠单抗雅美罗（Tocilizumab），或单抗类 TNF 抑制剂，连续应用至少 6 个月，但目前生物制剂的疗程尚无循证医学证据。

（7）结节性动脉炎：越来越多的个案报道显示，对于传统药物治疗效果欠佳的结节性动脉炎，可用联合生物制剂治疗。虽然结节性动脉炎确切的发病机制仍不清楚，确切治疗靶点尚未能明确，但有研究已证实结节性动脉炎患者外周血单核细胞中存在 TNF-α 基因和可溶性 TNFR 过度表达。已报道个案显示 TNF-α 拮抗剂适用于对类固醇和（或）经典免疫抑制剂无应答或有副作用的结节性动脉炎患者，其中 INF、ETA、ADA 等存在较多临床资料。

（8）炎症性肠炎（IBD）：1998 年美国 FDA 批准 INF 用于 CD 的治疗，目前全球已累计治疗约 300 万例患者。我国于 2007 年批准 INF 用于 CD 的治疗。CD 患者使用本品治疗后，可观察到炎症反应标志物 CRP 血清浓度的显著降低，患者体内的淋巴细胞、单核细胞和中性粒细胞数量趋向正常，对外周血白细胞总数的影响极小。INF 可减少肠黏膜固有层表达 TNF-α 和干扰素-γ 的单核细胞数量，可减少炎症细胞向肠内病变部位的浸润以及这些部位炎症标志物的量。对使用 INF 的中重度活动性 UC 患者，进行的结肠活组织检查表明 INF 可促使组织学上的黏膜愈合和黏蛋白表达下降。首次使用 INF 治疗后最初的两周内，中重度 UC 患者的血清致炎细胞因子 IL-2R、IL-6、IL-8 和 ICAM 水平降低了。治疗 8 周后炎症因子 HLA-DR、CD3$^+$T 淋巴细胞和中性粒细胞联合明胶酶 B、髓过氧化酶水平下调。大型注册研究和上市后真实世界研究均提示 INF 能实现诱导和维持缓解，减轻肠道损伤，降低 IBD 相关住院及手术的发生率，改善患者生活质量。

（9）TNF-α 拮抗剂在其他风湿病中的应用：TNF-α 拮抗剂在成人 Still 病（adult onset still disease，AOSD）中更适用于慢性关节炎型。在改善系统性症状和关节炎症状方面，INF 可能比 ETA 更有效。TNF-α 介导的中性粒细胞和单核细胞浸润是 ANCA 相关性血管炎关键环节，TNF-α 拮抗剂主要用于难治性患者或者经常规治疗多次复发者。有报道用英利西单抗治疗结节性脂膜炎反应良好，疗效明显。小样本量病例中报道过 INF 在自身免疫性肝炎（autoimmune hepatitis，AIH）难治患者挽救性治疗中的作用。但也有研究发现 TNF-α 拮抗剂可致肝损伤，甚至可引起药物诱导的 AIH 样肝损伤。

（二）白细胞介素 1 受体拮抗剂

1. IL-1 概述

IL-1 是趋化因子家族的一种细胞因子，有两种不同的分子形式，其中 IL-1α 由 159 个氨基酸组成；另一种 IL-1β 含 153 个氨基酸；两者由不同的基因分别编码。虽其氨基酸顺序仅有 26% 的同源性，然而 IL-1α 和 IL-1β 以同样的亲和力结合于相同的细胞表面受体，发挥相同的生物学作用。IL-1 是在炎症刺激下诱导产生的，能介导各种生理反应，包括炎症反应和免疫反应。IL-1 主要由巨噬细胞产生，此外几乎所有的有核细胞，如 B 细胞、NK 细胞、体外培养的 T 细胞、角质细胞、树突状细胞、星形细胞、成纤维细胞、中性粒细胞、内皮细胞以及平滑肌细胞均可产生 IL-1。

IL-1 具有广泛的生物活性，包括可刺激多种不同的间质细胞释放蛋白分解酶并产生一些效应，刺激骨吸收，如 RA 的滑膜病变（胶原破坏、骨质重吸收等）就与关节囊内巨噬细胞受刺激后活化并分泌 IL-1，使局部组织间质细胞分泌大量的前列腺素和胶原酶，并分解破坏滑膜有关。IL-1 拮抗剂通过竞争性抑制 IL-1 与 IL-1 Ⅰ型受体的结合，阻断 IL-1α 和 IL-1β 的生物活性，从而阻断 IL-1 在各种组织和器官中的表达。

2. IL-1 受体拮抗剂

国际上已批准用于风湿免疫性疾病的 IL-1 受体拮抗剂主要有阿纳白滞素（Anakinra）、卡那单抗（Canakinumab）和利纳西普（Rilonacept），但均未在中国上市。ACR 分别于 2011 年、2012 年推荐 Anakinra 和 Canakinumab 用于严重的急性痛风性关节炎（GA）的治疗，2013 年 Canakinumab 被 EMA 批准用于不耐受或常规抗炎镇痛药物存在禁忌的 GA，Rilonacept 虽然预防 GA 有效，但尚未得到国际权威机构的推荐。

IL-1 受体拮抗剂通过竞争性抑制 IL-1 与 IL-1 Ⅰ型受体的结合，阻断 IL-1α 和 IL-1β 的生物活性，IL-1 在各种组织和器官中表达。Canakinumab 是一种 IgG1/κ 同种型的人单克隆抗人 IL-1β 抗体，与人 IL-1β 结合，并通过阻断其与 IL-1 受体的相互作用来中和其活性，但不与 IL-1α 或 IL-1 拮抗剂（IL-1Ra）结合。IL-1Ra 的缺乏导致无对抗 IL-1α 和 IL-1β 的促炎信号，导致全身皮肤和骨骼炎症。Rilonacept 是一种 IL-1α 和 IL-1β 细胞因子诱捕剂，可以与 IL-1Ra 结合。Rilonacept 通过作为可溶性诱饵受体同时结合 IL-1α 和 IL-1β，阻止其与细胞表面受体的相互作用，阻断 IL-1 信号通路。

3. IL-1 受体拮抗剂在风湿病中的应用

（1）RA：IL-1 是 RA 发病的重要促炎性细胞因子，RA 患者滑膜和滑膜液中自然分泌的 IL-1Ra 水平不足以与局部产生的 IL-1 水平相竞争。IL-1 通过激活单核-巨噬细胞、B 细胞和 T 细胞释放细胞因子和抗体，在促进破骨细胞分化方面起重要作用。Anakinra 用于减轻中至重度活动性 RA 的体征及症状，并减缓结构损伤。推荐剂量为 100 mg/d，皮下注射。加大剂量疗效不会增加疗效，建议每天在同一时间给药。Anakinra 对 RA 患者没有引入其他重要的安全风险。但鉴于其疗效不足且存在明显的局部不良反应和严重感染的风险，也有研究不支持 Anakinra 继续在 RA 患者中展开新的研究。

（2）成人斯蒂尔病（AOSD）：是一种严重的自身炎症性疾病，由先天免疫通过促炎性细胞因子（如 IL-1β）驱动。Anakinra 在系统型 AOSD 患者中获得较好的疗效，大多数接受 Anakinra 治疗的患者全身症状和关节炎症状均有明显且持续的改善，有助于实现激素减量或停用。但其半衰期短，停药后容易复发。Canakinumab 半衰期较 Anakinra 长，每 8 周给药 1 次。虽然 Canakinumab 治疗 AOSD 的研究有限，但大多数患者的系统性症状和关节炎改善迅速，并且可以持续数月至数年，通常可以实现激素逐渐减量。特别是对使用其他 IL-1 抑制剂治疗失败的难治性 AOSD 患者，卡纳单抗具有较好的疗效。Rilonacept 的小样本研究提示，其可以治疗难治性 AOSD，但临床研究有限。

（3）痛风性关节炎（Gouty Arthritis）：IL-1β 在急慢性关节炎炎症机制中表达显著，是由致病晶体沉积引发炎症反应的始动因子，也是体内最强的炎症介质。有研究表明，Canakinumab 治疗 GA 能够更好地缓解关节炎症，明显降低复发，有效改善患者生活质量。全球首个 Anakinra 用于治疗急性痛风发作的随机、双盲研究于 2016~2018 年实施，结果表明，Anakinra 治疗痛风急性发作的疗效与目前一线治疗药物相当，两组患者的痛风症状均有相似的显著减轻。另一项评估 Anakinra 在 GA 和焦磷酸钙晶体关节炎治疗中有效性和安全性的回顾性研究说明 Anakinra 具有较好的耐受性和有效性。

（4）JIA：Canakinumab 治疗 sJIA，无论治疗开始时是否发热，Canakinumab 均能快速持续改善活动性全身 JIA 症状。Anakinra 尽管未被批准应用于 JIA，但一系列研究表明其对全身型 JIA 有效，目前在国内还未上市。

（三）白细胞介素 6 受体拮抗剂

1. IL-6 概述

IL-6 是一种糖蛋白，由 184 个氨基酸残基组成，基因被发现在 7 号染色体上，是由 T 细胞、B

细胞、单核细胞、成纤维细胞、成骨细胞、角质形成细胞、内皮细胞、系膜细胞和一些肿瘤细胞分泌的细胞因子。IL-6 对 RA 有促进血小板和急性炎症期蛋白生成作用。它还能活化 T 细胞、浆细胞、破骨细胞等。

IL-6 主要功能是刺激 B 细胞增殖分化为分泌抗体的浆细胞,间接通过促进 B 细胞辅助性 $CD4^+T$ 细胞产生 IL-21 而诱导 B 细胞产生抗体。IL-6 也影响 T 细胞发育,当 IL-6 被活化后,初始 T 细胞向效应性 T 细胞或调节性 T 细胞发育。在自身免疫性疾病的小鼠模型中 Th17 细胞的分化通过细胞因子环境调节,体外实验和动物模型证明 IL-6 在 Th17 细胞分化中的重要作用。IL-6 在不同的靶组织也有广泛的生物学活性,包括骨代谢、急性炎症反应、血细胞发育、脂类代谢等。IL-6 与风湿病多种系统症状相关,如炎症反应、骨侵蚀、骨质疏松、心血管风险等。

2. IL-6 受体拮抗剂

目前以 IL-6 及其受体为靶点的生物制剂包括抗 IL-6R 单克隆抗体、抗 IL-6Rα 单克隆抗体、抗 IL-6 单克隆抗体。

托珠单抗雅美罗(Tocilizumab)是免疫球蛋白 IgG1 亚型的重组人源化抗人 IL-6 受体单克隆抗体。Tocilizumab 特异性结合可溶性及膜结合的 IL-6 受体(sIL-6R 和 mIL-6R),并抑制 sIL-6R 和 mIL-6R 介导的信号转导。Tocilizumab 的成人推荐剂量是 8 mg/kg,每 4 周静脉滴注 1 次,可与 MTX 或其他 DMARDs 药物联用。出现肝酶异常、中性粒细胞计数降低、血小板计数降低时,可将 Tocilizumab 的剂量减至 4 mg/kg。

3. IL-6 受体拮抗剂在风湿病中的应用

(1)RA:RA 患者的血清和滑膜中 IL-6 表达上调,血清 IL-6 和 IL-6R 的水平增加与疾病活动性和关节破坏相关。同时也有研究证明,在早期 RA 患者的循环淋巴细胞中,STAT3 磷酸化与 $CD4^+T$ 细胞中含有大量 IL-6 相关,继而 pSTAT3 又会促进 $CD4^+T$ 细胞活化。多项大型研究显示 Tocilizumab 治疗对 DMARDs、TNF-α 拮抗剂反应差的 RA 患者有效。临床研究显示,在 RA 发病初期使用 Tocilizumab 可有效防止关节的不可逆损伤及长期残疾,Tocilizumab 单药或联合治疗可使早期 RA 患者的持续缓解率倍增。常用剂量为 8 mg/kg,每 4 周静脉滴注 1 次。不良反应包括感染、血脂异常等。

(2)AOSD:Tocilizumab 用于难治性 AOSD 的治疗,能有效控制发热、皮疹、关节疼痛等临床症状。Tocilizumab 对慢性关节炎型 AOSD 显示了更好的疗效,可以改善伴随的全身症状。使用 Tocilizumab 时应注意感染、血脂升高、白细胞减少、肝酶升高等不良反应。

(3)JIA:IL-6 是 sJIA 疾病活动的重要标志物,与急性期的炎症反应产物有关。2013 年,美国风湿病学会建议使用 Tocilizumab 治疗初次治疗无效的全身型 JIA 活动性全身症状或活动性全身型 JIA 患儿。对于全身型 JIA 患者,推荐每 2 周静脉滴注 1 次,建议 Tocilizumab 静脉滴注时间在 1 小时以上。除全身型 JIA 外,对于 MTX 疗效差和耐受性差的多关节型 JIA 患儿,建议使用 Tocilizumab。在中国,Tocilizumab 已被获批用于 2 岁及以上 JIA 的治疗,可作为单药治疗(对 MTX 不耐受或不宜接受 MTX 治疗)或与 MTX 联合使用。

美国风湿病学会建议可用于 sJIA 初始治疗,并有条件推荐用于巨噬细胞活化综合征(MAS)治疗,应用时机需结合 MAS 早期预警症状,在 sJIA 或亚临床 MAS 应用,在 MAS 活动期不建议使用。用量为每 2~4 周静脉滴注 1 次,患儿体重<30kg,按照 12mg/kg 给药;体重≥30kg,按照 8mg/kg 给药。建议至少连续使用 3 个月,临床缓解后可适当延长用药间隔为每 4 周或 6 周 1 次直至停药。主要不良事件包括严重感染、中性粒细胞减少和肝酶水平升高。

(4)GA IL-6:通过与 IL-6 受体的结合能够激活多种促炎性细胞因子,Tocilizumab 可以阻止 IL-6 驱动信号的传递,从而抑制炎症连锁反应。2014 年日本报道了 1 例应用 Tocilizumab 治疗伴有发热的慢性痛风性关节炎并获得了成功。

(5)大动脉炎(TA):对于难治性复发性 TA 的诱导缓解治疗及重型患者存在传统 DMARDs 禁

忌时，可考虑 Tocilizumab：8 mg/kg、每 4 周静脉滴注 1 次，需警惕感染及停药后复发，其他不良事件包括血细胞减少、血脂升高等。

（6）系统性硬化病（SSc）：是以皮肤和内脏的纤维化为特征的自身免疫性疾病。尽管其病因尚不明确，但已有许多报道提示 IL-6 参与其发病机制。IL-6 可能在局部刺激成纤维细胞释放金属蛋白酶组织抑制剂，从而限制胶原降解。2010 年日本研究报道，2 例难治性 SSc 患者中 1 例患者有肺间质纤维化，另 1 例因肾危象发生慢性肾衰竭；应用 Tocilizumab 治疗（8mg/kg，每个月 1 次），共治疗 6 个月，治疗后 2 例患者皮肤变柔软，皮肤活组织检查可见真皮层胶原纤维束变薄，肾衰竭患者肌酐清除率升高；治疗期间未出现严重不良反应。

（7）系统性红斑狼疮（SLE）：是以 T、B 细胞活化增加和淋巴细胞亚群异常分布为特征的一种自身免疫性疾病。自身抗体产生、补体激活、免疫复合物沉积及白细胞浸润靶器官是 SLE 的主要免疫致病机制。多种细胞因子已经被证明调节疾病活动度或者器官受累，在这些细胞因子中，IL-6 被认为起重要作用。2010 年美国发表的抗 IL-6 单抗治疗 16 例轻至中度活动性 SLE 的 Ⅰ 期临床研究结果提示，用该药治疗后患者疾病活动度显著改善，关节炎症状好转，且循环浆细胞减少，47% 的患者抗 dsDNA 减低。而且也有报道 Tocilizumab 用于治疗 SLE 合并难治性溶血性贫血的案例。

（四）IL-17 受体拮抗剂

1. IL-17 概述

IL-17 细胞因子为含有一个 N-末端信号肽的 155 个氨基酸的糖蛋白，其家族有六种同源体，即 IL-17A、IL-17B、IL-17C、IL-17D、IL-17E 和 IL-17F。主要由 CD4$^+$T 淋巴细胞 Th17 分泌的促炎性细胞因子，是自身免疫性疾病的关键驱动因子，可以通过促进释放促炎性细胞因子来放大炎症反应，它参与抵抗细菌和真菌的入侵，与多种疾病的发生发展密切相关。当 IL-17 与其相应受体结合后，可促进集落刺激因子、黏附因子等表达，刺激白细胞聚集，使机体发生炎症反应，导致组织损伤。研究发现，IL-17 参与 RA、PS、AS 等自身免疫性疾病的发病。IL-17A/F 等在 PS 的发病机制中发挥关键作用。IL-17 拮抗剂可选择性地结合 IL-17，阻断 IL-17A 的致炎途径，从而降低患者的炎症反应。

2. IL-17 受体拮抗剂

目前 IL-17 受体拮抗剂主要分为三类：Secukinumab（司库奇尤单抗）、Ixekizumab（依奇珠单抗）、Brodalumab（布罗达单抗）。IL-17A 受体拮抗剂在 PS 的研究中较多，常见不良反应有上呼吸道感染、中性粒细胞减少、炎症性肠病、肝炎等，其中炎症性肠病的发生率与依奇珠单抗关系已被证实。

（1）Secukinumab：是一种全人源 IgG1 单克隆抗体，能够选择性结合细胞因子 IL-17A 并抑制其与 IL-17 受体的相互作用。Secukinumab 可抑制促炎性细胞因子和趋化因子的释放。本品推荐剂量为每次 300mg，分别在第 0、1、2、3、4 周进行皮下注射初始给药，随后维持该剂量每 4 周给药一次。300mg 剂量分 2 次给药，每针 150mg。对于体重低于 60kg 的患者，给药剂量可以降低至 150mg。

（2）Ixekizumab：是一种新的人源化 IgG4 抗 IL-17A 的单克隆抗体，选择性地结合并中和 IL-17A，以此阻断角质形成细胞产生细胞因子及趋化因子。推荐剂量为 0 周皮下注射 160mg（80mg 分两次注射），之后分别在 2、4、6、8、10、12 周各注射 80mg，然后维持剂量为 80mg，每 4 周一次。

（3）Brodalumab：它是抗 IL-17A 受体的全人源化单克隆 IgG2 抗体，其Ⅲ期临床研究已经获得成功。初始给药为成人在第 1 次、第 1 周、第 2 周皮下给予 210mg，此后每 2 周 1 次皮下注射。高剂量的 Brodalumab 表现出较好的疗效，它可以抑制 IL-17A、IL-17 F、IL-17 C、IL-17A/F 异源二聚体、IL-25 等多种细胞因子的生物活性作用较其他 IL-17 抑制剂作用更加广泛，在其他 IL-17 抑制剂治疗失败后，使用 Brodalumab 治疗也表现出较好的效果。

3. IL-17 受体拮抗剂在自身免疫疾病中的应用

（1）银屑病关节炎（PsA）：Th17 细胞活化后与 IL-17 受体结合促进机体局部产生 IL-6、IL-1β、基质金属蛋白酶（MMP）等炎症因子，还可协同产生 IL-17 干扰素（IFN-γ）增加促炎性细胞因子，促进 PsA 的发病。IL-17A 在 PsA 患者体内循环水平增高，并且在血管再生、纤维再生、破骨活动中起重要作用。尤其是银屑病（PSO），IL-17 拮抗剂可以治疗成人中重度斑块状 PSO 和 PsA，可显著降低 PsA 疾病活动度。

有研究显示 Ixekizumab 治疗能改善斑块状 PSO 皮损。治疗 12 周时，PASI75、PASI90 和 PASI100 分别为 90%、71% 和 41%；维持治疗至 60 周时，86%～88% 的患者可以维持 PASI75。Ixekizumab 治疗关节病型 PSO 效果良好，用药 24 周时 ACR20/50/70 分别为 58%、40% 和 23%。目前研究较多的 Secukinumab 治疗能有效改善 PsA 患者外周关节炎症状、中轴型脊柱关节炎症状和体征、附着点炎、指（趾）炎，有效延缓 PsA 影像学进展，减少关节损伤。

（2）AS：2 项Ⅲ期临床研究评价了 Secukinumab 用于活动性 AS 患者的疗效以及长期安全性。两试验结果均表明 Secukinumab 对于 AS 具有良好的治疗作用。Secukinumab 治疗 AS 推荐剂量为，第 0 周皮下注射 160 mg（分两次，每次 80 mg），然后一次 80 mg，每 4 周 1 次。

（五）IL-12/IL-23 抑制剂

1. IL-12/IL-23 概述

IL-12/IL-23 是天然产生的细胞因子，参与炎症和免疫应答过程，如自然杀伤细胞的活化和 CD4+ T 细胞的分化和激活。IL-12/IL-23 抑制剂在自身免疫性疾病中的应用：Th1 细胞及巨噬细胞可产生 IL-12，继而调控 PsA 患者的炎症反应过程，PSO 患者中的 IL-12 和 IL-23 的 mRNA 表达下降。IL-23 属于 IL-12 家族里的一员，也参与了破骨活动以及骨的侵蚀过程。IL-12/IL-23 抑制剂可以应用于自身免疫性疾病的治疗过程。IL-12 和 IL-23 对慢性炎症有重要贡献，而慢性炎症是 CD 的标志。

2. IL-12/IL-23 抑制剂

目前最常用的 IL-12/IL-23 抑制剂为乌司奴单抗（Ustekinumab，UST）、古塞奇尤单抗（Guselkumab）。

（1）UST 于 2009 年批准用于治疗中至重度 PSO，它是一种人源化的单克隆 IgG1 抗体，可以抑制 IL-12/IL-23 的共有亚基 p40，干扰以上细胞因子与 T 细胞及其他免疫细胞表面 IL-12 受体的结合，导致下游促炎性细胞因子表达下调。本品推荐剂量为第一次 45mg（体重大于 100kg 的患者推荐第一次剂量为 90mg）皮下注射，4 周及之后每 12 周给予一次相同剂量。治疗 28 周仍未应答的患者应考虑停药。其不仅对皮损有较好作用，对 PsA 也有较好的临床疗效，可用于中重度斑块状 PSO 和 PsA 的治疗。常见不良反应有局部注射反应、鼻咽炎及上呼吸道感染，部分可发生疱疹病毒感染、蜂窝织炎等。

（2）Guselkumab 是全球首个上市的选择性靶向 IL-23 p19 亚基的单抗药物，Guselkumab 与人和食蟹猴 IL-23 结合，通过皮下注射给药，其治疗斑块状 PSO 的用药方案一般为，在第 0、4 周分别给药 1 次，之后每 8 周给药 1 次，每次 100mg。

3. IL-12/IL-23 抑制剂在风湿病中的应用

（1）IBD：美国 FDA 分别于 2016 年和 2019 年批准 UST 用于 CD 和 UC 的治疗，我国于 2020 年批准用于成人 CD 的治疗。UST 是抗 IL-12/23 全人源化 IgG1 单克隆抗体，可结合 IL-12 和 IL-23 的共同亚基 p40，阻断下游的 Th1 和 Th17 等效应通路，从而达到抑制炎症反应、治疗 IBD 的作用。UST 可诱导和维持中至重度 CD 的临床缓解。推荐剂量为首次根据体重确定的单次静脉输注：小于等于 55kg 时的推荐剂量为 260mg；大于 55kg 而小于等于 85kg 时的推荐剂量为 390mg；大于 85kg 时的推荐剂量为 520mg。8 周后 90mg 皮下注射，此后建议每 12 周皮下注射 90mg。

研究结果表明，UST 诱导治疗中至重度 CD 患者，1 周内可改善临床症状，第 3 周和第 8 周的临床缓解率分别为 23.0% 和 40.2%。STARDUST 研究诱导期结果显示，UST 维持治疗 44 周后的临床缓解率为 53.1%（每 8 周注射 1 次）和 48.8%（每 12 周注射 1 次）。UST 维持治疗 3 年的临床缓解率为 43.0%（每 8 周注射 1 次）和 38.0%（每 12 周注射 1 次）。维持治疗 5 年后的临床缓解率为 54.9%（每 8 周注射 1 次）和 45.2%（每 12 周注射 1 次）。

虽然 UST 治疗 UC 在国内尚没有获批适应证，但是 UNITI 研究显示 UST 维持治疗 2 年的症状缓解率为 67.6%（每 8 周注射 1 次）和 64.5%（每 12 周注射 1 次），其中＞95% 的 UC 患者实现无激素缓解。

（2）PSO：国外多项随机对照研究评估了 Guselkumab 对中重度斑块状 PSO 患者的有效性及安全性，其中两项主要研究显示，治疗 16 周，接受 Guselkumab 治疗达到 PASI 90 的比例（70.0%）分别高于 ADA 组（46.8%）和安慰剂组（2.4%）；连续使用 Guselkumab 维持治疗 48 周，受试者达到 PASI90 的比例为 76.3%，随访至 156 周，PASI90 的应答率保持不变。也有研究提示，GuselkumabPS 对活动性关节病型 PSO 安全有效，包括对 TNF-α 抑制剂反应不足的病例。中国 PSO 患者使用 GuselkumabPSO 的真实世界数据显示，治疗第 4 周时起效，至 16 周时 PASI 90/100 应答率分别达到 88.6% 及 45.5%，皮损及甲损害的改善均优于欧美报告的数据，且安全性良好。

通常认为 TNF-α 抑制剂、IL-17A 抑制剂和 IL-12/IL-23 抑制剂对 PsA 外周关节受累均有效，TNF-α 抑制剂和 IL-17A 抑制剂也可用于中轴关节受累；IL-17A 抑制剂及 IL-12/IL-23 抑制剂对 PsA 皮损的疗效优于 TNF-α 抑制剂；对 PsA 合并肠病、葡萄膜炎者，单抗类 TNF-α 抑制剂优于受体融合蛋白类 TNF-α 抑制剂；IL-17A 抑制剂不宜用于合并 IBD 者，因可能引起后者病情加重。

（六）抗 CD20 单抗

1. CD20 概述

CD20 是一种细胞跨膜蛋白，在 B 细胞发育过程中的前体 B 细胞至活化 B 细胞阶段表达，同时还在 B 细胞来源的恶性肿瘤细胞以及涉及免疫相关疾病的 B 细胞中表达，因而成为治疗 B 细胞恶性肿瘤和自身免疫性疾病的靶点。抗 CD20 单克隆抗体最初被用于治疗 B 细胞恶性肿瘤，因其可以削减 B 细胞数量从而抑制自身抗体的产生而被用于治疗自身免疫性疾病，抗 CD20 单抗主要通过 ADCC、抗体依赖的细胞吞噬作用、CDC 及诱导凋亡 4 种机制削减 B 细胞数量。

2. 抗 CD20 单抗

Rituximab（利妥昔单抗，RTX）是一种人鼠嵌合性单克隆抗体，能特异性地与跨膜抗原 CD20 结合。CD20 抗原位于前 B 淋巴细胞和成熟 B 淋巴细胞表面，RTX 与 B 细胞上的 CD20 抗原结合后，启动免疫反应介导 B 细胞溶解。抗体可以诱导人 DHL4 可能为人 B 细胞淋巴瘤弥漫大 B 细胞淋巴瘤。研究认为 B 细胞在 RA 和相关慢性滑膜炎的发病机制中起作用。在这种情况下，B 细胞可能在自身免疫/炎症过程的多个部位起作用，包括通过产生类风湿因子（RF）和其他自身抗体、抗原呈递、T 细胞活化和（或）产生促炎性细胞因子。1997 年，美国 FDA 批准 RTX 上市。2000 年 RTX 在中国上市。本品可引起发热、寒战、恶心、呕吐、乏力、眩晕、头痛、皮肤瘙痒、过敏反应或严重皮肤黏膜反应以及活动性感染。

3. 抗 CD20 单抗在自身免疫性疾病中的应用

（1）SLE：B 细胞在 SLE 发病中能起重要作用，SLE 患者的 B 细胞较正常人显著增多，细胞功能异常活跃，生存期明显延长，促使体内持续地产生大量自身抗体，促进 SLE 的发生、发展。因此 B 细胞是 SLE 合适的治疗靶点。通过清除 B 细胞可达到治疗 SLE 的目的。CD20 是 B 细胞向成熟淋巴细胞分化过程中表达的表面抗原。RTX 是一种嵌合型抗 CD20 单克隆抗体，它与体内 CD20+ 细胞有很高的亲和力，能选择性靶向杀伤 B 淋巴细胞。目前，国内外也有用 RTX 治疗难治性 SLE 的报道，结果提示 CD20 单抗对部分难治性重症 SLE 有效，可以降低 SLE 活动度，改善 SLE 患者临床症状。目前常用的抗 CD20 药为 RTX。

（2）干燥综合征（Sjögren syndrome）：患者 B 淋巴细胞数量增多，且高度活跃，产生多种自身抗体和免疫复合物，并导致多克隆高 γ 球蛋白血症和单克隆免疫球蛋白血症。这种 B 细胞高度的反应性可以是活化的 T 细胞所引起的，也可能是 B 细胞本身异常的结果，B 细胞也可以在不受辅助性 T 细胞的促进下进行增殖。抗 CD20 单克隆抗体如 RTX 可特异性与 B 细胞表面的 CD20 分子结合，通过 CDC 及 ADCC 杀伤溶解 B 细胞，并可直接介导 B 细胞凋亡，起到清除 B 细胞的作用，不过对于本病常规治疗效果不佳，或合并严重关节炎、血小板减少、周围神经病变及相关淋巴瘤有较好疗效，但仍存在一定争议。

（3）AIH：RTX 是针对 B 细胞表面受体 CD20 的单克隆抗体，在对 6 例成人 AIH 患者（3 例 AZA 不耐受和 3 例糖皮质激素/AZA 和 MMF 无效的患者）的治疗中，所有患者血清氨基转移酶和 IgG 水平显著改善，67% 的患者获得生化缓解。

（4）ANCA 相关性血管炎：对于有环磷酰胺（CYC）禁忌或存在不孕风险的患者，RTX 首选作为一线缓解诱导治疗。对于有器官威胁或危及生命的疾病的成人，RTX 在诱导缓解方面不劣于 CYC。许多北美中心现在倾向于将 RTX 作为严重肉芽肿性多血管炎或显微镜下多血管炎患儿的一线缓解诱导治疗，因为它具有低毒性。

（七）B 淋巴细胞刺激因子拮抗剂

1. B 淋巴细胞刺激因子概述

B 淋巴细胞刺激因子（BLyS，又称 BAFF、TALL-1）是 TNF 配体家族中的成员，主要表达于单核细胞、巨噬细胞和活化的 T 细胞。作为 B 淋巴细胞的共刺激因子，BLyS 通过与 B 淋巴细胞表面受体结合而诱导其增殖、分化和免疫球蛋白产生，在体液免疫中发挥重要作用。研究显示，BLyS 可能在自身免疫病的发生发展中发挥重要的作用。

2. BLyS 拮抗剂

目前常用的 BLyS 拮抗剂主要为贝利木单抗（Belimumab）、泰它西普（Telitacicept）。

（1）Belimumab：它是针对可溶性人 BLyS 的特异性人 IgG1λ 单克隆抗体，可阻断可溶性 BLyS 与其 B 细胞上的受体结合发挥作用。Belimumab 可抑制 B 细胞的存活，抑制 B 细胞分化为产生免疫球蛋白的浆细胞。推荐的给药方案为 10mg/kg，前 3 次每 2 周给药一次，随后每周给药一次。6 个月以后疾病控制无改善，则停止使用。

（2）Telitacicept：它是 BLyS 受体的胞外特定的可溶性部分与人 IgG1 的 Fc 部分构建形成的融合蛋白，可结合 BLyS 和增殖诱导配体，阻止其与 B 细胞膜受体之间的相互作用，阻断 B 淋巴细胞的增生和 T 淋巴细胞的成熟。本品推荐使用剂量为每次 160mg，每周给药一次。

3. BLyS 拮抗剂在风湿病中的应用

对难治性（经常规治疗效果不佳）或复发性 SLE 患者，使用生物制剂能较为显著地增加患者的完全缓解率和部分缓解率，降低疾病活动度、疾病复发率及减少激素用量。虽然有多种生物制剂已经尝试用于 SLE 的治疗且取得一定的临床疗效，但目前仅有 Belimumab 获得美国 FDA 和国家药品监督管理总局的批准用于治疗 SLE。然而，Belimumab 在中国 SLE 患者中的有效性和安全性还有待进一步验证。

（八）共刺激信号调节剂

1. 共刺激信号概述

T 细胞的活化需要双信号系统的参与：

（1）APC 识别并处理抗原分子之后，其表面形成 MHC-抗原肽复合物，并将抗原信息呈递给 T 细胞受体，此为 T 细胞活化的第一信号。

（2）共刺激信号，由 APC 表面的共刺激分子与 T 细胞表面的配体相互作用来放大刺激信号，此为 T 细胞活化的第二信号。共刺激信号影响到 T 淋巴细胞和 B 淋巴细胞的活化，不可或缺。目前免疫学家们分离出了很多种不同的共刺激分子，其中研究最清楚的一种是表达在 APC 表面的 B7 家族蛋白，即 CD80（B7-1）和 CD86（B7-2）蛋白。

2. 共刺激信号调节剂

目前常用的选择性共刺激信号调节剂为阿巴西普（Abatacept）。它是一种可溶性融合蛋白，是由人源 CTLA-4 细胞外功能区与经过修饰的人源 IgG1 Fc 片段（铰链区-CH2-CH3 结构域）组成，因此也称为 CTLA-4Ig。Abatacept 采用重组 DNA 技术在哺乳动物细胞表达系统中生成。Abatacept 阻断共刺激分子 CD28 和 CD80/CD86 活化 T 细胞的第二刺激信号从而抑制 T 细胞活化。

3. 共刺激信号调节剂在风湿病中的应用

（1）RA：Abatacept 于 2005 年 12 月 26 日被美国 FDA 正式批准用于 RA 的临床治疗，也是共刺激分子阻滞剂中第一个用于治疗 RA 的。活化的 T 淋巴细胞涉及 RA 发病机制，且大量存在于 RA 患者的关节滑膜中。Abatacept 与 MTX 合用，用于对 DMARDs，包括 MTX 疗效不佳的成人中至重度活动性 RA。与 MTX 联合用药时，可以减缓患者关节损伤的进展速度，其疗效不亚于 TNF-α 拮抗剂。在 TNF-α 拮抗剂抵抗时，Abatacept 是很好的替代选择，并且可以改善身体功能。具体用药方法如下：

1）RA 早期：初次使用 MTX 且预后因素较差：约 10 mg/kg（根据体重范围调整剂量）于第 1 天、第 15 天和第 29 天静脉输注，之后每 4 周输注 1 次；联合使用 MTX 7.5 mg，每周 1 次。MTX 每周剂量需滴定调整，于第 4 周滴定至 15 mg，于第 8 周滴定至 20 mg。

2）轻至中度 RA（美国 FDA 推荐剂量）：①静脉输注，体重＜60 kg，500 mg 静脉输注，持续输注 30 分钟；第一次输注后于第 2 周和第 4 周分别再输注 1 次，之后每 4 周输注 1 次。②静脉输注，体重为 60～100 kg，750 mg 静脉输注，持续输注 30 分钟；第一次输注后于第 2 周和第 4 周分别再输注 1 次，之后每 4 周输注 1 次。③静脉输注，体重＞100 kg，1000 mg 静脉输注，持续输注 30 分钟；第一次输注后于第 2 周和第 4 周分别再输注 1 次，之后每 4 周输注 1 次。④使用静脉负荷剂量皮下注射，给予体重相对应的剂量静脉注射，然后在当日内予 125 mg 皮下注射；之后每周 125 mg，皮下注射 1 次。⑤不使用静脉负荷量皮下注射，125 mg 皮下注射，每周 1 次。⑥静脉输注转为皮下注射，原计划的下一次静脉输注，以 125 mg 皮下注射替代，之后每周皮下注射 1 次。

本品不推荐与 TNF 拮抗剂合用，也不建议与其他 RA 生物制剂类治疗药物合用，如 Anakinra 等。临床研究显示，Abatacept 剂量达到约 10mg/kg 时，血浆中可溶性 IL-2 受体、IL-6、RF、CRP、MMP-3 及 TNF-α 的水平均出现下降。但上述生物反应标志物水平的变化与本品治疗 RA 的作用关联尚待明确。

（2）狼疮性肾炎（LN）：基于 Abatacept 的作用机制，早在 2001 年 Daikh 等研究了一种小鼠模型来验证 CTLA-4Ig 治疗 LN 有效性，随后他们发现，在患有晚期肾炎的狼疮小鼠中，CYC 和 CTLA-4Ig 治疗更有效，比单独使用任何一种药物都更能减少肾脏疾病的表现，延长小鼠的寿命。Abatacept 尚未被批准用于治疗 LN，但近年来有几项临床试验取得了有希望的结果，这可能为 LN 患者带来新的选择。有研究发现在所有 WHO 定义 LN 病理类型中，V 型患者的 B7-1 表达最高；当 LN 患者由 II 型转化为 V 型时，其足细胞 B7-1 的表达会增加，并与蛋白尿程度呈正相关。Abatacept 通过抑制 T 细胞和浆细胞上的 CD28 竞争性地结合，从而靶向地阻断 LN 的进展。在早期多个动物试验已经得到证实阿巴西普的有效性。诸多研究表明 Abatacept 在 LN 患者的应用中具有良好的耐受性和安全性，为临床用药及研究提供参考。

（3）PsA：根据美国 FDA 推荐剂量，①静脉输注，＜60 kg，初始剂量，500 mg 静脉输注；第一次输注后于第 2 周和第 4 周分别再输注 1 次，之后每 4 周输注 1 次。②静脉输注，60～100 kg，初始剂量，750 mg 静脉输注；第一次输注后于第 2 周和第 4 周分别再输注 1 次，之后每 4 周输注 1 次。③静脉输注，＞100 kg，1000 mg 静脉输注；第一次输注后于第 2 周和第 4 周分别再输注 1 次，之后每 4 周输注 1 次。④皮下注射，125 mg 皮下注射，每周 1 次。⑤静脉输注转为皮下注射，原计划的下一次静脉输注，以 125 mg 皮下注射替代，之后每周皮下注射 1 次。

（4）皮肌炎：2012 年，国外报道 1 例青少年难治性皮肌炎，患者皮损表现为严重的皮肤溃疡和广泛的钙质沉积，先后应用糖皮质激素静脉冲击及口服治疗、MTX、硫唑嘌呤、阿仑膦酸钠、丙种球蛋白及英利西单抗等，病情未得到控制，改用糖皮质激素和 Abatacept 联合治疗 3 个月后，患者的口服糖皮质激素量减少 30%，6 个月后患者下肢创面基本愈合，血清乳酸脱氢酶及铁蛋白显著降低。报道中 Abatacept 使用剂量：每次 10 mg/kg，每 2 周一次，4 周后改为每月一次，并且局部使用硫代硫酸钠。

（5）痛风性关节炎：有研究表明，Abatacept 对控制痛风患者的病情有帮助。有研究发现尿酸可以在没有抗原提呈的情况下激活 T 细胞，尿酸刺激的 T 细胞过度表达共刺激分子 CD70/27，通过阻滞共刺激分子，可以抑制免疫应答过程。2009 年，一研究报道了 32 例 RA 合并痛风患者使用 Abatacept 治疗后，不仅控制 RA 的炎症反应，也降低了痛风发作频率。

（九）JAK 抑制剂

1. JAK 概述

JAK-STAT 是近年来新发现的一条与细胞因子密切相关的细胞内信号转导通路，参与细胞的增殖、分化、凋亡以及免疫调节等许多重要的生物学过程，可传递细胞因子和生长因子-受体与细胞膜相互作用产生的信号，从而影响细胞造血的过程和免疫细胞功能，在信号通路中对于启动固有免疫、协调适应性免疫至关重要。研究发现，很多风湿病患者的免疫失常与多种细胞因子的表达水平异常相关，这些细胞因子可通过 JAK/STAT 信号通路来发挥生物学效应。

哺乳动物体内 JAKs 有 4 个家族成员，分别是 JAK1、JAK2、TYK2 和 JAK3。JAK 家族成员从 C 末端到 N 端依次都拥有 7 个同源结构域，这些特定的结构域使得 JAKs 家族发生磷酸化，从而将信号转导到胞内，STAT 蛋白则是 JAKs 家族的下游靶标，负责将传递到胞内的信号转导至细胞核，STAT 家族有 7 个成员：STAT1、STAT 2、STAT 3、STAT 4、STAT 5a、STAT 5b 和 STAT 6，细胞因子启动的大多数免疫应答均依赖于 STAT 蛋白，STAT 磷酸化后，发生二聚体化并从细胞质转移到细胞核，在核内与 DNA 特定区域结合调节目的基因的表达。

2. JAK 抑制剂

JAK 抑制剂包括托法替布（Tofacitinib）、巴瑞替尼（Baricitinib）及芦可替尼（Ruxolitinib）等。

（1）Tofacitinib：本药 2012 年被美国 FDA 批准上市，是首个 JAK 抑制剂。它是一种口服 JAK 家族成员抑制剂，通过阻断 JAK/STAT 信号通路中的 JAK 酶空间构象改变和磷酸化，阻止下游 STAT 磷酸化和激活 JAK 酶通过配对 JAK（如 JAK/1JAK3、JAK1/JAK2、JAK1/TyK2、JAK2/JAK2）传递细胞因子信号，调控基因转录，从而控制炎症，适用于一种或多种 TNF 阻滞剂疗效不足或对其无法耐受的中至重度活动性 RA 成人患者、一种或多种 TNF 阻滞剂疗效不足或对其无法耐受的活动性 AS 成人患者。Tofacitinib 也适用于成人 PsA 的不同损害类型的治疗，包括外周关节炎、附着点炎、指（趾）炎和 PSO 皮损，可与 MTX 或其他非生物 DMARDs 联用。

（2）Baricitinib：是一种可逆的高选择性酪氨酸蛋白激酶 JAK1 和 JAK2 抑制剂，属靶向合成 DMARDs，于 2017 年 2 月 13 日首次获得全球批准。Baricitinib 可调节 JAK 信号通路，从而防止 STAT 的磷酸化和激活。相对于 JAK3，Baricitinib 对 JAK1、JAK2 和 TYK2 具有更大的抑制效力。Baricitinib 也可通过抑制 IL-6、GM-CSF、IL-12、IL-23 及 IFN-γ 等多种细胞因子实现多途径控制炎症。有研究报道对于 JIA 相关性葡萄膜炎及 JIA 有较好的疗效，且安全性良好，用法：2～4mg，口服，每日 1 次。但是，目前尚不知道特异性 JAK 的抑制与治疗效果的相关性。对于一种或多种 DMARDs 作出不良反应或不耐受的成年患者的中至重度活动性 RA，Baricitinib 可作为单一疗法或与 MTX 组合。

（3）Ruxolitinib：是 JAK1/JAK2 的一种有效和选择性抑制剂。它对 JAK1 和 JAK2 的选择性比对 JAK3 的选择性高 130 倍以上。2017 年，Ruxolitinib 获批在中国上市。有报道使用 Ruxolitinib 治疗 sJIA 合并肺部病变有较好疗效。

3. JAK 抑制剂在风湿病中的应用

（1）RA

1）Tofacitinib：适用于一种或多种 TNF 阻滞剂疗效不足或对其无法耐受的中至重度活动性 RA 成人患者。美国 FDA 推荐剂量：成人：推荐剂量为 Tofacitinib 缓释片 5 mg 口服，每日两次；Tofacitinib 缓释片 11 mg 口服，每日一次。①同时接受强 CYP3A4 抑制剂（如酮康唑）或中度 CYP3A4 抑制剂和强 CYP2C19 抑制剂（如氟康唑）治疗的患者：推荐剂量为 Tofacitinib 缓释片 5 mg 口服，每日一次；Tofacitinib 缓释片由 11 mg 口服，每日一次减少至 Tofacitinib 缓释片 5 mg 口服，每日一次。②经重复检测证实淋巴细胞计数低于 $500/mm^3$ 的患者，停止给药。③绝对中性粒细胞（absolute neutrophil count，ANC）计数位于 $500\sim1000/mm^3$ 的患者，Tofacitinib 缓释片，中断给药；当 ANC 计数大于 $1000/mm^3$ 时，恢复至 5 mg 口服，每日两次。Tofacitinib 缓释片，中断给药，当 ANC 计数大于 $1000/mm^3$ 时，恢复至 11 mg 口服，每日一次。④ANC 计数小于 $500/mm^3$ 的患者，停止给药。⑤血红蛋白低于 8 g/dl 或下降超过 2 g/dl 的患者，中断给药直至血红蛋白值恢复正常。

2）Baricitinib：用于对于一种或多种 DMARDs 作出不良反应或不耐受的成年患者的中至重度活动性 RA。美国 FDA 推荐剂量：①建议剂量为每天 2mg，随或不随食物同服。②淋巴细胞减少，ALC 大于或等于 $500mm^3$，维持目前剂量；ALC 小于 $500/mm^3$：暂停用药，直到 ALC 大于或等于 $500/mm^3$。③中性粒细胞减少症，ANC 大于或等于 $1000/mm^3$，维持目前剂量；ANC 少于 $1000/mm^3$，暂停用药，直到 ANC 大于或等于 $1000/mm^3$。④贫血，血红蛋白大于或等于 8g/dl，维持目前剂量；血红蛋白小于 8g/dl，暂停用药，直到血红蛋白大于或等于 8g/dl。⑤肾功能不全，中度肾功能不全[估计肾小球滤过率在 $30\sim60ml/（min\cdot1.73m^2）$]的推荐剂量为每天 1mg。严重肾功能不全的患者[估计肾小球滤过率低于 $30ml/（min\cdot1.73m^2）$]不建议使用。⑥肝功能不全，严重肝功能不全的患者不建议使用。⑦药物相互作用：服用强有机阴离子转运蛋白 3 抑制剂（如丙磺舒）的患者建议的 Baricitinib 剂量为每天 1 mg。⑧避免在活动期、严重感染（包括局部感染）患者中使用。

（2）AS：Tofacitinib 可作用于 IL-17、IL-21、IL-23 介导的炎症通路，可能有助于控制 SPA 炎症。Tofacitinib 多适用于一种或多种 TNF 阻滞剂疗效不足或对其无法耐受的活动性 AS 成人患者。美国 FDA 推荐剂量同 RA。

（3）PsA：JAK/STAT 信号通路参与 PsA 的发病，JAK 抑制剂可通过抑制 JAK 激酶，阻断 JAK/STAT 信号通路，抑制 IL-6、IFN-γ 等炎症相关细胞因子合成和分泌。在治疗反应迟钝或对 DMARDs 和生物制剂有禁忌证的 PsA 患者时，JAK 抑制剂具有优势。因其口服给药，患者对 JAK 抑制剂有更好的治疗依从性。已有多项研究证实 PsA 患者在口服 JAK 抑制剂后病情活动度、临床症状和生活质量均有改善。对至少一种 csDMARDs 和至少一种生物制剂应答不佳（或生物制剂不适用）的外周关节炎患者，可考虑使用 JAK 抑制剂作为补充。常用 Tofacitinib，推荐剂量（超说明书用法）：①成人，每天两次，每次 5mg。②接受强 CYP3A4 抑制剂（如酮康唑）或中度 CYP3A4 抑制剂与强 CYP2C19 抑制剂（如氟康唑）治疗的患者，每天一次，每次 5mg。③中度或严重肾功能损害，或中度肝功能损害的患者，每天一次，每次 5mg。④接受血液透析的患者，在透析日透析后给药。若在透析之前服用，不建议在透析后补充。⑤淋巴细胞计数低于 $500/mm^3$ 的患者，经重复检测证实，停止给药。⑥ANC $500\sim1000/mm^3$ 的患者，中断给药；当 ANC 大于 $1000/mm^3$ 时，恢复每天两次 5mg；ANC 小于 $500/mm^3$ 的患者，停止给药。⑦血红蛋白低于 8g/dl 或下降超过 2g/dl 的患者，中断给药直至血红蛋白值正常化。

（4）JIA：对于多关节病程 JIA 患者，推荐使用 Tofacitinib，美国 FDA 推荐剂量：①对于多关节病程 JIA 患者如 10 kg≤体重<20 kg，3.2 mg（3.2 ml 口服溶液）每日两次；如 20 kg≤体重<40 kg，4 mg（4 ml 口服溶液）每天两次；如体重≥40 kg，5 mg（5 ml 口服溶液），每日两次。②同时接受强 CYP3A4

抑制剂（如酮康唑）或中度 CYP3A4 抑制剂和强 CYP2C19 抑制剂（如氟康唑）治疗的患者，如果每天两次服用 3.2 mg，则减少至每天一次，每次 3.2 mg；如果每天两次服用 4 mg，则减少至每天一次，每次 4 mg；如果每天两次服用 5 mg，则减少至每天一次，每次 5 mg。③经重复检测证实淋巴细胞计数低于 500/mm³ 的患者，停止给药。④ANC 计数位于 500～1000/mm³ 的患者，中断给药直至 ANC 计数大于 1000/mm³。⑤ANC 计数小于 500/mm³ 的患者，停止给药。⑥血红蛋白低于 8 g/dl 或下降超过 2 g/dl 的患者，中断给药直至血红蛋白值恢复正常。

（5）AOSD：Tofacitinib 和 Baricitinib 均可用于治疗 AOSD。Tofacitinib 是一种 JAK1/3 抑制剂，5 mg，每天 2 次口服。小样本的病例报道提示，Tofacitinib 在难治性 AOSD 中显示了较好的疗效，有助于疾病缓解和激素减量，尤其适用于多关节炎的患者。Baricitinib 是一种 JAK1/2 抑制剂，2 mg，每天 2 次口服。已有病例报道提示，Baricitinib 对难治且激素依赖的 AOSD 有效，但其疗效有待更多的临床研究证实。JAK 抑制剂的应用过程中需注意肝酶升高、血脂升高、贫血等不良反应。

（十）转化生长因子 β 受体拮抗剂

1. 转化生长因子 β 概述

转化生长因子 β（TGF-β）的命名是根据这种细胞因子能使正常的成纤维细胞的表型发生转化，即在表皮生长因子同时存在的条件下，改变成纤维细胞贴壁生长特性而获得在琼脂中生长的能力，并失去生长中密度依赖的抑制作用。TGF-β 家族配体包括 TGF-β1、TGF-β2、TGF-β3、骨形态发生蛋白激活素以及生长因子等。这些家族成员还可调节早期骨髓基质向成熟基质分化过程中成骨细胞和骨细胞的分泌。

TGF-β 是一种来源广泛的细胞因子，HSC、Kupffer 细胞、内皮细胞、肝细胞等都可以分泌 TGF-β。TGF-β 在炎症、组织修复、胚胎发育、调节免疫、细胞分化、ECM 的形成等方面发挥重要作用。在炎症早期 TGF-β 具有免疫刺激功能，可聚集炎症细胞；在炎症中后期具有免疫抑制活性，能抑制 Th1 细胞亚群的激活与分化，减少 IL-12 和 IFN-γ 等细胞因子的分泌。TGF-β 与相应的受体结合后可导致该受体发生磷酸化，从而激活特定的 Smad 蛋白，这些蛋白易位至细胞核中形成激活或抑制性转录调控复合物，从而控制靶基因转录。

2. TGF-β 拮抗剂在风湿病中的应用

针对 TGF-β/Smad 信号转导途径参与 SSc 发病的观点，一些学者进行了相应对抗 TGF-β 来治疗硬皮病的研究。然而目前 TGF-β/Smad 对 SSc 的确切机制仍不十分明朗，研究也大多停留在动物模型和简单的临床观察，为 SSc 提供有效的临床治疗措施仍需进一步深入研究。

（十一）RANKL 抑制剂

1. RANKL 概述

核因子 κB 受体活化因子配体（Receptor activator of nuclear factor kappa-B ligand，RANKL）是骨组织细胞及 T 淋巴细胞表面表达的跨膜蛋白。细胞核因子-κB 受体活化因子（receptor activator of nuclear factor κB，RANK）则是 RANKL 的受体蛋白，高表达于破骨细胞及其前体，当 RANK 与 RANKL 结合后将诱使破骨细胞激活分化，使骨代谢转向骨吸收的方向发展。而骨保护素（osteoprotegerin，OPG）是由骨髓基质细胞产生的一种跨膜蛋白，可与 RANK 竞争性结合 RANKL 蛋白，表现出对破骨细胞激活过程的抑制作用。这三种跨膜蛋白统称为 RANKL-RANK-OPG 信号通路，构成人体骨代谢转换的关键枢纽，维持着体内成骨-破骨动态平衡。

2. RANKL 抑制剂

狄诺塞麦（Denosumab），又称迪诺塞麦、地诺单抗、地舒单抗，是一种 RANKL 抑制剂。Denosumab 是一种人 IgG2 单克隆抗体，分子量大约为 147 kDa，由基因工程哺乳动物（中国仓鼠卵巢）细胞生产。该药可与 RANK 蛋白竞争性结合 RANKL 蛋白，起到类似 OPG 的作用效果从而抑制 RANKL-

RANK-OPG 信号通路介导的破骨细胞分化与激活，降低破骨活动，改善骨量及骨质。

3. RANKL 抑制剂在风湿病中的应用

Denosumab 是目前唯一上市的 RANKL 抑制剂，于 2010 年首次在欧盟上市被批准用于治疗骨折高风险的绝经后女性和男性骨质疏松症，于 2020 年 6 月在我国获批上市。在绝经后妇女中，本品可显著降低椎体、非椎体和髋部骨折的风险。与双膦酸盐相比，Denosumab 在提升骨密度值降低骨转化指标方面疗效更具优势。具体用法为 60mg，皮下注射，每半年一次，同时需警惕低钙血症等副作用的发生。

也有研究表明，Denosumab 能显著抑制 RA 患者关节破坏的进展。目前，日本将"抑制与 RA 相关骨侵蚀的进展"纳入到 Denosumab 的适应证中。需要注意的是，Denosumab 只能通过皮下注射，不能静脉输注、肌内输注或皮内注射。另有研究发现 Denosumab 对提升骨密度值、降低骨转化指标的作用具有可逆性，中断药物治疗将带来椎体骨折的风险。

（十二）抗白细胞黏附抑制剂

1. 白细胞黏附概述

白细胞黏附是白细胞通过黏附分子与另一个细胞或与其他表面粘连的现象，目前已经在用的秋水仙碱就有抗白细胞黏附的作用。

2. 抗白细胞黏附抑制剂

目前已经上市的生物制剂有依法利珠单抗（Efalizumab）、那他珠单抗（Natalizumab）、维得利珠单抗（Vedolizumab，VDZ）、依曲利珠单抗（Etrolizumab）。

（1）Efalizumab：是抗 CD11a 人源化单克隆抗体。CD11a 是在所有白细胞上表达的白细胞功能抗原-1 的 α 亚基，该药通过与白细胞上的 CD11a 抗原结合，使白细胞与其他细胞附着的能力降低，从而降低 CD11a 的细胞表面表达。因其抑制免疫系统而引发的副作用包括细菌性败血症、病毒性脑膜炎、真菌性疾病，或因再活化的潜伏性 JC 病毒引发渐进性多病灶脑白质病，该药也因此退市。

（2）Natalizumab：是一种抗 α4 整合素人源化单克隆抗体，Natalizumab 能与除中性粒细胞外的所有白细胞表面表达的 α4β1 和 α4β7 整合素的 α4 亚基结合，并抑制 α4 介导的白细胞与其受体的黏附。α4 整合素家族的受体包括 VCAM-1，它在活化的血管内皮上表达，也存在于胃肠道血管内皮细胞上的黏膜地址素细胞黏附分子。破坏这些分子相互作用可防止白细胞穿过内皮进入发炎的实质组织。在体外，抗 α4-整合素能阻断 α4 介导的细胞与配体的结合。在体内，Natalizumab 可进一步抑制表达 α4-整联蛋白的白细胞与胞外基质和实质细胞中配体的相互作用，从而抑制活化免疫细胞的进一步活化和炎症反应。Natalizumab 正是通过抑制黏附过程而防止出现新病灶并有减轻已有病灶炎症反应的作用，以减少复发。可用来治疗 CD、多发性硬化（multiple sclerosis，MS）、RA。但 Natalizumab 也有引发渐进性多病灶脑白质病的风险，应在严密监控下使用此药。

（3）VDZ：是一种人源化单克隆抗体，可与 α4β7 整合素特异性结合，阻断其与 MAdCAM-1 相互作用。α4β7 整合素表达在优先迁移至胃肠道的记忆 T 淋巴细胞亚群表面，MAdCAM-1 主要表达在肠道内皮细胞上，在 T 淋巴细胞归巢至肠道淋巴组织中起关键作用。α4β7 整合素与 MAdCAM-1 的相互作用是 UC 和 CD 慢性炎症形成的重要因素，VDZ 阻断 α4β7 整合素与 MAdCAM-1 的相互作用，从而阻止 T 淋巴细胞从血管中迁移至肠黏膜，减轻肠道局部炎症反应。2014 年美国 FDA 批准 VDZ 用于 UC、CD 的治疗，2020 年我国批准 VDZ 用于 UC、CD 的治疗。VDZ 的作用仅限于胃肠道，对淋巴细胞向中枢神经系统等其他器官转运没有作用，可用来治疗炎症性肠病（IBD）。因为其对其他脏器没有影响，所以相对安全。目前尚不清楚是否有益于 IBD 的关节病变。

（4）Etrolizumab：是一种人源化的肠道靶向性的整合素 β7 单抗，用于选择性控制中至重度 IBD 的患者，如 UC 或 CD。Etrolizumab 选择性结合 α4β7 和 αEβ7 整联蛋白的 β7 亚基，这些蛋白存在于 IBD 炎症中起关键作用的细胞上，通过阻止炎症细胞进入并保留在肠道中而发挥作用。目前正在进行与英利西单抗或阿达木单抗头对头比较试验。*Lancet Gastroenterology & Hepatology* 上发表了两项Ⅲ期临床试验结果,在 700 多名中重度活动性 UC 患者中,Etrolizumab 可有效诱导缓解,但总体上,Etrolizumab 的效果并未优于阿达木单抗。Etrolizumab 目前在 IBD 方面展现了良好前途,但缺乏相关临床数据,未来还需进一步深入研判。

3. 抗白细胞黏附抑制剂在风湿病中的应用

(1)多发性硬化(MS):Natalizumab 被指定为用于治疗成人复发性 MS 的单一疗法,包括临床孤立综合征、复发性疾病和活动性继发性进行性疾病。在 MS 中,当激活的炎症细胞(包括 T 淋巴细胞)穿过血脑屏障时,就会发生病变。白细胞穿过血脑屏障的迁移涉及炎症细胞上的黏附分子与其血管壁内皮细胞上存在的受体之间的相互作用。Natalizumab 治疗 MS 的临床效果可能继发于阻断炎症细胞表达的 α4β1 整合素与血管内皮细胞上的血管细胞黏附分子(VCAM-1)以及脑实质细胞表达的 CD319 信号淋巴细胞活化分子家族成员 7 和(或)骨桥蛋白的分子相互作用。来自 MS 的实验性自身免疫性脑炎动物模型的数据表明,重复给予 Natalizumab 后,通过 MRI 检测到白细胞迁移到脑实质减少和斑块形成减少。美国 FDA 推荐使用方法如下:①只有在 MS 处方计划中注册的处方者才能为 MS 开 Natalizumab;②推荐剂量是每 4 周在 1 小时内静脉输注 300 mg。

(2)CD:Natalizumab 适用于在中度至重度活动性克罗恩病(CD)成年患者中诱导和维持临床反应和缓解对常规 CD 疗法和 TNF-α 抑制剂反应不足或无法耐受的炎症。不与免疫抑制剂(如 6-巯基嘌呤、硫唑嘌呤、环孢素或 MTX)或 TNF-α 抑制剂联合使用。美国 FDA 推荐使用剂量:第 1 天给予 300mg 持续 30 分钟静脉输注,在第 2 周、第 6 周时重复给药,此后每 8 周给药 1 次。如果 14 周内无治疗有效的证据,则停药。Natalizumab 在 CD 中的临床作用可能继发于阻断 α4β7 整联蛋白受体与炎症病灶小静脉内皮上表达的 MAdCAM-1 的分子相互作用。已发现 IBD 的小鼠模型中结肠内皮细胞上的 VCAM-1 表达上调,并且似乎在白细胞向炎症部位募集中起作用。临床研究显示 VDZ 治疗中至重度活动性 CD 患者可获得较高的临床缓解率、内镜下缓解及影像学缓解。

(3)UC:VDZ 用于对 TNF 拮抗剂或免疫调节药无应答、应答不充分、不耐受或对皮质类固醇应答不充分、不耐受、依赖的中至重度活动性 UC。美国 FDA 推荐使用剂量:第 1 天给予 300mg 持续 30 分钟静脉输注,在第 2 周、第 6 周时重复给药,此后每 8 周给药 1 次。如果 14 周内无治疗有效的证据,则停药。

(李兆福)

第三节 风湿病相关生物制剂临床应用中存在的问题

对风湿病病理生理学深入的研究促进了分子和细胞靶向治疗的发展,这深刻地改变了风湿病的管理。近 20 年来,生物制剂已成为风湿病治疗的最大突破,已广泛用于临床。临床工作中,生物制剂常常带来一些问题,包括感染、免疫相关不良反应、肿瘤、心血管并发症、围生期的应用、疫苗接种等方面。本章节将从以上方面进行介绍。

一、药物不良反应

(一)感染

TNF 拮抗剂或抑制其他促炎性细胞因子的生物制剂与细胞内和细胞外病原体感染风险增加有关。主要分为以下几种:

1. 结核感染

结核分枝杆菌是一种兼性细胞内病原体，涉及 T 细胞、Th1 细胞因子和肉芽肿的形成。结核病的再激活高风险生物制剂包括英利西单抗（INF）、阿达木单抗（ADA），中风险生物制剂包括依那西普（ETA）、Abatacept、Tocilizumab，低风险生物制剂包括 Rituximab、Anakinra。结核菌素皮肤试验或干扰素-γ 释放试验或两者兼而有之和胸片检查有助于监测结核病的活动情况。潜在性结核病患者应在给予生物治疗前进行预防性抗结核治疗，在完成至少 1 个月的抗结核治疗后可以开始生物治疗。活动性结核病患者应在开始生物治疗前进行治疗，生物治疗可在完成至少 3 个月的抗结核治疗后开始。

2. 机会性感染

TNF 通过激活巨噬细胞效应功能，包括细胞内杀伤机制和肉芽肿的产生，进而对机会性感染产生免疫作用。因此，在接受 TNF 抑制剂治疗的患者中，可以出现烟曲霉、白色念珠菌、球藻（球菌菌病的病原体）、荚膜组织原体、李斯特菌和非结核分枝杆菌等导致的严重感染。产生 IL-17 的 Th17 对抗真菌和抗菌免疫具有重要性，特别是对白色念珠菌和金黄色葡萄球菌，因此靶向 IL-17 的生物制剂，如 Secukinumab，也增加了真菌感染的风险。

3. 严重感染

严重感染被定义为导致住院、使用静脉抗生素，有时甚至死亡的感染。在接受 TNF 拮抗剂治疗的患者中，总体结果是矛盾的。通过对来自德国 RABBIT 注册的 5000 名患者的分析结果显示，治疗的前 12 个月严重感染的风险增加，随后风险下降。这种下降与患者的情况和长期治疗管理有关，包括减少类固醇的使用、功能的改善和排除高感染风险的患者。

与传统的 DMARDs 相比，长期接受 Anakinra 或 Tocilizumab 治疗的患者有着稳定的感染率，随着时间的推移，严重感染的风险并没有增加。与使用 ADA、ETA、INF 或 Rituximab 的患者相比，Abatacept 治疗的患者发生严重感染的风险似乎更低，并且该风险在数年内保持稳定。相反，Abatacept 和 TNF 拮抗剂联合治疗会增加严重感染的风险，因此不推荐使用。虽然严重感染的频率因使用不同的生物制剂而异，但上呼吸道感染是最常见的，败血症、脓毒性关节炎和骨髓炎，以及皮肤、胃肠道和尿路感染也会发生。

在与 MTX 同时治疗的患者中，Rituximab 暴露与轻度增加的严重感染率相关。一些经过长时间重复疗程的 Rituximab 治疗的患者出现了 IgM 和 IgG 浓度的进行性下降，有证据表明，IgG 缺乏的个体发生严重感染的风险高于血清免疫球蛋白正常的患者。III 期试验和 4 年的长期研究都没有表明 Belimumab 与机会性或严重感染的高风险相关。总之，同单一治疗相比，生物制剂和免疫抑制药物联合治疗与严重感染风险的增加相关。

4. 病毒感染

带状疱疹：在抗 TNF 药物治疗的患者中，对带状疱疹发病率的研究报道了从无相关性到低发病率的不同结果。一个在法国比率登记的 3 年研究中，40%的机会性感染是由病毒引起的，包括 8 例严重的带状疱疹。此外，在 1220 名接受 ADA、ETA、INF、Rituximab 或 UST 治疗的患者队列中，共发现 22 例带状疱疹病例（占总队列的 1.80%）。其中，INF 的发生率最低（2.4%），乌司奴单抗（UST）的发生率最高（53.5%），而 Rituximab 的发生率与 ETA 相当（发生率分别为 5.1%和 5.2%）。在一项 Tocilizumab 治疗的上市后研究中，带状疱疹的发病率也很低（6/1000 患者年）。

乙型肝炎和丙型肝炎：在使用一些生物疗法时，乙型肝炎病毒（hepatitis B virus，HBV）再激活是最重要的病毒感染之一。与再激活有关的危险因素有宿主、病毒和免疫抑制状态，它们共同决定了再激活的风险，HBV 再激活最早发生在免疫抑制治疗开始后两周，最远发生在治疗停止后一年。TNF-α 靶向药物和抗 CD20 靶向药物具有更高的病毒再激活风险，主要发生在既往阳性的宿主中。专家建议对 HBsAg 阳性和隐性感染的患者使用抗病毒治疗，并定期评估肝功能和 HBV 感染状态。基于较低的耐药率与较高的遗传屏障相关，一些研究支持使用替诺福韦和恩替卡韦，而不是拉米夫定或阿德福韦。在停用免疫抑制剂后，这种疗法必须持续 6 个月。生物制剂治疗的 HBV 阳性患者已经有肝衰竭的报道，包括 TNF 拮抗剂。此外，使用 Rituximab 治疗 HBV 感染患者是禁忌的，因为暴发性肝衰竭导致相关死亡已有报道。

在慢性丙型肝炎病毒（hepatitis C virus，HCV）感染患者中使用生物靶向制剂的经验有限，目前研究显示生物制剂诱导的 HCV 病毒再激活比 HBV 再激活的风险低。除了在免疫抑制剂治疗前对所有患者进行 HCV 筛查，并进行适当的随访评估 HCV-RNA 病毒载量和肝检查外，没有明确的建议。

（二）免疫相关不良反应

根据病理生理机制，Pichler 等将生物制剂不良反应分为以下 5 类：

（1）α 型反应：由于细胞因子风暴、高细胞因子和细胞因子释放综合征导致的细胞因子风暴。

（2）β 型反应：可以称为超敏反应，包括：Ⅰ 型反应，直接由 IgE 介导，可以表现为从荨麻疹到过敏性休克；Ⅱ 型反应，细胞毒性反应介导，如药物引起的细胞减少；Ⅲ 型反应，免疫复合物介导，如血清疾病、血管炎、药物性狼疮；Ⅳ 型反应，迟发性、细胞介导的反应，如黄斑丘疹、严重的皮肤不良反应、药物致过敏综合征/药物皮疹伴嗜酸性粒细胞增多和全身症状，急性泛发性发疹性脓疱病。

（3）γ 型反应：由免疫不平衡引起的免疫缺陷病或自身免疫紊乱，但不能用高细胞因子解释。

（4）δ 型反应：药物与自身抗原交叉反应的结果。

（5）ε 型反应：非免疫不良事件，如 TNF 受体阻滞剂引起的心力衰竭。相当多的生物制剂可能会引起与免疫系统没有直接关系的症状，有时也揭示了给药或靶向的生物制剂的未知功能。

（三）注射部位局部反应

注射部位反应（injection site reactions，ISR）是所有美国 FDA 批准的自注射生物制剂的主要并发症，发生率为 0.5%～40%。注射部位反应根据作用机制可分为两类：对辅料或药物本身的刺激性反应（立即）和过敏反应（立即或延迟）。α 型 ISR 是常见的刺激性局部反应，由该物质的促炎作用引起。这种作用相当于一种药理学毒性反应，可能与剂量有关。不适当的注射技术、接近血管的注射、注射药物的化学和物理性质以及对载体成分的反应是文献中描述的导致刺激性反应的几个原因。

根据 Coombs 和 Gell 分类，过敏反应可分为 Ⅰ～Ⅳ型，由免疫球蛋白 E（IgE）、IgG/IgM、补体或 T 细胞诱导。β 型延迟 ISR 是 T 细胞诱导的（Ⅳ型），而直接 ISR 是由抗体诱导引起的（Ⅰ～Ⅲ型）。在冈萨雷斯洛佩斯等报道了两例"回忆"注射部位反应，其中 1 例 61 岁的 RA 女性第四次注射 ETA24 小时后，患者在左大腿和前三次注射部位同时出现瘙痒性红斑水肿斑块（图 7-1），对浸润进行免疫组化表型分析，细胞以 T 辅助/诱导细胞（CD4$^+$）为主（图 7-2），提示 ISR 可能也是由激活的记忆 CD4$^+$ T 细胞指导的经典Ⅳ型或迟发型超敏反应（DTH）的结果。

（四）抗药物抗体导致的不良反应

所有生物制剂都具有免疫原性，是指引发针对自身的免疫反应，最显著的是产生抗药物抗体（anti-drug antibodies），会导致药物反应及血清药物浓度降低，疗效降低。以生物制剂为靶标的 ADA 主要是 IgG 抗体，很少出现 IgE 同型。已有专家提出定期监测血清药物和抗药物抗体水平，但尚未纳入风湿病实践。

抗生物制剂抗体的产生取决于以下因素：蛋白质的来源（如小鼠 vs 人类）、给药途径（如皮下注射 vs 静脉注射）、治疗模式（如持续注射 vs 间歇性治疗），以及重要的是免疫抑制药物的同时使用。在 10%～50% 暴露于 INF 的患者中检测到特异性抗药物抗体。在接受 ADA（一种全人源的抗 TNF 单克隆抗体）治疗的患者中，也检测到 25%～30% 的患者存在抗药物抗体反应。INF 或 ADA 的抗药物抗体具有中和作用，与药物失活和不良事件有关。

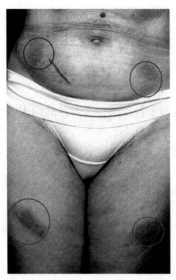

图 7-1　最后一次注射后，ETA 所有注射过的部位均
　　　　出现红斑、水肿斑块（记忆 ISR）

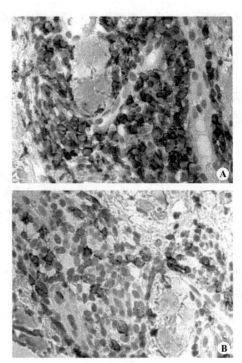

图 7-2　免疫组化表型（×400）显示
（A）CD4$^+$T 细胞；（B）CD8$^+$T 细胞

抗 INF 抗体与Ⅰ型、Ⅱ型和Ⅲ型超敏反应相关。其中大多数，特别是Ⅰ型反应，最常见的是发生在第 3 次和第 4 次输液期间，从轻度荨麻疹和瘙痒到低血压，甚至过敏反应。该发病率与 INF 的剂量无关。INF 抗体浓度较高的患者比那些没有抗体的患者更有可能发生输液反应。使用免疫抑制剂如皮质类固醇、硫唑嘌呤、MTX 和 6-巯基嘌呤等可以减少抗体的产生。到目前为止，皮下注射的 ETA 和 ADA 最常见的药物相关反应是 ISR。组织学上，这些 ISR 已被证明类似于延迟型超敏反应。此外，白细胞破碎性血管炎，已被推测与 TNF 抑制剂和对该抑制剂的抗体的免疫复合物的沉积有关。一般来说，与一种 TNF 抑制剂相关的反应没有出现在随后使用的其他 TNF 抑制剂中，因此在这种情况下从一种药物切换到另一种药物是可行的选择。

（五）过敏不良事件

1. 标准输液反应（Standard infusion reaction，SIR）

不确定 SIR 潜在的发病机制，但有证据表明 ADA 或细胞因子释放综合征可能与之有关。SIR 发生在注射生物制剂后的第一个小时内，最常见的表现是发热、颤抖的寒战、肌肉骨骼疼痛、恶心、呕吐、腹泻和皮疹。通常，SIR 仍然是中等强度的，尽管可能会发生严重和潜在致命的病理，包括低血压和多器官功能障碍。

2. 速发型超敏反应

与 SIR 相比，速发型超敏反应通常不会在第一次输注后发生，与 IgE 介导的过敏反应类似，由后续输注触发。一些研究结果表明，即时超敏反应由 IgE 介导的，但另外一些研究证实即时超敏反应的发生也可能与 IgG 型抗药物抗体、免疫复合物、血小板活化因子和补体通路的激活有关。速发型超敏反应是肥大细胞和嗜碱性粒细胞脱颗粒的结果，包括急性过敏和过敏反应的典型症状。这些反应主要导致皮肤表现，包括瘙痒、荨麻疹和血管性水肿。严重者可累及呼吸道，出现喉部血管水肿和支气管痉挛，导致呼吸困难、呼吸急促和发音困难。在极端情况下，过敏反应患者可发展为低血压引起的低灌注相关昏迷和器官衰竭，与 SIR 相比，超敏反应可能更为严重，即使是轻微的超敏反应也可能在几分钟内或随后输注致病药物期间发展到危及生命的情况。

（六）其他免疫相关不良反应

生物制剂也可能暴露先前存在的疾病或引起细胞因子失衡，导致自身免疫性疾病和自身炎症综合征。狼疮样综合征、系统性硬化病、甲状腺炎、吉兰-巴雷综合征（Guillain-Barré）和斑秃已被报道与抗 TNF 药物有关。自相矛盾的副作用已被报道，TNF 抑制剂可以诱发银屑病（图 7-3）、血管炎，甚至结肠炎已被描述，并与干扰素 α（IFN-α）产生的增加和 Th17 功能的增加以及调节性 T 细胞的减少有关。另外，在接受 TNF 抑制剂治疗的患者中，存在多发性硬化症和其他脱髓鞘疾病。TNF 抑制剂对多发性硬化症发展的真正影响尚不明确，在临床工作中对于多发性硬化症患者应谨慎使用或避免使用这些药物。有静脉血栓栓塞风险的患者应谨慎使用 JAK 激酶抑制剂。

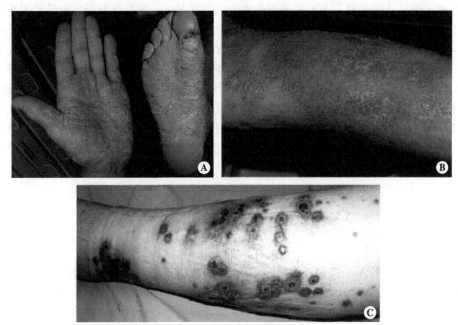

图 7-3　A 图与 B 图：RA 患者在阿达木单抗治疗期间出现矛盾型银屑病疹（γ 型）；C 图：克罗恩病患者阿达木单抗治疗期间出现皮肤血管炎（β 型）

Rituximab 与各种药物相关反应相关，包括血清疾病类型反应、血管炎和史-约综合征（Stevens-Johnson）。此外，注射 Rituximab 与一种被称为"细胞因子释放综合征"的潜在严重疾病有关。此外，还观察到多种实验室检查指标异常（如肝功能检查增加，尿酸、乳酸脱氢酶、血小板减少和凝血时间延长）和血清中某些细胞因子（如 TNF-α 和 IL-6）的高浓度富集。70% 的病例发生在第一次 Rituximab 输注期间。

二、肿　瘤

尽管在包括 RA 和炎症性肠病在内的几种自身免疫性疾病中，恶性肿瘤（实体肿瘤和淋巴瘤）的风险增加，但两项 Meta 分析发现，恶性肿瘤与已批准或超说明书使用的生物制剂（Abatacept、ADA、Anakinra、CZP、ETA、GOL、INF、Rituximab 和 Tocilizumab）没有关联。生物制剂与恶性肿瘤之间的关系尚不完全清楚。临床工作中，生物改善病情抗风湿药（DMARDs）和靶向合成的不应在癌症诊断及检查期间给患者使用。抗 TNF 治疗对于接受过高剂量补骨脂素和紫外线 A/B 光疗的患者是相对禁忌。对于既往有恶性肿瘤和（或）癌前病变史的患者，Rituximab 可作为一线生物制剂。恶性肿瘤发生后开始生物治疗的安全间隔时间尚不清楚，根据恶性肿瘤的类型不同，安全间隔在 5～10 年之间变化。

三、心血管并发症

TNF-α 是一种炎症细胞因子，由活化的单核细胞、巨噬细胞和 T 淋巴细胞释放，与急性和慢性炎症条件下的血管损伤有关，是慢性心力衰竭进展最重要的细胞因子之一。TNF-α 在动物和人类中诱导高三酰甘油血症。Popa 等研究了 33 例接受 ADA 治疗的 RA 患者的脂蛋白谱，这种治疗显著增加了总胆固醇，在治疗两周内高密度脂蛋白浓度已经提高。相比之下，低密度脂蛋白和三酰甘油浓度没有明显变化。作者得出结论，用单克隆抗 TNF 抗体中和 TNF 增加了高密度脂蛋白，降低了 CRP 和 IL-6 水平，从而改善了 RA 患者的心血管风险状况。一项荟萃分析结果显示主要心血管事件（心源性死亡、心肌梗死和中风）和心力衰竭，与使用 TNF 受体阻滞剂、Anakinra、阿巴西普（Abatacept）、利安普单抗（Rituximab）和 CZP 没有密切关系。然而，一项更早期的研究表明 INF 和 ETA 可能加重或导致心力衰竭。一些研究表明与传统的 DMARDs 相比，TNF 受体阻滞剂似乎与 RA 患者发生心血管事件的风险降低有关，特别是对治疗有反应的患者。然而，随机对照试验表明，在无免疫相关疾病的稳定的心力衰竭患者中，TNF 受体阻滞剂并不影响临床状态，也并没有阻止患者因心力衰竭住院或死亡。因此，抑制 TNF 对心血管系统可能有积极和消极的影响，目前尚无统一结论。尽管如此，对于已存在心力衰竭的患者（纽约心脏协会Ⅲ或Ⅳ级）使用 TNF 受体阻滞剂仍需谨慎，特别是年龄≥60 岁的患者。心肌梗死或心血管事件史不属于禁忌证。

四、围生期使用

（一）妊娠期用药

大多数生物制剂治疗的胎盘转移和胎儿暴露因妊娠期不同而不同。大多数生物制剂含有 IgG1 的 Fc 结构，直到妊娠中期才显著进入胎儿循环。在妊娠晚期使用含有 IgG1 Fc 结构的 TNF 抑制剂，包括 INF、ETA、ADA 和 GOL，均可导致新生儿高水平的胎盘转移和显著的药物水平，因此在妊娠晚期不建议使用以上药物。TNF 抑制剂 CZP 不含 Fc 链，因此胎盘转移最小，在受孕前和整个孕期可以继续 CZP 治疗。2016 年 EULAR 建议有关在受孕和哺乳期间使用抗风湿药物的规则。治疗应在受孕前进行调整，重点是防止母亲病情恶化或减少疾病活动，同时确保胎儿安全。

2020 年美国风湿病学会有条件地建议在妇女准备受孕时继续使用 Anakinra、Belimumab、Abatacept、Tocilizumab、Secukinumab 和 UST 治疗，但一旦发现受孕就停止治疗。如果存在严重的生命威胁或器官受累，有条件地建议在受孕期间继续使用 Rituximab 治疗。然而，在受孕的后半段给予 Rituximab 治疗，会使胎儿具有在分娩后 B 细胞减少的高风险。

目前还没有证据表明新的小分子药物，托法替布、巴瑞替尼和普瑞司特在受孕期间的使用或安全性。美国风湿病学会未提出关于上述药物的建议。然而，需要注意的是，小分子靶向药物可能会通过胎盘。

（二）哺乳期用药

婴儿血清药物水平取决于多个变量，包括母乳中的药物浓度、婴儿摄入的母乳量和婴儿胃肠道的吸收的药物量。母乳中的药物含量通常用相对婴儿剂量表示[婴儿剂量 mg/（kg·d）除以母亲剂量 mg/（kg·d）]，10%被认为是安全的。

2020 年美国风湿病学会强烈建议母乳喂养期间使用羟氯喹、秋水仙碱、柳氮磺吡啶肠溶片、

Rituximab 和 TNF 抑制剂进行治疗。指南还推荐母乳喂养时可接受每日＜20mg 泼尼松（或等量的无氟糖皮质激素），但强烈建议每日泼尼松剂量≥20mg（或等量），妇女推迟母乳喂养或丢弃糖皮质激素使用后 4 小时内的母乳。有条件地推荐使用与母乳喂养相容的硫唑嘌呤/6-巯基嘌呤、钙调磷酸酶抑制剂、非甾体抗炎药和非 TNF 抑制剂生物制剂（Anakinra、Rituximab、Belimumab、Abatacept、Tocilizumab、Secukinumab 和 UST）进行治疗。我们在母乳喂养时强烈建议不要使用 CYC、来氟米特、吗替麦考酚酯和沙利度胺。虽然 MTX 很少进入母乳，尤其是每周给药一次，但这种药物可能在新生儿组织中积累，因此指南建议有条件的在母乳喂养时不要使用 MTX。由于缺乏数据，指南未对靶向合成的小分子生物制剂在母乳喂养中如何使用提出建议。然而，从理论上讲，这些药物可能会转移到母乳中，因为它们的分子量很低。

（三）男性备孕期用药

当男性备孕时，需要关注的是药物是否存在于精液中，是否会通过阴道黏膜，穿过胎盘，而致畸。事实上，因为精子转移的药物浓度和体积都很小，所以胚胎或胎儿受孕后药物暴露可能是最小的，目前为止没有关于妊娠后致畸报告可归因于服用药物的男性患者。对于有生育计划的男性风湿病患者，我们强烈建议继续使用羟氯喹、硫唑嘌呤、6-巯基嘌呤、秋水仙碱和 TNF 抑制剂。基于有限的数据，我们建议有条件地继续使用阿那白滞素（Anakinra）和 Rituximab。对 Abatacept、Belimumab、Tocilizumab、UST 指南未提出建议。妊娠期和哺乳期生物制剂使用简表见表 7-2。

表 7-2　妊娠期和哺乳期生物制剂使用简表

生物制剂名称	围生期相容性	妊娠早期相容性	妊娠中晚期相容性	哺乳期相容性	父亲药物暴露相容性
INF	是	是	16 周停用	是	是
ETA	是	是	孕晚期停用	是	是
ADA	是	是	孕晚期停用	是	是
CZP	是	是	是	是	无数据
GOL	无数据	无数据	无数据	无数据	无数据
Rituximab	孕前 6 个月停	否	否	无数据	是
Tocilizumab	孕前 3 个月停	否	否	无数据	无数据
Anakinra	否	否	否	无数据	无数据
Abatacept	否	否	否	无数据	无数据
Belimumab	否	否	否	无数据	无数据

五、疫　苗　接　种

风湿病患者接种疫苗时应处于疾病稳定期，疫苗接种应安排在计划进行免疫抑制治疗之前，特别是 B 细胞耗竭治疗。在用全身性糖皮质激素和 DMARDs 药物治疗时，也可以给风湿病患者接种灭活疫苗（流感疫苗和肺炎球菌疫苗）。风湿病患者应慎重接种减毒活疫苗，包括带状疱疹、口服脊髓灰质炎或狂犬病疫苗。如果年轻女性已经接受了部分疫苗接种计划，建议她们接种宫颈癌人乳头瘤病毒疫苗。在妊娠后半期接受生物制剂治疗的母亲的新生儿的前 6 个月期间，应避免使用减毒活疫苗。

使用生物制剂（特别是 Rituximab 和 Abatacept）治疗的患者对疫苗接种的初级免疫应答降低。免疫反应的质量和有效性取决于免疫抑制剂的半衰期及免疫抑制后免疫反应的恢复能力。一般来说，在使用生物制剂治疗的患者接种疫苗之前应该恢复免疫应答，例如在 Rituximab 治疗后 B 细胞恢复。在生物制剂治疗期间，对流感、肺炎球菌、破伤风类毒素、B 型流感嗜血杆菌、乙型肝炎和人乳头瘤病毒疫苗的免疫原性进行了评估，研究发现，与健康个体相比，使用 TNF 拮抗剂、Tocilizumab 或 Rituximab 治疗的患者对这类疫苗的免疫应答降低，但仍足以确保保护性抗体滴度。在 Abatacept 治疗后，对流感病毒、破伤风病毒和肺炎球菌的多糖疫苗的免疫应答抑制更明显，可能是因为 Abatacept 阻断了抗原提呈细胞对 T 细胞的共同刺激。

风湿病患者新冠感染的感染率明显高于普通人群，且患新冠后较正常人群相比病情更重，预后更差。大部分研究认为糖皮质激素的使用可能导致住院率、感染率上升，部分生物制剂可能会提高感染风险。成人风湿免疫病患者病情稳定期，如无其他禁忌，建议接种新冠灭活疫苗，免疫抑制剂的应用可能会降低疫苗有效性。绝大多数免疫抑制剂、生物制剂和小分子靶向药物应当继续应用，无须改变免疫治疗和疫苗接种时间。MTX、JAK 激酶抑制剂、Abatacept、CYC 和 Rituximab 则需进行免疫治疗和疫苗接种时间的相应调整。每一剂疫苗接种后暂停 JAK 激酶抑制剂一周。COVID-19 疫苗首剂接种前 1 周和接种后 1 周暂停 Abatacept，第二剂疫苗接种前后无须中断。最好在计划应用 Rituximab 前接种疫苗。如果确实因病情需要正在使用 Rituximab 的患者，建议需在以下时间窗注射疫苗：Rituximab 使用后至少 6 个月；下一次 Rituximab 使用之前至少 4 周；如果疾病活动情况允许，在接种第二剂疫苗后推迟 Rituximab 给药 2～4 周；这个时间表适用于病情允许一段较长时间内停药的患者，可能不适用所有病人。

生物制剂无疑使众多风湿病患者获益，同时，也带来了一些问题。临床工作中，需要临床医师根据患者所患疾病及个体化情况（年龄、感染风险、共患病等）选择相应的生物制剂治疗，在改善患者病情的同时，避免重大不良事件的发生。

（张莉芸）

第八章　风湿病与调节性 T 细胞治疗

学习目标

1. **知识目标**　掌握常见细胞免疫疗法的类型及其基本原理。
2. **能力目标**　掌握常见细胞免疫疗法的实验设计方法和原则。
3. **素质目标**　熟悉并严格遵循临床试验中的伦理道德，并坚持理论联系实际、实事求是的工作作风和科学严谨的工作态度。

　　细胞疗法作为药物开发的一种全新范式，是在 20 世纪中期得以首次实现，如红细胞输血的广泛使用大大改善了创伤、手术和患者的预后；血小板输注和骨髓移植提高了血液病患者的生存率。此后，伴随着免疫学、分子生物学等学科基础理论的发展，以及细胞工程、基因工程和合成生物学技术的进步，免疫细胞疗法成为细胞疗法中发展最快的分支之一，尤其是 T 细胞治疗，已经在治疗肿瘤以及感染性疾病等方面取得了令人振奋的效果。由于风湿病属于自身免疫性疾病的范畴，其发生发展与调节性 T 细胞（regulatory T cell，Treg）的数量减少以及功能降低具有密不可分的关系。因此，如何通过体外诱导激活和体内递送 Treg 以恢复机体的免疫稳态和免疫耐受性，已成为治疗或控制风湿病的一种新的研究思路和手段，势必将在未来几十年对风湿病的防治产生巨大的影响。

第一节　调节性 T 细胞的免疫调控机制

　　Treg 作为具有免疫抑制功能的 T 细胞亚群，于 20 世纪 70 年代由 Gershon 和 Kondo 首次报道。然而，由于在分析小鼠主要组织相容性复合体（major histocompatibility complex，MHC）基因时未能确定 I-J DNA 区域，并且没有足够的特异性标志物将 Treg 与其他 T 细胞群区分开来，因此，Treg 领域的探索在 20 世纪 80 年代中期就中断了。直到 20 世纪 90 年代，当一种新的 CD4+T 淋巴细胞亚群被发现时，其特征是共同表达白介素-2 受体（interleukin 2 receptor，IL-2R）α 链（CD25），并且能够抑制胸腺切除小鼠发生自身免疫反应，Treg 的功能再次引起了学者们的关注。自 Treg 被"重新发现"以来，它已成为探索机体免疫反应过程以及了解肿瘤、过敏、移植和自身免疫疾病发生发展的重要组成部分。

一、调节性 T 细胞概述

　　Treg 细胞是 CD4+T 细胞中胞膜高表达 IL-2α 受体、胞内表达叉头样转录因子 3（forkhead box protein 3，Foxp3）的一类具有免疫抑制功能的细胞亚群，或由胸腺分化发育成熟，或通过外周初始 T 细胞（naïve T cells，Tn）在 TGF-β 和 IL-2 等细胞因子的诱导下分化发育而成。Foxp3 分子其分化发育过程中（包括胸腺发育和外周分化）发挥关键性作用。

二、调节性 T 细胞的异质性及亚型

（一）调节性 T 细胞的异质性

Treg 在胸腺和外周组织的产生依赖于 T 细胞受体（T cell receptor，TCR）和细胞因子受体信号转导。根据发育起源，Treg 可大致分为两类：在胸腺中生长的 Treg 被称为自然调节 T 细胞（natural Treg，nTreg）或胸腺调节 T 细胞（thymic Treg，tTreg）；在普通 CD4$^+$T 细胞的特定刺激下在周围组织内发育的 Treg 被称为外周调节性 T 细胞（peripheral Treg，pTreg）或诱导型调节性 T 细胞（induced Tregs，iTregs）。

1. 自然调节 T 细胞

nTreg 来源于胸腺，占外周血 CD4$^+$ T 细胞的 5%～10%。人 nTreg 的免疫表型为 CD4$^+$CD25$^+$Foxp3$^+$。

（1）发生机制：nTreg 与传统 T 细胞（conventional T cell，Tcon）有着相同的发育路径，即在胸腺内经过"阳性选择"和"阴性选择"，由造血祖细胞转化为功能性 T 细胞。胸腺皮质和髓质内的胸腺上皮细胞可以诱导其在发育过程中表达 Foxp3，以驱动其分化发育并维持其稳定表型。

（2）主要功能：nTreg 可以通过细胞-细胞间接触或通过分泌 TGF-β、IL-10 和 IL-35 等细胞因子发挥功能，主要包括：①抑制免疫反应；②抑制自身免疫反应性 T 细胞应答；③参与免疫耐受的诱导和肿瘤发生。

2. 外周调节性 T 细胞

pTreg 主要存在于肠道和黏膜中，它们的功能是调节外周免疫耐受。

（1）发生机制：pTreg 主要是由外周 Tn 细胞经抗原和多种因素诱导产生。

（2）主要功能：pTreg 主要通过分泌 TGF-β 和 IL-10 发挥免疫抑制功能，主要包括：①抑制辅助 T 细胞（T helper cell，Th）的免疫应答（包括 Th1 和 Th2）；②维持免疫耐受抑制自身免疫反应性 T 细胞应答；③抵抗来自黏膜微生物的病理感染。

（二）调节性 T 细胞的表型

将 Treg 应用于人类疾病治疗时，区分其表型是非常重要的。

1. 未成熟 Treg 与成熟 Treg 的表型差异

未成熟的 Treg（naive Treg）可以通过 Foxp3^{low}CD45RA$^+$CD45RO$^-$表型而被识别，而成熟的 Treg（mature Treg）具有 Foxp3^{hi}CD45RA$^-$CD45RO$^+$的表型，并共同表达 Fas 受体（CD95）和细胞毒性 T 淋巴细胞抗原（cytotoxic T-lymphocyte antigen，CTLA）-4。CD45RA$^+$Foxp3$^+$型 Treg 和 CD45RO$^+$ Foxp3$^+$型 Treg 在功能上有所不同，因为 CD45RA$^+$细胞表达的蛋白激酶 C（protein kinase of C，PKC）α、PKCβ和 PKCδ 水平高于 CD45RO$^+$细胞。此外，当用佛波酯（phorbol myristate acetate，PMA）和钙离子载体刺激时，CD45RA$^+$细胞比 CD45RO$^+$细胞表现出更高的增殖活性。但是，它们都与免疫抑制功能的形成没有关系。

此外，对于某些特定类型的可以产生 IL-10 并发挥免疫抑制能力的成熟 Treg 群体（这一类型的 Treg 也被定义为效应型 Treg，即 effector Treg，eTreg），往往表达 B 淋巴细胞诱导成熟蛋白（B lymphocyte-induced maturation protein，Blimp）-1。Blimp-1 是一种含锌指基序的转录抑制因子，具有调控 T 细胞增殖分化和免疫自稳的调节作用。因此，Blimp-1 高表达可能为区分 eTreg 亚型提供一种重要的分子特征。

2. nTreg 与 pTreg 的表型差异

Helios 分子是一种锌指转录因子，由于其主要在胸腺中表达，并可以促进了 Foxp3 水平的上调，因此，Helios 分子被认为可能是区别 nTReg 亚型和 pTreg 亚型的一种表面标志物。但是，随着抗原呈递细胞（antigen-presenting cell，APC）的类型和诱导信号的不同，在 pTreg 中也可以发现 Helios 的表达。研究发现，通过体外诱导 Treg 表达 Helios，在 Helios⁺Treg 亚群中可以出现高水平表达的 CD103 和糖皮质激素诱导的肿瘤坏死因子受体（glucocorticoid induces tumour necrosis factor receptor，GITR）。因此，可以通过 Helios、CD103 和 GITR 这些标志物的共表达情况，区分 nTreg 和 pTreg 细胞亚型。

此外，作为一种单次跨膜受体，属于神经纤毛蛋白（neuropilin，Nrp）家族的 Nrp1，是神经轴 突导向因子（semaphorin 3，Sema）-3 和 VEGF-165 的特异性受体。Nrp1 在 nTreg 细胞中高水平表 达，并且与 Helios 的表达具有相关性；而 pTreg 中，Nrp1 呈低水平，并与凋亡相关蛋白 1 （death-associated protein-like 1，DAPL1）的表达具有相关性，而 DAPL1 在 nTreg 中不表达。

3. 其他表型

可诱导共刺激分子（inducible costimulator，ICOS）及其配体（inducible co-stimulator ligand， ICOSL）分别是 CD28 家族与 B7 家族的成员。ICOS-ICOSL 共刺激信号可以增强 CD28/B7-1/B7-2 的共刺激信号的效应功能，诱导 Th1 和 Th2 细胞因子的产生，并在 T 细胞依赖的 B 细胞的活化中 起重要作用。一部分 Treg 具有 ICOS⁺Foxp3⁺表型，并获得了比 ICOS⁻Foxp3⁺Treg 更强的表达和分泌 IL-10 的能力。但是 ICOS⁺Foxp3⁺Treg 比 ICOS⁻Foxp3⁺Treg 表达更多的膜结合 TGF-β1（membrane- bound TGF-β1，mTGF-β1）。这两个亚群都能够抑制 CD4⁺CD25⁻T 细胞的增殖和对异体移植物的免 疫应答反应。

（三）调节性 T 细胞的免疫调节机制

1. 抑制自身免疫性反应

Treg 缺乏的种种表现都证实其在预防自身免疫性反应中发挥着重要作用。Treg 的免疫抑制功能 主要来自于转录因子 Foxp3 的持续表达。Foxp3 是 CD4⁺CD25⁺Tregs 发育和表达功能的关键调节因 子，并且 Foxp3 功能丧失会导致致命性的自身免疫性疾病（包括出现各种类型的炎症反应）。有研 究报道，在 Foxp3 基因突变（Foxp3-mutant）小鼠（Scurfy 小鼠）和 Foxp3 基因缺失（Foxp3-null） 小鼠中均可以观察到的典型的致命性自身免疫反应，这些自身免疫反应均是由 CD4⁺CD25⁺Treg 的 缺乏而引起的，而与 CD4⁺CD25⁻T 细胞的固有缺陷没有关系。将 CD4⁺CD25⁺Treg 输入新生的 Foxp3 基因缺陷小鼠体内后，前者可以在后者体内优先增殖，并可以有效地抑制自身免疫性疾病的发生。 将 Foxp3 基因异位表达于外周 CD4⁺CD25⁻T 细胞，同样可以赋予后者抑制自身免疫反应的能力。此 外，即使在已发生严重自身免疫性疾病的小鼠（该小鼠的 Treg 中具有一个可逆性的 Foxp3 缺失等 位基因），通过恢复 Foxp3 基因和蛋白质的表达，可以使 Treg 重新具有抑制免疫反应的功能，从而 使自身免疫反应水平降低，抑制组织炎症的发展，逆转致命性自身免疫性疾病，并可以为机体提供 长期的保护作用。上述研究表明，Treg 即使是在已发生全身性炎症反应的个体体内，仍具有免疫抑 制功能，并能够持续对免疫稳态进行调节。

与 Scurfy 小鼠相对应，对于人类而言，先天性 Foxp3 基因突变可以引发免疫失调-多内分泌腺 病-肠病-X 连锁综合征（immunodysregulation，polyendocrinopathy，enteropathy，and X-linked syndrome，IPEX），这是一组罕见的先天性免疫调节障碍和自身免疫性淋巴增生性综合征，临床表 现为内分泌异常[包括 1 型糖尿病（type 1 diabetes，T1D）、甲状腺功能低下或亢进]、肠炎（慢性严 重性腹泻）和皮炎（湿疹、红皮症、鳞片状脱落性皮肤炎以及干癣般损伤），过去曾被称为 X-连锁 自身免疫过敏失调综合征（X-linked autoimmunity-allergic dysregulation syndrome，XLAAD）。IPEX 的特征是由于缺乏功能性 Treg 而导致丧失对自身免疫反应的抑制。Foxp3 基因是唯一被发现与此症 有关联的致病基因，而且是与 Foxp3 基因的突变有关。在缺乏 Treg 的情况下，活化的自身反应性 CD4⁺T 细胞可以引起多器官损伤，从而导致了 1 型糖尿病、肠病、湿疹、甲状腺功能减退和其他自 身免疫性疾病。

此外，利用 CTLA-4 抗体（如伊普利木单抗）对肿瘤患者体内的 Treg 进行消耗，研究发现，伊普利木单抗对诱导肿瘤消退与引发自身免疫反应之间存在强烈的关联性。表明伊普利木单抗不仅作用于效应 T 细胞（effector T cell，Teff），而且可以作用于具有免疫抑制特性的 Treg 亚群。这是因为 CTLA-4 在人类和小鼠 Treg 表面均为组成性表达，因此伊普利木单抗可以直接靶向 Treg。同时，伊普利木单抗不仅可以降低体循环内 CD25$^+$CD4$^+$Treg 的比例，而且通过阻断 CTLA-4，可以增强 Teff 对 Treg 抑制活性的抵抗作用。这从另一个角度印证了 Treg 的缺失与自身免疫性疾病的发展密切相关。

2. 免疫耐受

人类的免疫系统已经进化出自我免疫耐受能力，通过复杂的机制避免免疫系统针对自体细胞产生免疫反应。在 T 细胞水平上，自我免疫耐受是通过消灭胸腺内具有自身反应性 TCR 的 T 细胞来执行的（称为中枢耐受），或者是由胸腺外的包括 Treg 在内的特殊细胞来维持的（称为外周耐受）。无论是人类还是小鼠，Treg 维持免疫耐受的重要功能都被证实与 Foxp3 基因的表达有关。

Foxp3 与其他转录因子和辅助激活/辅助抑制因子一起抑制 Treg 中 IL-2 的转录，使其高度依赖外源性 IL-2（主要由活化的非 Treg 产生）来维持和发挥功能。Treg 组成性表达高亲和力 IL-2 受体（α 链），该受体可以作为 IL-2 的"蓄水池"，通过与 Teff 竞争性地结合 IL-2，从而抑制后者的扩增。如果在任何阶段阻断 IL-2 介导的反馈通路，都可以促进自身免疫性疾病或炎症的发生。与之相反，可以促进该反馈回路的任何反应均有助于提升 Treg 介导的免疫抑制效应的强度，从而调节各种免疫应答的强度。

此外，Foxp3 还激活编码 Treg 相关分子的基因，包括 CD25、CTLA-4 和 GITR 等，并赋予 Treg 免疫耐受活性，表现为直接抑制非 Treg 活性，或抑制抗原呈递细胞（antigen presenting cell，APC）对非 Treg 的诱导活化作用。

3. 免疫抑制机制

Treg 介导的免疫抑制可能与三种机制有关，包括 Treg 分泌免疫抑制型细胞因子、细胞接触依赖型抑制和 APC 的功能性调控或杀伤。Treg 可以通过一种或一种以上的机制以协同和顺序的方式控制特异性免疫反应的发生。

（1）分泌免疫抑制型细胞因子：L-10 和 TGF-β 可能是 Treg 分泌的主要免疫抑制细胞因子，有助于控制自身免疫性疾病或炎症性疾病的发生。IL-10 可以间接阻止抗原特异性 T 细胞活化，其不仅可以抑制单核细胞、巨噬细胞和树突状细胞的抗原呈递和其他细胞活化辅助功能，而且可以抑制这些细胞表达 IL-2 从而抑制 T 细胞扩增。TGF-β 的关键功能是通过调节淋巴细胞增殖、分化和凋亡来维持耐受性，其作用机制主要包括：TGF-β 可以通过 Smad3 信号通路抑制 IL-2 的产生和下调细胞周期蛋白（cyclins）D2 和 E、周期蛋白依赖性激酶（cyclin-dependent kinase，CDK）4 和 c-myc 的表达来抑制 T 细胞增殖；通过抑制 T-bet/STAT4 和 GATA-3/NFAT 的表达或功能来抑制 Th1、Th2 细胞的分化，以及通过抑制 T-bet 和 c-myc 的表达来降低细胞毒性 T 淋巴细胞（cytotoxic T lymphocyte，CTL）的分化；还可以诱导 Foxp3 的表达和 Treg 的分化发育。此外，nTreg 还可以通过产生 IL-35 以执行免疫抑制功能。IL-35 是 IL-12 家族的一个新成员，是由 IL-12α 链和 IL-27β 链组成的一种异二聚体细胞因子，其中 IL-12α 由 IL-12A 基因编码，IL-27β 链是由 EB 病毒诱导基因（Epstein-Barr-virus-induced gene，Ebi）3 编码，而 Ebi3 是 Foxp3 的下游靶点。通过体外研究发现，Ebi3$^{-/-}$和 IL-12α$^{-/-}$Treg 的免疫抑制活性显著降低，从而无法控制 T 细胞的稳定扩增；而在体内，Ebi3$^{-/-}$和 IL-12α$^{-/-}$Treg 并不具有抑制自身免疫反应的功能，如炎症性肠病。

（2）细胞接触依赖型抑制：受到特异性抗原的刺激后，被激活的 Treg 具有高度的流动性，会通过以趋化因子或黏附分子依赖的方式，被迅速招募到 APC（尤其是树突状细胞）的周围。一旦 Treg 聚集在 APC 周围，它们将与抗原特异性的 Tn 竞争性地与 APC 结合（尤其是树突状细胞），而且 Treg 与 APC 的结合能力要强于 Tn，原因在于 Treg 表面的具有更高水平的黏附分子表达，如淋巴细胞功能相关抗原（lymphocyte function associated antigen，LFA）。

（3）APC 的功能性调控或杀伤：Treg 可以调节 APC 的功能或杀伤 APC。激活的 Treg 可以通过 CTLA-4 依赖机制，促进 APC 上的共刺激分子 CD80 和 CD86 的表达下调，或刺激树突状细胞形成吲哚胺 2,3-双加氧酶，将色氨酸分解为对 T 细胞有毒性作用的犬尿氨酸。Treg 还可以通过可分泌颗粒酶/穿孔素或免疫抑制细胞因子（如 IL-10）诱导反应性 T 细胞或 APC 的凋亡，或通过传递负信号从而使反应性 T 细胞失活，这种负信号可能包括细胞内环磷酸腺苷（cyclic adenosine monophosphate，CAMP）。细胞内 CAMP 的上调将抑制 T 细胞的增殖和 IL-2 的产生，以及导致细胞外腺苷（adenosine，ADO）的产生增多。细胞外 ADO 是由 Tregs 表面 CD39 和 CD73 水解细胞外 ATP（extracellular ATP，eATP）而生成的，而 eATP 是在 T 细胞的活化过程中发挥至关重要的作用。

第二节　风湿病与调节性 T 细胞

近年来研究显示，风湿病的发生发展与淋巴细胞免疫功能紊乱、异常活化和亚群的平衡失控等因素密切相关。因此，Treg 的数量和功能，以及 Treg 与免疫效应细胞的比例决定风湿病的起始、程度和病程。

一、类风湿关节炎与调节性 T 细胞

与其他自身免疫性疾病类似，Treg 在类风湿关节炎（RA）的发病过程中也起着至关重要的作用。当 Treg 的数量和功能同时或单独减少或受到抑制时，与自身抗原或配体死亡受体（ligand death receptors，DRs）介导的免疫级联反应会被扩大，各种细胞因子（如 IL-2）的水平会迅速增加，导致骨骼和关节滑膜中的巨噬细胞活化，从而产生包括 IL-1、IL-6 和 IL-8 在内的许多炎症因子。这些炎症反应将会破坏关节软骨，最终导致关节畸形。

然而，在不同的研究中，关于 RA 患者外周血中 Treg 的数量（增加，不变或减少）和功能特征（增强或衰减）的结果总是相互矛盾的，这种矛盾产生的原因可能还是在 Treg 的准确识别方面，目前仍存在一定的困难。在大多数研究中，以 Foxp3、CD25 的高水平表达和 CD127（IL-7 受体的 α 链）的低水平表达作为识别 Treg 的标志，而 $CD3^+CD4^+CD25^{high}CD127^{low}$ 表型在 Treg 群体最常见，也最容易被分离。然而，Foxp3 需要进行细胞内染色，并且静止状态和激活状态下 Treg 中的表达水平不同，Tcon 在接受 TCR 的信号刺激后，也可以表达低水平的 Foxp3、CD25 和 CD127。因此，在临床实践中，还需要使用一些其他辅助细胞表面标志物，如 CD62 配体、整合素 Ea（CD103）、GITR（TNFRSF18）、CTLA-4（CD152）、CD45RO 和神经纤毛蛋白等，去联合识别 Treg。CD45RA 和 CD45RO 可以用来区分未成熟 Treg（$CD45RA^+Foxp3^{low}$）和活化的记忆 Treg（$CD45RA^-Foxp3^{high}$）。通过更加精准的 Treg 识别方法可以发现，在 RA 患者外周血中 Treg 的数量减少，而滑液中 Treg 的数量增加，这可能是因为 RA 活动期患者外周血中的 Treg 被募集到炎症部位（关节腔及滑膜）来控制疾病的发展，从而导致外周血中的 Treg 数量下降。

然而，虽然从 RA 患者外周血中分离的 Treg 在体外可以显示出正常的免疫抑制活性，但当 Treg 进入 RA 患者的滑液中后，则会导致其免疫抑制功能的异常。这可能是由 IL-6 的过度表达造成关节滑液内形成炎症环境所引起的。在这种炎症环境中，Teff 对 Treg 介导的免疫抑制性产生抵抗力，并且 APC 对 Treg 免疫抑制功能的敏感性也会降低。此外，关节炎滑膜成纤维细胞也可以促进 $CD4^+CD25^{low}Foxp3^+$ T 细胞在缺氧滑膜微环境中转化为 Th17 细胞，后者可以显示出更强的诱导破骨细胞生成的能力。上述转化过程与低氧诱导因子（hypoxia-inducible factor，HIF）-1a 通路的激活密切相关。

因此，临床上通过使用免疫抑制剂、体外扩增 Treg 回输等方法诱导并增强 Treg 功能或减少

RA 患者 Treg 凋亡等，以达到治疗 RA 的目的。

二、系统性红斑狼疮与调节性 T 细胞

系统性红斑狼疮的发病机制尚不明确，其核心特点是对自身抗原的外周免疫耐受失衡、自身反应性 T 细胞活化、B 细胞功能亢进导致多种自身抗体产生以及免疫复合物在多种组织中沉积，而引起器官组织的免疫炎症反应。大多数研究表明，系统性红斑狼疮患者 Treg/外周单个核细胞（peripheral blood mononuclear cell，PBMC）以及 Treg/CD4$^+$T 细胞的比例显著降低。但也有小部分研究显示系统性红斑狼疮患者体内 Treg 比例正常甚至升高，这可能是由于 Treg 的异质性（如前所述）导致对 Treg 的鉴别和检测存在差异所造成的。但一般均认为，系统性红斑狼疮患者的 Treg 存在免疫抑制功能缺陷。系统性红斑狼疮患者 CD4$^+$CD25$^+$Foxp3$^+$ Treg 表面的跨膜受体 CTLA-4 表达水平降低，与系统性红斑狼疮的疾病活动度呈负相关性。CTLA-4 是 Treg 维持自身免疫稳态的关键功能分子，其作为一种重要的"免疫刹车分子"，可与 T 细胞表面的共刺激受体 CD28 共同竞争性地与 APC 细胞表面的 CD80/CD86 分子结合，通过降低共刺激信号，从而抑制 T 细胞的激活。CTLA-4 主要通过细胞转内吞机制来调控 APC 上 CD80/CD86 供体蛋白数量，从而抑制 CD28 介导的共同刺激信号。当 Treg 表面 CTLA-4 的表达水平下降或功能发生异常时，CD80/CD86 分子细胞内吞过程受到抑制，Treg 细胞的免疫稳态调控功能减弱，从而导致 T 细胞的异常活化，引发自身免疫性损伤。除了 CTLA-4 以外，系统性红斑狼疮患者 Treg 表面的另一种"免疫刹车分子"程序性死亡蛋白 1 配体 1（programmed death protein 1，PD-L1）的表达水平也降低，表现为活动期系统性红斑狼疮患者体内 PD-L1$^+$CD4$^+$CD25$^+$Foxp3$^+$ Treg 比例低于正常人和非活动期系统性红斑狼疮患者，且该细胞比例与系统性红斑狼疮疾病活动度评分同样呈负相关。同时，系统性红斑狼疮患者血清中 PD-1 自身抗体水平升高，同样与系统性红斑狼疮的疾病活动度相关。Treg 表面 PD-L1（CD274）与 T 细胞表面其受体 PD-1（CD279）结合后，可以传递免疫抑制信号，从而负向调控 T 细胞激活后的免疫应答，从而维持免疫耐受。PD-L1 可以与 TGF-β 协同提升 Foxp3 的表达，促进 Treg 的发育和功能，并通过下调细胞外信号调节激酶（extracellular signal regulated kinase，ERK）2、哺乳动物雷帕霉素靶蛋白（mammalian target of rapamycin，mTOR）和蛋白激酶 B（protein kinase B）及上调 PTEN 蛋白的表达，从而将幼稚 CD4$^+$ T 细胞转化为 Treg。同时，PD-L1 与树突状细胞结合后，可以下调 CD40、CD80 和 CD86 的表达，从而降低共刺激信号的强度，以达到抑制 T 细胞活化的目的。

此外，系统性红斑狼疮患者会出现 Treg 表面 CD39 的表达缺陷。如前所述，作为 ATP 代谢过程中的限速酶，CD39 分子可以通过抑制 eATP 的产生和促进腺苷的产生，从而发挥免疫抑制作用，控制自身免疫性炎症反应，保护自身组织。部分系统性红斑狼疮患者经激素或免疫抑制剂治疗后，CD39 的表达缺陷得以恢复，CD39$^+$Treg 的数目较治疗前显著升高。

三、强直性脊柱炎与调节性 T 细胞

2019 年的一项纳入了 61 个病例-对照研究、包含 2466 例强直性脊柱炎患者和 1879 例健康对照者的 Meta 研究分析，和 2021 年的一项纳入了 95 个病例-对照研究、包含 4020 例强直性脊柱炎患者和 3065 例健康对照者的 Meta 研究分析结果均显示，作为一种以肌腱和韧带附着点慢性炎症为主要病理特征的自身免疫性疾病，强直性脊柱炎患者外周血 Treg 比例明显低于正常人群，其中以 CD4$^+$CD25$^+$Foxp3$^+$Treg 及 CD4$^+$CD25$^+$CD127$^{low/-}$Treg 表型下降明显。其发生机制可能是强直性脊柱炎患者的 Treg 在利用 IL-2 方面存在缺陷，导致 STAT5 的磷酸化水平降低和 Foxp3 基因的保守非编码序列（conserved non-coding sequences，CNS）2 区域的 CpG 甲基化水平升高，从而导致 Foxp3 基因的表达水平降低，Treg 数量减少和免疫抑制功能降低；同时，还可以引起 RORγT 表达水平升

高，Th17 细胞分化水平升高，从而导致 Th17/Treg 平衡发生偏移。Th17 细胞分泌的 IL-17 在强直性脊柱炎的炎症、骨破坏和新骨形成三个典型病理改变中发挥重要作用，表现为 IL-17 诱导 IL-1 和 TNF-α 等炎症因子异常表达，导致强直性脊柱炎炎症反复发作；促进金属基质蛋白酶（MMP）、一氧化氮合酶（NOS）、NF-κB 受体激活分子的高表达，加剧了软骨和骨破坏。这些机制共同促进骨破坏和新骨形成进程加快。

此外，强直性脊柱炎患者外周血还会存在高水平 IL-6 表达。IL-6 可以诱导初始 CD4$^+$T 细胞向 Th17 细胞分化。

四、原发性干燥综合征与调节性 T 细胞

原发性干燥综合征（pSS）的主要特点是泪腺和唾液腺外分泌腺由于淋巴细胞浸润而导致了干眼症和口干症等临床症状，B 淋巴细胞的增强活化是该疾病的主要免疫学特征。而 Th17 是 B 细胞异常活化的重要因素，可介导 pSS 患者唾液腺异位生发中心形成，并在 I 型干扰素及 B 细胞活化因子的协调作用下，导致 B 细胞产生大量自身抗体。同时，活化的 B 细胞和树突状细胞产生 IL-6，与 I 型干扰素一起促进 Th17 细胞的分化，从而形成 Th17 细胞活化和 B 细胞活化正反馈循环，引起组织炎症。Th17 分泌的 IL-17 可以诱导细胞因子和趋化因子来促进淋巴细胞的募集、活化和向靶组织的迁移，并可以通过促进 B 细胞和 T 细胞存活并保护 T 细胞免于凋亡来增强异常的自身免疫反应，在诱发 pSS 患者腺体损害中起着致病作用。此外，Th17 分泌的 IL-22 也被发现在 pSS 患者体内过表达，IL-22 与 IL-17 共同作用会引起 pSS 强烈的炎性反应。

pSS 患者体内 Th17 分化增多，与 Treg 数量减少和免疫抑制功能减弱密不可分，提示 Treg/Th17 的分化失衡是导致 pSS 的主要机制。有研究发现，与健康志愿者比较，pSS 患者的外周血中 Treg 数量减少，且在临床表现较轻、未出现腺外表现的患者中更为明显，并且 Treg 的百分比与 CRP、ESR、类风湿因子（RF）和 IgG 浓度呈负相关。也有研究表明，pSS 患者唇腺中 Treg 增加与其在外周血中的数量呈负相关，这可能是由于 Treg 与对抗炎症有关，因此在疾病早期，Treg 从外周血大量进入患者唇腺内；而随着炎症的增加和细胞因子环境有利于 Th17 细胞的分化和增殖，导致 Treg 的数量相对减少，平衡趋向利于 Th17 分化。这可以解释为什么 Treg 在轻度至中度病变中呈升高的趋势，而在疾病晚期则表现为稳定的低水平。

Th17 和 Treg 的分化途径密切相关。TGF-β 是刺激 Th17 和 Treg 分化的关键共有因子，对于诱导 Th17 特异性转录因子维 A 酸相关孤核受体（retinoic acid receptor-related orphan receptors，ROR）-γT 和 Foxp3 均必不可少。但单独的 TGF-β 不能在体外启动 Th17 细胞分化，除非存在 IL-6 或 IL-21 促炎性细胞因子，这些细胞因子通过激活 STAT3 抑制 Foxp3 的表达来抑制 Treg 的分化，并促进 ROR-γt 表达以诱导 Th17 细胞的分化。在没有明显炎症的情况下，TGF-β 促进 Treg 分化，从而维持免疫耐受，这是由于 Foxp3 具有抑制 ROR-γt 的活性，导致 IL-17 和 IL-23 表达减少。由于 Treg 和 Th17 细胞分化是具有可塑性的，因此，IL-6 和 IL-21 通过控制 Foxp3/ROR-γt 的平衡，在维持 Treg 和 Th17 分化过程中的平衡关系中起关键作用，即 Treg 在富含 IL-21 和 IL-6 的炎症因子环境中可转化为 IL-17 细胞。而通过调节 Th17/Treg 平衡，即通过阻止 Th17 细胞的发育，促进 Treg 分化，可改善腺体的分泌功能和自身免疫性炎症反应。间充质干细胞（mesenchymal stem cells，MSC）可以促进 T 细胞向 Treg 和 Th2 分化，同时抑制 Th17 和 Tfh 的生成及作用，从而可以改善 pSS 患者和模型小鼠的唾液腺分泌功能。

五、炎症性肠病性关节炎与调节性 T 细胞

炎症性肠病性关节炎主要指的是由溃疡性结肠炎（UC）和克罗恩病两种炎性肠道疾病所引起

的关节炎。UC 和克罗恩病虽然是不同的病，但临床表现都具有慢性迁延、反复发作、不易根治的特点，一起统称为炎症性肠病（IBD）。IBD 是一种慢性炎症性自身免疫性疾病。IBD 的发病机制尚不清楚，其病因可能包括自身免疫系统、遗传变异性和环境因素。IBD 患者的 HLA-B27 阳性率并不比正常人高，而合并脊柱炎的 IBD 患者有 50%～70%为 HLA-B27 阳性。UC 和克罗恩病的发病率大致相同，为（50～100）/10 万人。男女均可受累，青年和儿童多见。二者的关节表现相似，包括外周关节病变和中轴关节病变，其中 10%～20%的患者外周关节受累，以侵犯下肢大关节为主，并有单侧、非对称性的特点，血中类风湿因子阴性，克罗恩病稍多于 UC；10%～20%的患者中轴关节受累。IBD 的病因及发病机制迄今未明，一般认为与遗传、免疫、病毒感染、肠道通透性有关。

近几年来，人们发现异常的肠黏膜免疫系统在 IBD 的发生、发展和预后中起着至关重要的作用，同样涉及 Th17 和 Treg 的失衡。Th17 细胞的分化将会经历三个阶段：IL-6 和 TGF-β 负责启动，IL-21 负责扩增，IL-23 在分化后期维持 Th17 细胞稳定的成熟。Th17 细胞除了能通过维持免疫微环境的平衡来保护肠黏膜外，还可以通过分泌促炎性细胞因子（如 IL-17）来加剧肠道炎症反应。与健康人相比，IBD 患者的肠黏膜被 Th17 细胞浸润，IL-17 的表达水平升高，这些变化为 Th 17 细胞在 IBD 发病机制中的作用提供了重要证据。Treg 和 Th17 细胞通过分化而相互联系，并共享由 TGF-β 所介导的信号通路。在 UC 小鼠模型中，小鼠外周血中的 Th17 细胞数量增加，而 Treg 数量减少。因此，Treg 缺乏可能是 IBD 发病机制中的中心环节，调节 Th17/Treg 平衡有望成为 IBD 治疗的新靶点。影响 IBD 中 Th17/Treg 平衡的免疫因素包括 TCR 信号途径、共刺激信号途径以及细胞因子途径。

低剂量抗原或抗 CD3 抗体所诱导的低 TCR 信号可以促进 Treg 的分化，而强 TCR 信号则会通过激活 PI3K/mTOR 信号通路以促进 Foxo3a 和 Foxo1 核外转运，从而抑制 Foxp3 的表达。此外，IL-2 诱导型 T 细胞激酶（IL-2 inducible T cell kinase，ITK）是 TCR 下游关键的细胞内信号调节器，阻断 TCR 与 ITK 之间的联系，可以促进 Treg 的分化和抑制 Th17 的分化。在 Treg 和 Th17 分化过程中，可能会因为 ITK 活性变化，而导致 Treg/Th17 分化平衡的改变，这可能与 TGF-β 信号通路以及 IL-2（促进 Treg 分化）和 IL-6（促进 Th17 分化）的参与有关。

T 细胞共刺激分子 OX40 及其同源配体 OX40L 共同在维持 Th17 和 Treg 的生长中发挥重要作用，即 OX40 的激活增强了 Th17 功能，而阻断 OX40L 则降低了 Treg 的繁殖。

参与调节 Th17 细胞和 Treg 平衡的细胞因子主要包括 TGF-β、HIF-1α、IL-2、IL-6、IL-15、IL-18、IL-2 和 IL-23。TGF-β（通过 SMAD2 和 SMAD3）、IL-2 和 IL-15（通过 STAT5）可通过激活转录因子 Foxp3 诱导 Treg 分化，而 HIF-1α、IL-6、IL-21 和 IL-23 可通过增强 ROR-γT 的表达促进 Th17 分化。此外，HIF-1α 通过靶向 Foxp3 蛋白降解的活性过程抑制 Treg 分化，IL-18 抑制 MyD88 依赖型下游信号 IL-1R，从而减少 Th17 细胞的分化。

六、自身免疫性肝炎与调节性 T 细胞

自身免疫性肝炎（AIH）是一种由自身异常免疫反应所介导的肝脏实质性炎症，可发生于不同年龄段、不同种族以及不同遗传背景人群。AIH 发病人群以女性为主，其特征改变是高丙种球蛋白血症、组织学上的界面性肝炎和血清中多种自身抗体的呈阳性。在 AIH 发病过程中，当外源性触发因素（即自身抗原）进入具有遗传易感性的患者体内后，或暴露于肝脏的免疫系统时，可被 APC 所捕获并呈递给 TCR，从而激发自身免疫反应，导致肝脏内的免疫稳态被破坏，产生针对肝脏自身抗原的免疫反应。幼稚的 CD4$^+$T 辅助细胞（Th0）被激活并分化为 Th1、Th2 和 Th17。Th1 细胞分泌 γ 干扰素（IFN-γ）和 IL-2，这可激活巨噬细胞并且通过肝细胞上调主要组织相容性复合体（MHC）Ⅰ类和Ⅱ类分子。Th2 淋巴细胞分泌 IL-4 和 IL-10，这可以促使 B 细胞活化并成熟为浆细胞，之后浆细胞产生自身抗体并介导细胞毒性。激活后的 Th17 细胞可以分泌 IL-17，不仅介导肝细胞凋亡，

而且可以促进肝脏的纤维化进程。此时，如果没有有效的免疫抑制调节机制，自身免疫反应将持续存在，并不断地攻击肝组织，从而造成患者出现肝功能下降，甚至引起肝硬化或肝衰竭。

研究表明，Treg 功能受损在 AIH 的发生和发展中起着重要作用。与健康受试者相比，AIH 患者体内 CD4$^+$CD25$^{+/high}$Foxp3$^+$细胞的数量减少，并且存在功能缺陷。在免疫抑制治疗开始之前，从 AIH 患者体内中所分离的 Treg 的扩张能力也显著降低，并且它也无法像正常健康人体内的 Treg 一样，可以调节 CD4$^+$和 CD8$^+$T 细胞的增殖，以及改变 CD4$^+$及 CD8$^+$T 细胞的细胞因子表达谱。同时，与健康受试者相比，AIH 患者的 Treg 在处于炎性刺激环境时，更容易获得 Teff 的特性，这表明了 AIH 患者体内中 Treg 的免疫调节功能缺陷可能与 Treg 向 Teff 转化增加有关。

AIH 患者 Treg 的这种功能缺陷可能与细胞表面标志物 CD127 的表达增加和外核苷酸酶 CD39 的表达缺陷有关。CD127 可以调节 T 淋巴细胞对 IL-7 的特异性反应，在胸腺细胞向 T 淋巴细胞的发育、记忆 T 细胞的生存和稳态增殖中起着不可或缺的作用。CD127 表达升高后，可能会抑制 Treg 对抗原刺激信号的敏感性（CD28 信号依赖的）以及 Foxp3 的表达（CD127 的启动子上有 Foxp3 的结合位点）。CD39 也称为膜外三磷酸腺苷二磷酸水解酶（ectonucleoside triphosphate diphosphohydrolase，ENTPD）-1，可与 eATP 结合，并将其水解为 AMP，即 CD39 是 eATP 水解的限速酶。最近的一项研究证实，CD39 表达水平减低可能源于芳香烃受体（aryl hydrocarbon receptor，AhR）信号的改变。AhR 是一种适应性免疫的介质，在与内源性配体或外源性配体结合后，AhR 发生激活，这将会使 CD39 的表达上调。然而，在 AIH 中可以检测到异常高水平的 AhR 阻遏物和雌激素受体 α（estrogen receptor alpha，Erα）。AhR 与 Erα 结合的亲和力高于常规的 AhR 的配体-芳烃受体核转运体（aryl hydrocarbon receptor nuclear translocator，ARNT）。这些非常规的结合导致 CD39 的表达受到抑制。

AIH 患者体内 Treg 的功能受损也与半乳糖凝集素（Galectin，Gal）-9 的表达缺陷有关。Galectin-9 是一种与 CD4$^+$Teff 上的 Tim-3 结合的 β-半乳糖苷结合蛋白。当 Gal-9 与 Tim-3 结合后，将会诱导 CD4$^+$CD25$^-$Teffs 发生凋亡。因此，AIH 患者 Treg 中 Galectin-9 的表达降低，可能导致 Treg 的免疫抑制功能降低，以及 CD4$^+$CD25$^-$Teffs 对 Treg 免疫抑制功能的敏感性降低。

此外，AIH 患者 Treg 的功能缺陷也与产生 IL-10 的能力降低有关。这与 Treg 对 IL-2 反应性降低有关，表现为 pSTAT-5 的表达水平降低。

第三节 风湿病的调节性 T 细胞疗法

Treg 具有维持自身免疫耐受的能力，意味着它们对于控制和预防风湿病等自身免疫性疾病至关重要。目前，大量数据为各种免疫介导性疾病可能使用 Treg 进行治疗提供了实践依据。通过促进、激活或输入 Treg 来恢复免疫稳态和自身免疫耐受性已成为治疗或控制风湿病的研究重点，正在探索各种基于 Treg 的疗法，如体外扩增的多克隆 Treg（ex vivo-expanded polyclonal Treg）或用自身抗原特异性 TCR、嵌合抗原受体（chimeric antigen receptor，CAR）转导的 Treg 等。此外，一些其他与 Treg 相关的非细胞疗法如低剂量 IL-2 疗法和热休克蛋白，在控制和预防风湿病方面也可能是有意义的。

一、多克隆调节 T 细胞疗法

多克隆 Treg 疗法（Polyclonal Treg therapy）是使用自体体外扩增的 Treg 来恢复机体的免疫耐受性，这种方法被认为是治疗包括风湿病在内的自身免疫性疾病和炎症免疫性疾病的跨时代细胞疗法。通常是使用抗 CD3/CD28 抗体包被的磁珠和高剂量 IL-2 或抗 CD28 超级受体激动剂，刺激从外周血分离的 Treg，以促进其扩增。1995 年，第一个关于多克隆 Treg 疗法的临床前试验证实，通过输入 CD4⁺CD25⁺T 细胞的方式可以抑制无胸腺小鼠体内自身免疫性淋巴细胞的活性，从而提高小鼠的自身免疫耐受性。之后，又有许多研究陆续报道，扩增的自体 Treg 保留了其 TCR 多样性（多克隆特征）并具有更强的免疫抑制功能活性，可以在治疗 1 型糖尿病、移植物抗宿主病（graft-versus-host disease，GVHD）、实体器官移植和自身免疫性疾病（包括风湿病）中表现出更大的潜力。例如，一项关于使用多克隆 Treg 治疗 1 型糖尿病的临床试验表明，4 名 1 型糖尿病成年受试者接受体外扩增自体 CD4⁺CD127$^{low/-}$CD25⁺多克隆 Treg（0.05×10⁸ 至 26×10⁸ 细胞）后，在受试者体内可以检测到瞬间增多的 Treg，并且长期保持 CD4⁺Foxp3⁺CD127^{low}CD25^{high} 表型。这些体外扩增的自体 Treg 保持了 TCR 的多样性，并且免疫抑制功能得以显著提高。治疗过程中患者没有发生输注后反应或细胞治疗相关的严重不良反应。此外，关于 AIH、克罗恩病的多克隆 Treg 疗法临床试验正在进行中。在这些临床试验中，尚未发现多克隆 Treg 疗法引发全身免疫抑制而导致感染或引发肿瘤的风险增加。然而，多克隆 Treg 疗法临床试验的治疗效果与输注后 Treg 的数量具有相关性，而且仅能持续很短时间。即使在二次输注，扩增的 Treg 的持续时间也很有限。而且，在许多疾病中，要获得足够的细胞数量的 Treg 仍可能要面临非常大的挑战。因此，将多克隆 Treg 疗法与其他可以促进 Treg 扩增方法联合使用，可以增加 Treg 的扩增数量和延长 Treg 的免疫抑制作用时间，改善患者的预后。

（一）低剂量 IL-2 联合多克隆调节 T 细胞疗法

如前所述，IL-2（又名 T 细胞生长因子）作为一种多效细胞因子，可有效地提升人外周血 Treg 的活性。IL-2 的靶细胞包括 T 细胞、NK 细胞、B 细胞及单核-巨噬细胞等。这些细胞表面均可表达 IL-2 受体（IL-2 receptor，IL-2R）。IL-2R 包含 3 条多肽链：1 条分子量为 55kDa 的 α 链（IL-2Rα，CD25）、1 条分子量为 75kDa 的 β 链（IL-2Rβ，CD122）和 1 条分子量为 64kDa 的 γ 链（IL-2Rγ，CD132）。α 链的胞内区较短，不能向细胞内传递信号，而 β 链和 γ 链的胞内区较长，具有传递信号的能力。IL-2R 存在单体（IL-2Rα）、二聚体（IL-2Rβγ）或三聚体（IL-2Rαβγ）三种结构体。3 种肽链单独与 IL-2 结合亲和力较低，只有同时表达才能产生高度亲和力。由于组成性地高表达 IL-2R 的α 链，这使得 Treg 能够表达高亲和力三聚体 αβγ 受体（IL-2Rαβγ），因此，低剂量的 IL-2 即可活化 Treg。而二聚体（IL-2Rβγ）在 CD8⁺T 细胞和 NK 细胞的细胞表面上以高水平组成性表达和在记忆性 CD4⁺T 细胞及幼稚 T 细胞表面低水平表达，因此往往需要高剂量的 IL-2 才可以诱导 CD4⁺CD25⁻T 细胞活化。

低剂量 IL-2 联合多克隆 Treg 疗法有助于提升扩增 Treg 的数量和免疫抑制功能。在一项涉及 11 种自身免疫性疾病（包括 RA、强直性脊柱炎、系统性红斑狼疮、银屑病、肉芽肿性多血管炎、炎症性肠病和 AIH 等）Ⅰ~Ⅱ期临床试验中，46 名患者均给予低剂量 IL-2 治疗（1×10⁷U/d，5 天一个疗程，2 周一次，共 6 个月），所有患者均可耐受该治疗，并且在体循环内可检测到特异性 Treg 扩增和活化，而无 Teff 的活化。Treg 升高在治疗的第 8 天最为显著，此后逐渐降低，但仍持续轻微高于基线水平。同时，在另一项针对持续疾病活动期 AIH 患者的研究中，患者给予低剂量 IL-2 治疗（1×10⁷U/d，每月 5 天，共 6 个月）。两例 AIH 患者的外周血液中 Treg 比例均有所增加，在 9 天达到峰值，并在 28 天恢复到基线水平。因此，低剂量 IL-2 联合多克隆 Treg 疗法可以作为风湿病 Treg 疗法的一种研究策略。可喜的是，重组人 IL-2（recombinant human IL-2，rhIL-2）已作为一种生物反应调节剂进入临床使用。

（二）热休克蛋白联合多克隆调节 T 细胞疗法

热休克蛋白（heat shock protein，HSP）是存在于所有生物体中的一种高度保守的蛋白质，可以在应激条件下表达以保护细胞免受损伤。根据分子量将其分为七个家族：HSP110、HSP100、HSP90、HSP70、HSP60、HSP40 和小分子热休克蛋白（sHSPs）（分子量 15~30kDa）。细胞内的 HSP 在应激累积的蛋白质-底物组装的折叠并且阻止这些蛋白质的聚集、跨膜运输和降解其他蛋白质等生理过程中起着至关重要的作用。而细胞外与受体结合的 HSP 则参与介导免疫调节活性活动，包括诱导 Treg 的活化和增殖、促进 Treg 的免疫抑制功能和负性免疫调节性细胞因子的产生。HSP40 可以改善体外培养 Treg 的免疫抑制功能，并诱导 Treg 表达 IL-10，并且在幼年特发性关节炎（juvenile idiopathic arthritis，JIA）患者血清内，HSP40 的高水平表达往往伴随着较轻的病程，表明了 HSP40 可以同时或单独诱导 Treg 的分化和刺激其增殖。HSP60 可以结合并激活 Treg 表面的 Toll 样受体（Toll-like receptor，TLR）-2 结合，TLR-2 的激活联合 IL-2 和 TCR 信号，可以诱导 Treg 的增殖（包括在体外和体内），增强 Treg 的免疫抑制能力，从而抑制 Teff 的增殖、IFN-γ 和 TNF-α 分泌，以及上调 IL-10 的表达；HSPD 还可以促进脐带血单个核细胞（cord blood mononuclear cell，CBMC）向 CD4$^+$IL-10$^+$Foxp3$^+$Treg 的分化。HSP70 可以通过 TLR4 通路，诱导 Foxp3 的表达，增强 Treg 的免疫抑制活性和升高 IL-10 的表达。通过自身免疫性关节炎动物实验研究表明，经口、鼻、腹腔或皮内给予 HSP70 后，实验动物体内的 HSPA 特异性 Treg 的增殖显著增加，IL-10 的表达显示升高，并明显抑制了实验动物的自身免疫反应。此外，HSP90 也可以促进 Treg 依赖性的免疫抑制。HSP gp96 是 HSP90 家族的内质网成员，是 Treg 维持和功能所必需的物质，这是因为 HSP gp96 的缺失会导致 Treg 谱系的不稳定和损害其免疫抑制功能。在缺乏热休克蛋白 gp96 的情况下，Treg 无法维持 Foxp3 的表达，可导致 IFN-γ$^+$T 细胞和 IL-17$^+$ T 细胞的增殖及积聚，这是因为 HSP gp96 是细胞表面蛋白糖蛋白 A 重复序列（glycoprotein A repetitions predominant，GARP）的分子伴侣，而 GARP 是膜相关 TGF-β（membrane-associated TGF-β）的对接受体。HSP gp96 缺陷 Treg 会抑制膜相关 TGF-β 的表达，并导致具有活性的 TGF-β 的表达效率降低。同时，HSP gp96 的免疫调节作用还表现为增加 Treg 的比例，以及提升 Treg 的增殖和免疫抑制能力，可以在 SLE Lyn$^{-/-}$小鼠模型和髓鞘少突胶质细胞糖蛋白（myelin oligodendrocyte glycoprotein，MOG）诱导的实验性自身免疫性脑脊髓炎（experimental autoimmune encephalomyelitis，EAE）Lyn$^{-/-}$小鼠模型中表现出明显的治疗效果。因此，HSP 联合多克隆 Treg 疗法也可以作为风湿病 Treg 疗法的一种研究策略。

（三）Foxp3 转导的多克隆调节 T 细胞疗法

由于 Foxp3 在 Treg 呈组成性表达，并对后者发挥免疫抑制功能起到至关重要的作用，因此，用 Foxp3 基因转导的方式，诱导多克隆 CD4$^+$T 细胞转化为 Treg，即 Foxp3 转导的多克隆调节 T 细胞（Foxp3-transduced polyclonal regulatory T cell），同样也可以作为风湿病 Treg 疗法的一种研究策略。一些研究表明，Foxp3 的异位表达可以使未成熟或记忆性 CD4$^+$T 细胞产生免疫抑制表型，因此，这可以避免需要分离大量多克隆 Treg 来进行体外扩增，以用于自身免疫性疾病（包括风湿病）的治疗。使用慢病毒载体（lentivirus vector，LV）将 Foxp3 基因转染到 IPEX 患者 CD4$^+$T 细胞，衍生的细胞呈现出从正常健康人体中所分离的 Treg 的一些特性，比如增殖能力减少、低反应性、细胞因子释放减少和出现免疫抑制活性等。而且，可以证实这些诱导产生的 Treg 不仅在体外炎性环境中保持稳定性，而且可以异种移植物 GVHD 小鼠体内的免疫炎性环境中同样保持稳定性。其他几项研究也表明 Foxp3 转导的 Treg 在对抗自身免疫性疾病（如过敏和胶原诱导型关节炎）方面的高效。目前，CRISPR/Cas9 技术已应用于在 Tconv 细胞中稳定和高水平表达 Foxp3 的研究领域，并且这些经编辑后的 Treg 样细胞能够抑制异种 GVHD 小鼠模型中的免疫反应。这些研究证明了基因编辑技术在风湿病等自身免疫性疾病治疗中的可适用性。

由于 HIV 转录反式激活子的蛋白质转导域（protein transduction domain，PTD）是一个可以将蛋白质传递到细胞质和细胞核的工具，因此构建连接人类 Foxp3 蛋白和 PTD 的融合蛋白（fusion protein linking the human Foxp3 to PTD，PTD-hFOXP3），将 Foxp3 传递至 T 细胞的胞质和胞核，是另一种可以增强 Treg 分化的方法。已有研究证明 PTD-hFOXP3 可以使人类和小鼠的 T 细胞诱导产生 Treg 样的免疫表型，并可以抑制 IL-2 的产生。然而，应用这种方法的一个主要弊端是成本过高。

二、抗原特异性调节 T 细胞疗法

虽然多克隆 Treg 获得了一定程度令人鼓舞的效果，但该方法输注所需的细胞数量相当大。此外，还存在发生非特异性免疫抑制的风险。事实上，已有在多克隆 Treg 输注后引发病毒再度被激活的报道。这些缺点可以通过使用抗原特异性 Treg 来克服。腺中发育的 Treg（即 nTreg）含有一个 TCR 序列，该序列偏向于自身抗原，而在外周以抗原特异性方式诱导的 Treg（即 pTreg）则存在 nTreg 不一致的 TCR 序列表征。因此，诱导与疾病相关的抗原特异性 Treg 是一种很好的策略，这样可以在恢复过敏和自身免疫性疾病患者机体自身耐受性的同时，避免发生一些不必要的免疫抑制反应。与多克隆 Treg 疗法相比，越来越多的实验表明，抗原特异性 Treg 可以更加有效地以疾病特异性方式控制病理性免疫应答。这可能是由于输入的 Treg 更倾向于向同源抗原暴露的组织迁移，从而可以更有效地控制局部炎症，广泛地降低了发生全身免疫抑制及其相关不良事件的风险。此外，在治疗过程中抗原特异性 Treg 特异性向靶组织转运的特性，可能会比多克隆 Treg 疗法使用的 Treg 数量更低，即抗原特异性 Treg 只需要较少的细胞就可以实施更加有效的局部和靶向抑制，从而更易于在体外通过标准扩增方案获得可以达到治疗目的水平的细胞数量。

（一）T 细胞受体-调节 T 细胞治疗

通过引入自身抗原特异性 TCR 可以增强 Treg 治疗效果，该 TCR-Treg 具有将其所针对的免疫应答重新特异性地定位至自身抗原的能力。通过逆转录病毒（retrovirus）或慢病毒（lentivirus）转导，Treg 可以由体外转导来表达高亲和力和自身抗原特异性 TCR，并且可以通过扩增以用作治疗特定的自身免疫性疾病的细胞材料。几项针对 1 型糖尿病的 TCR-Treg 治疗研究表明，在非肥胖糖尿病（non-obese diabetic，NOD）小鼠输注在少量的 TCR-Treg 即可充分预防（仅需 2000 个 TCR-Treg）甚至逆转 1 型糖尿病。同时，另外几项临床前研究也表明，TCR-Treg 在抑制结肠炎、多发性硬化症、RA 以及其他自身免疫性疾病中，可以更加有效地抑制 Teff 针对特定抗原所产生的免疫反应。例如，在一项针对胶原诱导关节炎（CIA）小鼠的实验研究中，作者首先通过 TCR 的单链多态性分析和单细胞分选技术鉴定在病变关节炎症环境中积累的 TCR αβ 基因，得到一个具有自身免疫反应性的扩增克隆 B47。将 B47 和细胞内 Foxp3 基因共转导进入 T 细胞后，该 T 细胞可以显著抑制 CIA 的发展和关节炎症反应，表现为 TNF-α、IL-17A 和 IL-1β 的表达减少和骨破坏减轻。

虽然与多克隆 Treg 相比，改善自身免疫性疾病可能只需要很少的抗原特异性 Treg，但对于一些主要致病抗原表位定位不明确的自身免疫性疾病，识别合适的、高亲和力的、自身抗原特异性 TCR 以转导到 Treg 上仍然是一个挑战。由于 TCR 的多样性，加上在外周血中自然循环的抗原特异性 Treg 非常少（大多数存在于组织中），使得它们很难被分离和鉴定。目前，抗原特异性 Treg 的制备大多是利用来自 Tconv 的 TCR，但这样会影响加工后 Treg 的稳定性、亲和力以及向特定部位迁移的能力。而且这种方法还有一些弊端，如 MHC 的限制性和有与内源性 TCR 错配的风险。

此外，TCR 的鉴定需要进行单细胞测序，因为每个克隆的 T 细胞彼此表达的 TCR 序列并不相同，并且成功地鉴定一个 TCR 需要同时鉴定其 α 链和 β 链的序列。

（二）嵌合抗原受体-调节 T 细胞治疗

虽然 TCR-Treg 在治疗包括风湿病在内的自身免疫性疾病领域似乎很有应用前景，但是它们仍然具有 MHC 限制性，并且不利于实现在不同患者中开展模式化治疗。因此，另一种可以赋予 Treg 抗原特异性的改造方法应运而生，即嵌合抗原受体（chimeric antigen receptor，CAR）-Treg。

CAR-Treg 是将人的 Treg 经过基因工程手段（用编码 CAR 的基因来修饰 Treg）体外修饰改造后，回输患者体内，用于治疗疾病。CAR 通常由单链可变片段（single-chain variable fragment，scFv）

（单克隆抗体的结合部分）、细胞外铰链、跨膜区和细胞内信号转导域组成。与 TCR-Treg 相比，CAR 具有一些独特的优势：这些表达 CAR 的 Treg 激活时绕过了人类白细胞抗原（human leukocyte antigen，HLA）的限制，通过共受体信号的激活增加了特异性，以及 CAR 的靶向灵活性（任何可溶性或表面多价抗原都可以作为靶点）。CAR-Treg 的创建通常有两种方式：一种是将 Treg 分离出来，用 CAR 构建体进行转导，这种方式会受外周血中 Treg 比例较低的限制，并且可能导致 Treg 免疫抑制表型的下调。另一种方式是通过工程化改造 CD4$^+$或 CD3$^+$ Tconv，用 CAR 构建体和 Foxp3 cDNA 共同诱导产生 Treg。通常情况下，CAR-Treg 能识别特定抗原，引起 Treg 活化和增殖。这些 CAR-Treg 可以直接灭活 APC；通过 CLTA4-CD80 和 MHC I-淋巴细胞激活基因（lymphocyte activating gene，LAG）-3（CD223）的相互作用来发挥功能，从而防止捐赠者的抗原递呈给 T 细胞；CAR-Treg 可以通过产生抑制性细胞因子（TGF-β、IL-10 和 IL-35）直接抑制 T 细胞的激活；激活的 CAR-Treg 还可以通过可释放颗粒酶和穿孔素破坏细胞毒性 T 细胞（cytotoxic T lymphocyte，CTL）来抑制排斥反应。

HLA-A 是产生抗原特异性 Treg 以诱导免疫耐受的潜在靶抗原之一。一种由肽段非依赖式方法构建的 HLA-A2-特异性 CAR（A2-CAR）Treg，不仅可以保持典型 Treg 标志物的高表达（包括 Foxp3、CD25、Helios、CTLA-4 等）和 Foxp3 基因座 Treg 特异性去甲基化区域（Treg-specific demethylated region，TSDR）的高度去甲基化，还可以比内源性 TCR 具有更强的抗原特异性活性。此外，与 TCR-Treg 相比，CAR-Treg 表面具有更高水平的 CTLA-4、潜伏期相关肽（latency-associated peptide，LAP）和 TGF-β 非活性前体的表达，并且与 TCR-Treg 不同，CAR-Treg 还可以在短期内刺激 IL-2 非依赖性 Treg 增殖。因此，在治疗各种自身免疫性疾病方面，CAR-Treg 可能优于 TCR-Treg。

据报道，从具有 2，4，6-三硝基苯酚（trinitrophenol，TNP）（2，4，6-TNP 通常用于构建小鼠溃疡性结肠炎模型）特异性 CAR 转基因 BALB/c 小鼠体内分离的 CAR-Treg，即使在没有 B7-CD28 共刺激信号的情况下，也能够在体外抑制 Teff 的增殖，并且与野生型小鼠相比，TNP-CAR-tg 小鼠的死亡率显著降低。采用原位荧光显微内镜评估证实 TNP-CAR Treg 主要定位于发生炎症的结肠黏膜局部。此后，在非转基因小鼠模型中开发了一种新的方案，该方案能够高效且可重复性地在非转基因小鼠实现逆转录病毒转染和 nTreg 的扩增，从而产生高度富集 TNP 特异性 Treg 的 Treg 细胞群体。TNP-CAR-Treg 在体外和体内均表现出对 Teff 的免疫抑制能力，并且 TNP-CAR-Treg 介导的体外抑制部分依赖于细胞间的接触，而不是依赖于 IL-10 或 TGF-β。癌胚抗原（carcinoembryonic antigen，CEA）已被证明在人类溃疡性结肠炎和结直肠癌中过度表达。利用 CEA 转基因小鼠，采用 T 细胞转移的方法诱导溃疡性结肠炎（小鼠脾脏分离的 CD4$^+$CD25$^-$T 细胞在体外经 IL-2$^+$抗 CD3/CD28 抗体激活后，采用逆转录病毒转染 CEA 特异性 CAR，并输注入 CEABAC-10 小鼠体内），并采用 CEA 特异性 CAR-Treg 进行治疗。CEA 特异性 CAR-Treg 不仅可以在体外表现出 Treg 的免疫抑制表型，并且可以抑制经 T 细胞转移所诱导的结肠炎症反应，同时，还可以抑制由溃疡性结肠炎向结肠癌转变的病理过程。这项研究不仅证实了 CAR-Treg 在溃疡性结肠炎患者以及其他自身免疫性炎症疾病中的治疗潜力，而且也表明 CEA 特异性 CAR-Treg 在改善溃疡性结肠炎和阻碍其向结直肠癌发展方面具有广阔的应用前景。

三、风湿病调节 T 细胞疗法所面临的挑战和瓶颈

Treg 在维持免疫耐受方面起着至关重要的作用，因此，Treg 免疫治疗在风湿病等自身免疫性疾病的治疗中常被优先选择。然而，在实施风湿病 Treg 疗法方面仍然存在许多挑战和瓶颈。

第一，Treg 的细胞变异性非常强。所以，确定外周或胸腺中存在的每种 Treg 亚型的免疫表型和抑制功能是非常重要的。Treg 疗法的成功主要取决于细胞的分离和表征鉴定，而目前的研究并没有使用一个普遍适用 Treg 的鉴定标准。这种识别上的差距导致了目前的研究结果仍存在一定的争

议。同时，这种细胞治疗的另一个主要的缺点是需要从采集外周血到获得足够数量的 Treg，这会导致从细胞分离到向受试者进行细胞输注，其间往往需要经历很长的时间。

第二，为了提高免疫治疗的效果，确保 Treg 能够在特定靶组织进行迁移，并保持必要的活性和免疫抑制功能是非常必要的。然而，在炎症微环境中，多克隆 Treg 或 CAR-Treg 的适应性或可塑性仍然是一个未知因素。富含促炎性细胞因子的发炎微环境可能会导致 Treg 的免疫效力降低，以及 Teff 对 Treg 免疫抑制效应的抵抗能力增强，甚至可以将 Treg 转化为致病性 Teff。因此，在富含炎症细胞因子、代谢产物、低氧水平和微生物肽的组织微环境中，关于多克隆或抗原特异性 Treg 能否长期具有增殖潜力和存活能力，还有一些问题需要解决。

第三，对于某些风湿病，由于在这些疾病中存在已知的抗原，所以应用 CAR-Treg 是一个令人兴奋的选择。然而，在将 CAR-Treg 用于风湿病临床治疗之前，仍有一些重大阻碍必须克服，原因在于必须明确自身或同种异体抗原特异性抗体的表征，才可以构建抗原特异性 CAR-Treg。只将 Treg 治疗集中在某一个自身抗原的某一个特定表位上，将可能无法充分用于所有类型的风湿病，原因在于这些疾病具有大量的 T 细胞或 B 细胞自身抗原库。与 TCR-Treg 相比，CAR-Treg 对同源抗原的亲和力更高，但是，需要靶细胞具有至少 100 种自身靶标抗原，CAR-Treg 才能成功识别并刺激 Treg 活化。此外，众所周知，抗肿瘤的 CAR-T 细胞治疗可能会带来类似于细胞因子"风暴"和神经元细胞毒性等相关不良作用，而 CAR-Treg 是否也会诱发这些不良反应，目前仍有待确定。

此外，Treg 的耗竭可能会限制其免疫抑制效果，而风湿病患者是否选择免疫抑制治疗，对于改善 Treg 的治疗效果至关重要。例如，雷帕霉素已被证明可提高 Treg 的分化程度。为了实现有效和成功的 Treg 治疗，风湿病患者继续联合进行有利于 Treg 存活和增殖的免疫抑制治疗，是非常有必要的。

总之，在过去 20 年中，Treg 疗法已被确认是一项对于治疗包括风湿病在内自身免疫性疾病、器官移植等具有重大突破意义的、激动人心的免疫治疗方法。早期临床试验证明了 Treg 疗法的安全性、可行性和早期疗效。抗原特异性 Treg 疗法（包括 TCR-Treg 和 CAR-Treg）的发展引领着细胞治疗领域的新前沿，因为这种类型细胞的靶组织归巢亲和力更强，从而使这些细胞更加高效且所需的数量更少。在 Treg 输注后通过获得组织活检以获得输入细胞的定位是至关重要的。制造工艺和培养基的优化将有助于输注 Treg 的存活。此外，通过新技术增强对风湿病患者免疫靶标组织特征进行了解，也将有利于我们能够采取个性化的 Treg 免疫治疗。尽管存在挑战，但 Treg 治疗的未来是令人兴奋的。

四、展　　望

Treg 在维持自身免疫耐受方面起着至关重要的作用。因此，Treg 免疫治疗在风湿病研究领域已经取得了令人可喜的效果。然而，在实施 Treg 疗法方面仍然存在许多挑战和瓶颈。为了提高 Treg 免疫治疗的效果，使 Treg 能够在特定靶组织上迁移、存活和发挥功能是有必要的；同时，Treg 的耗竭可能是限制其免疫抑制效果的重要原因。因此，我们仍需要付出更多的努力来研发更加有效和安全 Treg 疗法，以恢复风湿病患者的自身免疫耐受稳态，提高患者的治疗效果和生活质量。

（刘　杨）

第九章 风湿病与再生医学

学习目标

1. **知识目标** 掌握再生医学的概念、组织水平的再生机制、再生过程中相关生物分子，了解再生医学的研究方法及涉及的信号转导通路。
2. **能力目标** 掌握基本的中医药再生医学的原理和方法。
3. **素质目标** 将中医药理论与再生医学技术相结合用于风湿性疾病的治疗与研究。

再生医学是一门新兴的边缘学科，是众多先进学科结合的产物，主要研究机体的正常组织特征与功能、创伤修复与再生的机制及干细胞分化的机制，寻找有效的生物治疗方法，促进机体自我修复与再生，或构建新的组织与器官以维持、修复、再生或改善损伤组织和器官功能。研究内容主要包括组织工程、干细胞、细胞因子和基因治疗。再生医学与其他学科在交融贯通中不断发展，已成为医学领域的前沿及热点领域，再生医学的原理及方法也渗透到各学科的发展及各类疾病的治疗中。

第一节 再生医学概述

再生医学是研究组织再生的科学，有广义和狭义之分，广义上讲，再生医学是研究机体正常的组织特征与功能、受创伤后修复与再生机制及干细胞分化机制，寻找有效的生物治疗方法，促进机体自我修复与再生，或构建新的组织与器官以维持、修复、再生或改善损伤组织和器官功能，促进机体自我修复与再生，减少或防止异常再生。狭义上讲是指利用生命科学、材料科学、临床医学、计算机科学和工程学等学科的原理与方法，研究和开发用于替代、修复、改善、重建或再生人体各种组织器官的理论和技术的新兴前沿交叉学科，其技术和产品可用于因疾病、创伤、衰老或遗传因素所造成的组织器官缺损或功能障碍的再生治疗。再生医学标志着医学将步入重建、再生、"制造"、替代组织器官的新时代，也为人类面临的大多数医学难题带来了新的希望，如心血管疾病、自身免疫性疾病、糖尿病、恶性肿瘤、阿尔茨海默病、帕金森病、先天性遗传缺陷等疾病和各种组织器官损伤的治疗。再生医学的内涵已不断扩大，包括组织工程、细胞和细胞因子治疗、基因治疗和微生态治疗等。国际再生医学基金会（IFRM）已明确把组织工程定为再生医学的分支学科。随着组织工程概念的扩展，凡是能引导组织再生的各种方法和技术均被列入组织工程范畴内，所以在一般情况下，组织工程和再生医学并没有严格区分。

一、再生医学的研究领域

再生医学的研究主要包括了组织工程、干细胞和生长因子3个方面。其核心和终极目标是修复或再生各种组织和器官，解决因疾病、创伤、衰老或遗传因素造成的组织器官缺损和功能障碍。

组织工程（tissue engineering）是一门以细胞生物学和材料科学相结合，进行体外或体内构建组织或器官的新兴学科。从机体获取少量的活体组织,用特殊的酶或其他方法将细胞(又称种子细胞)从组织中分离出来在体外进行培养扩增,然后将扩增的细胞与具有良好生物相容性、可降解性和可吸收的生物材料(支架)按一定的比例混合,使细胞黏附在生物材料(支架)上形成细胞-材料复合物;将该复合物植入机体的组织或器官病损部位,随着生物材料在体内逐渐被降解和吸收,植入的细胞在体内不断增殖并分泌细胞外基质,最终形成相应的组织或器官,从而达到修复创伤和重建功能的目的。

干细胞是再生医学的核心。干细胞是一类具有自我更新与增殖分化能力的细胞,能产生表现型与基因型和自己完全相同的子细胞,还能分化为祖细胞。作为干细胞,它应具有以下属性:①自我维持和自我更新的能力;②具有多种分化潜能,具有分化为本系大部分类型细胞的能力;③增殖分裂能力;④自我更新和多分化潜能可以维持相当长时间,甚至终生;⑤对损伤和疾病具有反应能力。干细胞研究具有非常重要的地位和不可估量的医学价值,它让科学家们能重新认识细胞生长、分化、发育、损伤修复、衰老等基本的生命规律。干细胞在细胞替代、组织修复、疾病治疗等方面具有巨大潜力,可以应用到人体绝大部分的重要组织器官疾病,解决人类目前难以克服的许多医学难题。

生长因子是存在于生物体内,对生物的生长、发育具有广泛调节作用的活性蛋白质或多肽类物质。其一般特性是能与细胞膜特异受体结合,具有调控细胞生长、发育的作用,对人体的免疫、造血调控、肿瘤发生、炎症与感染、创伤愈合、血管形成、细胞分化、细胞凋亡、形态发生、胚胎形成等方面产生着重要的调控作用。生长因子广泛存在于机体各种组织内,包括成熟组织和胚胎组织,并通过自分泌和(或)旁分泌方式调节各种细胞的增殖和分化。许多体外培养的细胞也能释放生长因子。

二、组织的再生机制

动物组织再生的 3 个主要机制包括代偿性增生、成体干细胞活化、成熟细胞去分化与转分化,在所有这些机制中都有具有再生潜能细胞的参与,它们存在于组织含有生长因子的细胞外基质的三维环境中,这些因子和环境精确调控细胞的增殖与分化。

(一)代偿性增生

代偿性增生是指已分化细胞通过增殖以重新生成新的组织。最典型的是肝脏的代偿性再生,肝细胞具有强大的增殖能力,最多可以增殖 70 次。通过周期依赖性蛋白激酶的抑制维持其静息状态。在肝脏部分切除后,在 TNF-α、IL-6、肝细胞生长因子(HGF)、表皮生长因子(EGF)等有丝分裂信号的刺激下,转录因子 STAT3、PHF/NF-κB、AP-1、C/EBPβ 等活化,肝细胞和非实质细胞均发生分裂增殖,并执行糖代谢调节、蛋白质合成、胆汁分泌和药物代谢等功能,直到恢复肝脏原有体积。此外,胰腺、肌腱、韧带等都存在这种代偿性增生。

(二)成体干细胞活化

成体干细胞活化是最常见的再生方式。在胚胎发育的晚期,部分细胞发生了谱系分化但尚未完全分化,储留在组织中或进入血液循环,形成成体干细胞。成体干细胞具有自我更新的能力,能发生不对称分裂,产生一个干细胞和一个限定谱系细胞。成体干细胞停留在特定的微环境中以维持干细胞的特征,这种静止状态的维持需要干细胞间以及与周围细胞间通过各种信号来介导。

在生长期的个体,成体干细胞是组织器官体积增大及适应性重塑的来源细胞。成体干细胞经过一系列分化过程,最终形成具有功能的成熟细胞,构建组织器官。在发育成熟的个体中,成体干细胞是维持组织器官稳态的细胞,是组织器官损伤、耗损以及适应再生的来源细胞。在组织器官内,成体干细胞分化与自我更新保持平衡,才能够维持组织器官的稳态与功能。当成体干细胞老化,导致其分化与自我更新的能力下降,不能维持组织器官的稳态与功能,组织器官功能衰退,导致组织器官老化,进而导致个体老化。

成体干细胞包括上皮干细胞、内皮干细胞、造血干细胞、间充质干细胞、肌干细胞等。不同组织的细胞具有不同程度的发育潜能。由保留的成体干细胞引起的再生在多细胞生物的组织再生中最为普遍。

(三)成熟细胞去分化与转分化

去分化(dedifferentiation)是指在特定条件下已分化细胞失去现有表型特征,返回到分化程度较低的状态,去分化后细胞可重新获得不同程度的增殖分化潜能,转变为成体干细胞并进一步增殖、分化以替代损伤组织细胞。去分化在低等脊椎动物再生中较为常见,如两栖动物和鱼类的鳍、心脏、脊髓、肢体等的再生。哺乳动物的去分化在过去被认为是不可能的,但随着通过转基因方法将动物和人的皮肤成纤维细胞在体外诱导成为诱导性多能干细胞(induced pluripotent stem cell,IPS)后,多项研究中都观察到已分化细胞通过去分化过程形成干细胞或干细胞样细胞的现象,并且具备向多个胚层组织细胞分化的能力,如哺乳动物神经损伤后施万细胞可通过去分化与增殖再生修复神经组织。

细胞去分化的过程受到细胞内外众多因素的调控,包括细胞周期的调控、细胞连接的丧失、可溶性因子的作用等。目前已经证明 Rb 蛋白是去分化过程中在转录水平调控细胞周期的重要因子,Rb 蛋白磷酸化失活后促进细胞由 G_1 期向 S 期转换进入细胞周期。

近年来研究发现转分化(transdifferentiation)可能也是组织细胞再生的一种机制。转分化是指细胞从一种分化状态转变为另一种分化状态,细胞原有的分化特征被一类新的分化特征取代,在转录水平上主要是一组基因取代另一组基因后在细胞中被激活,但具体的作用机制还有待于深入研究。

三、再生医学的基本方法

再生医学在临床的应用主要有 3 种方法:细胞移植、组织工程和原位诱导。采用哪种方法取决于损伤的严重程度和组织的特性。总的来说,细胞移植和原位诱导主要用于小的组织缺损,而组织工程用于修复较大的损伤。

(一)细胞移植

细胞移植一方面可以替代损伤丢失的细胞;另一方面还可以通过细胞本身或基因工程修饰使这些细胞释放重要的信号分子或细胞外基质,发挥有利于再生的作用。但移植细胞要发挥作用的前提是必须分化成所需要的细胞,并且定位到所需修复的器官的三维结构并整合到周围的环境中,这个过程需要特定信号分子和黏附分子的存在以及周围正常组织结构的存在。

1. 胚胎干细胞

胚胎干细胞指当受精卵发育成胚泡时内细胞团的细胞,具有无限增殖、自我更新和多向分化的特性,具有"全能"的分化潜能,理论上可以被诱导分化为机体几乎所有的细胞类型。目前,从小鼠、大鼠、兔、猪、牛、猴等动物以及人类中都已经分离出胚胎干细胞,并建立了多个人胚胎干细胞系。人胚胎干细胞移植的临床应用还未见报道,但鼠源性胚胎干细胞分化来的心肌细胞、造血细胞、神经细胞移植动物模型中的试验研究必将为人胚胎干细胞的临床应用提供崭新的思路和良好前景,经诱导分化成某种特定功能的细胞可以为临床组织器官移植提供大量材料,用于糖尿病、阿尔茨海默病、脊椎损伤等疾病的治疗。

但胚胎干细胞的研究一直是一个颇具争议的领域，由于在提取和分离胚胎干细胞过程中不可避免地利用和破坏了人类的早期胚胎，被认为是不道德和违反伦理的。2001 年 8 月 9 日，美国总统布什颁布了不许政府资助人类胚胎干细胞研究的禁令，政府资助的研究经费只能用于在 2001 年 8 月 9 日前已经建立的人类胚胎干细胞系，这一政策削弱了美国与其他国家在干细胞研究领域的竞争力。奥巴马当选总统后于 2009 年宣布解除对胚胎干细胞研究的限制，但也只是资助使用 2001 年 8 月 9 日以后已建立的数百株新干细胞系的科学研究，依然禁止资助研究者利用早期胚胎分离新的干细胞。与此相对的是，欧盟对于科研人员有限度地开展人类干细胞研究将予以资助。我国在 2003 年也印发了《人胚胎干细胞研究伦理指导原则》，对人胚胎干细胞的研究提出了一些规范和要求，禁止生殖性克隆人研究，允许开展胚胎干细胞和治疗性克隆研究。

2. 成体干细胞

成体干细胞是指存在于已分化组织中的未分化细胞，能够自我增殖、更新，能够分化成组成该类型组织的细胞，具有容易获取、致瘤风险低、伦理学争议少、多向分化潜能等优点，如源于患者本身的成体干细胞还可以避免移植排斥反应和免疫抑制剂的使用。成体干细胞存在于机体的各种组织器官中，但含量极少，正常情况下大多处于休眠（不分裂）状态，在病理状态或外因刺激下具有一定的再生能力。目前通过移植成体干细胞来取代受损组织成为再生医学研究的一个热点，为神经退行性疾病、骨骼疾病、心肌疾病、肝脏疾病等的治疗带来了新的希望。造血干细胞是目前研究得最为清楚、应用最为成熟的成体干细胞，可用于治疗血液系统及其他系统恶性肿瘤、自身免疫病和遗传性疾病等，且取得令人瞩目的进展。成体干细胞治疗心肌疾病的研究已通过美国 FDA 的批准，我国自体间充质干细胞注射治疗心肌梗死及源于脐带血的工程化造血细胞产品也已经通过当时国家食品药品监督管理总局的批准，开始了 I 期临床试验。虽然这些工作刚刚开始，但随着对成体干细胞研究的不断深入和临床应用研究的不断扩展，其最终走向临床应用的希望越来越大。

3. 胚胎细胞

胚胎细胞首先被用于帕金森病（PD）和亨廷顿病（HD）的治疗。研究表明 6~8 周胚胎的脑细胞移植后，能分化成多巴胺能神经元并分泌多巴胺，与移植宿主的神经元之间形成突触连接。但由于移植细胞的存活情况具有很大的差异，这种治疗的结果存在不确定性。其他细胞如软骨细胞、β细胞也被用于软骨损伤和糖尿病等，但这些细胞来源有限。脐带血细胞由于其容易获得和保存，在造血系统再生方面具有良好的应用前景。羊水来源干细胞能同时表达胚胎干细胞和成体干细胞的标志物，能在体内外诱导分化为神经细胞、肝细胞、成骨细胞等多种表型。

（二）组织工程

细胞移植主要用来修复和替代局部小的损伤，对于较大的组织损伤或整个器官替换，通过组织工程技术构建具有生物功能的人工组织更为合适。组织工程构建的目标是在体外通过形状类似于损伤组织或器官的支架，建立合适的组织结构和形态的替代品用以移植。组织工程的三要素包括细胞、支架和生长因子。支架在组织的修复中具有重要的作用，天然的细胞外基质在恰当的时间和地点释放恰当的生物信号分子以促进和维持细胞的黏附、增殖、分化和组织形成。因此，理想情况下，构建人工组织的支架需要模拟体内的基质环境，不仅能提供合适的几何学和物理化学性质，最大程度上促进细胞的迁移，还能促进细胞增殖和分化所必需的生物信号的分泌。天然生物材料如 I 型胶原由于其易于获得且能塑成多种形状的特性使其成为应用最为广泛的人工组织的支架材料。合成仿生材料的运用也逐渐得到人们的重视，如聚乙醇酸（polyglycolic acid，PGA）、聚乳酸（polylactic acid，PLA）等。这些材料不受数量和形状的限制，而且都能生物降解，在动物实验中广泛应用。

现在，纳米材料开始成为研究的焦点，它们的理化性质与天然细胞外基质非常相似，一些生物活性分子如细胞黏附分子、可溶性生长因子等能被整合到这些水凝胶中促进组织细胞的再生。

实验动物研究和临床试验中已经构建了多种人工组织。生物人工皮肤替代物已经商品化并在临床广泛用于烧伤、糖尿病溃疡等的治疗。2006年组织工程膀胱进入了临床应用。组织工程骨、组织工程软骨、组织工程肌腱等也在不同国家进入临床试用。人工泌尿导管、人工血管、人工肾、人工肝、人工心脏瓣膜、人工神经等也在基础研究或临床试用中取得了初步成功，显示了组织工程化植入物在组织器官再生修复中的重要作用，但还存在一些理论和技术瓶颈，距离临床应用还有很长的路要走。

人工组织可以分为开放式和闭合式2种。如果细胞来源为异体或异种，在开放式结构中就会被宿主的免疫系统排斥，而在闭合式结构中则能免受宿主免疫系统的攻击。闭合式结构中细胞种植于直径<0.5mm的多孔微球或微囊上，基质必须能抵抗降解，而开放式结构中的基质材料需要生物可降解，在数月或数周内被细胞自身产生的基质所替代。

（三）原位诱导

细胞移植的初衷是使移植细胞能在体内分化形成新的组织并整合到原有组织中。在这个过程中，人们发现，这些移植的细胞能分泌一些因子，对宿主细胞起到保护作用，促进细胞存活、增殖、分化，抑制瘢痕的形成。因此，人们试图寻找能产生这些作用的因子或小分子并将它们局部运用到损伤部位，诱导组织再生。这种策略的优点是可以避免细胞移植在伦理学、免疫学等方面的问题，并且费用较低。

原位诱导组织再生要获得成功取决于两个条件。一是必须存在有再生能力的细胞，或者能诱导已分化细胞的去分化或代偿性增生；二是寻找再生与瘢痕形成之间的分子机制差异，尝试不同的生长因子组合对于再生环境的影响。事实证明，哺乳动物具有的潜在再生能力比我们想象的要强得多，它们所在的组织环境决定了最终是再生还是纤维化。

如在皮肤损伤修复中，多种生长因子如 TGF-β、FGF-2、EGF、IGF 和药物等都已经发现能促进损伤修复，减少瘢痕形成，同时还有抗炎、促进血管形成等功效。在神经系统形成过程中，视黄酸（retinoic acid，RA）等小分子能启动再生反应，促进损伤脊髓的功能恢复。许多具有神经保护的药物，能中和抑制分子，酶解胶质瘢痕，已经被用于促进脊髓再生，减缓 PD 和肌萎缩侧索硬化（amyotrophic lateral sclerosis，ALS）中神经元的丢失。再生肢体的提取液也能促进体外培养的肌纤维转变为单核细胞，失去原有形态，然后发生去分化，形成类似骨髓间充质干细胞样的细胞，并重新分化为肌肉、软骨、脂肪细胞。这些结果提示，哺乳动物细胞本身具有去分化的能力，但正常条件下缺乏诱导其发生的信号或受体分子。

越来越多的证据表明哺乳动物许多组织中都存在成体干细胞，如脊髓、海马、纹状体、小脑皮质、视神经、真皮、心肌等，它们在正常情况下不活化，损伤后参与瘢痕组织的形成。心脏和脊髓都在再生开始后受到抑制因子的抑制最终导致瘢痕的形成。如果能改变这种抑制环境，可能有助于再生的完成。

损伤组织局部的纤维化是影响再生的一个重要环节，通过对再生和纤维化之间的分子机制差异研究有助于减少纤维化的影响。应用现代分子生物学蛋白组学和基因组学的方法，比较不同再生能力动物的突变体、发育的不同阶段以及不同再生能力物种的相同组织，可以找到再生的促进分子和抑制分子。在损伤原位增加促进因子，减少抑制分子，将有利于组织器官再生。

四、再生过程中相关的生长因子

组织修复和重建是受多种因素调控的复杂过程。干细胞的增殖和分化，细胞外基质提供营养和支持的环境，以及各种活性生物因子的激活，这些因素互相协同，共同促进干细胞增殖、迁移和分化，从而实现组织的修复和再生。生长因子、细胞因子等调节性生物分子能通过多种途径如内分泌、自分泌、旁分泌等被多种细胞释放，靶向特定的细胞执行特殊功能。当一种生长因子和靶细胞的受体结合后，细胞内信号转导系统活化，最终到达细胞核产生生物反应。常用的细胞因子主要有 EGF、成纤维细胞生长因子（FGF）、血小板源性生长因子（PDCF）、胰岛素样生长因子（IGF）、转化生长因子（TGF-β）、骨形态发生蛋白（BMP）、神经生长因子（NGF）、睫状神经营养因子（CNTF）等。

EGF 主要来源于唾液、血浆、尿液和大部分体液，可作为内、中、外 3 个胚层细胞的有丝分裂原，促进表皮细胞增殖和分化；FGF 家族包含了有丝分裂相关的 22 个成员，它们的生物学功能是通过 4 种高亲和力跨膜酪氨酸激酶受体完成的，主要来源于巨噬细胞、间充质细胞、软骨细胞和成骨细胞，与这些细胞的增殖相关；PDGF 来源于血小板、巨噬细胞、内皮细胞、成纤维细胞、胶质细胞等，与血管再生密切相关；IGF 主要来源于肝脏、骨基质、成骨细胞等，与成骨细胞的增殖分化相关；TGF-β 来源于血小板、骨、细胞外基质，能刺激未分化间充质细胞的增殖；BMP 来源于骨细胞外基质、成骨细胞等，与骨再生有关；NGF、CNTF 等与神经再生有关。

生长因子对创伤细胞具有明显的趋向性。如 TGF-β 对于人外周血液单核细胞具有强的趋向性，最适浓度为 0.5pg/ml；PDGF 对成纤维细胞具有趋向性，而对单核细胞则不具有趋向性；bFGF 和 IGF-1 对血管内皮细胞具有趋向性；EGF 对表皮细胞具有趋向性。

生长因子具有激活创伤细胞分裂的作用。在创伤愈合过程中，生长因子可以促进一种或多种细胞生长，表现出选择性，如 EGF 对上皮细胞有强烈的促生长作用，bFGF 是成纤维细胞和血管内皮细胞的高效生长剂。IGF-1 和 PDGF 主要促进中胚层成纤维细胞和平滑肌细胞，TGF-β 是双功能细胞激活剂，可激活成纤维细胞，但抑制上皮细胞角化。

生长因子可刺激细胞合成间质。EGF 可刺激纤维结合蛋白的合成；TGF-β 刺激胶原蛋白、弹性蛋白合成。

生长因子可促进血管生成。bFGF、EGF、TGF-α 和 TGF-β 可刺激新生血管的形成。因此，生长因子的调节功能对正常创伤后修复有决定性意义，包括炎症细胞趋向性移动、创伤细胞的分裂激活、新生血管的形成和细胞外基质的合成。

生长因子在组织器官受到损伤后参与再生的整个过程，包括损伤后的免疫反应，细胞的增殖与损伤修复，以及后期的再生过程。在整个过程中生长因子发挥的作用包括：①炎症细胞的趋化移动。创伤发生后血块凝集、血小板脱颗粒，血小板内 α 颗粒释放多种生长因子，包括 PDGF、IGF-1、EGF、TGF-β，促进炎症细胞移向损伤部位。巨噬细胞在伤口处合成并分泌 TGF-β、TGF-α、bFGF、巨噬细胞衍化生长因子（MDGF）和肝素结合性表皮生长因子（HB-EGF）等生长因子，这些生长因子可促进成纤维细胞、表皮细胞和血管内皮细胞向伤口处移动。②增殖和修复。成纤维细胞等多种细胞移至损伤部位后，开始分裂增殖，伤口纤维化，增殖和修复开始，几周后，创伤处炎症细胞减少，成纤维细胞、表皮细胞等继续合成 PDGF、IGF-1、EGF、TGF-β 和角化细胞生长因子（KGF）等，这些生长因子继续促进细胞增殖，细胞外基质蛋白合成和血管形成。③再生。瘢痕形成后，细胞增殖和血管化停止，创伤修复进入再生期，持续数月，新的瘢痕基质生成和降解达到平衡。

生长因子对于创伤修复具有非常重要的意义，对炎症细胞的趋化作用、细胞的分裂增殖、血管的新生等都有影响。病理情况下，机体本身的细胞虽然能分泌少量的生物活性因子，然而数量非常少，且在体内受到微环境的影响，在组织修复再生方面发挥的作用有限，因此需要适当补充外源性分子以促进再生。体外细胞培养和动物实验都显示了生长因子在再生中具有重要的促进作用，在此基础上，已经有一些生长因子进入了临床应用，目前已批准的有 bFGF、NGF、BMP 等，显示出较好的效果。但这些因子类产品价格较为昂贵，在体外维持活性的时间较短，使用时需要注意作用的特异性，严格掌握适应证。此外，由于体外一般只能补充单一因子，无法模拟体内多种生长因子有序释放的模式，也不能调控组织过度增生，如何提高临床治疗的有效性和安全性还有待深入研究。

除了上述可溶性分子外，有部分研究发现某些中草药的有效成分也具有类似生物活性分子的作用，如牛膝、银杏、人参等的提取物和有效成分能够促进周围神经再生，虽然对于这些有效成分的本质认识以及作用机制方面的研究还不够深入，但由于中草药在来源、价格、安全性等方面的优势，必将为再生医学的发展提供新的方向。

五、再生涉及的细胞信号转导通路

成年个体所有的细胞类型都来源于早期胚胎中的干细胞。再生是维持和修复组织完整性的过程，大部分情况下的再生类似于组织发育过程，信号转导通路与胚胎发育过程基本相似，主要涉及Notch、Wnt、Hedgehog、RTK、TGF-β、JAK/STAT 等信号通路以及核转录因子 Oct-4、Sox2、Nanog等。这些信号主要与干细胞未分化状态和多分化潜能的维持、自我更新、细胞增殖、分化以及胚胎发育等相关。

（一）Notch 信号通路

Notch 信号极端保守，广泛应用于细胞命运调节机制的研究，主要作用是调控干细胞的自我更新。在果蝇胚胎发育过程中，Notch 受体是干细胞自我更新的主要调控因子。脊椎动物体内共有 4种 Notch 受体控制胚胎发育，Notch 为一种跨膜蛋白，受到膜结合配体 Detla、Jagged 以及相邻细胞的 Serrate 调节。配体的结合导致 Notch 结构改变，从而释放 Notch 细胞内结合区（Notch intracellular domain, NICD）。NICD 转移至核内，与 DNA 结合蛋白 RBP-Jκ、组蛋白乙酰基转移酶 p300 及 p300/CBP相关因子（p300/CBP-associated factor, PCAF）结合，从而激活靶基因的表达，其产物具有抑制基因转录作用，而这些基因的活化对细胞分化具有促进作用。

NICD 的活性受到细胞内膜相关蛋白 Numb 的抑制。成体干细胞分裂时 Numb 不对称地分配到其中 1 个子细胞中，导致仅 1 个子细胞具有自我更新的能力。自我更新的子细胞中 Notch 的激活在转录水平上受到一种 RNA 结合蛋白 Nrp-1 的调节。Nrp-1 结合 Numb mRNA，阻止其翻译。

（二）经典 Wnt 信号通路

经典 Wnt 信号途径可促进细胞质内游离的 β-联蛋白（β-catenin）的稳定性，维持成体干细胞的沉默状态。β-catenin 不仅对细胞粘连起关键作用，而且是胞内 Wnt 信号通路的重要信使。β-catenin大多数结合于质膜，介导钙黏素依赖的细胞间粘连；小部分存在于胞质与核内，由 Wnt 信号调节。在没有 Wnt 信号时，由糖原合成酶激酶 3β（Glycogen synthase kinase-3 beta, GSK-3 beta, GSK-3β）、支架蛋白 Axin 和腺瘤性息肉病蛋白组成的复合物可使胞质内 β-catenin 磷酸化，磷酸化的 β-catenin通过泛素依赖的蛋白途径降解，胞质内 β-catenin 水平降低。在有 Wnt 出现时，表达 Wnt-Fz-LRP6复合物，引起蓬乱蛋白（dishevelled, Dvl）的 3 个区磷酸化，Dvl 属于胞质信号转导分子家族，Dvl激活最终导致 GSK-3β 磷酸化，从而抑制 GSK-3β 活性。GSK-3β 活性抑制导致 β-catenin 磷酸化程度降低、β-catenin 在胞质内堆积。堆积的 β-catenin 转位到细胞核内并与 TCf（LEF1、TCF1、TCF3、TCF4）转录因子家族和转录启动子 p300 形成活性转录复合物。成功地组装转录复合物导致靶向基因激活。经典的 β-catenin 通路的靶向基因包括基质金属蛋白酶（MMP2、MMP3、MMP7、MMP9）、cyclinD1、c-myc、c-jun 等。

（三）Hedgehog 信号通路

Hedgehog 有 3 个同源物：sonic hedgehog（Shh）、indian hedgehog（Ihh）和 desert hedgehog（Dhh）。Shh 表达广泛，在该信号转导通路上起主要作用，与细胞在肢体、体节、神经管发育中的分化建立有关，调节着神经管背腹发育模式、肢体前后轴发育模式、胚胎早期不对称发育模式和体节形成模式，并与多种器官如脑、脊索、肺脏、毛发、眼、颌面等形态形成有关。这 3 种蛋白质与各种组织的干细胞自我更新和增殖有关。Ihh 主要参与软骨发育，Dhh 在生殖细胞发育中起关键作用。

Hedgehog 信号的传递主要依靠两个跨膜蛋白 Patched(Ptc)和 Smoothened(Smo)。当 Hedgehog 和 Ptc 结合时，则解除了 Ptc 对 Smo 的抑制作用，引起 Hedgehog 信号通路的激活。

（四）RTK 信号通路

受体酪氨酸激酶（receptor tyrosine kinase，RTK）的共同特征是受体保守区含有酪氨酸蛋白激酶（tyrosine protein kinase，TPK），这种结构有利于信息从细胞外单向地流入细胞内。单体型的受体 TPK 活性弱，与配体作用后形成二聚后才表现出充分的活性。受体型 TPK 二聚的配体可以分为两类：一类是本身就可诱导 TPK 发生二聚的，比如几个生长因子家族的成员，包括 EGF、PDGF 等。它们的单体型含有两个与受体结合的位点，因此可以交联两个与之相邻的受体而使两个受体聚合。另一类如 FGF，虽然它们自身只是以一价形式结合受体，但是可以借助某些辅助分子促进配体受体复合物的多聚作用。

酪氨酸激酶受体途径主要用于生长因子如 FGF、PDGF、EGF、VEGF 及干细胞因子（stem cell factor，SCF）。这些信号的配体与特异的 RTK 结合。RTK 是一种跨膜蛋白，由配体形成二聚体，并经历构象的改变导致细胞质受体区的酪氨酸自体磷酸化。其中一个酪氨酸残基被一种接头蛋白识别，导致 G 蛋白的活化，如 Ras 蛋白活化后将激活磷酸化的级联反应。级联反应的最后一个成员是磷酸化的细胞外信号调节激酶（extracellular signal-regulated kinase，ERK），此酶进入细胞核后磷酸化和活化转录因子。

（五）TGF-β 信号通路

转化生长因子 TGF-β 家族共有 2 个亚家族：一个是 TGF-β/Activin/Nodal 亚家族，另一个是 BMP/GDF（生长和分化因子）/MIS 亚家族。TGF-β 类配体通过其受体复合物激活下游信号传递。其受体具有丝氨酸/苏氨酸激酶活性，包括 2 个亚类，即 Ⅰ 型和 Ⅱ 型受体。Ⅰ 型和 Ⅱ 型受体均为单跨膜受体蛋白。脊椎动物有 7 种不同的 Ⅰ 型受体和 5 种 Ⅱ 型受体，不同亚型的受体由其结合的配体决定形成不同异源二聚体。结合配体后，Ⅱ 型受体磷酸化 Ⅰ 型受体，激活激酶的结合区。此后，活化了的受体继续磷酸化不同级别的 Smad 蛋白。此过程共涉及 8 种 3 个级别的 Smad 蛋白，其中只有受体 Smads（R-Smads 1、2、3、5、8）直接被受体磷酸化。磷酸化后这些蛋白聚集在核内与 Co-Smad（Smad4）形成复合物调控靶基因的表达。而 Smad6 和 Smad7 是抑制型 Smad，它们可与 R-Smad 竞争 Ⅰ 型受体结合位点而抑制其激活。Smad6 也可通过与 R-Smad 形成无活性的二聚体而抑制其活性。Ⅰ 型的 3 种受体通过磷酸化 Smad2 和 Smad3 转导 TGF-β 样的信号，而其他 4 种 Ⅰ 型受体则通过活化 Smad1、Smad5 和 Smad8 调节 BMP 信号。

（六）JAK-STAT 信号通路

JAK-STAT 信号途径可被多种细胞因子（如干扰素、生长因子等）所激活，这些因子通过与受体结合而阻断原有的酪氨酸激酶受体的活性，JAK（janus kinase）蛋白一般结合在受体胞内保守域，并磷酸化酪氨酸激酶，使受体具有酪氨酸激酶活性。这种转换作用为 STAT 蛋白提供了对接位点，与受体结合，接着 STAT 蛋白形成同源或异源二聚体，并且迅速转移至细胞核内，与其他蛋白形成转录复合物。哺乳动物中共有 4 种 JAK 基因和 7 种 STAT 基因，以提供大量的受体便于活化和转录结合，JAK-STAT 信号途径在血细胞和骨细胞的生长与分化等过程中具有重要作用。

第二节　中医理论与再生医学

中医学"精"理论体系是关于生命的起源并包含生、长、壮、老、已全部生命历程的理论，是中医学最根本的理论，也是经实践证明能指导临床治病行之有效的理论。中医学的精，即人体之精，由禀受于父母的生命物质与后天水谷精微相融合而形成，是人体生命的本源，也是构成人体和维持人体生命活动的最基本物质。如《素问·金匮真言论》云："夫精者，身之本也。"从干细胞与精的内涵分析，两个医学体系关于人体基本的生命规律的理论，在内涵上有惊人的一致性。一些学者提出干细胞与精相关的系列理论假说，从理论层面上使东西方两大医学体系在基本理论上有了深入的结合与交融。

一、中医再生医学概念

结合中医理论与再生医学技术，一些学者提出了中医再生医学概念。中医再生医学是在中医药学和再生医学基础上发展起来的一门新的交叉学科，属广义再生医学一个新的学科分支，是研究中医药调控干细胞以促进组织与器官再生、防治疾病、延缓衰老的一门科学。以干细胞与精相关理论为基础，以干细胞为靶点，通过中医药学手段，调动机体自身的潜力，通过改变干细胞的微环境，激活体内处于静止期或休眠状态的干细胞，使其增殖、迁移、分化以抗衰老性疾病，或以中医药手段联合干细胞移植以提高移植效率，或中医药攻补兼施调控干细胞以防治癌症，或中药联合干细胞与新材料研究新型组织工程器官，从而达到促进组织自我更新与修复、功能重建以防治疾病、延缓衰老的目的。研究重点不仅在于如何利用中医药调控机体的正常再生修复，而且更关注如何利用中医药减少或防止机体的异常再生病变。

二、中医再生医学理论基础

中医再生医学以现代再生医学的理论作为其重要理论基础之一，其基本原理是利用中医药的复杂性、系统性调节作用去维护和调控机体的自然再生愈合能力，从而达到修复和重建组织器官功能的目的。中医再生研究关注如何利用中医药调控机体的正常功能再生修复，以及对机体异常增生性病变的中医药治疗。中医再生医学理论离不开中医传统思维的引导，中医药学理论没有再生医学的概念和理论体系，但其基本理念和临床实践包含了下述再生医学理论基础和防治经验。

（一）精气学说与再生

中医学认为"精"是构成人体的基本物质，也是人体生长发育及各种功能活动的物质基础，如《素问·金匮真言论》云："夫精者，身之本也。"狭义之精是指藏于肾之精，也称肾精。肾精根据其来源，又可分为先天之精和后天之精。先、后天之精相互依存、相互滋生，共同完成人体的各项生理功能。

1. 先天之精

先天之精又称为生殖之精，包括禀受于父母的生殖之精，也包括机体发育成熟后自身形成的生殖之精，有促进人体生长发育、繁衍生殖的作用。《灵枢·本神》指出"生之来，谓之精"，《素问·金匮真言论》曰："夫精者，生之本也。"认为精是人体发生发育、再生修复和维持生命的根本。《灵枢·决气》曰："两神相搏，合而成形，常先身生，是谓精。"精气禀受于父母，靠后天水谷之精的不断滋养，由肾脏藏而化生，是人体生命活动的源泉。从来源上看，《灵枢·经脉》云："人始生，先成精，精成而脑髓生。"提示先天之精秉承自父母的生殖之精，而干细胞中的胚胎干细胞来自于受精卵胚泡期的内细胞团，受精卵即是父母所产生的生殖之精。从功能上看，肾为先天之本，主生殖及生长发育，肾精充足则生殖功能正常，有学者认为干细胞与中医中先天之精关系密切，推测干细胞是中医肾精在细胞层次的存在形式。还有学者认为肾精与干细胞在分布上具有相似性，均可遍布全身。此外，有实验研究表明补益肾精中药能促进干细胞的增殖分化。

先天之精来源、分布、结构功能与现代医学的干细胞有极大相似性。从精的来源角度来说，先天之精是禀受于父母的生殖之精。精子与卵子相结合形成的受精卵，就是全能干细胞。胚胎干细胞具先天之精属性，是先天之精在细胞层次的存在形式。

先天之精封藏于肾，化生元气，经过后天脾胃水谷精微、肺中清气荣养，伴随气机升降出入，布散灌溉五脏六腑而成后天之精（五脏阴精），"脏腑之精"可能类似于已发现的各个脏器组织中存在的自身内源性干细胞，其广泛分布在组织器官内，促进各个组织器官发育成熟，并参与其功能活动。"人始生，先成精，精成而脑髓生，骨为干，脉为营，筋为刚，肉为墙，皮肤坚而毛发长，谷入于胃，脉道以通，血气乃行"（《灵枢·经脉》）；从功能角度，精的繁衍生殖功能由生殖干细胞完成；生长发育功能与各脏腑内的成体干细胞的增殖分化机制相关；生髓功能与骨髓腔内骨髓干细胞及脑髓中神经干细胞相关，主骨功能与骨髓间充质干细胞相关，化血功能完全由造血干细胞执行。目前多种组织中均发现了成体干细胞的存在，大量实验研究也证实多能干细胞在特定培养环境下，可被诱导分化成不同脏器组织的干细胞。故有学者提出干细胞具有先天之精的属性，是先天之精在细胞层次的存在形式，这亦是中医精气学说的发展。

处于静息状态下干细胞（生殖之精）随着人体出生后逐渐散落于各脏器、组织，成为各脏器的先天之精（生殖之精）。一旦局部脏器组织损伤，局部释放的因子刺激局部或机体内生殖之精（干细胞）的表达与增殖，分泌因子，转化为后天之精，修复组织损伤，充分体现了"肾为五脏之本，肾主封藏"的科学含义。作为生殖之精的干细胞，随着人的出生，其生长活力均与人体后天之精（五脏阴精）的调节关系密切，"五七阳明脉衰，面始焦，发始堕""五八肾气衰，发堕齿槁"（《素问·上古天真论》）；"年四十，而阴气自半""年六十，阴痿，气大衰，九窍不利，下虚上实，涕泪俱出矣"（《素问·阴阳应象大论》）；"肾者，主蛰，封藏之本，精之处也"（《素问·六节藏象论》），以上论述表明人体35～40岁后阴精（生殖之精）活性，阳气均衰减大半，60岁后阴精萎废，阳气大衰。此规律与动脉硬化闭塞症、缺血性脑血管病、骨质疏松症、冠心病、高血压等疾病的发病及加重时间大致相当，提示临床上述疾病的发生可能与机体五脏阴精衰减，生殖之精（干细胞）活性下降，组织器官的结构与功能的动态失衡，调节功能紊乱有密切关系。

2. 后天之精

后天之精亦属于肾精的一部分，其来源于饮食物，由脾胃运化水谷精微而生成，并输送到各脏腑而成为五脏六腑之精，主要起濡养脏腑的作用。肾主藏精，《素问·上古天真论》曰："肾者主水，受五脏六腑之精而藏之，故五脏盛，乃能泻。"《素问·阴阳应象大论》曰："气归精，精归化。"脏腑组织的功能（气）源于精的转归化生，"五脏之阴气非此不能滋，五脏之阳气非此不能发"。胚胎干细胞相当于"先天之精"，可以化生所有脏腑组织，"后天之精"除了"水谷之精"外应包含具有再生修复作用的"骨髓之精"和"脏腑之精"，合称"肾精"。因后天再生之精的存在和化生与"肾"密切相关，脏腑组织的再生修复依赖"肾精"化生，即补肾有利于后天再生之精的存在与化生，故又说"肾为先天之本"。可见后天之精虽归五脏六腑所主，然其根本仍受肾所藏。现已证实人体的各种组织器官中都存在一定数量的成体干细胞，且这些成体干细胞均由胚胎干细胞分化而来，通过自我更新、多向或单向分化及修复损伤的作用维持着器官组织的各种生理功能，类似于濡养脏腑的作用，因此可将多种成体干细胞归入后天之精范畴。后天脏腑之精在细胞层面的实质：干细胞群为"藏"，主藏精，隐藏于内，对于保持生命的内稳定性有重要的作用。

先天之精具有干细胞的属性。干细胞是肾精在细胞水平的表现形式。先天之精不足导致干细胞的"阳化气"功能受损，使干细胞归巢能力减弱，进而影响"阴成形"功能。补肾法可补充肾精并激发机体"阳化气"功能促进干细胞归巢，进而促进干细胞"阴成形"的成骨功能。当人体处于疾病状态，干细胞的"阳化气"功能降低，自身的干细胞无法满足促进损伤组织修复的需求，需要进行外源性干细胞注射，但其归巢效率低，需要通过补肾法激发干细胞"阳化气"功能改善归巢效率。

3. 干细胞与髓

中医学中有肾主骨生髓的理论，如《素问·阴阳应象大论》云："肾生骨髓。"《素问·宣明五气》曰："五脏所主……肾主骨。"可见骨、髓和肾的关系密切。髓由肾精所生，而骨由髓所化，故肾亦主管骨骼的功能活动。又《灵枢·海论》曰："脑为髓之海。"《素问·五脏生成》有"诸髓者，皆属于脑"之说，认为髓与脑相通。髓不仅填充骨骼，亦填充大脑，故肾与脑亦相通。现代医学认为骨髓中存在骨髓间充质干细胞，在适当诱导条件下，具有向成骨细胞、软骨细胞分化的潜能。脑为神经中枢，由各种神经细胞组成，而各种神经细胞又由神经干细胞分化而来。髓由肾精所化生，主要存在于骨及脑中，与骨髓间充质干细胞、神经干细胞分布相似，有学者认为骨髓间充质干细胞归属于中医精、髓范畴。补肾中药龟甲不仅对神经干细胞有很强增殖作用，还可以体外诱导间充质干细胞转分化为神经干细胞，提示补肾药可以促进神经元再生和组织修复，从而证实神经干细胞属于中医肾精（具体归属于髓），还证实同属于髓的不同干细胞之间互相转分化的可能性。

4. 干细胞与气血

气血也是人体生命活动的基本物质之一。中医理论认为，脾为后天之本，气血生化之源，气血主要由脾胃运化水谷精微产生。《素问·刺法论》云："正气存内，邪不可干。"主要指卫气的防御作用，当人体正气充足时，防御能力强，不容易感受病邪而发病，而人体的防御主要由皮肤和免疫系统维持，因此将可以分化为免疫细胞的干细胞、皮肤干细胞等归入卫气。干细胞的自我更新能力可修复损伤，属于中医正气范畴。具有卫气特征的干细胞多源自骨髓。经实验研究后发现补气中药黄芪可以通过诱导皮肤干细胞增殖分化而治疗皮肤损伤，从而说明干细胞与正气相关。血有滋养经脉、濡养脏腑等作用。《黄帝内经》云："中焦受气取汁，变化而赤是谓血。"中医认为血液由营气和津液组成，同时认为精血同源，肾精在一定条件下可以和血液互相转化，而血液中各类血细胞由造血干细胞分化而成，因此造血干细胞可以归属于营气和髓。

干细胞所具有的多种特性，使再生各种损伤组织器官成为可能。而干细胞研究和中医精理论有密切相关性。干细胞可分为胚胎干细胞和成体干细胞。胚胎干细胞来源于胚胎内细胞群，类似于储藏于肾的"先天之精"，成体干细胞存在于已经分化组织（如肝脏、脑、骨髓等）中的未分化细胞，类似于在其他脏腑中储藏的先天之精，通过肾精肾气的激发可以进一步分化为多种组织细胞。这一点也可从中药参与诱导多能干细胞得到验证。中医药有促使干细胞动员、增殖、分化的作用，当前中药治法参与相应干细胞类型有明显规律性，骨髓间充质干细胞以补肾填精与活血化瘀为主，胚胎干细胞则以补肾填精为主。说明肾精对激发人体干细胞转化、组织功能再生有重要的作用。故中医学非常强调遗传因素，先天禀赋强者，后天再生修复能力亦强，人体患病后组织功能恢复及受损组织器官修复都依赖于肾精的充足。

（二）藏象学说

藏象学说是中医学理论的基础内容，其概念始于《周易》的爻象，"道有变动故曰爻"。所藏脏腑、精气的变化通过外在表象而被感知，"夫藏在内，而形之于外者可阅，斯之谓藏象也"。藏隐于内，象显于外，此与干细胞的功能有相通之处：位置上，藏隐于内，干细胞亦潜藏人体器官组织中；生理上，藏为一身元气化生之源，干细胞是自体细胞分化之源；病理上，中医认为久病入"藏"之疾多迁延难愈，而干细胞层面病变相较组织细胞更为凶险，两者在病情严重程度、疾病治疗和预后等方面有极高相似性。有学者提出，久病入藏治疗时所需的时间较长，这与成体干细胞分化产生各级健康细胞需要较长时间有相同之处。

肾精（包含具有再生修复能力的精微物质，相当于成体干细胞）有促进生长发育、繁衍生殖、再生修复和主宰衰老等重要作用。年少时随年龄增长而盛，中年以后随年龄增加而衰，"年四十而阴气自半"，肾精渐趋耗竭，则生命走向终结。精藏于脏腑之中，则为脏腑之精。脏腑之精相当于除骨髓外的其他脏腑组织内的成体干细胞。脏腑之精催动各脏腑自身发育成熟。脏腑之精可能指各脏腑中的成体干细胞及其调控体系。正常脏腑之精的功能体现在干细胞参与脏腑自身的更新以维持稳定；损伤情况下，干细胞被激活，作为脏腑之精而对脏腑自身有修复作用，并可在各脏腑之间相互转输，起全身性修复作用。具有再生作用的后天之精是由先天之精转化而来，故中医学非常强调禀赋。先天禀赋好的人体，则后天再生修复能力强，不仅健壮不易患病，而且即使患病也易于康复。

（三）经络学说

经络是人体运行气血、联络脏腑官窍、通内达外的通道，也是人体信息感应传导的通路。《灵枢·九针十二原》云："经脉十二，络脉十五。"《灵枢·本脏》曰："经脉者，所以行血气而营阴阳，濡筋骨，利关节者也。"经络是运行全身气血、联络脏腑形体官窍、沟通上下内外的通道和感应传递信息的通路系统。有学者将经络学说与干细胞巢取类比象相结合，认为经络腧穴是由众多干细胞巢依一定规律排列组合形成的群落，腧穴中正常干细胞能经自我更新、分化产生健康细胞，维持经络及其循行的稳定性，干细胞巢是自然条件下干细胞周围的微环境组成，包括与干细胞直接相邻的细胞、黏附分子和基质。有学者认为成体干细胞聚集形成干细胞巢，不同种类的干细胞巢有规律分布构成了中医的经络，当刺激穴位时，干细胞被激活，顺着经络通道到达病变部位进行修复。这从一定程度上提示，通过针灸对特定治疗腧穴的刺激可激活唤醒巢内干细胞，诱导其向机体所需方向分化，从而达到干细胞诱导分化和治疗相关疾病的作用。

（四）阴阳学说

阴阳观念起源于远古，于秦汉时期形成系统理论。《素问·阴阳应象大论》说："阴阳者，天地之道也，万物之纲纪，变化之父母，生杀之本始，神明之府也，治病必求于本。"《素问·生气通天论》云："生之本，本于阴阳。"由此可见，阴阳的互根互用、消长平衡、相互转化等规律是天地万物运动变化的固有规律，干细胞在体内的数量较为恒定且可以分化为其他细胞，因此干细胞的活动亦应遵循阴阳的规律。平时人之精气（干细胞）静藏于内，属阴，一旦出现局部损伤，内藏之精气（干细胞）被激活，参与修复损伤，属阳，可见干细胞符合阴阳学说之规律。有学者认为干细胞的活动与阴阳学说具有相关性。

《素问·生气通天论》云："阴者藏精而起亟也，阳者卫外而为固也。"起亟，即起而应对各种突发变化。阴之用，则是为了保藏充当起亟作用的精，保障其应对各种突发变化的需求。生理状况下，干细胞处于休眠状态静藏于内，属阴；病理情况下，处于停止分裂静息状态的干细胞被激活唤醒，分化为组织定向细胞，参与局部损伤修复。由此可见，干细胞分化活动亦遵循阴阳变化的规律，在阴阳变化规律中不断更新发展。

阴阳自和体现再生的平衡。现代研究认为，再生的过程是由机体中高度保守的多信号转导系统，通过接受细胞外信号，将其转导入细胞，激活细胞复制和分化的信号受体和转导分子，调整基因表达，实现新细胞分裂、重排和已有细胞重新分化，构成新结构的形成，从而修复受损脏腑组织的功能和形态。就阴阳变化而言，人体内阴阳双方有自动维持和自动恢复协调平衡状态的能力及趋势。阴阳自和体现了人体阴阳二气在生理状态下的自我协调和病理状态下恢复平衡的能力。因此，人体再生功能修复也是阴阳自和的功能体现。

阴阳自和是再生的内在机制。阴阳自和是其本性，阴阳双方自动向和谐、平衡状态发展和运动，是维持人体协调发展的内在机制。生理状态下阴阳自动协调是人体在正常生长发育过程中维持协调平衡的内在因素。在疾病损伤过程中，人体阴阳也会自动协调促使疾病痊愈和机体健康恢复。阴阳自和是阴阳深层次运动规律，可以揭示人体疾病自愈及再生修复的内在变化机制。《伤寒论·辨太阳病脉证并治》说："凡病若发汗，若吐，若下，若亡血、亡津液，阴阳自和者，必自愈。"治当发汗、吐下而用太过，出现损伤津血，功能不衰，阴阳可自和，疾病自愈。一方面，自和是阴阳的本性，因为《周易·系辞》"易有太极，是生两仪"体现了"气分阴阳""阴阳者，一分为二也"的思想，强调了阴阳是统一体的两个方面，阴阳作为"对立"的两个方面首先是统一的，因此"自和"是阴阳的自然本性；另一方面，阴阳的互藏、交感，以及互根互用、消长是自和的内在机制。人体是一个耗散结构系统，通过生理病理过程的再生，使机体保持阴阳自和的状态。因此无论致病因素或治疗因素，都通过人体的自和过程表现为发病、不发病、有效、无效。中医药治疗就是调整阴阳达到平衡，祛邪或扶正，促进体内阴阳向自和的方向发展，使人体内环境有利于身体健康，机体功能、形态自然得到修复。

阴阳自和体现再生的枢机。再生过程受人体信号系统的精密调控，各类分化细胞不仅需要维持正确相对量，还须维持正确的相对位置。在生理情况下，有些细胞和组织不断老化、凋亡，由新生的同种细胞和组织不断补充，始终保持原有的结构和功能，维持组织、器官的完整和稳定，此即生理性再生，体现了组织系统内部的自动性。人体组织、细胞自主进行生、长、壮、老、已的生命过程是阴平阳秘过程中的阴阳自和。在疾病状态下，人体阴阳自和平衡被打破，属阴阳失调，但阴阳自和的过程及能力还存在，此时需要顺阴阳自和之势，诊察不能自和的病情，顺其自和之势而用。在病理状态下，细胞和组织坏死或缺损后，如果损伤程度较轻，损伤的细胞又有较强再生能力，则可由损伤周围同种细胞增生、分化，完全恢复原有结构与功能，称为病理性再生。通过对阴阳自和能力和过程调整，维持再生系统的多次再生循环，治病愈病归根到底是依据阴阳自和而奏效，自和也是对再生过程的调节，即细胞凋亡和有限增殖的终止，使再生系统能维持多次再生循环。

阴阳学说包含互根互用、对立制约、交感互藏、消长平衡、阴阳自和。因互藏可相互为用，以对方存在为自己存在的基础，故能相互感应；但双方属性又对立制约，相互消长，存在正常范围内的动态平衡，处于一种平和（自和）状态，故《素问·生气通天论》有"阴平阳秘，精神乃治，阴阳离决，精气乃绝"之说。

（五）五行理论与再生

五行最早见于《尚书·洪范》，"木曰曲直，火曰炎上，土曰稼穑，金曰从革，水曰润下"，后被引入中医学中，作为中医学重要的理论学说之一。五行，即是木、火、土、金、水5种物质的运动。五行平衡、五脏调和，才能维持人体的健康和气血旺盛。五行之间存在生克乘侮等关系，类似于阴阳的特性，属于自然规律。《素问·阴阳应象大论》云："东方生风……肝生筋，筋生心。"根据天人相应理论，干细胞的转分化过程似属于五行相生，保证干细胞一定数量不让其过度生长似属于五行相克。肖党生等认为相生过程为干细胞的增殖和分化，相克过程为能量代谢过程。从侧面反映了干细胞也符合五行学说的规律。

《孔子家语·五帝》曰："天有五行，水、火、金、木、土，分时化育，以成万物。"五行是木、火、土、金、水五种物质的运动，是用以归纳万物及其相互作用关系的五种不同属性。生克制化，是指五行之间存在依次递相的促进和资助与间隔递相的克制及约束，用以维持协调平衡的关系。干细胞更新修复过程同样遵循生克制化规律，在生理状态下，保证细胞和组织的自我更新，在机体损伤时分化成局部组织细胞，完成再生修复；在组织修复时调控制约，避免其过度生长，维持机体动态平衡。还有学者在研究中提出母代干细胞分化为子代干细胞似属五行相生之过程，母代干细胞经分裂成子体细胞，参与机体能量代谢和生命活动，完成代谢走向凋亡或死亡过程似属五行之相克。

在中医再生医学理论的应用中，强调中医对再生功能的促进及对异常再生状态的调整。五行理论蕴含的生克制化思想充分体现了中医再生的临床应用。五行之间存在相生相克的规律。相生，含有互相滋生、促进助长之意；相克，含有互相制约、克制和抑制之意。五行相生相克是金、木、水、火、土5种不同属性物质正常状态下不断运动及相互作用的结果。而乘侮则是不正常的相克现象：相乘是按五行相克次序发生过强的克制，从而形成五行间相克关系的异常；相侮则是发生与五行相克次序反方向的克制现象，从而形成五行间相克关系的异常。两者可同时发生，如木过强时，既可乘土，又可侮金；金虚时，既可受到木的反侮，亦可受到火乘，即《素问·五运行大论》所谓"气有余，则制己所胜而侮所不胜；其不及，则己所不胜侮而乘之，己所胜轻而侮之"。中医学五行学说的母子关系或相生规律，直接体现了脏腑再生真谛。《本草备要》言："人之五脏应五行，金木水火土，子母相生。"木生火，火生土，土生金，金生水，水生木，如此循环，以"补不足，损有余"。在"不及"或"太过"情况下出现五行相生变化与生克制化，以适宜再生损伤的脏腑结构与功能，并避免引起"虚虚实实"，亦是再生医学的目标。如炙甘草汤治疗肺痿即体现肺金再生的功效。肺痿乃肺金受损，方中甘草甘温益气补中为君，人参、大枣补气益胃、健脾运胃，补土生金，土为金之母，取"虚则补其母"之义；重用生地滋补肾阴，水能润金，水为金之子，取"子能令母实"之义，《神农本草经》载生地主"伤中，逐血痹"，为辅弼甘草"通经脉，利血气"之臣药；因五脏六腑皆受肾（水）之阴润养，痿证乃"五脏内热"津液枯涸，五华失养所致，阿胶补心血，麦冬润肺胃之阴，麻仁润大肠经，补心血、养心阴，以充养血脉；桂枝、生姜温通心阳，畅利心脉，以防补水太过。全方以养血滋阴为主，畅旺内荣之血，通调卫外之气。

五行制化，是指五行相生与相克关系的结合，以维持五行之间的协调与稳定。中医对再生的调节，既有五行相生的调节，又有相互制约情况下再生的调节。如鲍相璈《验方新编·小儿科杂治》载："小儿初生，周身赤肉无皮，如怀胎在楼上居住，未受地气者，将儿安于泥地上卧一宿，即长皮矣。又方：早稻米磨粉，干扑之，候生皮乃止。"《灵枢·经脉》云："人始生，先成精，精成而脑髓生，骨为干，脉为营，筋为刚，肉为墙，皮肤坚而毛发长。"该案例乃孕妇不得地气，脾土不足，肺金不生，肺合皮毛，则皮毛不生。取类比象，以五行相生，接地气以养脾气，扑米粉以养胃气，为"培土生金"之意，金旺则皮自生。又如肝木实、肺金虚导致木火刑金而见咳嗽者，《难经》载有"泻南补北"法治"东方实西方虚"原则，其理乃火克金，故补金之子水制约火旺，火气衰则木实之证可解。用补水泻火，火退木气削，金不受克而制木；东方不实，土不受克而生金；益肾水则充实肺金，西方不虚，肝肺功能恢复正常，则咳嗽自止。总之，五行生克制化之理在脏腑组织再生中可得到充分体现。

（六）生机

生机是人体的自我调控和修复再生能力，它是机体健在的根本之所在。"神者，生之制也"，机体的自我调控和修复再生能力属广义"神"的范畴，故《灵枢·天年》强调："失神者死，得神者生也。"中医防治疾病的根本理论是承认、尊重、基于和利用人体的自我调控和修复再生能力。这种维护生机的根本理念是中医再生医学的理论基础，亦是养生防病和健康长寿的基本出发点。

三、中医再生医学的研究内容

中医再生医学的核心内涵是中医药调控干细胞。因此，再生医学相关的研究内容，均可在中医药治疗相应疾病的基础上，以干细胞为靶点，来进行研究、阐释与深入挖掘。可以进行中医药调控干细胞增殖防治虚损性与衰老性疾病，扶正抗衰老。干细胞衰老是人体衰老非常重要的理论，中医药抗衰老有非常好的研究进展，可以研究筛选出各种有效方剂、中药单体或有效部位促进干细胞增殖，并研究中医药改善衰老状态下干细胞的数量与活力，从而防治虚损性和衰老。许多衰老性疾病如老年骨质疏松，跟衰老干细胞的成骨成脂能力变化有关，中医药还可以调控干细胞增殖与成骨成脂分化防治老年骨质疏松。

组织损伤修复是再生医学的主要目标，成体干细胞对组织的修复与更新起核心作用。因此研究中医药调控自体内源性干细胞促进组织损伤修复具有重要的意义。骨髓干细胞可以通过循环系统参与组织更新与修复，可以研究中医药激活自体干细胞，包括脏器自身内的干细胞以及循环的骨髓干细胞，以促进损伤修复，并防治肝、肾、脑与心血管性疾病等重大疾病。针对组织损伤修复，还可以研究中医药联合干细胞移植技术，提高移植效率。以活性中药结合干细胞进行组织工程研究，或对临床干细胞移植后的证治反应规律进行系统性的中医证候分析,创新性地研究临床中医药联合干细胞移植的理法方药规律,提高干细胞移植的疗效。

将干细胞学说与中医理论相联系如何更好地指导对疾病的治疗,有待进一步研究。

第三节　干细胞治疗在风湿病中的应用

近年来,风湿病领域迅猛发展,国际上基础研究和临床治疗手段不断突破,各种诊疗指南及专家共识推陈出新。风湿病与自身免疫及炎症反应密切相关。随着临床医学的不断发展,造血干细胞移植(hematopoietic stem cell transplantation, HSCT)的适应证逐步扩展,用于治疗血液系统疾病、自身免疫病、实体瘤等。HSCT 治疗风湿病也引起国内外学者的重视并开始应用于临床,成为风湿病临床治疗研究的新课题。

凡侵犯肌肉骨骼系统(如关节、肌肉、韧带、肌腱、滑囊等)以疼痛为主要表现的疾病,无论其发病原因如何,均属风湿病范畴。风湿病实际上是一组疾病,包括的范围很广。就病因而言,它既包括人们传统概念所指的受风、寒冷、潮湿等环境因素,也包括感染性因素如化脓性关节炎、风湿性关节炎,免疫学因素如类风湿关节炎,代谢性因素如痛风、假痛风,内分泌性因素如糖尿病、甲状旁腺功能亢进,退变性因素如骨关节炎,甚至包括一些遗传、地方病和肿瘤。根据病变范围,风湿类疾病可以是局限的,如创伤性关节炎、肩周炎、腱鞘炎,也可以是以关节痛等局部症状为其临床表现之一的全身性疾病,如类风湿关节炎、强直性脊柱炎、系统性红斑狼疮、血友病、痛风等。风湿类疾病可以原发于肌肉骨骼系统如骨关节炎,也可以继发于某一非肌肉骨骼系统疾病如糖尿病。导致风湿病的常见因素包括免疫功能紊乱、环境因素、感染、退行性改变、遗传因素、代谢障碍等。

造血干细胞(HSC)是一种具有高度复制和多向分化潜能的组织特异性干细胞。HSC 通过不对称分裂一方面维持自身数目的相对稳定,另一方面生成多系和(或)单系造血祖细胞(hemopoieticprogenitor cell, HPC),以维持机体的正常造血功能;在造血细胞发育系谱中是处于顶端的起源细胞。近年来,随着分离和培养各种来源干细胞技术的进步,人们对 HSC 的特性和生物学行为的研究不断深入,HSC 的定义不断得到修正。目前 HSC 被描述为具有自我更新能力和分化发育为各系血细胞潜能的组织特异性干细胞,由各个不同发育阶段,具有极强异质性和潜在可塑性的细胞群体所构成。

一、造血干细胞移植治疗风湿病

(一)HSCT 治疗系统性红斑狼疮

系统性红斑狼疮是一种典型的多器官损害的自身免疫病,患者体内存在多种免疫异常。其中,T 细胞的紊乱及 B 细胞的高度活化,导致血清中出现多种自身抗体,被认为是其发病的关键环节。近年来,auto-PBSCT 治疗系统性红斑狼疮等自身免疫病取得了显著效果,虽然确切机制尚不清楚,但可以肯定的是,彻底摧毁原有的自身免疫性的细胞克隆并重建正常免疫系统是 HSCT 成功治疗的关键。

1997 年 Marmont 等首次应用自体骨髓干细胞移植治疗 1 例严重系统性红斑狼疮患者获得良好疗效,近 20 年来 HSCT 治疗系统性红斑狼疮已有很多报道。截至 2017 年 3 月,在欧洲骨髓移植协作组(Europeansociety for bone marrow transplantation, EBMT)和国际骨髓移植登记组(International bone marrow transplantation registry, IBMTR)登记的系统性红斑狼疮行 HSCT 治疗的患者已达 115

例，绝大多数为自体移植，主要是同时合并其他病变或免疫性全血细胞减少等。迄今为止最大的两个数据来自 EBMT 数据登记（$n=85$，平均随访 25 个月，范围：2～123 个月）和西北大学单中心试验（$n=50$，平均随访 29 个月，范围：6～90 个月）。两项研究中 5 年无病生存率均为 50%。

在国内，1998 年孙凌云等报道了首例系统性红斑狼疮患者行 auto-BMT，该患者病情反复发作了 8 年，经大剂量糖皮质激素、环磷酰胺、血浆置换等治疗，病情不能缓解，而在给予大剂量环磷酰胺和美法仑免疫抑制结合 auto-BMT 1 周后，抗核抗体、抗 ds-DNA 抗 U1RNP 抗体转阴，补体 C4 显著上升；2 周后，造血功能逐渐恢复，狼疮皮肤改变减轻或消失；随访 8 个月，病情持续稳定。2017 年，Leng 等报道接受 CD34⁺自体 HSCT 治疗的 24 例系统性红斑狼疮患者，均有内脏受累，并且对各种免疫抑制剂如环磷酰胺、环孢素、硫唑嘌呤、甲氨蝶呤、吗替麦考酚酯、硫酸羟氯喹和大剂量丙种球蛋白冲击疗效不佳。经过环磷酰胺预处理和 G-CSF 动员外周血 HSCT 后，中位随访 120（8～180）个月，10 年总生存率为 86%，而 TRM 为 4%，其中一例因感染 CMV 死亡（1/24）。值得注意的是，尽管停用了免疫抑制剂，大多数（约 60%）的患者仅维持抗疟药物，受试患者没有临床或血清学疾病活动迹象。不仅如此，15 例合并狼疮性肾炎的系统性红斑狼疮患者中的 ANA 和抗 dsDNA 抗体全阴，且蛋白尿水平亦显著改善，10 年后 24 小时尿蛋白为 0～4g。国内外很多报道显示，移植后多数患者临床症状缓解，免疫球蛋白降低、补体升高、自身抗体大部分转阴，组织病理检查显示组织损伤减轻或消失，这说明自体 HSCT 治疗难治性、复发性系统性红斑狼疮近期疗效良好。自体 HSCT 治疗系统性红斑狼疮已屡见有成功的报告，但移植后复发仍是难以克服的问题。

（二）HSCT 治疗类风湿关节炎

类风湿关节炎是一种免疫介导的慢性炎性自身免疫病，我国有 400 万～500 万患者。患者早期即可出现难以修复的关节破坏，而当前包括非甾体抗炎药、慢作用抗风湿药，甚至新型生物制剂在内的治疗方法尚不能使所有患者病情均得到缓解。对于小部分难治性患者而言，除关节疼痛外，长期病情活动将引起不可逆的关节破坏、功能丧失、生活质量下降和生存期缩短。近年来，文献报道 HSCT 治疗可用于控制难治性类风湿关节炎，给患者带来了新的希望。从目前全球大规模的 HSCT 治疗结果来看，HSCT 对类风湿关节炎有很好的耐受性且大多数患者可获得明显缓解，可达 ACR50～70 标准。尽管移植后疾病的复发很常见，但似乎复发后的患者又重新获得了对既往无效的慢作用抗风湿药的敏感性。

（三）HSCT 治疗系统性硬化病

SSc 发病率 1/10 万，是一种以局限性或弥漫性皮肤增厚和纤维化为特征的全身性自身免疫病，至今尚无有效的治疗方法。传统的治疗方案主要是采用甲氨蝶呤、环孢素、环磷酰胺、硫唑嘌呤等免疫抑制剂，在疾病早期能改善病情。甲氨蝶呤能够降低修订的 Rodnan 皮肤评分，稳定病情，改善全身状态。环磷酰胺作为一种烷化剂，能够抑制 T、B 淋巴细胞增殖。在一项小样本的 I/II 期临床研究中，环磷酰胺能够有效降低皮肤评分，阻止肺功能损害。有研究显示，环磷酰胺联合泼尼松龙、硫唑嘌呤治疗 SSc 纤维化肺泡炎，虽然能够提高肺活量，但肺一氧化碳弥散量和影像学无明显改善。进展性的患者在免疫抑制剂治疗的情况下其 5 年生存率仅为 20%～80%，10 年生存率为 15%～65%。

自体干细胞移植治疗硬皮病国际联合临床试验（autologous stem cell transplantation international scleroderma，ASTIS）是一个在欧洲 10 个国家 29 个临床中心实施的III期、多中心、随机（1:1）、开放标签和平行对照的临床试验，其研究结果发表在 2014 年 *JAMA* 杂志上。试验组采用 HSCT 对照组采用环磷酰胺治疗。该试验共纳入 156 例弥漫皮肤硬化的 SSc 患者。HSCT 组和环磷酰胺组患者数分别为 79 例和 77 例。在随访期内，共发生 53 例严重事件：HSCT 组 22 例（19 例死亡，3 例不可逆性器官衰竭），环磷酰胺组 31 例（23 例死亡，8 例不可逆性器官衰竭）。HSCT 组在第一年出现的严重事件（13 例，包括 8 例治疗相关性死亡）多于环磷酰胺组（8 例，无治疗相关性死亡）。在第 4 年时，HSCT 组和环磷酰胺组累计严重事件数分别为 15 例（19%）和 20 例（26%）。HSCT 组的无事件生存率和总体生存率均显著高于环磷酰胺组。HSCT 治疗在患者皮肤评分、生活质量和肺功能改善方面均优于环磷酰胺组。其中，无吸烟史的患者 HSCT 的生存率更高，而有吸烟史的患者出现严重 HSCT 相关不良事件的风险更高。SCOT（scleroderma：cyclophosphamide or transplantation）研究是一个大型随机、对照研究，其最新的研究成果 2018 年发表在 *NEJM* 杂志上。该研究分为 AHSCT 组和环磷酰胺组，每组 36 例患者。研究结果显示，在 54 个月后移植组的疾病总体评分显著优于环磷酰胺组，移植组的无事件生存率（79%）显著优于环磷酰胺组（50%）。在 72 个月时，移植组的生存率也显著优于环磷酰胺组。从现有研究来看，auto-HSCT 治疗 SSc 的可行性已经被证实。多中心研究显示，auto-HSCT 能够有效改善皮肤硬化、增厚，且能够稳定内脏器官的功能，延缓疾病的进展，防止复发，疗效较稳定，并且通过严格筛选手术对象也能够降低移植相关死亡率。因此，auto-HSCT 有望作为一种治疗 SSc 的手段应用于临床，并通过 HSCT 技术上的改进进一步提高疗效。

二、间充质干细胞移植治疗风湿病

间充质干细胞（MSC）泛指一类能够贴附生长、具有一定分化潜能的细胞群，是干细胞家族的重要成员，来源于发育早期的中胚叶和外胚层，存在于多种组织中，具有多向分化潜能，属于多能干细胞。其在体外可在一定的条件下被诱导分化为骨、软骨、脂肪、肌肉和神经等多种组织细胞。因来源丰富、制备简单、具有多向分化能力和免疫调节作用，同时兼具低免疫原性，MSC 显示出广阔的临床应用前景，近年来受到广泛的关注，已应用于 300 多种疾病的临床治疗。MSC 由于低免疫原性、双向免疫调节等特性为其治疗一些风湿免疫病提供了新的思路与方法。

MSC 可能通过以下机制发挥作用治疗自身免疫病：①在自身免疫病中，调控 T 淋巴细胞（Th）亚群失衡，MSC 通过促进 Th 细胞凋亡、抑制增殖活化恢复平衡；②MSC 抑制 B 淋巴细胞增殖、活化及分泌自身抗体；③MSC 抑制细胞毒性 T 细胞（CTL）增殖效应，抑制 CTL 参与免疫反应及炎症细胞因子分泌；④MSC 阻止树突状细胞发育成熟与分化，抑制其表达 IL-12 等；⑤MSC 上调 Treg，间接调控 T 淋巴细胞增殖与活化；⑥MSC 通过表达 HLA-G 与 NK 细胞表面受体（KIR1、KIR2）作用抑制其增殖及细胞毒性作用。目前关于 MSC 治疗自身免疫病的基础及临床研究正在广泛开展，如系统性红斑狼疮、类风湿关节炎、SSc 等。

（一）MSC 移植治疗系统性红斑狼疮

大样本的临床研究显示异基因骨髓或脐带 MSC 治疗系统性红斑狼疮患者无明显不良反应，且病情好转，包括肾功能改善，系统性红斑狼疮疾病活动度 SLEDAI 评分降低，尿蛋白及抗 dsDNA 抗体滴度下降；同时循环 Treg 比例上调，Th1/Th2 平衡恢复。此外，MSC 输注还可缓解系统性红斑狼疮相关的弥漫性肺泡出血、重度血小板减少等。除了未设置对照组等局限性外，这些结果足以鼓励我们选择合适的患者、适当的规模继续开展随机对照临床研究。目前有一项随机对照双盲多中心的临床研究（NCT02633163）已注册，旨在探讨脐带 MSC 治疗系统性红斑狼疮的安全性及有效性。

（二）MSC 移植治疗类风湿关节炎

一些临床前研究表明 MSC 治疗胶原诱导关节炎（CIA）鼠可抑制 Th1/Th17 促炎反应，并增强 Treg 调节作用，然而另有研究则报道 MSC 不能有效改善 CIA 小鼠病情。由于这些有争议的结果导致临床研究的推迟。至今为止，最大的一项非随机、对照临床研究中，172 例对传统治疗无反应的类风湿关节炎患者，136 例接受脐带 MSC 静脉输注，另外 36 例则仅输注 MSC 培养基，所有患者均用改善病情抗风湿药（DMARDs）治疗，结果显示 MSC 应用后 4%患者有寒战或发热，大部分患者无不良反应。MSC+DMARDs 治疗组病情有改善，且与外周 Treg 上调相关。

（三）MSC 移植治疗 SSc

SSc 是一种以炎症、皮肤硬化及血管病变为特征的自身免疫性疾病。MSC 治疗缺血动物模型可分泌细胞因子促进血管新生，并刺激局部细胞向损伤部位迁移。有 4 例关于 MSC 治疗 SSc 的临床报道，患者均为广泛皮肤坏死，伴或不伴肺、心脏纤维化，MSC 静脉治疗减轻溃疡部位疼痛，促进溃疡及坏死皮肤愈合，局部血管新生及血供增加。4 例均未见明显不良反应。异基因 MSC 治疗 SSc 似乎是安全的。2017 年，孙凌云团队还发文报道了通过联合血浆置换和异基因脐带源 MSC 治疗 SSc。共入选 14 例患者，随访 12 个月后，平均改良 Rodnan 皮肤评分由 20.1±3.1 改善至 13.8±10.2（$P < 0.001$）。3 例患者合并间质性肺疾病，联合治疗 12 个月后均有肺功能和 CT 图像改善。随访期间，联合治疗也显著降低抗 Scl-70 自身抗体效价和血清转化生长因子-β 和血管内皮生长因子水平。这些早期临床研究表明 MSC 治疗 SSc 能有效改善疾病活动度，不过仍需较大样本随机对照临床研究进一步探讨其安全性及疗效。

（四）MSC 移植治疗 SS

目前关于 MSC 在 SS 方面的研究较少。MSC 治疗 SS 动物模型 NOD 鼠，可减少唾液腺局部 T、B 淋巴细胞聚集及上调 Treg，减轻组织炎症损伤，改善唾液腺功能（如唾液流率增加）。基于异基因 MSC 对 SS 动物模型的疗效，本中心的一项临床研究，以异基因脐带 MSC 治疗 24 例原发性 SS 患者（对传统治疗反应差），其中 11 例仅口干和（或）眼干、13 例严重系统受累，随访 12 个月，结果显示所有患者无明显不良反应，MSC 可使上述症状缓解，SS 疾病活动度（SSDAI）下降，视觉模拟量表整体评分得到明显改善，同时自身抗体抗 SSA/Ro、抗 SSB/La 滴度下降，这些可能通过抑制 Tfh 细胞分化及功能等实现。

综上，MSC 治疗 AID 的机制首先在于其具有免疫调节作用，显示出抑制淋巴细胞增殖和抑制炎症的能力。主要表现为抑制淋巴细胞的增殖和分化、抑制树突状细胞的成熟和功能以及影响其他免疫细胞如自然杀伤细胞和巨噬细胞等的功能。MSC 能够显著调节特异性和非特异性 T 细胞的增殖，且不依赖于主要组织相容性复合物。有实验表明，MSC 可以调节及维持调节性 T 细胞的表型和功能。MSC 可能直接或间接抑制与 AID 相关的辅助性 T 细胞如 Th1、Th2 和 Th17 细胞以及细胞毒性 T 细胞。此外，还有实验表明静脉单次注射自体 MSC 能够防止严重关节炎的发生，并且可以减少血清中的炎症因子。利用其免疫调节特性，MSC 移植被用于治疗多种 AID 如系统性红斑狼疮等。

MSC 治疗 AID 的另一个机制是其具备强大的多向分化潜能。在再生医学和组织工程研究中，可利用 MSC 的自我更新和增殖能力促进组织的再生修复，如骨及软骨的修复及神经元的再生和髓鞘重建。因此，在 RA 等关节和软骨有损伤的 AID 中，MSC 可以发挥修复关节、软骨及重建神经元和髓鞘的作用。

由于 MSC 的低免疫原性，目前，主要进行同源异体的 MSC 输注。通过静脉注射途径给予病人适量的 MSC，MSC 自发归巢到病变部位，同时在血液系统中发挥免疫调节作用。

目前多数临床研究仍选择一些难治性患者，因 MSC 来源、数量、输注途径等不同，不同临床研究其患者疗效有一定差异。因此，在 MSC 广泛应用于临床前，需要解决以下问题：①自体和异体间充质干细胞的选择；②不同组织来源的间充质干细胞移植的选择；③间充质干细胞培养和扩增的规范化；④间充质干细胞体外扩增后使用的安全性问题；⑤间充质干细胞移植后，细胞在体内的分布、免疫调节特征的稳定性、分化的方向等。

展　望

中西医结合再生医学，是以精与干细胞理论为基础，通过中医药学手段，调动机体自身的潜力，通过改变干细胞的微环境，激活体内处于静止期或休眠状态的干细胞，使其增殖、迁移、分化，或以中医药手段联合干细胞移植、组织工程重建以提高效率，从而达到促进组织自我更新与修复、功能重建以防治疾病或延缓衰老的目的。核心是中医药调控干细胞，再生医学相关的研究内容，均可在中医药治疗相应疾病的基础上，以干细胞为靶点，来进行研究、阐释与深入挖掘。但中医药与再生医学结合用于风湿病的治疗和研究仍处于探索阶段，系统的研究成果较少。鉴于中医药调控组织再生是一个整体动态的复杂系统，采用日益成熟的系统生物学的理论与方法研究中医药调控脏腑组织再生是强有力的技术手段，是今后研究的重要发展趋势。

（张育敏　刘　琪）

第十章 风湿病的中西医结合护理

学习目标

1. 知识目标 掌握风湿病的临床特点、辨证要点、证治分类、护治原则及症状体征护理；熟悉中医适宜技术与物理治疗；了解常见风湿病中医护理方案。

2. 能力目标 能运用整体护理理念，熟练运用相关知识及中医适宜技术对患者实施规范化的综合护理；具备中医护理思维及评判性思维能力。

3. 素质目标 在护理实践中体现护理职业精神、护理伦理及人文关怀。

中医将风、寒、湿等邪气所致病证称为风湿病，包括了中医传统的各种痹证，如不能及时得到正确诊断和合理治疗，致残率较高。中医强调"三分治、七分养"，其中"七分养"的实践就是护理，通过运用各种护理手段帮助患者恢复健康。

第一节 风湿病的辨证施护

辨证施护是中医护理的一个基本特点，中医根据症状体征将风湿病辨为不同证型，施护是根据证型确立相应的护理原则和方法。而西医护理遵从辨病施护，依据症状给予相应护理方法从而减轻或解决患者的痛苦。

一、临床特点

（1）呈发作与缓解相交替的慢性病程：风湿病的病程漫长、病情反复，多次发作可造成相应脏器和局部组织的严重损害。

（2）异质性：同一疾病在不同患者的临床表现、药物应用耐受量及其疗效和不良反应以及预后等方面差异很大。

（3）免疫学异常或生化改变：风湿病患者常有免疫学或生化检查的异常，是相关疾病临床诊断、病情判断和预后估计的重要依据。

二、辨证要点

（1）辨病邪和病性：风湿病在中医上称为痹证，其证候特征因感受风、寒、湿、热邪的不同而表现不同，可根据疼痛的特点以及关节活动情况进行辨证。痹痛游走不定者为行痹，属风邪盛；痛势较甚，痛有定处，遇寒加重者为痛痹，属寒邪盛；关节酸痛、重着、漫肿者为着痹，属湿邪盛；关节肿胀，肌肤红，灼热疼痛为热痹，属热邪盛。痹证日久，有痰重和瘀重之别，若出现关节疼痛日久，肿胀局限，或见皮下结节者，多为痰；若出现关节肿胀，僵硬，疼痛不移，肌肤紫暗或瘀斑者，多为瘀。

（2）辨虚实：主要根据病程以及主症进行辨证。若为新病，痹痛游走不定或痛有定处，或关节酸痛、重着，或关节灼热疼痛，多为风、寒、湿、热之邪侵袭，多属实证；若痹证日久，关节屈伸不利，肌肉瘦削，腰膝酸软，或有阳痿，遗精，五心烦热，则为气血耗伤，脏腑受损，肝肾不足，多为虚证；若病程缠绵，日久不愈，关节肌肉刺痛，固定不移，或关节僵硬，屈伸不利，伴胸闷痰多，眼睑水肿等，为痰瘀互结、肝肾亏虚之虚实夹杂证。

三、证治分类

（一）风寒湿痹

1. 行痹

症状：肢体关节、肌肉疼痛酸楚，屈伸不利，可涉及肢体多个关节，疼痛呈游走性，初起可见恶风、发热等表证，舌苔薄白，脉浮或浮缓。

治法：祛风通络，散寒除湿。

2. 痛痹

症状：肢体关节疼痛，痛势较剧，痛有定处，遇寒则痛甚，得热则痛缓，关节屈伸不利，局部皮色不红，触之不热，舌质淡，苔薄白，脉弦紧。

治法：散寒通络，祛风除湿。

3. 着痹

症状：肢体关节、肌肉酸楚、重着、疼痛，肿胀散漫，关节活动不利，肌肤麻木不仁，舌淡，苔白腻，脉濡缓。

治法：除湿通络，祛风散寒。

（二）风湿热痹（热痹）

症状：游走性关节疼痛，可涉及一个或多个关节，活动不便，局部灼热红肿，痛不可触，得冷稍舒，可有皮下结节或红斑，常伴有发热、恶风、汗出、口渴、烦躁不安等全身症状，舌质红，苔黄或黄腻，脉滑数。

治法：清热通络，祛风除湿。

四、护治原则

以祛邪通络止痛为基本原则，根据邪气的偏盛，分别予以祛风、散寒、除湿、清热、化痰、行瘀，兼顾"宣痹通络"。痹证的治疗，治风宜重视养血活血，即所谓"治风先治血，血行风自灭"；治寒宜结合温阳补火，即所谓"阳气并则阴凝散"；治湿宜结合健脾益气，即所谓"脾旺能胜湿，气足无顽麻"。久痹正虚者，应重视扶正，补肝肾、益气血是常用之法。

五、症状体征护理

（一）关节疼痛与肿胀

（1）休息与体位：根据患者的全身情况和受累关节的病变性质、部位、多少及范围，选择不同的休息方式与体位。急性期关节肿胀伴体温升高、倦怠等症状时，应卧床休息。帮助患者采取舒适的体位，尽可能保持关节的功能位置，必要时给予石膏托、小夹板固定。为避免疼痛部位受压，可用支架支起床上盖被。休息时间过久易发生肌力减弱、关节挛缩、压疮、骨质疏松、心肺耐力降低等，故应根据患者的病情变化调整休息的时间，必要时应用适当的运动治疗以减少或避免上述症状的发生。

（2）协助患者减轻疼痛：①为患者创造适宜的环境，避免嘈杂、吵闹或过于寂静，以免患者因感觉超负荷或感觉剥夺而加重疼痛感。②合理应用非药物性止痛措施，如松弛术、皮肤刺激疗法（冷敷、热敷、加压、震动等）、分散注意力。③根据病情使用蜡疗、水疗、磁疗、超短波、红外线等物理治疗方法缓解疼痛，也可按摩肌肉，活动关节，防治肌肉挛缩和关节活动障碍。④遵医嘱用药，告知患者按医嘱服药的重要性和有关药物的不良反应。

（3）功能锻炼：①向患者及家属讲解活动对恢复和维持关节功能的作用，鼓励缓解期的患者多参与各种力所能及的活动。②根据受累关节的不同部位及病变特点，指导患者有规律地进行具有针对性的功能锻炼。运动方式须循序渐进，先减轻关节的疼痛，再增加关节活动度，然后再做肌力训练，最后再加强耐力训练。若活动后疼痛持续数小时，说明活动过量，应适当调整活动量。活动量应控制在患者能耐受的程度。

（4）日常生活活动能力锻炼：鼓励患者生活自理，进行日常生活活动能力锻炼。

（5）情志护理：①鼓励患者表达自身感受并评估其焦虑程度。在协助患者认识自身焦虑表现的同时，向患者委婉说明焦虑对身体状况可能产生的不良影响，重点强调出现焦虑时应采取积极的应对措施。②劝导患者家属多给予关心、理解及心理支持。③介绍成功病例及治疗进展，鼓励患者树立战胜疾病的信心。④教会患者及家属使用减轻焦虑的措施。

（6）病情观察及安全保护：观察患者的精神状态是否正常，发现情绪不稳定、精神障碍或意识不清者，应做好安全防护和急救准备，防止发生自伤和意外受伤等。

（二）关节僵硬与活动受限

（1）生活护理：根据患者活动受限的程度，协助患者洗漱、进食、大小便及个人卫生等，将经常使用的物品放在患者健侧手伸手可及之处，鼓励患者从事自我照顾的活动，尽可能帮助患者恢复生活自理能力。

（2）休息与锻炼：夜间睡眠时注意对病变关节保暖，预防晨僵。关节肿痛时，限制活动。急性期后，鼓励患者坚持每天定时进行被动和主动的全关节活动及功能锻炼，以逐步恢复受累关节功能，同时注意加强相邻肌肉力量与耐力锻炼。活动量以患者能够耐受为度，必要时给予帮助或提供适当的辅助工具，并教给患者个人安全的注意事项，指导患者及家属正确使用辅助性器材。

（3）情志护理：帮助患者接受活动受限的事实，重视发挥自身残存的活动能力。允许患者以自己的速度完成工作，并在活动中予以鼓励，以增进患者自我照顾的能力和信心。鼓励患者表达自己的感受，注意疏导、理解、支持和关心患者。

（4）病情观察及预防并发症：①评估患者的营养状况，注意有无热量摄入不足或负氮平衡。②严密观察患病肢体的情况，并进行肢体按摩，防止肌肉萎缩。③卧床患者应鼓励有效咳嗽和深呼吸，防止肺部感染。④加强保护措施，尤其患者活动初期应有人陪伴，防止受伤。⑤保持肢体功能位，如用枕头、沙袋或夹板保持足背屈曲，以防足下垂。⑥协助患者定时翻身、适当使用气垫等抗压力器材，以预防压疮。⑦采取预防便秘的措施，如保证足够的液体入量，多食富含纤维素的食物，适当活动，必要时给予缓泻剂。

（三）皮肤损害

（1）饮食护理：鼓励患者摄入足够的蛋白质、维生素和水分，以维持正氮平衡，满足组织修复的需要。

（2）皮肤护理：除常规的皮肤护理、预防压疮外，应注意：①保持皮肤清洁干燥，每天用温水冲洗或擦洗，忌用碱性肥皂。②有皮疹、红斑或光敏感者，指导患者外出时采取遮阳措施，忌日光浴；皮疹或红斑处避免涂用各种化妆品或护肤品，可遵医嘱局部涂用药物性软（眼）膏；若局部溃疡合并感染者，遵医嘱使用抗生素治疗的同时，做好局部清创换药处理。③避免接触刺激性物品，如各种烫发或染发剂、定型发胶、农药等。④避免服用容易诱发风湿病症状的药物，如普鲁卡因胺、肼屈嗪等。

（3）避免诱因：①寒冷天气注意保暖，尽量减少户外活动或工作，避免皮肤在寒冷空气暴露时间过长。外出时需穿保暖衣服，注意保持肢体末梢的温度，戴帽子、口罩、手套，以及穿保暖袜子等。②需要洗涤时宜用温水，勿用冷水洗手、洗脚。③避免吸烟、饮咖啡，防止引起交感神经兴奋，病变小血管痉挛，加重组织缺血、缺氧。④保持良好的心态，避免情绪激动和劳累而诱发血管痉挛。

第二节 中医适宜技术与物理治疗在风湿病护理中的应用

中医适宜技术以中医理论为指导，具有简、便、廉、验的特点，包括耳穴贴压、灸法、穴位贴敷、穴位按摩、蜡疗、中药湿敷等，同时借助物理治疗，通过直流电疗法及药物离子导入疗法，低频、中频、高频电疗和磁场疗法等促进患者康复。二者共同作用可达到通调经络、养正祛邪、综合调理的作用，从而在风湿病的不同阶段提高患者的生活质量。

一、中医适宜技术

（一）耳穴贴压

（1）目的：疏通经络、调节脏腑气血功能，促进身体的阴阳平衡。

（2）原理：《灵枢·经脉》中记载手、足三阳都联系耳部，阴经则通过经别合于阳经而与耳郭相通。《灵枢·口问》云："耳者，宗脉之所聚也。"刺激耳穴，可以疏通经络、运行气血、调阴阳、扶正祛邪，达到防治疾病的目的。耳与脏腑在生理、病理方面息息相关，是人体整体的一部分。耳郭的神经丰富，刺激耳穴能改善和促进神经系统的功能进而调控各个系统、组织器官的功能，达到防治疾病的目的。耳穴贴压是用胶布将王不留行子、莱菔子或磁珠等丸状物粘贴于耳郭上的穴位或反应点，给予适度揉、按、捏、压，使其产生热、麻、胀、痛等刺激感应，即"得气"感。

（3）取穴：关节疼痛者可取穴心、肾、脾、神门、内分泌、肾上腺、肝、脑、皮质下、患病关节对应的耳穴。

（二）灸法

（1）目的：温通经络，调和气血，消肿散结，祛湿散寒。

（2）原理：《灵枢·官能》说："针所不为，灸之所宜。"《医学入门》亦说："药之不及，针之不到，必须灸之。"温灸属于针灸范围，使用艾绒或其他药物放置体表的腧穴或疼痛处烧灼、温熨，借灸火的温和热力及药物作用，通过经络的传导，以温通经脉、调和气血、协调阴阳、扶正祛邪，达到治疗疾病、防病保健之功效。

（3）取穴：根据症状悬灸阿是穴，疲乏无力者加灸足三里、关元、气海。

（三）穴位贴敷

（1）目的：通过药物直接刺激穴位，并通过透皮吸收，达到活血化瘀、消肿定痛、行气消痞等目的。

（2）原理：穴位贴敷疗法是将外敷与经络孔穴相结合，其理论基础为整体观念和经络学说。腧穴作为脏腑经络气血汇聚之处，有独特的生理功能。刺激腧穴不仅可以治疗局部病症，还可治疗全身病症。穴位贴敷是把药物研成细末，用水、醋、酒、蛋清、蜂蜜、植物油、清凉油、药液等调成糊状，再直接贴敷穴位，通过药物对相应腧穴的刺激作用来达到治疗的目的。其实质是一种融经络、穴位、药物于一体的复合性治疗方法。

（3）取穴：根据症状取阿是穴，疲乏无力者可增加贴敷肾俞、脾俞、足三里。

（四）穴位按摩

（1）目的：通过局部刺激从而疏通经络，调动身体的抗病能力。

（2）原理：《素问·血气形志》说："经络不通；病生于不仁，治之以按摩醪药。"表明按摩有疏通经络的作用。按摩就是以中医经络学为基础，运用按、摩、推、拿、揉、掐、点、叩、擦、捏、擦等手法，以柔软、轻和之力，循经络、按穴位，施术于人体，通过经络的传导来调节全身，借以调和营卫气血，按摩后可感到肌肉放松、关节灵活。

（3）取穴：晨僵者可取穴双膝眼、曲池、肩髃、阿是穴。

（五）蜡疗

（1）目的：温通经络、行气活血、祛湿散寒、消肿止痛。

（2）原理：《本草纲目》中曾有记载："……用蜡二斤……熔令相入，捏作一兜鍪，势可合脑大小，搭头致额，其痛立止也……暴风身冷……破伤风湿……脚上冻疮……均有奇效。"此法属于温热疗法。医用蜡具有很强的柔韧性，可随意贴敷身体的任何部位。通过加热的医用蜡对病变部位产生刺激或温热作用，达到通经、活络、止痛、活血、抗炎、祛风除湿的功效，从而恢复关节功能。

（3）部位：患病受累关节处。

（六）中药湿敷

（1）目的：疏通腠理、清热解毒、消肿散结。

（2）原理：湿敷（渍）方首见于《肘后备急方》，该书记载："又丹痈疽始发浸淫进长并少小丹擒方。"至唐代孙思邈所著《备急千金要方》已载有数种渍方。用于肿疡，可疏通腠理，宣拔邪气，调和气血，消肿止痛；用于溃疡，可祛腐生新，去瘀止痛。该法将中草药煎汤取汁，湿敷患处，通过中草药有效成分对局部产生作用。

（3）部位：患病处皮肤或关节处。

（七）药物熏蒸

（1）目的：扩张局部血管、促进血液循环、温通血脉、消肿止痛。

（2）原理：《黄帝内经》中有"摩之浴之"之说，《理瀹骈文》曾指出"外治之理，即内治之理；外治之药，即内治之药，所异者法耳"。药物熏蒸是中医外治法的重要组成部分，以中医学基本理论为指导，用中药煮沸之后产生的蒸气熏蒸患者全身或局部，借药力热力直接作用于所熏部位，使全身经络涌动，推血运行，可治疗风寒湿三邪所致病证，促进关节肿胀的消退，减轻关节疼痛。

（3）部位：患病处关节。

（八）拔火罐

（1）目的：吸拔病变部位或特定经络、穴位的风寒、瘀血、热毒等，使经络气血舒畅，温经通络，宣通气血，活血散瘀，消肿止痛，除湿逐寒。

（2）原理：拔罐法采用"内病外治"的方法，遵循中医脏腑、经络、气血等理论为基础，以罐为工具，利用负压使罐吸附于体表腧穴或患处的一定部位，通过拔罐对皮肤、毛孔、经络、穴位的吸拔作用使局部皮肤出现充血、瘀血等良性刺激表现，将充斥于体表的病灶及经络、穴位乃至深层组织器官内的风寒、瘀血、热毒、脓血等排出体外，使邪出正复，气血通畅，从而达到调节脏腑、平衡阴阳、疏通经络、防治疾病的作用。

（3）取穴：大椎、膈俞、脾俞、血海、足三里，患肩部加肩髃、肩髎，患腕部加外关，患膝部加梁丘、阳陵泉。

（九）中药离子透入

（1）目的：活血化瘀、软坚散结、抗炎镇痛。

（2）原理：利用电学原理，用直流电使中药离子通过皮肤汗腺管导入人体，利用正负电极在人体外形成一个直流电场，在直流电场中加入带阴阳离子的药物，利用电学上"同性相斥，异性相吸"的原理，使药物中的阳离子从阳极，阴离子从阴极导入体内，达到治疗疾病的目的。药物直接导入局部组织，使局部组织中药物浓度明显升高，对四肢关节部位的骨质增生或"骨刺"治疗效果较好。

（3）部位：患病关节。

二、物 理 治 疗

（一）直流电疗法及药物离子导入疗法

（1）原理：直流电疗法是应用低电压小强度的平稳直流电通过人体一定部位治疗疾病的方法，它是药物离子导入疗法和低频电疗法的基础。药物离子导入疗法是使用直流电将药物离子通过皮肤、黏膜或伤口导入体内进行治疗的方法。

（2）适应证：骨关节炎、颈椎病、软组织感染、神经衰弱、血管性头痛、自主神经功能紊乱、皮肤溃疡及慢性鼻炎等。

（3）禁忌证：急性湿疹、电极处皮肤破损、直流电过敏、有出血倾向。

（二）低频脉冲电疗法

（1）原理：低频脉冲电疗法是应用频率1000Hz以下的脉冲电流治疗疾病的方法，目前常用的方法为感应电疗法，可以通过脉冲电流兴奋正常神经和肌肉组织，防止肌肉失用性萎缩，促进肢体血液循环。此外，电刺激可以引起神经元高度兴奋，然后继发性抑制，从而治疗神经衰弱。

（2）适应证：失用性肌萎缩、平滑肌肌张力低下、软组织粘连。

（3）禁忌证：痉挛性麻痹、急性化脓性炎症、出血倾向。

（三）中频电疗法

（1）原理：应用频率为1～100kHz的脉冲电流治疗疾病的方法。目前常用的方法有音频电疗法、正弦调制中频电疗法及电脑中频等，其作用有镇痛、促进局部血液和淋巴循环、刺激骨骼肌收缩、软化瘢痕以及松解粘连。

（2）适应证：肩周炎、颈椎病、腰椎病、骨关节炎、类风湿关节炎、软组织扭伤、肌肉劳损、术后粘连和瘢痕等。

（3）禁忌证：恶性肿瘤、血栓性静脉炎、急性化脓性炎症、有出血倾向等。

（四）高频电疗法

（1）原理：应用超过100kHz的高频正弦交流电流治疗疾病的方法。按波长分为长波、中波、短波、超短波和微波疗法。高频电疗法可通过内生热或非热效应发挥治疗作用，而无电解和兴奋神经-肌肉作用，治疗时电极可以不接触皮肤。

（2）适应证：关节肌肉疾病、神经根炎、神经痛、胃肠痉挛等。

（3）禁忌证：恶性肿瘤、结核病、出血倾向和植入心脏起搏器的患者等。

（五）磁场疗法

（1）原理：应用磁场作用于人体患处进行疾病治疗的一种方法，类型有直流磁场、交变磁场、脉动磁场及脉冲磁场，其作用有镇痛、镇静、消炎、消肿和软化瘢痕。

（2）适应证：软组织扭挫伤、关节疾病、肠粘连、慢性感染性疾病、前列腺炎、神经血管性头痛、神经痛等。

（3）禁忌证：植入心脏起搏器的患者。

（六）超声疗法

（1）原理：利用超声波作用于人体来治疗疾病的方法，所用超声波频率多在 800～1000kHz。作用有机械作用、温热效应和理化效应。

（2）适应证：关节纤维性粘连、腱鞘炎、瘢痕、注射后硬结、软组织扭挫伤、肩周炎等。

（3）禁忌证：孕妇下腹部、小儿骨骺处、皮肤破损处、有出血倾向以及头部、眼睛、心脏、生殖器等部位慎用。

（七）红外线

（1）原理：红外线主要由热光源产生，有近红外线（0.76～1.5 μm）及远红外线（1.5～400 μm），主要生物学作用为热作用，可改善局部血液循环、促进局部渗出物的吸收而消肿、降低肌张力、增加胶原组织延展性、镇痛、促进新陈代谢及浅层组织炎症的消退等。

（2）适应证：慢性和亚急性炎症、外伤性软组织损伤等。

（3）禁忌证：神志不清和昏迷的患者以及肢体动脉阻塞、有出血倾向、新鲜瘢痕组织、急性创伤的肿胀部位等禁用。头部应用时注意保护眼睛。

（八）紫外线

（1）原理：紫外线波长小于 180 nm。临床常用生物剂量为在一定的灯距下，紫外线照射后引起最小红斑反应所需的最短照射时间。紫外线照射的作用有抗炎、镇痛、抗佝偻骨质疏松、脱敏、促进组织再生、促进皮下瘀血吸收等。

（2）适应证：各种感染及非感染性病变，如疖、痈、神经炎、关节炎等；过敏性疾病，如过敏性鼻炎、荨麻疹；佝偻病和骨质软化病。

（3）禁忌证：系统性红斑狼疮、紫外线过敏、血卟啉患者。

第三节　常见风湿病中医护理方案

中医护理方案为国家中医药管理局发布，其中风湿病中医护理方案发挥中医护理特色优势，对常见症状护理、中医用药护理、健康教育等方面给予了规范、系统、明确的专业指导，在风湿病的常见症状施护中发挥着重要作用。

一、尪痹（类风湿关节炎）中医护理方案

（一）常见证候要点

1. 风湿痹阻证

肢体关节疼痛、重着，或有肿胀，痛处游走不定，关节屈伸不利，舌淡红苔白腻。

2. 寒湿痹阻证

肢体关节冷痛，肿胀、屈伸不利，局部畏寒，得寒痛剧，得热痛减，舌胖，舌质淡暗，苔白腻或白滑。

3. 温热痹阻证

关节肿痛，触之灼热或有热感，口渴不欲饮，烦闷不安，或有发热，舌质红，苔黄腻。

4. 痰瘀痹阻证

关节肿痛日久不消，晨僵，屈伸不利，关节周围或皮下结节，舌暗紫，苔白厚或厚腻。

5. 气血两虚证

关节肌肉酸痛无力，活动后加剧，或肢体麻木，肌肉萎缩，关节变形；少气乏力，自汗，心悸，头晕目眩，面黄少华，舌淡苔薄白。

6. 肝肾不足证

关节肌肉疼痛，肿大或僵硬变形，屈伸不利，腰膝酸软无力，关节发凉，畏寒喜暖，舌红，苔白薄。

（二）常见症状及证候施护

1. 晨僵

（1）观察晨僵持续的时间、程度及受累关节。

（2）注意防寒保暖，必要时佩戴手套、护膝、袜套、护腕等。

（3）晨起用力握拳再松开，交替进行 50～100 次（手关节锻炼前先温水浸泡）；床上行膝关节屈伸练习 30 次。

（4）遵医嘱穴位按摩：取双膝眼、曲池、肩髃、阿是穴等穴。

（5）遵医嘱艾灸：悬灸阿是穴。

（6）遵医嘱中药泡洗、中药离子导入、中药熏洗。

2. 关节肿痛

（1）观察疼痛性质、部位、程度、持续时间及伴随症状。

（2）疼痛剧烈的患者，以卧床休息为主，受损关节保持功能位。

（3）局部保暖并在关节处加护套。

（4）勿持重物，可使用辅助工具，减轻对受累关节的负重。

（5）遵医嘱穴位贴敷：取阿是穴。局部皮肤色红，禁止穴位贴敷。

（6）遵医嘱中药离子导入、中药药浴。

3. 关节畸形

（1）做好安全评估，如日常生活能力、跌倒/坠床等，防止跌倒或其他意外事件发生。

（2）遵医嘱阿是穴艾灸、阿是穴穴位贴敷、中药泡洗、中药离子导入。

4. 疲乏无力

（1）急性期多卧床休息，恢复期适量活动，防止劳累，减少弯腰、爬高、下蹲等动作。

（2）遵医嘱艾灸：取足三里、关元、气海等穴。

（3）遵医嘱穴位贴敷：取肾俞、脾俞、足三里等穴。

（三）中医特色治疗护理

1. 药物治疗

（1）内服中药：风寒湿痹者中药宜温服；热痹者中药宜偏凉服（其他详见《中药应用注意事项》）。

（2）注射给药（详见《中药应用注意事项》）。

2. 特色技术

（1）中药泡洗：建议在晨晚间进行；温度在 37～40℃，以患者耐受为宜；夏季温度可偏凉，冬季温度可适当调高。

（2）中药离子导入。

（3）艾灸。

（4）穴位按摩。

（5）穴位贴敷。

（6）中药熏洗。

（7）中药药浴：①湿热痹阻证，温度在 38～40℃；②寒湿痹阻证，温度在 40～43℃；③夏季温度可偏凉，冬季温度可适当调高。

以上详见《特色技术应用注意事项》。

（四）健康指导

1. 生活起居

（1）居室环境宜温暖向阳、通风、干燥，避免寒冷刺激。

（2）避免小关节长时间负重，避免不良姿势，减少弯腰、爬高、蹲起等动作。

（3）每日适当晒太阳，用温水洗漱，坚持热水泡足。

（4）卧床时保持关节功能位，行关节屈伸运动。

2. 饮食指导

（1）风湿痹阻：宜食祛风除湿、通络止痛的食品，如鳝鱼、薏苡仁、木瓜、樱桃等。食疗方：薏仁粥、葱豉汤。

（2）寒湿痹阻：宜食温经散寒、祛湿通络的食品，如牛肉、山药、枣、红糖、红小豆等。食疗方：红枣山药粥、黄酒烧牛肉等。

（3）湿热痹阻：宜食清热祛湿的食品，如薏苡仁、红豆、黄瓜、苦瓜、冬瓜、丝瓜、绿豆芽、绿豆等。食疗方：丝瓜绿豆汤、冬瓜薏仁汤。

（4）痰瘀痹阻：宜食活血化瘀的食品，如山楂、桃仁、陈皮、薏苡仁、绿豆等。食疗方：薏苡仁桃仁汤、山芋薏仁粥等。

（5）气血两虚：宜食补益气血的食品，如大枣、薏苡仁、赤小豆、山药、阿胶、鸡肉、牛肉、乌骨鸡、黑芝麻、龙眼肉等。食疗方：大枣山药粥、乌鸡汤。

（6）肝肾不足：宜食补益肝肾的食品，如甲鱼、山药、枸杞子、鸭肉、鹅肉、芝麻、黑豆等。食疗方：山药芝麻糊、枸杞鸭汤等。

3. 情志调理

（1）多与患者沟通，了解其心理状态，及时给予心理疏导。

（2）鼓励患者与他人多交流。

（3）鼓励家属多陪伴患者，给予情感支持。

4. 康复指导

（1）保持关节的功能位，并在医护人员指导下做康复运动，活动量应循序渐进地增加，避免突然剧烈活动。

（2）病情稳定后，可借助各种简单工具与器械，进行关节功能锻炼，如捏核桃、握力器、手指关节操等，锻炼手指关节功能；公路自行车，锻炼膝关节；踝关节屈伸运动等。可逐步进行太极拳、八段锦、气功等锻炼。

（五）护理难点

患者坚持功能锻炼的依从性差。

解决思路：①开展多种形式的健康教育；②制订个体化的康复锻炼计划；③多与患者（家属）沟通及随访。

二、痛风中医护理方案

（一）常见证候要点

1. 湿热内蕴证

关节肿胀，疼痛，触之发热，皮色发红。关节屈伸不利，发热，口渴，咽痛。汗出，小便黄，大便干。舌质红，苔黄厚、腻，脉滑数或弦滑。

2. 热毒炽盛证

关节疼痛剧烈，难以忍受，关节局部灼热，皮肤颜色发红发热。关节屈伸不利，高热，寒战，口渴，咽痛，周身疼痛，烦躁，汗出，小便黄，大便干。舌质红，苔黄，脉滑数或弦数。

3. 寒热错杂证

关节肿胀，疼痛，局部发热，恶风寒。关节屈伸不利，肌肤麻木，或见皮下结节或痛风石，关节皮色发红，身热不扬，口渴，汗出，阴雨天加重，肢体沉重。舌质红，苔薄白或白腻，脉弦或缓。

4. 痰瘀痹阻证

关节肿胀，刺痛，疼痛夜甚，关节强直畸形，关节屈伸不利，皮下硬节或多发痛风石，关节局部肤色晦暗，肌肤干燥无光泽。舌质紫暗，有瘀斑或瘀点，苔白腻，脉涩或弦滑。

5. 肝肾亏虚证

关节肿胀，疼痛，时轻时重或游走不定，触之发热，皮色发红。关节变形，屈伸不利，腰膝酸软，或足跟疼痛，五心烦热，口干咽燥，盗汗，头晕耳鸣，神疲乏力，舌质淡红，苔薄白，脉沉细数。

6. 脾虚湿阻证

身困倦怠，头昏头晕，腰膝酸痛，纳食减少，脘腹胀闷。舌质淡胖或舌尖红，苔白或黄厚腻、脉细和弦清。

（二）常见症状及证候施护

1. 关节肿痛

（1）观察疼痛性质、部位、程度、持续时间及伴随症状。

（2）疼痛剧烈的患者，以卧床休息为主，抬高患肢，关节制动，尽量保护受累部位免受损伤。

（3）局部保暖并在关节处加护套。

（4）勿持重物，可使用辅助工具减轻对关节的负重。

（5）遵医嘱穴位贴敷：取阿是穴。局部皮肤色红，禁止穴位贴敷。

（6）遵医嘱中药离子导入、穴位注射、中药外敷。急性期暂不予中药热敷，可给予冷敷。

2. 痛风结节

（1）观察结节发生的部位、程度及受累关节。

（2）急性期卧床休息，恢复期有规律地进行活动和锻炼，避免劳累。

（3）遵医嘱给予艾灸、中药离子导入、中药熏洗。

3. 关节畸形

（1）做好安全评估，如日常生活能力、跌倒、坠床等，防止跌倒或其他意外事件发生。

（2）遵医嘱艾灸：取阿是穴。

（3）遵医嘱中药泡洗、中药离子导入、阿是穴穴位贴敷。

（三）中医特色治疗护理

1. 药物治疗

（1）内服中药：中药宜温服，服用后胃脘不适者可每日分 3～4 次服用，避免空腹服药。

（2）注射给药。

（3）中药外用：观察用药部位的效果及反应。

以上详见《中药应用注意事项》。

2. 特色技术

（1）中药熏洗：每次 40 分钟，每日 1～2 次。

（2）中药离子导入。

（3）药物穴位注射：选择病变部位附近穴位，如外关、合谷、足三里、阳陵泉配合阿是穴，每日或隔日一次。

（4）艾灸。

（5）中药外敷：每隔 6～12 小时换药一次。

（6）中药泡洗：建议在晨晚间进行，温度在 37～40℃，以患者能耐受为宜。

以上详见《特色技术应用注意事项》。

（四）健康指导

1. 生活起居

（1）生活应有规律，保证足够的睡眠。

（2）注意气候变化及时采取防寒、保暖、防湿等措施。鞋袜要保暖舒适，避免脚部损伤。

（3）关节疼痛时应以休息为主，保持关节功能位，避免关节负重，抬高患肢。急性期可局部冷敷以减轻疼痛。病情缓解期，可以选择一些简单舒适的运动，如散步、慢跑、打太极拳、做健身操等锻炼。

（4）多做一些手指屈伸运动，防止关节僵硬畸形。

（5）积极减肥减轻体重，保持适当的运动量。

2. 饮食指导

（1）低嘌呤饮食：适当限制脂肪，限制食盐摄入，保持理想体重。

（2）禁忌烟酒，忌食肥甘厚味，辛辣刺激性食物，不宜喝大量浓茶和咖啡。

（3）饮水护理：要求患者多饮水，坚持每日饮一定量的水，2000～3000 ml/d，不可平时不饮，临时暴饮。饮水最佳时间是两餐之间及晚间和清晨，不宜饭前半小时内和饱餐后立即饮大量的水。痛风患者应可用饮茶代替饮白开水，并且宜在餐后 1 小时开始饮茶，以淡茶为宜。

（4）湿热内蕴证：宜食清热利湿、通络泄浊的食品，如薏苡仁、苦瓜、冬瓜、丝瓜。食疗方：冬瓜薏仁汤。

（5）热毒炽盛证：宜食清热解毒、通络泄浊的食品，如茭白、竹笋、西瓜、冬瓜、丝瓜、黄瓜。食疗方：丝瓜绿豆汤。

（6）寒热错杂证：宜食清热泄浊、温经通络的食品，如绿豆、乌梅、大枣。食疗方：绿豆大枣粥。

（7）痰瘀痹阻证：宜食祛瘀散结、化痰通络的食品，如柑橘、山药、薏苡仁。食疗方：山药薏仁粥。

（8）肝肾亏虚证：宜食益肾养肝、活络止痛的食品，如红枣、枸杞、山药、芝麻等。食疗方：山药芝麻糊。

（9）脾虚湿阻证：宜食健脾化痰、祛湿通络的食品，如山药、薏苡仁、冬瓜、西瓜。食疗方：山药绿豆粥。

3. 情志调理

（1）向患者讲解疾病的病因症状及饮食治疗的重要性，树立战胜疾病的信心。

（2）指导患者自我排解不良情绪的方法，如转移法、音乐疗法等。

（五）护理难点

患者控制饮食的依从性差。

解决思路：①开展多种形式的健康教育；②制订合理的饮食治疗方案；③多与患者（家属）沟通及随访。

三、阴阳毒（系统性红斑狼疮）中医护理方案

（一）常见证候要点

1. 热毒炽盛证

高热烦躁，面部红斑或出血斑，全身无力，关节肌肉疼痛，烦热不眠，口渴思冷饮，精神恍惚，严重时神昏谵语，抽搐昏迷，或有呕血、便血。舌质红，苔黄，脉洪数。

2. 气阴两伤证

患者见有不规则低热或持续低热缠绵，自觉心烦无力，五心烦热，以手足心热更甚，自汗盗汗，关节酸痛，妇女月经涩少，颜面浮红。舌体薄，苔少脉虚数。

3. 脾肾两虚证

疲乏无力，关节痛，四肢发凉，足肿腹胀，有时低热不断，肢冷面热，胸腹痞满，尿少，夜尿，舌淡胖苔白，脉细弱。

4. 脾虚肝郁证

腹胀，纳差胁痛，头晕头痛，女子月经不调或闭经，舌质紫暗或有瘀斑，脉沉缓或弦缓。

（二）常见症状及证候施护

1. 发热

（1）密切观察患者体温变化，准确监测记录体温。

（2）高热者可在头部、腋下、腹股沟放置冰袋，或使用冰毯物理降温，遵医嘱给予退热药物，热退汗出时，及时更换衣裤、被褥，防止受凉。

（3）保证休息，限制陪住和探视，避免交叉感染。

（4）遵医嘱穴位按摩，取合谷、曲池、耳尖等穴。

（5）遵医嘱耳穴贴压，取耳尖、肺、神门、咽喉、扁桃体等穴。

2. 关节肿痛

（1）观察疼痛性质、部位、程度、持续时间及伴随症状。

（2）疼痛剧烈的患者，以卧床休息为主，受损关节保持功能位，适当进行功能锻炼。

（3）局部保暖并在关节处加护套。

（4）勿持重物，可使用辅助工具，减轻对受累关节的负重。

（5）遵医嘱穴位贴敷：取阿是穴，局部皮肤色红，禁止穴位贴敷；中药离子导入；中药熏洗，局部红肿者，暂不熏洗；遵医嘱穴位注射。

3. 皮肤和黏膜受损

（1）保持皮损处局部清洁，宜用温水清洗，禁用冷水，避免化妆品和其他化学用品的刺激，局部不可搔抓，如皮损广泛，应防止感染。

（2）溃疡部位可用养阴生肌膜外贴。口腔溃疡者，进食时勿过烫、过咸、过甜、过硬，以减轻疼痛；进食后温水漱口，刷牙时应用软毛刷；如继发真菌感染，可选用1%～4%碳酸氢钠溶液含漱。外阴部糜烂、溃疡时，每日温水清洗，内裤宜柔软，每日更换。

（3）保持鼻腔的湿润，忌用力抠挖鼻孔，防止加重出血。出血时应及时通知医护人员，可用明胶海绵塞鼻或棉球蘸山栀粉塞鼻压迫止血，或遵医嘱给予麻黄碱滴鼻。

4. 雷诺综合征

（1）加强四肢末端的保暖。冬天戴棉手套，避免接触冰雪或暴露在低温下，夏天症状相对较轻，亦注意保暖，不可贪凉接触低温物品。

（2）可经常行局部按摩，以活血行血。

（3）忌饮咖啡，忌烟酒。

5. 胸闷、心悸

（1）协助患者取舒适卧位，保证充足的睡眠。

（2）予间断低流量吸氧，观察吸氧后的效果。

（3）嘱患者平淡情志，勿七情过极，保持情绪稳定。

（4）做好患者心理护理，避免不良的情绪刺激，必要时让亲属陪伴，给予亲情支持。

6. 尿少肢肿

（1）准确记录24小时出入量，限制摄入量（入量比出量少200～300ml），正确测量每日晨起体重（晨起排空大小便，穿轻薄衣服空状态）。

（2）遵医嘱予低盐、易消化、高维生素膳食纤维饮，忌饱餐。选用有利尿作用的食品，如海带、西瓜等，也可用玉米须煎水代茶饮。

（3）做好皮肤护理，保持床单位整洁干燥，定时翻身，预防压疮。会阴部水肿患者做好会阴清洗防止尿路感染，男性患者可给予吊带托起阴囊防止摩擦减轻水肿。下肢水肿者可抬高双下肢，以利于血液回流。

（4）应用利尿剂后观察用药后效果，定期复查电解质，观察有无水、电解质紊乱。

（5）形寒肢冷者注意保暖，可艾叶煎水浴足，温阳通脉，促进血液循环。

（三）中医特色治疗护理

1. 药物治疗

（1）内服中药。

（2）注射给药。

2. 特色技术

（1）穴位贴敷。

（2）中药熏蒸。

（3）中药离子导入。

（4）艾灸。

（5）耳穴压豆。

（6）穴位注射。

以上详见《特色技术应用注意事项》。

（四）健康指导

1. 生活起居

（1）保持病室整洁舒适，温湿度适宜，空气新鲜。

（2）避免日晒和紫外线的照射，外出活动最好安排在早上或晚上，尽量避免日光强烈时外出。外出时应撑遮阳伞或戴宽边帽。

（3）在寒冷季节应注意保暖，避免受凉，病情的稳定期还可进行适当的保健活动。

2. 饮食指导

（1）热毒炽盛证：饮食宜清淡，多食水果如梨、柑、西瓜、藕等，多食蔬菜，忌辛辣、香燥之品。

（2）气阴两伤证：忌食醇酒厚味等温燥伤阴的食物，如酒，牛、羊肉；饮食易消化、清淡以达清热、生津、滋阴的作用，如百合、红枣、乌鱼汤，可进食新鲜蔬菜水，如西瓜汁等，进食粗纤维食物，保持大便通畅。

（3）脾肾两虚证：饮食宜低盐，低于 3g/d，多食健脾补肾之品，如莲子、百合、瘦肉、鸭蛋白、鱼、核桃等，每晨温水冲服蜂蜜一匙，以润肠通便、通腑祛邪。

（4）脾虚肝郁证：饮食宜清淡，忌生冷食物，以免助湿。

3. 情志调理

（1）针对患者个体差异，与患者进行沟通性和解释性交谈，进行适当的健康教育，使其主动配合治疗和护理。

（2）鼓励患者的亲朋好友主动关心患者，给予精神物质支持。

（3）对于情志失调患者可以进行应试转移法和喜疗转移法。

（五）护理难点

狼疮脑病患者精神障碍的健康教育。

解决思路：①反复、多次进行健康教育；②制订个体化的健康教育计划；③多与患者（家属）沟通，专人看护。

四、脊痹（强直性脊柱炎）中医护理方案

（一）常见证候要点

1. 寒湿痹阻

腰骶冷痛，沉重，恶风寒，舌淡苔白，脉弦紧为主证。

2. 湿热痹阻

腰骶疼痛，伴发热，膝、踝等外周关节肿痛，或见目赤肿痛，口渴，舌红苔黄厚或腻，脉滑数为主证。

3. 肾气亏虚

腰部酸痛，足跟痛为主证，偏阴虚者多伴口干，五心烦热，舌红苔少，脉沉细；偏阳虚者伴精神疲惫，肢冷畏寒，舌淡苔白，脉沉无力。

4. 瘀血阻络

腰骶疼痛，疼痛夜甚，局部刺痛，舌暗，脉沉弦细为主证。

（二）常见症状及证候施护

1. 晨僵

（1）观察晨僵部位、持续时间、程度。

（2）病室应向阳、通风、干燥，病床不宜处于风口处。

（3）热敷或者洗热水澡缓解晨僵症状，松弛肌肉缓解疼痛。

（4）晨起可以做扩胸运动，缓解肌肉紧张，减轻晨僵症状。运动要循序渐进且不可动作过猛，以免造成肌肉拉伤等情况。

（5）遵医嘱行中药泡洗、中药熏蒸、微波射频、微针针刺。

2. 腰骶部疼痛

（1）观察疼痛的部位、性质、时间、程度、伴随症状，遵医嘱给予止痛剂，观察用药反应。

（2）保持环境安静。光线柔和，避免噪声及不必要的人员走动。

（3）急性期要求患者严格卧床休息。

（4）遵医嘱行中药熏蒸、直流电导入疗法、微波治疗、拔火罐等治疗。

3. 腰椎及胸廓活动受限

（1）评估活动受限的范围及患者生活自理能力。

（2）患者生活用品放置应便于取用。

（3）指导协助患者进行正确的体位移动，指导患者进行正确的功能锻炼。

（4）遵医嘱进行中药熏蒸、中药离子导入、艾灸等治疗。

4. 不寐

（1）枕头高度适宜，睡硬板床。

（2）保持病房安静、整洁，通风良好。

（3）睡前服热牛奶、温水泡脚，按摩双侧太阳穴、印堂穴。听舒缓的音乐，不宜饮浓茶或咖啡。

（4）遵医嘱应用镇静安神药，并观察用药后反应及效果。

（三）中医特色治疗护理

1. 药物治疗

（1）内服中药。

（2）注射用药。

以上详见《中药应用注意事项》。

2. 特色技术

（1）中药外敷。

（2）中药湿敷。

（3）中药离子导入。

（4）微波射频。

（5）中药熏蒸。

（6）耳穴贴压。

（7）穴位按摩。

（8）拔火罐。

以上详见《特色技术应用注意事项》。

（四）健康指导

1. 生活起居

（1）应避免强力负重，避免长时间维持一个姿势不动，勿用腰背束缚器使脊椎病恶化。

（2）睡觉时最好是睡硬床，平躺保持背部平直。如病变上行侵犯到上段胸椎及颈椎时，应注意停用枕头。

（3）避免体重超重，禁止吸烟。

（4）清晨起床背脊僵硬时，可用热水浴来改善。

（5）急性期严格卧床休息，恢复期积极进行功能锻炼。

2. 饮食指导

（1）饮食原则：宜食高蛋白、高维生素、富含钙质和铁质易消化的饮食、禁食辛辣油腻食物，忌吃生冷饮食，宜姜、酒等温热性食物。

（2）辨证施膳

1）痰瘀阻络证：宜食山楂、薏米、红豆、茯苓、白术、生姜等活血通络之品。食疗方：砂仁苡米怀山粥（砂仁、薏米、怀山药、大米）、怀山薏米莲子粥（怀山药、薏米、莲子肉、大枣、小米、白糖）。

2）寒湿痹阻证：宜食用牛羊肉、生姜、茴香、薏苡仁等温中散寒之品；忌食生冷；可适当饮酒。食疗方：乌头粥（生川乌、粳米、姜汁、蜂蜜）。

3）湿热痹阻证：宜使用冬瓜、丝瓜、绿豆芽、生梨、荸荠、芦根等清热祛湿之品，不宜食用温热性食物，如辣椒、桂皮、芥末、酒、羊肉等，以免助火伤阴，加重症状。食疗方：牛膝叶粥（牛膝叶、大米）等。

4）肾气亏虚证：宜食羊肉、牛肉、鸡肉、狗肉、鹿茸等滋补肾气之品。食疗方：柚子鸡，核桃人参饮（核桃仁、人参、生姜、冰糖）。

3. 运动指导

（1）平时生活中，注意坐、卧、行、立姿势等，以保证即使脊柱发生僵直，也能保存最佳功能位。

（2）鼓励患者早期预防肺部感染，坚持每日行扩胸运动，多做深呼吸。对生活不能自理的患者，应经常翻身、拍背，同时督促咳嗽，深呼吸以提高肺活量。

（3）功能锻炼：①两足开立，与肩同宽，双手叉腰，拇指向前，四指在后按住腰部两侧肾俞穴，腰部作环形摆动，左右重复 10 次。②患者取仰卧位，用双脚后跟和头颈部作支点，腰部用力向上挺，同时吸气，恢复仰卧，同时呼气，重复 10 次。③患者取俯卧位，双下肢伸直，双手向后，使头部、两侧上肢和下肢同时作背伸动作，尽量背伸重复 10 次。④游泳，应尽可能用多样的方式划水。最好避免剧烈运动及高强度的运动，如打网球、打篮球、打乒乓球等。

（五）情志调理

（1）采用暗示疗法、认知疗法、情志调理法，帮助患者建立积极心理状态。

（2）帮助患者识别应对生活中存在的心理问题，注意倾听、解释、安慰和鼓励。

（3）教育患者家属，增强抗病信心与耐心，取得理解与配合。

（4）情绪障碍者必要时给予心理治疗。

（六）护理难点

强直性脊柱炎患者治疗依从性差。

解决思路：①向患者及家属讲解疾病的发生、发展及转归，使患者了解按时服药的重要性和必要性。②对患者的不良情绪全面评估，鼓励家属和患者共同参与制订康复计划，循序渐进进行功能锻炼，提高治疗依从性。③对治疗信心不足的患者，医护人员应根据病情恰当解释，用转移法、分散放松疗法、音乐疗法等，增强患者治疗的信心。

（张　慧　赵　华）

第十一章 风湿病的中西医康复疗法

学习目标

1. 知识目标 掌握康复疗法与风湿病基础理论、基础知识、基本技能，以及常见风湿病的中西医结合康复进展和研究思路；熟悉风湿病常用康复评定方法与治疗技术以及康复疗法分类和中西医结合康复在风湿病中的运用。

2. 能力目标 具备完整的医学体系概念（保健、预防、临床与康复）；掌握康复医学理论和实践，熟悉患者在功能方面现存的问题和可能出现的问题，能确定有关身体、心理、社会等功能问题，提出处理的方式，为患者提供全面康复服务；能够独立运用中西医结合康复疗法防治风湿专科常见病、多发病，并可进一步临床实践，进行自学和开展科学研究等活动，从而不断提高风湿病康复的理论知识和临床研究的能力。

3. 素质目标 具备良好的职业道德素质和人文素养，是临床医务人员在康复工作过程中贯彻始终的指导思想和行为准则；具备较好的语言沟通技巧、有一定的社会工作能力和组织管理能力、有一定的教学辅导和参与科研的能力。

中医传统康复和现代康复的融合是我国康复医学的优势及特色，现代康复医学强调从外到内，从细分到整合对人体进行干预，重点作用于肌肉骨骼及神经系统，综合运用各种手段改善功能状态，而中医传统康复的功能训练则充分体现了"整体观""辨证论治""行神合一""治未病"等中医原创思想，强调身心并练、形神兼养、动静结合，着重通过躯体和精神心理的调适及平衡促进健康与康复，如针灸、推拿、打太极拳等传统康复手段。近年来，随着人口老龄化、慢性病发病率增高以及人们生活水平与质量的提高，康复理念不断增强，社会对康复医疗的需求也急剧增加，康复在骨关节与风湿病中的需求也逐渐凸显。风湿病中西医结合康复的发展由此进入了一个崭新的时期，伴随着中西医结合风湿病学科的建立和拓展，临床深化了对风湿病病因病机的认识，在类风湿关节炎、强直性脊柱炎、系统性红斑狼疮、骨关节炎、痛风等的治疗方法上有了较大发展，在一定程度上提高了疗效。风湿病作为严重危害人类健康的一类疾病，主要侵犯人体骨骼、肌肉、关节周围软组织以及其他多系统、多器官，其表现纷繁复杂，病情缠绵难愈，致畸致残率高。临床接诊风湿病患者能否做到思路清晰、评估完善、诊断及时、辨证准确、用药及治疗精当、沟通顺畅，是决定患者预后及转归的关键，也是对临床医生诊疗水平的考验。康复医学一体化现已成为世界发展主流，康复在朝着多元化发展的同时，也注重精细化发展与管理，而骨关节炎与风湿病康复被列为临床康复的又一个亚专科，康复手段也在不断完善与创新，中西医结合康复在风湿病治疗中发挥着举足轻重的作用。

风湿病患者康复治疗的关键点是医疗团队和康复团队共同协调，以达到减轻疼痛、预防关节畸形、保持体能、恢复和维持功能、提高生活质量的目的。以患者为中心，包括宣教在内的一体化服务，对于帮助患者实现个人目标是至关重要的。

第一节 康复医学基本理念

康复医学是具有基础理论、评定方法及治疗技术的独特医学学科，是医学的一个重要分支，是促进病、伤、残者康复的医学。康复原意即"恢复"，指"恢复到原来正常或良好的状态"。旨在通过综合、协调地应用各种措施，消除或减轻病、伤、残者身心、社会功能障碍，达到和保持生理、感官、智力精神和（或）社会功能上的最佳水平，使其能重返社会，提高生活质量。在康复医学中使用的治疗方法，称为康复疗法。康复疗法的内容非常丰富，包含中医康复疗法和现代康复疗法。

一、中医学与康复医学的联系

中医康复思维和理论一直贯穿于中医学的发展过程中，从《黄帝内经》时期到唐代《备急千金要方》、宋代《太平圣惠方》等历代专著中均有中医康复理论的记载和论述。时至今日，中医整体观、藏象学说、养生观念，以及诊断治疗原则等方面的论述为中医康复学理论的形成提供了基本构架，中医康复学得到了长足的发展，在理论、评定、治疗等方面逐渐形成自己的特色，成为独立的学科，其治疗方法包括针灸疗法、推拿疗法、拔罐疗法、刮痧疗法、中药疗法、情志疗法、传统运动疗法、饮食疗法等。现代康复涉及物理学、运动学、工程学、心理学、护理学、老年学、社会学与建筑学等多学科，其治疗方法包括物理疗法（物理因子疗法、运动疗法）、作业疗法、言语疗法、心理治疗、环境改造与康复工程等。

二、康复医学的组成

康复医学的组成包括康复医学理论基础、康复评定、康复治疗和临床康复。

康复理论基础涵盖康复医学的基本概念、康复医学的基础（包括残疾学、运动学、物理学、功能重建的理论等）以及康复医学与其他临床学科联系等。康复评定是康复治疗的基础，没有评定就无法规划治疗、评价治疗。评定不同于诊断，远比诊断细致而详尽，康复评定不是寻找疾病的病因和诊断，而是客观地、准确地评定功能障碍的原因、性质、部位、范围、严重程度、发展趋势、预后和转归，为康复治疗计划打下牢固的科学基础，从而设计合理的康复治疗方案。一个完整的康复治疗方案，包括有机地、协调地运用各种治疗手段。在康复治疗方案中常用的治疗方法有物理治疗、作业治疗、言语治疗、心理辅导与治疗、文体治疗、中国传统治疗、康复工程、康复护理、社会服务。上述各疗法在不同的康复阶段使用的比重不同。临床康复在临床各科各系统疾病所有阶段都可以有康复的介入、结合。介入越早结局越好。目前已经形成多个临床康复亚专业，比较成熟的有神经康复、骨科康复、儿科康复等，骨关节与风湿病康复是在临床康复中分出的又一个亚专业，目前正在不断发展中。

三、中西医结合康复发展

康复医学的形成与发展经历了漫长的历史，我国古代已有使用按跷、导引、气功等运动锻炼，以及针灸、推拿、熏洗、药熨、敷贴、热疗、磁疗等治疗疾病的历史记载，早在古代矫形外科，也有应用假肢和肢具记载，随着中医药事业的快速发展，中医康复的理论和方法也逐步得到了系统整理和总结，并形成了独立的学科。

古希腊希波克拉底提出关节制动可导致显著的肌肉萎缩和运动障碍，强调运动对防治失用性肌肉萎缩的重要性。17世纪开始强调锻炼对长寿的重要性。19世纪，助力运动、向心/离心性收缩运动、脊柱矫形运动得到提倡和发展；电疗、光疗、水疗、热疗等物理因子的应用大力发展，加上体疗和按摩构成了朴素的物理因子治疗法，用于治疗骨关节疾病及慢性病。20世纪，在两次世界大战伤残者的巨大康复需求推动下，运动疗法成为康复医学的主要技术。20世纪中期，康复的概念在美国和欧洲国家开始提出，作业治疗、言语治疗、假肢矫形及康复工程快速发展。1923年美国物理治疗师 Mary McMillan 来到中国北京协和医院建立了我国最早的理疗室，医师 Nunn VL 受英国教会的派遣来到济南齐鲁大学建立了物理治疗科，开展电疗、蜡疗、水疗等治疗项目。如今现代康复在世界各国向着多元化方向发展，在学术上提倡康复医学与临床紧密结合，由此康复医学一体化发展成为世界主流。现代康复医学强调应用各种医学手段对残疾者进行身体、心理、社会、教育等方面进行全面的训练，使其功能得到最大限度改善，最终以回归家庭和社会为目的。中医康复逐渐吸收现代康复理论评定方法等方面的优点，表现出中西医结合发展的学科特点。近年来，中西医结合康复在临床各科中快速发展与应用，随着风湿病学临床研究思路、科学方法及技术的进步，风湿病的中西医结合康复也在不断完善与发展。

四、临床医师与康复

作为现代医学科学理论与技术的医师，应该具备完整的医学体系概念（保健、预防、临床与康复）；康复的观点和技术是医疗计划和临床医师医疗手段的一个组成部分，临床医生应重视康复的早期介入，把握好康复的最佳时期。临床医师既是临床专科医师，也应是该专科的康复医师，因为他们对该科疾病的病理、临床及转归更为熟悉，更清楚可能发挥的潜力。

第二节 康复评定概述

康复评定是康复流程中的重要环节，通过评估发现和确定机体功能损害的原因、部位、性质、程度及预后，掌握患者功能障碍的现状、残存功能和潜在能力，为设定康复目标、制订合理的康复治疗方案、评价康复效果及预后提供依据。评定者应根据患者的残障情况从不同层面对患者进行全面的评定。康复评定是从功能、能力和各种环境因素角度全面考察患者作为一个完整的社会人的生存状况和质量。因此，康复评定是综合性的、跨学科的评定，不同的专业负责相关的专科评定。

一、康复评定的基本概念

康复评定是收集评定对象的病史和相关资料，实施检查和测量，对结果进行比较、综合、分析、解释，最后形成结论和障碍诊断的过程。康复评定的对象包括所有需要接受康复治疗的功能或能力障碍者。康复评定是制订康复计划的前提和基础，也是评价治疗的客观标准。康复治疗过程中应制订详细的个体化康复治疗和训练计划，使患者的康复功能与疗效最大化。康复评定一般分为初期评定、中期评定、末期评定三个时期。

二、康复评定的目的

（1）了解患者功能障碍的情况，对患者身体功能、家庭状况、社会环境等情况进行收集。确定其功能障碍种类、性质、部位、范围以及影响患者功能障碍的各种相关因素。

（2）根据评定结果制订适宜的康复目标和康复治疗方案。正确的康复目标，既不会使患者因期望值过高而抱有幻想，也不会过于悲观而对治疗失去信心，正确的康复评定与方案的制订可帮助康复医师正确地选择适当的治疗手段以促进功能恢复；或考虑如何进行自身功能代偿；研究应用轮椅、支具或其他辅助器具以增进功能和能力的具体方法等。

（3）评价康复疗效：在康复领域中，康复治疗（或训练）始于康复评定，止于康复评定。一个完整的治疗过程应是以评定开始，又以评定结束。通过评定，找到患者存在的问题（功能障碍），分清主次，根据评定结果制订出适宜的治疗方案，进行治疗。经过一定时间的治疗后，要再次评定以了解治疗效果，并根据再次评定的结果，制订或修改下一阶段的治疗方案，继续治疗，然后再评定，再治疗，直至达到既定的康复目标或需要停止治疗为止。

（4）判定患者预后情况：通过对患者情况的全面评价，了解预后及其转归，为进一步制订社区康复治疗计划提供客观依据。

三、康复评定的内容

康复评定通常是由康复协作组来完成（康复医师、物理治疗师、作业治疗师、言语治疗师、心理治疗师、假肢矫形师、康复护士和社会工作者等）。在临床应用中，中西医康复评定均包括四诊调查、检查测定、记录、综合和解释的内容。康复评定的内容包括主观材料、客观资料、功能评定、康复治疗方案的制订。

（一）主观材料

通过康复对象进行病史调查收集。在这一点上，中医康复医学所需采集的病史与一般临床医学病史也有相近之处。

1. 残障史

询问障碍史是康复评定过程中问诊的核心内容，除要了解发病时的情况及其所产生障碍的部位、时间、性质、程度以及障碍情况的演变过程和接受治疗的情况之外，还要了解功能障碍对患者日常生活活动及其职业和社会活动参与能力所造成的影响。

2. 个人生活史

个人生活史包括患者的性格、心态和行为表现、生活规律、烟酒嗜好、饮食习惯、居住条件，患者的个人兴趣、业余爱好、文化程度、培训经历、个人特长、职业性质、工作条件、经济情况等。有关个人生活史的资料，既要提供有价值的医疗资料，又要能提供与发生障碍有关的心理资料和参与社会生活能力的资料，为全面康复的工作计划确定依据。

3. 社会生活史

社会生活史包括患者的家庭和社区情况。对家庭生活史的了解，不仅是为了寻查与现存障碍有关联的家族性因素，还要能为患者重返家庭、重返社会提供必要的资料。

（二）客观资料

通过对康复对象进行体格检查获得的客观体征和功能表现，即一般情况，如生命体征、皮肤和淋巴、头、颈、五官、心胸腹肌肉、骨节系统、神经系统、泌尿生殖系统、外周血管等。

（三）功能评定

康复功能评定主要是通过对患者的临床诊查和测验，明确其心身功能障碍的性质和程度，掌握障碍所造成的或可能造成的各种影响，为正确设定康复目标，制订康复方案提供依据。功能评定包括躯体功能评定、心理与精神功能评定、日常生活活动能力评定、职业能力评定、社会生活能力评定、言语功能评定等。

（四）康复治疗方案的制定

康复治疗方案是患者、家属、治疗师及其他专业人员检验预后和预期结果的工具。具体康复方案的制订可由康复医师或治疗师主持，也可由康复协作组交流后共同制订。一个完整的康复治疗方案应包括诊断、主要功能障碍、康复目标、康复措施（治疗种类、部位、方法、设备、参数剂量、治疗时间、治疗频度）和治疗过程中的注意事项。

第三节 风湿病常用的康复评定

风湿病常累及骨骼肌肉系统，伴有疼痛、肿胀、关节活动受限、挛缩、肌力下降、畸形等，从而影响日常生活。评定前可根据疼痛类型、功能状况等划分多种评定方式，不同的情况要选择不同的评定方式。康复评定亦是治疗前后疗效指标的体现，为制订下一个治疗方案指出方向。风湿病常见的康复评定有疼痛评定、关节活动度评定、肌力评定和日常生活活动能力评定及其他评定等。

一、疼 痛 评 定

（一）概述

疼痛是一种与实际或潜在的组织损伤相关的不愉快的主观感觉和情绪情感体验，或与此相似的经历。疼痛一般分为急性疼痛、亚急性疼痛、慢性疼痛、再发性疼痛。相对急性疼痛而言，慢性疼痛是超出一般组织愈合时间（通常为 3 个月），且无明显生物学意义的持续性疼痛。风湿病患者中，多以慢性疼痛较多见，由于慢性疼痛迁延不愈，临床表现复杂多样，容易导致焦虑、睡眠障碍等心理障碍。故解决患者的疼痛问题显得尤为重要。

疼痛评定是指在疼痛治疗前及过程中利用一定的方法测定和评价患者的疼痛强度及性质等。

（二）疼痛评定方法

（1）疼痛部位的评定，常用 45 区体表面积评分法，适用于疼痛范围相对较广的患者，如颈痛、腰痛及肌筋膜疼痛等。

（2）疼痛强度的评定，包括视觉模拟评分法（VAS）、口述分级评分法（VRS）、数字评分法（NRS）等。

（3）压力测痛法是对疼痛的强度（如痛阈、耐痛阈）进行评定，适用于肌肉骨骼系统疼痛的评定。

（4）疼痛特性的评定，适用于需要对疼痛特性进行评定、合并存在疼痛心理问题的患者，常采用多因素疼痛调查问卷评分法。此法不仅能测量疼痛的程度，而且能对其疼痛的性质或其他相关因素和社会因素等进行多方位测量。常用方法是疼痛的麦吉尔疼痛问卷（MPQ）或简式麦吉尔疼痛问卷。

二、关节活动度评定

（一）概述

关节活动度（range of motion，ROM）亦称为关节活动范围。关节活动度评定是指运用一定的工具测量特定体位下关节的最大活动范围，从而对关节功能作出判断，确定康复治疗目标和方案的过程。关节活动度一般分为主动活动范围和被动活动范围两类。关节活动度异常的常见原因包括关节、软组织、骨骼病损所致的疼痛与肌肉痉挛；制动、长期保护性痉挛、肌力不平衡及慢性不良姿势等所致的软组织缩短与挛缩；关节周围软组织瘢痕与粘连；关节内损伤与积液、关节周围水肿；关节内游离体；关节结构异常；关节内渗出或游离体时异常、僵硬、运动控制障碍等。

（二）关节活动度评定方法

1. 测量工具

测量工具有通用量角器、方盘量角器、电子测角计、带刻度的尺子。

2. 测量方法

根据所测量的关节大小选择合适的量角器。在测量时应严格按照规定，固定臂与构成关节的近端骨长轴平行，移动臂与构成关节的远端骨长轴平行；量角器的轴心一般应与关节的运动轴相一致。

测量关节活动范围时的体位通常以解剖学立位时的肢位作为零起始点，测量旋转度时则选取正常旋转范围的中点作为零起始点。检查者应协助被检查者保持体位的固定，防止因代偿动作对测量结果产生影响。关节活动范围受多种因素影响，有个体差异，评定时宜作健侧、患侧对比。

（三）关节活动度评定注意事项

关节的生理运动通常包括屈和伸（在矢状面绕冠状轴的运动）、内收和外展（在冠状面绕矢状轴的运动）、旋转（在水半面绕垂直轴转动；向内或向前称为内旋或旋前；向外或向后称为外旋或旋后）。为了使测试结果准确、可靠，以及作出合理评价，必须注意以下几点：

（1）测试前不应在关节按摩、活动后进行关节活动范围检查。

（2）运动关节时要手法柔和、速度均匀，对伴有疼痛和痉挛的患者不能做快速运动。

（3）关节的主动和被动活动不一致时，提示肌肉肌腱存在瘫痪、挛缩或粘连等问题，宜分别记录主动和被动活动范围。评价关节活动范围时，以被动活动范围为准。

（4）测量的同时注意观察和记录关节名称、左右、主动 ROM、被动 ROM、关节强直（纤维性、骨性）、肿胀、畸形、挛缩、痉挛、疼痛、是否有外伤、测量时病人的反应等。关节疼痛时要注意疼痛的部位和范围并记录。

（5）注意药物对 ROM 测量结果的影响，如服用降低肌张力的药物期间，关节活动度增大。

三、肌 力 评 定

（一）概述

肌力指在肌肉骨骼系统负荷的情况下，肌肉为维持姿势、启动或控制运动而产生一定张力的能力。根据运动中作用的不同，肌肉分为原动肌、拮抗肌和协同肌等。肌肉的收缩形式分为等长收缩、等速收缩。肌力评定是评定受试者在主动运动时肌肉或肌群的收缩力量，借以评定肌肉的功能状态及障碍的程度，常用于肌肉、骨骼、神经系统病损的评定。

（二）肌力评定方法

肌力评定方法包括徒手肌力检查和器械肌力评定。

（三）肌力评定注意事项

（1）肌力测试特别是等长肌力测试时，持续的等长收缩可使血压明显升高。测试时如持续地闭气使劲，可引起乏氏反应，对心脏活动造成困难，有高血压或心脏疾病患者慎用，明显的心血管疾病患者忌用。

（2）在评定过程中，应对患者姿势和躯干、肢体位置进行标准摆放，并对近端关节进行良好的固定，以防代偿运动及其他干扰因素。

（3）评定者在重力检查、抗阻检查、肌肉收缩检查和运动幅度检查中应注意操作的正确性，以减少主观因素，保证评定的信度和效度。

（4）避免评定中患者的疼痛和疲劳感，规定适当的测试时机，在锻炼后、疲劳时或饱餐后不作肌力测试。正确记录评定结果。

（5）结合进行其他功能评定（如评定前的被动关节活动范围评定、必要的步态分析等），注意对特殊情况的评定（如面部肌肉的肌力）等。

四、日常生活活动能力评定

（一）概述

日常生活活动（activities of daily living，ADL）是指人们为了维持独立的日常生活而每天必须反复进行的、最基本的、具有共性的一系列活动，包括衣食住行和个人卫生等方面内容。日常生活活动包括基础性日常生活活动（BADL）和工具性日常生活活动（IADL）。日常生活活动能力评定是对日常生活活动能力做出的一系列评定。在日常生活中，最大限度的自理构成了康复工作的一个重要领域，要改善康复对象的自理能力，首先就必须进行日常生活活动能力评定。

（二）日常生活活动能力评定方法

日常生活活动能力有许多种评定方法，主要通过各种标准化量表来进行。基本评定方法包括回答问卷、观察以及量表评定。常用的标准化基础性日常生活活动能力评定为 Barthel 指数，常用的工具性日常生活活动能力评定为功能活动问卷（the functional activities questionary，FAQ）。

五、其 他 评 定

病情活动度评定、关节肿胀评定、手的灵巧性和协调性评定、关节畸形评定、肌萎缩评定、感觉功能评定、心肺功能评定等。

第四节　风湿病常用康复疗法

风湿病治疗方法丰富多彩，国内各种传统康复疗法和现代康复技术在交融和碰撞中不断探索。中医经历数千年的临床实践，积累了许多切实可行的治疗方法。中医传统康复的整体思想是根据天人相应、人与自然、社会相统一的观点，通过顺应自然、社会、整体调节，达到人体形神统一，是整体的康复观。在治疗过程中是通过辨证论治改善各种功能障碍的内在原因，体现中医治病求本和整体康复的原则。现代康复是以现代医学为基础，通过主动活动与被动运动、物理因子疗法、作业疗法、心理疗法、康复工程等手段使患者最大限度地恢复功能，提高个人适应性，回归社会生活的康复方法。风湿病具有致病因素多样、病变部位深浅不一、病理属性复杂之特点，决定了风湿病适合"杂合以治"。中西医结合康复疗法根据患者实际情况，充分发挥中医传统康复和现代康复的优势，为患者制订系统、规范、个体化的综合治疗计划，全面提升疗效，以便更快速、更高效地为患者解决病痛，提升生活质量。

一、中医康复疗法

中医康复是指在中医学理论指导下，采用各种中医康复治疗技术和方法，以改善和预防伤病残者的身心功能障碍，增强自理能力，使其重返社会，提高生活质量的过程。其治疗方法称为中医康复疗法。它以整体康复观、辨证康复观、功能康复观的基础为指导，强调三因制宜，调补虚损，扶正祛邪。中医康复在具体运用中注重把握患者康复阶段与病机变化，把多种康复治疗方法有机地结合起来，做到动静结合、药食结合、内治与外治结合、形神结合，从而更好地发挥康复作用，促进机体整体的康复。

（一）针刺疗法

1. 概述

针刺疗法是以经络调整为基础，通过补虚泻实手法针刺腧穴、激发经络气血的运行，从而达到疏经通络、调和阴阳、扶正祛邪的作用，促进身心康复的一种治疗方法。针刺疗法一般分为毫针刺法、三棱针法、皮肤针法、电针法、皮内针法、火针法、头针法、穴位注射法、割治法、埋线法等。针刺治疗风湿病，首先应四诊合参，审查病因，探明病机，辨别病性，确定脏腑经络归属，然后进行相应配穴处方治疗。

2. 针刺疗法原则

（1）针灸临床治疗选穴原则：常用的有近端取穴、远端取穴、局部取穴、结合西医学知识取穴、经验取穴等，配穴法则在选穴原则的指导下，依据病情不同，循经与辨证相结合进行选穴，常用的方法有远近配穴法、上下配穴法、轮换交替配穴法、三部配穴法、辨证配穴法等。

（2）针刺临床应用原则

1）辨证施术：即根据康复辨证的结果，分别施以相应的针刺方法。如强直性脊柱炎中的肝肾亏虚型，针刺可取肝俞、脾俞、肾俞、足三里，用补法可实肝肾之阴，运化水谷，生精化血，还应注意调补虚损、扶正祛邪及三因制宜等原则。

2）结合辨病施术：即根据辨病情况，施以不同的针灸方法，如鹤膝风可选血海、内外膝眼、足三里，用平补平泻，以活血止痛。

3. 针刺疗法操作方法及注意事项

选定穴位并施行常规消毒后，右手持针，左手按压在所刺部位上，根据针具的长短，选用适当的进针法。短针可用指切进针法；针具稍长时可采用夹持进针法；若针刺部位皮肤松弛，可采用舒张进针法；皮肉浅薄可用提捏进针法，择其一即可。针刺疗法除一般禁忌证外，还应注意进针角度、方向和深度。一般来讲，对肌肉丰厚部位的腧穴宜直刺（即针身与皮肤表面夹角约为90°）；对皮薄肉少的局部或采用透穴刺法时可平刺（即针身与皮肤表面夹角约为15°）；对肌肉较浅薄或内有重要脏器不宜直刺、深刺的腧穴，可采用斜刺（即针身与皮肤表面夹角约为45°）。至于针刺的方向，一般根据经脉循行方向、腧穴分布部位和针感所要达到的组织结构等情况而定。有时为了使针感到达病所，也可将针尖指向病痛部位。关于针刺的深度，可根据病人的体质、年龄、病情及针刺部位而定：身体瘦弱、年老、幼少、初病、头面、胸背及皮薄肉少处的穴位宜浅刺；而对体强肥胖、青壮年、久病、四肢、臀、腹及肌肉丰厚处的穴位宜深刺。临床中行针时提插法与捻转法单独或配合运用，以充分发挥其应有的作用。

附：其他针刺疗法

（1）电针法：是将针刺入腧穴得气后，在针具上接通接近人体生物电的微量电流，利用针和电两种刺激结合，以防治疾病的一种方法。电流强度需以患者能耐受为限，调节电流量时须逐渐由小到大，不可骤然增强，避免引起肌肉痉挛，造成弯针、折针或晕针，对于心脏病患者切忌电流回路通过心脏，以免发生意外。常见的波形有密波（常用于止痛、镇静、缓解肌肉和血管痉挛）、疏波（常用于治疗肌肉、关节、韧带、肌腱的损伤）、疏密波（常用于止痛、扭挫伤、关节周围炎、气血运行障碍、坐骨神经痛等）、断续波（多用于治疗痿病、瘫痪等）。

（2）温针法：是针刺和艾灸互相结合治疗疾病的一种方法，即在留针期间，于针柄上裹以艾绒或插一小段艾条点燃施灸的方法，因针、灸并用，故可提高疗效。

（3）三棱针法：是用三棱针点刺穴位或浅表血络，放出适量血液，治疗疾病的方法，又称"刺络疗法"或"放血疗法"。施术时必须无菌操作，点刺、散刺时手法宜轻快，出血不宜过多，注意勿刺伤深部动脉，病后体弱、贫血、孕妇和有出血倾向者禁用。此法多用于急证、热证、实证、瘀证、痛证等，通常在手指或足趾末端，如十宣、十二井穴或头面部的太阳、印堂、攒竹、上星等穴刺络放血。

（4）皮肤针法：是运用皮肤针叩刺人体一定部位，以激发经络功能，调整脏腑气血的防治疾病的方法。叩刺部位分为循经叩刺、穴位叩刺和病变局部叩刺三种。施术部位叩刺后，如有出血，用消毒棉球擦拭，保持清洁，以防感染；操作时针尖垂直上下，用力均匀，避免斜刺或钩挑；局部皮肤如有创伤、溃疡、瘢痕形成等，不宜使用本法。

（二）推拿疗法

1. 概述

推拿疗法是在中医基础理论和现代解剖学指导下，应用推拿手法或借助一定的器具，刺激患者体表特定部位或穴位，以防治疾病和强身健体的一种外治方法。通过手法作用于人体体表特定部位后，一方面其用力的直接作用发挥了活血化瘀、理筋整复、矫正畸形、纠正人体骨关节与软组织解剖位置错位等局部治疗作用；另一方面，手法动态力的波动信号可通过经穴→经脉→脏腑的传导通道，激发起人体阴阳、五行与经络系统平衡、生克与补泻的整体动态调控作用，反射性地影响营卫、气血、津液、脑髓、脏腑及精神、情志等生理活动和病理状态，从而起到平衡阴阳，调整经络、气血与脏腑功能，恢复筋骨和关节功能等全身性的调治作用。

2. 推拿操作要求与注意事项

一般来说，手法的操作要求主要包括明确诊断、辨证施治、补虚泻实和因人、因病、因时、因地制宜等几个方面。手法作为外治手段，除禁忌证外，医师在临床操作过程中还必须注意：患者舒适体位，根据患者的体质、病情和承受能力三因素来决定推拿力度，手法由轻到重、柔和均匀、持续有力、循序渐进，在推拿过程中，注意观察患者的神态，发现有异常者，如头晕、心慌、休克等，应及时变换手法或中止治疗。

（三）灸法

1. 概述

灸法，是利用某些易燃材料或某些药物点燃产生的温热等刺激，或利用某些材料之间与皮肤接触刺激，通过经络腧穴发生作用，达到防治疾病目的的一种外治疗法。它具有温经散寒、祛风活血、通痹止痛等作用，被广泛运用于临床各科，适用于虚证、寒证和阴证为主的慢性疾病，以及阳气不足之证。灸法分为艾灸法（艾炷灸、艾条灸、艾熏灸、艾铺灸等）、其他火热灸法（督脉灸、灯火灸、黄蜡灸、桑枝灸、阳燧灸、药锭灸、药捻灸、电热灸等）。灸法种类繁多，且操作方法各异，可参考其他相关教材。

2. 灸法注意事项

除参阅毫针有关注意事项外，还应注意：①根据患者的体质和病情，选用合适的灸法及穴位、体位等。施灸的程序一般是先灸上部、后灸下部、先背次腹、先头后四肢、先阳经再阴经，施灸壮数宜先少后多，特殊情况则例外。②施灸时，艾炷的大小、壮数、时间长短等，应考虑病人的体质、病情、部位而定。一般是初病、体壮，并且腰腹部，壮数宜多，艾炷宜大；久病、体弱、妇女、老幼，胸腹四肢，壮小数少；沉寒痼冷宜大艾炷多壮。③对肢体麻木或感觉迟钝的患者，勿过量施灸，以避免烧伤。颜面部、大血管、关节及肌腱处不可用瘢痕灸。④施灸后，皮肤多有红晕灼热感，若灸后起疱，小者自行吸收，大者可用消毒针头刺破，放出液体，外敷消毒纱布固定即可；若出现皮肤过敏者，可对症处理治疗。

3. 施灸禁忌主要考虑病情和部位两个方面

（1）病情方面：阴虚阳亢及邪热内炽者一般不宜用灸或慎用，如高热神昏、肝阳头痛、咯血吐血、中风闭证、抽风或极度衰竭等。

（2）部位方面：面部穴位不宜直接灸，关节活动处不宜化脓灸，重要脏器部位、乳头、大血管处、肌腱浅在部位，不宜直接灸，妊娠期少腹部及腰骶部不宜施灸。

（四）拔罐疗法

1. 概述

拔罐疗法，古代称为"角法"，是指用燃火、抽气等方法使罐内的气压低于大气压，并使罐吸附于病痛部位、经穴处的体表，以治疗疾病的方法。拔罐疗法具有行气活血、舒筋活络、消肿止痛、祛风除湿等功效，其机制是通过负压吸引、温热、调节作用促进血液循环，加快新陈代谢，使机体的废物、毒素等物质加速排出，增强机体耐受性和抵抗力等。罐因材料及使用方法的不同可分为竹罐、陶罐、玻璃罐、塑料抽气罐、多功能罐等。

2. 拔罐疗法操作方法

（1）闪罐：将罐吸拔于所选部位后立即取下，再迅速吸拔、取下，如此反复，直至皮肤潮红。

（2）留罐：将罐具吸拔在皮肤上留置一定时间，一般留置5～15分钟，再将罐起下，一般疾病均可应用。

（3）走罐：先在拟操作部位涂上凡士林、红花油等润滑剂，再用上述方法将罐吸住，然后手握罐身上下移动，力量、速度、幅度依病情而定。

（4）刺络拔罐：在三棱针点刺出血部位或皮肤针叩打部位用火罐吸拔，使之出血，以加强刺血治疗的作用，一般留置10～15分钟。

（5）留针拔罐：又称"针罐法"，即在针刺留针时，将罐拔在以针为中心的部位上，一般留置5～10分钟，待皮肤红润、充血或瘀血时起罐，再将针取下。

（6）起罐：一手拿住罐体，另一手拇指按压罐口边缘皮肤，用力按压皮肤使罐口与皮肤之间产生间隙，空气进入罐内，即可将罐取下。切勿用蛮力将罐拉起，以免损伤皮肤。

3. 拔罐疗法应用注意事项

（1）拔罐治疗室应宽敞明亮，空气流通、室温适宜，要注意患者保暖，并防止晕罐。

（2）根据病情与施术要求，选好体位，嘱患者体位应舒适，勿移动体位，以防罐具脱落；施术时充分暴露应拔部位，有毛发者须剃去，拔针罐应消毒，防止感染。

（3）老人、儿童与体质虚弱的患者施罐数量宜少，留罐时间宜短。初次拔罐者，除应消除其畏惧心理外，拔罐数量与时间也宜少宜短，待适应后再酌增。

（4）注意与患者沟通，观察其局部和全身反应。拔罐后一般有下述三种反应：①患者感觉拔罐部位紧束、酸胀、温暖舒适或有凉气外出，罐斑呈红或紫斑样变，为正常反应。②患者感觉吸拔部位明显疼痛或烧灼、麻木，多为吸拔力过大；若患者毫无感觉，多为吸拔力不足，此种情况均应起罐重拔。③拔罐期间，如患者出现头晕恶心、面色苍白、四肢发凉、全身冷汗、胸闷心悸，甚至晕厥、脉细弱等晕罐征象，应及时起罐，并参照晕针处理。

（五）刮痧疗法

1. 概述

刮痧疗法是指用边缘光滑的工具在患者体表部位由上而下、由内向外反复刮动，使局部充血，以达到扶正祛邪、防病治病作用的疗法。西医学证明刮痧可以扩张毛细血管，增加汗腺分泌，促进血液循环。刮痧疗法具有调整阴阳、疏通经络、活血止痛的作用。刮痧通过刺激体表的经络穴位，改善和调整脏腑功能，从而促进机体的阴阳平衡、疏通经络、活血止痛、祛瘀生新。根据刮拭方法的不同，刮痧主要分为刮痧法、撮痧法和拍痧法。其中刮痧法是让患者取舒适体位，充分暴露被刮部位，用刮痧板或其他工具（光滑的硬币、瓷碗、药匙等），蘸取油性介质或水，在体表特定部位按一定顺序反复刮拭的治疗方法。

2. 刮痧疗法的注意事项与禁忌证

刮痧时应注意室内保暖，尤其在冬季应避风寒，夏季刮痧时，应避风扇和空调直吹刮拭部位。刮痧手法应由轻到重，顺序由上而下，刮痧体位可根据需要而定，以患者舒适为佳。前一次痧斑未退之前，不宜在原处再次刮痧，一般间隔 3～6 天，以皮肤痧退为准。出痧后适当饮用温开水为佳（亦可饮用淡糖盐水），患者应避免风寒。凡危重病，如急性传染病、中风、心力衰竭、肾衰竭者，肝硬化腹水及全身重度浮肿者禁刮。白血病、血小板减少、紫癜及血友病等出血性疾病及皮肤有溃烂、破损、炎症者禁用。饱食后或饥饿时，孕妇的腹部、腰骶部，妇女的乳头以及对刮痧恐惧者禁用。

（六）中药外治疗法

药物外治疗法具有悠久的历史，是中医学治疗体系一种独具特色的治疗方法，它通过人体体表、孔窍、腧穴等部位施以相应药物来调节机体的功能，达到治疗五脏六腑疾病的目的。中药外治法包括贴敷疗法、热熨疗法、熏蒸疗法、蒸汽疗法和芳香疗法等。以下是风湿病康复中常见的几种外治方法。

1. 贴敷疗法

将药物直接敷贴在人体体表特定部位以治疗疾病的一种外治方法。不仅仅可以使药力直达病灶发挥作用，亦能使药性通过皮毛腠理由表及里，循经络内传脏腑，达到调节脏腑气血阴阳、扶正祛邪的目的。

敷贴所用物品是按不同方法将药物制成固体、半固体，依其性质和制法分为药膏及膏药。药膏制法以适宜的基质加入所需药末配制而成，常用的基质有动植物油、蜂蜡、酒、醋、水、鸡蛋清等，调成干湿适当的糊状使用。使用时嘱病人取适当体位，洗净局部待风干后再敷药，有时还需要纱布或胶布固定。膏药制法，将油与丹依一般方法制成基质，另将药料以煮提法提取浓缩为稠膏，在摊膏药时将基质加热熔化兑入稠膏。制法一般分为炸料、炼油、下丹成膏、去火毒、兑料、摊膏等步骤，适用于各种疾病，根据不同疾病选用不同的药物来治疗，以达到治疗疾病的效果。

2. 热熨疗法

热熨疗法是采用药物和适当的辅料经过加热处理后敷于患部或腧穴，使皮肤受热或借助热力逼药气进入体内治疗疾病的一种方法，具有舒筋活络、行血消瘀、散寒祛邪、缓解疼痛等作用。因用材不同，热熨疗法又分砖熨、盐熨、壶熨、药熨等。如大青盐熨，取大青盐 500g，铁锅急火爆炒后装入布袋，将布袋置于肚脐（或所述疼痛处）进行热熨，每次 30 分钟，每天 1 次。如大青盐渐渐冷却，可重新炒热再熨。热熨疗法临床适用范围颇为广泛，可应用于内外妇儿等各种病症，如感受风寒所致的风湿痛、头痛、腹痛、腰痛、四肢关节疼痛等症。湿热证、高热、急性炎症、癌肿、局部皮肤溃烂、四肢创伤感染、急性出血性疾病以及孕妇的腹部、腰骶部均忌用。

3. 熏蒸疗法

熏蒸疗法是利用药物加水煮沸后产生的蒸气熏蒸患处，通过热疗、药疗的双重作用而取效。热疗能疏松腠理，开发汗孔，活血通经，松弛痉挛的肌筋；药疗能对症治疗。两者配合，发挥散寒除湿、发汗祛风、温经通络、镇痛止痒等作用，适用于脑卒中患者关节痉挛僵硬、运动系统疾病、慢性风湿类疾病、皮肤类疾病、痛证、周围血液循环障碍及内科普通疾病。

4. 芳香疗法

芳香疗法是指将气味芳香的药物或精油作用于全身或局部以防治疾病的一种方法。常用精油的香气分子为药引，通过嗅觉神经传导到大脑的边缘系统，调动人的嗅觉和记忆，从而达到肌肉松弛、情绪舒缓的作用。用于治疗失眠时，芳香疗法通过缩短入睡时间或延长睡眠时间，从而达到提高睡眠效率、改善睡眠质量的目的，减少失眠以及安眠药的使用，常用的精油有薰衣草、马郁兰、安定情绪、安宁神气、玫瑰、香蜂草、岩兰草等。芳香疗法还适用于其他各种疾病，如皮肤病、内科疾病、妇科疾病、消化道疾病等。

（七）传统运动疗法

传统运动疗法是指具有我国特色和优良传统的运动锻炼形式，通过练意、练息、练形，以调养患者的精、气、神，进而促使其身心康复的一类方法。它吸收了传统的吐纳、导引、养生、练气等功法，不仅可以健身强体，对痹证的预防和治疗也有重要意义。传统运动疗法应遵循因人制宜、因时制宜、持之以恒、循序渐进的原则。传统运动疗法通常是以太极拳、五禽戏、八段锦和易筋经为主。

1. 太极拳

太极拳是以中国传统哲学思想为核心，结合易学中阴阳五行变化、中医经络学说以及导引、吐纳理论，集颐养性情、强身健体等多功能于一体的一种内外兼修、刚柔并济的传统拳术。太极拳运动具有中正安和、轻灵圆活、松柔慢匀、开合有序、刚柔相济的特点。练太极拳有助于伸展筋骨，防止骨骼变形，促进内部器官柔韧，运动时可带动全身肌肉活动，避免肌肉萎缩和韧带撕裂。此外，太极拳运动有助于保持放松、宁静的心态，坚持锻炼可以增强机体免疫力。

2. 五禽戏

五禽戏为 2000 多年前的名医华佗所创，通过"虎形""熊形""鹿形""猿形""鹤形"五种模仿动物形态形神的运动方式，以达到锻炼肢体关节，调畅气血阴阳，调节脏腑功能的目的。现代研究认为，虎功扩张肺气，熊功疏泄肝气，鹿功增强胃气，猿功固纳肾气，鹤功增强心脏及全身功能。虎形熊形侧重于力量，鹿形侧重于关节活动，猿形侧重于灵敏，鹤形侧重于平衡。五禽戏适用于运动器官疾病及内脏功能低下的患者。

3. 八段锦

八段锦是我国传统的养生运动，动作分为八段，且优美似锦，故此得名。其姿势有坐式和站式，运动要求"用意引导动作"。八段锦的每一段都有锻炼的重点，综合起来，对五官、头颈、躯干、四肢、腰、腹等全身各部位进行锻炼，起到了调和气血、疏经通络、柔筋骨健、协调脏腑等作用。现代研究已证实，这套功法能改善神经体液调节功能和加强血液循环，对腹腔脏器有柔和的按摩作用，对神经系统、心血管系统、消化系统、呼吸系统等器官都有良好的调节作用，适用于风湿病等慢性病患者及各脏腑组织或全身功能衰退者。

4. 易筋经

易筋经是通过特定的运动方法进行自我调养形神、呼吸的锻炼，改变筋骨、肌肉等软组织功能，同时调整脏腑功能，起到整体自我改善和修复作用的一种方法。易筋经有调养后天、理气舒胸、健腰壮肾、助臂强腕等功效，可与太极拳相互补充协同作用。易筋经动作有十二势，各有千秋，由于持续用劲的时间较长，而移动的过程较少，故保持心境平和、调息自然尤为重要。由于易筋经运动量大，体质特别虚弱者，不宜练习此法。

（八）情志疗法

情志疗法是指医生运用中医情志相关学说和心理学的理论及方法，通过医患之间语言、行为的交流帮助患者克服心理困难及心理障碍，达到改善心理状态和行为方式，从而治疗患者身心疾病的一种治疗方法。中医心理疗法历史悠久，早在《黄帝内经》就有相关记载，如《素问·阴阳应象大论》和《素问·五运行大论》中皆提到"怒伤肝，悲胜怒""喜伤心，恐胜喜""思伤脾，怒胜思""忧伤肺，喜胜忧""恐伤肾，思胜恐"的五志相胜法。此外，还有音乐疗法、澄心静默法、言语开导法、顺情从欲法、释疑解惑法、疏导疗法、激情疗法、暗示疗法等。

二、现代康复疗法

（一）休息

休息可以减轻关节炎引起的疼痛和疲劳，还有利于促进机体恢复和控制炎症。关节炎患者可以根据炎症或损伤的严重程度，采取绝对卧床休息、局部休息或间断休息。使用夜间夹板固定器可以使炎症关节局部休息从而有效减轻炎症和缓解疼痛。全天间断休息，每次休息 20～30 分钟，使关节伸展，从而减轻关节炎症和缓解疲劳。

（二）物理治疗

在现代治疗学中，应用物理因子治病的种类繁多，但概括起来不外乎应用天然物理因子和人工物理因子两大类。第一类，天然物理因子（如日光浴疗法、空气浴疗法、海水浴疗法、气候疗法、矿泉疗法等）；第二类，人工物理因子，包括运动与机械力（如运动疗法、关节松动或手法治疗、牵引疗法、正负压疗法），以及电、光、声、磁、热、冷、水及其他。由于风湿病复杂多变，可采用的物理治疗方法也较多。

1. 冷疗法

炎症急性期应首选冷疗法，冷疗可以减轻炎症反应、僵直、疼痛和肌肉痉挛。其治疗方式有冷敷包、冰按摩和冷水浴等。冷疗注意事项和禁忌证包括冷不耐受或对冷敏感（雷诺现象）、动脉供血不足、感觉以及认知/沟通障碍。

2. 温热疗法（简称热疗）

热疗通过温热的局部和远隔效应，达到促进血液循环、消炎、镇痛等作用，通常用于疾病亚急性和慢性期。浅表热疗方法有热敷包、石蜡浴热点、水疗、干热疗法和辐射热疗。深层热疗方法有超声波疗法，短波透热疗法和微波透热疗法。热疗可增加胶原组织在高温下的延展性，并可改善关节的灵活性。热疗的禁忌证包括局部缺血（动脉供血不足）、出血性疾病（血友病）或出血、感觉障碍、对疼痛无反应、恶性肿瘤、急性创伤或炎症、瘢痕组织形成、水肿、再生障碍性贫血和体温调节不良。

3. 电刺激疗法

电刺激疗法应用于疼痛控制和肌肉刺激。常用的有低频电疗（经皮神经电刺激、直流电疗等）、中频电疗（调制中频、音频电疗、干扰电疗等）、高频电疗（超短波疗法、微波疗法等）。光疗既可以起到镇静消炎作用，又可以达到兴奋作用。如红外线疗法可以促进炎症吸收，改善局部血液循环；激光疗法小剂量具有刺激兴奋作用，大剂量具有抑制作用。

4. 超声疗法

超声疗法通过机械作用与热作用可达到消炎止痛、软化瘢痕组织的效果。

5. 水疗

水疗由于水的浮力增加了关节和肌肉的支撑力量，增强了运动抗阻能力，以及来自水温和压强的感觉输入，从而减轻疼痛。

6. 磁场疗法

磁场疗法具有镇痛、消炎、消肿等作用，常用于风湿病患者。

（三）运动疗法

由关节炎引起的活动受限于一周后可导致肌力下降高达 40%。为关节炎患者制订的运动方案可以增强肌力和耐力，提高有氧能力，维持和增加 ROM，增加骨密度，改善其整体功能和健康状况。

进行运动疗法要循序渐进，科学锻炼。临床治疗中需根据患者自身情况确定运动强度、持续时间、运动频率、运动形式来制订运动处方。其目的是提高康复治疗效果，促进功能恢复。急性关节炎患者的运动包括等长等张运动和等速运动。运动应在可耐受范围内进行，每日两次被动 ROM 训练，防止关节挛缩。疾病急性期首选等长运动。等长运动时，肌力在无明显关节活动时产生（如平板支撑），其诱发关节内炎症、骨破坏和压力的程度最小。等张运动时，肌力在关节运动、可变速率和恒定负荷下产生（如举重）。无急性炎症患者可选用等张运动，因为他们能够耐受固定负荷下肌肉长度和关节位置的变化。等速运动时，肌力在关节运动、恒定速率和可变的外部阻力下产生，除非关节功能良好，否则不建议关节炎患者采用等速运动，因为等速运动通常需要最大的收缩力。

牵伸可用于维持和增加 ROM，防止挛缩。对于疾病活动期十分虚弱的患者，建议采用被动牵伸。一旦疼痛和炎症减轻，患者开始进行肌肉收缩运动时，通过治疗师或辅助设备的帮助进行牵伸训练。主动牵伸需要在无痛情况下进行。

关节松动术不能改变疾病本身的发展，风湿病关节炎发展到后期关节因疼痛、僵硬、畸形而限制活动。治疗目的是减轻疼痛，维持可用的关节内活动，并减少因活动受限造成的不良后果。进行关节松动术前，检查评定，了解患者存在关节活动受限或疼痛是由哪些因素造成的，疼痛的性质，明确治疗方向，是缓解疼痛、牵张关节还是处理软组织粘连、挛缩。根据问题主次，选择针对性手法。当疼痛和僵硬同时存在时，一般先用小级别手法（Ⅰ级、Ⅱ级）缓解疼痛后，再用大级别手法（Ⅲ级、Ⅳ级）改善活动。

（四）作业疗法

作业疗法是为恢复患者功能，有目的、有针对性地指导患者从日常生活活动、职业劳动、认知活动中选择一些作业进行训练，以缓解症状和改善功能，从而提高生活自理能力和生活质量的一种治疗方法。其重点在于增强手的灵活性、眼和手的协调性，以及对工作的控制能力和工作耐力。

（五）康复工程

康复工程是跨专业的交叉学科，涉及医学和工程学多学科若干专业，特别适用于一般治疗方法难以治愈的身体器官缺损和功能障碍患者。风湿病患者有不少到后期会出现关节畸形，所以就要依赖康复工程手段提供功能替代，减轻功能障碍的程度，改善患者整体的活动能力。

1. 矫形器

矫形器与支具是一种应用在身体不同部位的外部装置，其作用包括减轻疼痛、预防或矫正畸形、支撑或稳定和改善功能等。上肢矫形器用于手和手腕部以固定早期类风湿关节炎、腕管综合征、第1腕掌关节炎和桡骨茎突狭窄性腱鞘炎的疼痛关节。这些矫形器可以缓解疼痛和减轻受累关节的炎症，同时不影响周围未受累关节的活动。下肢矫形器主要用于控制膝关节、足部和踝关节的异常，包括膝关节不稳、股四头肌无力、韧带松弛、距下关节过度旋前和足底筋膜炎。可以对鞋进行改良，以适应脚趾的关节畸形，如拇外翻。脊柱矫形器用于提供脊柱支撑和限制活动，从而减轻疼痛。这些矫形器可根据脊柱稳定性提供不同程度的活动限制。

2. 辅助装置和家庭/环境改造

许多风湿病患者会出现不同程度的残疾。使用步行辅助装置（手杖和助行器），安全出行和日常生活活动辅助装置（组合进食手柄、纽扣钩、魔术贴鞋）补偿受限的 ROM 和减轻疼痛，同时提高关节炎患者的独立性。为确保患者居家安全，家庭改造是很有必要的，常见的是设置入门坡道、家装升降椅和在浴室安装扶手杆等。

（六）心理康复

心理康复学是以医学理论为基础，用心理学理论和技术恢复、矫正和补偿康复对象的心理功能和劳动能力的一门学科。风湿病及伴有肢体残疾或功能障碍者，往往伴有心理障碍（抑郁、焦虑、惊恐等）。临床康复过程中，可通过各种心理治疗手段，如支持性心理治疗、认知疗法和行为治疗来帮助患者克服心理障碍，从而更好地解除痛苦和适应现实环境。

三、其他疗法与技术

（一）关节腔注射技术

关节腔注射技术是风湿病康复与治疗中常用的一种技术。它主要是针对由于关节损伤、关节炎等因素引起的关节肿胀、疼痛、关节腔内积液等情况。常用的注射药物有玻璃酸钠、臭氧、曲安奈德+利多卡因+维生素 B_{12}、利多卡因+地塞米松+庆大霉素、生理盐水等。

（二）臭氧注射技术

臭氧（三氧）疗法是一种生物氧化疗法，即用臭氧治疗疾病的一种方法。臭氧作用于机体细胞，产生生化反应，通过介质间接实现灭活致炎因子，诱发神经系统内啡肽系统，抑制疼痛的外周敏化产生镇痛作用。低剂量臭氧具有免疫增强效应，如增强粒细胞和巨噬细胞的吞噬功能，提升机体对于病原微生物或者代谢废物的清除。高剂量的臭氧具有免疫抑制作用。臭氧具有增加氧供，改善组织缺氧以及清除氧自由基的作用。

臭氧注射疗法是将臭氧准确注射到病变关节腔内或周围的痛点、肌腱和韧带周围的痛点以治疗疾病的一种方法。常用的臭氧注射技术有关节内注射、软组织注射、神经根周围注射、皮内注射、椎间盘注射和臭氧自体血疗法。在风湿病临床应用中，推荐臭氧注射浓度不超过 30μg/ml，有部位容量 1～5ml，每次治疗总量不超过 30ml，频率 1～3 次/周，疗程 2～4 周。目前关于臭氧联合封闭注射治疗的研究已获得良好的效果。臭氧自体血回输疗法（又称臭氧免疫疗法）是指抽取患者自身一定数量的血液，使用适量浓度和体积的臭氧对血液进行处理，再回输到患者体内从而取得临床疗效的一种治疗方法。治疗频率与疗程：每天 1 次或每周 1～3 次，5～15 次为一个疗程。每年 2 个疗程或更多。臭氧自体血治疗浓度从低剂量开始，浓度为 20～45μg/ml。根据病情及治疗情况逐渐增加。

（三）神经阻滞技术

神经阻滞是将局部麻醉药及辅助药物注入外周神经的神经干上或附近，使阻滞点以下的神经分布区域疼痛缓解，病症消失的常用治疗方法。神经阻滞常用的药物主要是局部麻醉药如普鲁卡因、利多卡因、丁哌卡因，营养神经类药物如维生素 B 族、糖皮质激素，起到抗炎消肿作用。

第五节　特定疾病康复

风湿病康复的目标包括疼痛管理、关节保护、维持功能和活动能力。康复团队针对疾病损伤进行预防、早期识别和治疗以及提供全面的、以患者为中心的一体化服务，如通过减少炎症和稳定关节的干预措施来缓解疼痛；通过个性化的运动方案帮助患者恢复肌力和维持 ROM；通过 ROM 训练、力量强化训练、耐力训练、平衡训练、转移训练和步行训练来促进患者功能恢复。作业治疗可以指导和帮助患者学会生活自理、家庭改造与管理技能、职业培训以及保持体能等。

一、类风湿关节炎

（一）类风湿关节炎概述

类风湿关节炎是以一种慢性、对称性、进行性多关节滑膜炎为主要特征的系统性自身免疫性疾病，主要累及手、足等小关节，以及任何有滑膜的关节、韧带、肌肉、骨骼、心、肺及血管。其病变呈持续性反复发作，最终导致关节结构的破坏和功能丧失，影响日常生活。

（二）类风湿关节炎临床康复

1. 康复评定

（1）疾病活动性的评定：在康复治疗前，要先了解疾病的活动性情况，目前广泛应用 ACR 制定的标准来评定。

（2）关节肌肉功能评定

1）疼痛评定：临床常采用 VAS 评定疼痛的程度。

2）关节活动度评定：类风湿关节炎患者因软组织萎缩或晚期骨性僵硬所致关活动范围减小，采用关节量角器测量病变关节的活动范围，了解关节活动度。

3）关节畸形评定：对称两侧腕关节、掌指关节、近端指间关节肿胀痛、压痛、僵硬、绞锁。早期梭形肿大，后期掌指关节半脱位强直，挛缩形成"天鹅颈"畸形、"纽扣花"形、尺偏畸形、拇指"Z"字畸形等。

4）肌力评定：常用握力计测量肌力。但由于手指畸形一般握力计难以准确显示，目前普遍采用血压计测量，其方法是将水银血压计的袖带折叠充气，使水银汞柱保持于 4kPa（30mmHg）处，让患者前臂悬空用力握充气之袖带，握测 2~3 次，取其平均值。徒手肌力检查，不适用于严重畸形和变形的关节。此时宜采用功能性肌力检查。

5）肌肉萎缩的评定：可用软皮尺测量肢体周径表示。

6）关节肿胀评定：测量肢体围度及关节的周径，与健侧比较可了解关节肿胀的程度。

7）步态分析：患者因疼痛及关节畸形可引起步态异常，常见的异常步态有疼痛步态、肌无力步态、马蹄足畸形步态、髋或膝关节活动受限步态、关节不稳步态等。

8）日常生活活动能力评定：类风湿关节炎患者功能障碍的评定可用功能病损信号评定法（SOFI），Fries 功能障碍调查表或者改良的巴氏指数（MBI）评定患者的日常生活活动能力。

（3）类风湿关节炎的分期及功能障碍分级：ACR 根据 X 线检查关节破坏程度将类风湿关节炎分期，于 1991 年将类风湿关节炎功能进行修订，将日常生活分为自身照顾（吃饭、穿衣、如厕、洗漱）、工作、学习、家务和业余活动（娱乐、休闲、社交），较全面反映出能力障碍和社会能力障碍。

2. 康复治疗

康复治疗目的是帮助患者控制关节疼痛，维持或改善肌力、耐力和关节活动度，预防和（或）矫正畸形，防止肌肉萎缩，尽可能保持受累关节的功能，提高患者的生活自理能力和生活质量。根据类风湿关节炎的病情变化与不同时期制订个体化康复目标和针对性康复治疗措施。

（1）中医康复疗法

1）针刺疗法：以祛风除湿、活血通络、调和营卫和止痛为治疗原则。治疗时以循经和局部取穴为主，也可取阿是穴。主穴：主穴取风池、曲池、血海、合谷、太冲，根据病邪性质辨证取穴。

行痹者加风市、风门；热痹者加外关、尺泽；痛痹者，加阳辅、足临泣、承山、昆仑；着痹者，足三里、气海、上巨虚、下巨虚；痰瘀痹阻者，加丰隆、脾俞、膈俞；肝肾亏虚者，加三阴交、委中、肾俞、腰阳关、阳陵泉。依病变部位辨证配穴：下颌关节取下关、翳风；颈胸椎关节取完骨、天柱、华佗夹脊穴；腰椎关节取大肠俞、命门、八髎、委中；肩关节取肩髃、肩贞、肩中俞、肩外俞、臂臑、天宗；肘关节取小海、肘髎、手三里；腕关节取外关、阳池、阳谷、阳溪、腕骨；掌指关节取八邪、后溪；骶骼关节取关元俞、小肠俞、白环俞、环跳、秩边；髋关节取环跳、阳陵泉、髋关节围刺；膝关节取鹤顶、犊鼻、膝眼、曲泉、委中；踝关节取解溪、商丘、丘墟、昆仑、太溪、申脉、照海；跖趾关节取公孙、太冲、足临泣、八风。结合捻转补泻手法每隔 10 分钟行针 1 次，留针 30 分钟，每日 1 次。根据病情，还可选用其他针法，如耳针法、皮肤针法、三棱针法（如手指关节肿胀、屈伸不利时用三棱针点刺四缝穴）。

2）艾灸疗法：根据病变部位辨证取穴或根据病邪性质辨证取穴。

3）推拿疗法：推拿治疗应根据病情辨证选用相应手法，颈肩、上肢不适者，首先用㨾法从肩部施至腕部，重点在内侧；再用拇指推摩法和拿法，重点在关节周围；最后用指按法，按肩内俞、曲池、少海、手三里、合谷等穴；指间关节用捻法，配合各关节屈伸、旋转、牵伸等辅助运动。足踝部、下肢不适者，首先以㨾法施于大腿前侧及内外侧经膝部至小腿，再用推摩法和拿法施于相同部位，以各关节周围为主，后用拇指按法点按鹤顶、膝眼、阳陵泉、足三里、解溪等穴，趾关节以捻法配合踝关节屈伸、内外翻以及屈膝、屈髋、摇髋等辅助活动。腰背、髋部不适者，首先以推法平推脊柱，以热为度，再循脊柱两侧旁开 1.5 寸施㨾法，对脊柱及髋部压痛点重点揉按，其间配合髋关节后伸和脊椎向下掀压的辅助动作。必要时配合药物处方如药酒、药油或植物精油等介质以增强治疗效果。

4）中药疗法：临床须辨证施治，选用内服方剂或中药贴敷、天灸、中药熏蒸等外治疗法。

（2）现代康复疗法

1）休息：患者在炎症活动期应卧床休息及保持充足睡眠，有利于减轻疼痛、肿胀和预防关节破坏。但是为避免肌力下降，卧床休息时间要适度，不可完全卧床，并且采取正确的卧床姿势。仰卧时双脚支撑于床端的垫板上，以防足下垂畸形。膝下不宜垫枕。禁止关节超负荷负重，如搬重物、上下楼梯、长时间端坐及过度的肌力训练等。在炎症活动期的关节应用夹板制动，如用医用热塑板材根据不同部位加热后固定，可以消肿止痛，其效果优于任何一种其他的方法。夹板的作用是保护及固定急性炎性组织，其最终目的是保存一个既可活动又具有功能的关节，夹板应每天卸去一次，并施行适度锻炼，防止关节僵硬的发生。在炎症活动期应避免用手指提拉重物以免造成关节变形和脱位。

2）物理因子疗法：①冷疗。冷疗方式有冷泉、冷水浴、液氮冷冻喷雾等，具有减少组织渗出、促进炎症消退、水肿吸收和镇痛的作用，同时还可改善关节的活动度，促进功能的恢复；可使局部血管收缩，毛细血管的通透性下降，炎症渗出减少，同时冷疗可降低神经末梢的敏感性，痛阈上升，从而缓解疼痛。常用方法有冰水浸浴、冰按摩、冰袋敷等，每次治疗 10 分钟左右。②温热疗。其作用可增加组织伸展性及增加毛细血管通透性，镇痛并消除肌痉挛，常用的有温水浴（水温为 38～40℃）、石蜡疗法、泥疗法、中药熏蒸疗法，对晨僵具有较好的疗效。但急性期有发热不宜使用。③电疗。如经皮神经电刺激（TENS）、干扰电疗法及调制中频正弦电疗法均有很好的镇痛作用。TNES 可以减轻类风湿关节炎患者的疼痛症状，但对其治疗价值说法不一。对 TNES 治疗膝骨关节炎疼痛的各项研究进行 Meta 分析，结果显示，TNES 的使用方式会影响治疗结果，连续治疗的效果优于单次治疗，至少连续治疗 4 周效果最佳。④水疗法。常用矿泉浴、盐水浴、硫化氢浴等，可配合水中运动。急性活动期患者及发热者不宜作全身水疗。⑤光疗。急性期可用紫外线照射、激光照射治疗等。慢性期可用红外线照射、微波照射等。

3）运动疗法：①肌力的训练。关节炎会直接或间接降低肌肉强度、耐力、肌力等功能。炎症期使用夹板固定时，可采用等长收缩训练，以防肌肉萎缩。炎症控制病情稳定的患者可进行等张运动并逐步过渡到抗阻运动，训练时间逐渐延长。关节不稳或有炎症时，慎用抗阻运动，以免加重关节破坏，肌力训练应在无痛范围内进行。训练时，推荐功能性运动结合体位变化，以达到最大训练效果。治疗全程重视疼痛，尽量减少运动治疗时及治疗后的疼痛。若患者反映训练后疼痛持续超过1小时，则说明训练的方法不当、强度过大或时间过长，在下次训练时，应调整训练方法、减轻训练强度或缩短训练时间。对于髋、膝骨关节炎患者，手法治疗有一定疗效，但不适用于存在炎症或关节韧带松弛的类风湿关节炎患者。②关节活动度的训练。教会患者正确的休息体位，并鼓励患者每天坚持活动以维持关节的主动 ROM。应用辅助主动运动、被动运动、神经肌肉促进技术（PNF）等可治疗肌肉挛缩。急性关节炎患者，功能位固定应每2小时取下夹板，做该关节不负重、无痛范围内的主动运动或被动运动，每日2～3次，防止关节及肢体的挛缩。但在重度炎症时进行关节运动可能会提高关节内温度，引起关节内的白细胞增加而加重炎症，故不提倡此时进行关节运动。非急性期在可耐受范围内进行主动关节活动度训练或抗阻训练，每次3～5分钟，每日3～4次。③站立和步行训练。由于关节屈曲挛缩可造成站立和步行的姿势异常，导致平衡出现失调，因而必须进行站立和步行训练，可在扶车或他人支持下进行走路练习，使用拐杖练习行走。

4）作业疗法：对日常生活自理能力较差的患者，通过日常生活活动训练可增强肌力、增大ROM、预防和矫正畸形，如进食、取物、倒水、饮水、梳洗、拧毛巾、穿脱衣服、开关电器和水龙头、坐、站、下蹲、步行、上下楼梯、如厕等训练。为了达到生活自理，必要时改进某些生活用具以适应其功能状况，或设计、自制一些自助用具，改善生活自理能力。作业疗法除改善患者功能外，还能提高其社会适应能力，是对身心进行的一种综合训练。

5）康复工程：矫形器为了减轻关节畸形发展，缓解疼痛，消肿，防止由于关节不稳定而进一步受损。对于类风湿关节炎患者，手和腕部矫形器可以固定活动的关节，使关节得到休息和支撑，以减轻疼痛及肿胀。夹板有三种基本类型：功能性夹板（用于恢复或改善功能）、矫正性夹板（用于关节复位）、休息位夹板（用于维持关节位置、减轻疼痛）。休息位夹板可于夜间佩戴或白天间歇性佩戴。功能性夹板对于减轻疼痛和改善功能略有作用。手部夹板能够提高抓握及指握肌力。研究发现，佩戴市售的塑料功能性腕关节夹板完成任务时，尽管能够明显减轻疼痛，但是会减慢完成某些任务的速度。手部夹板对于缓解手骨关节炎患者的短期疼痛或长期疼痛有明显效果。使用矫形器之前均应由专业人员进行评估、选择，教会并监督患者使用。

6）心理治疗：类风湿关节炎患者的主要心理问题是，因关节慢性持续性的疼痛或肿胀、病变持续的破坏性进展，进行性关节变形及外形改变所带来的健康损害（如炎症、关节退变、乏力、功能障碍等），导致可能有工作的丢失、家庭的破裂等不安，继而产生无助、紧张、抑郁、焦虑或恐惧心理。认知行为治疗很有必要。首先为患者提供用于应对疾病的技能培训，用简化生物心理模式，强调精神和躯体如何相互作用而影响疼痛，强调患者在处理疼痛和功能障碍中可发挥关键作用；其次系统性培训患者的认知和行为应对技能，包括技能介绍、技能的指导实践、家庭实践计划的制订。培训着重于渐进性放松培训、定速活动方法、娱乐性活动计划、意念、问题解决及处理过度消极想法的训练方法等。有研究证明认知行为治疗除改善患者情感功能和应对疾病能力外，还对类风湿关节炎病情活动性有一定的影响。

7）注意事项：类风湿关节炎患者用药物治疗时应掌握好用量，在进行关节腔注射治疗后24小时内避免抗阻运动，在进行康复治疗时应循序渐进，注意观察患者运动后的疲劳程度，以及是否引起关节疼痛加重。患者在日常生活中注意掌握能量节约技术：①用合适的辅助装置，在最佳体位下进行工作或日常生活活动；②改造家庭环境，以适应疾病的需要；③休息与活动协调；④维持足够肌力，保持良好姿势；⑤对于病变关节，可在消除或减轻重力情况下进行运动。

二、强直性脊柱炎

（一）强直性脊柱炎概述

强直性脊柱炎是一种主要侵犯脊柱，可不同程度累及骶髂关节和周围关节的慢性进行性炎症为主要表现的自身免疫性疾病。病因尚不清楚，一般认为与遗传、环境因素、感染等因素有关，和人类白细胞相关抗原（HLA-B27）密切相关。

（二）强直性脊柱炎的临床康复

1. 康复评定

1）胸廓活动度的评定：测量深吸气及呼气时的胸围，两次胸围之差称为呼吸差，一般胸围呼吸差值＜5cm，提示胸廓扩展活动受限。

2）脊柱功能评定：①Wright-Schober 试验，可准确地反映腰椎的活动情况：令患者直立，取背部正中线髂嵴水平为零，分别向下 5cm、向上 10cm，各作一个标记，然后，让患者保持双膝直立、弯腰，测定两标记之间的距离，若两点延伸少于 4cm，提示腰椎活动度降低。②手地距离，患者取直立位，膝伸直，腰前屈，测量患者中指指尖与地面距离，此距离的大小可表示脊椎功能状态。手地距离越小，说明功能越好。③枕墙距离，主要评定颈椎，胸椎后凸程度。其方法是让患者靠墙站立，足跟必须贴紧墙面。测量后枕部与墙之水平距离。正常人枕墙距离应为 0。④下颌胸骨距离，此法主要评定颈椎前屈功能，患者取坐位，颈部前屈，测量下颌至胸骨体上缘距离。正常人应为 0。

3）关节活动度的评定：强直性脊柱炎除侵犯脊柱骨外，也常累及髋、膝、踝、肩等大关节，出现受累关节疼痛、僵硬、活动受限等。可采用关节量角器，测量各关节的关节活动度，以评定其功能障碍情况。

4）肌力评定：强直性脊柱炎由于疼痛、失用常影响肌力，包括背肌、呼吸肌及四肢肌力等。常可采用徒手肌力评定分级法，以评定其肌力分级。

5）活动能力评定：当患者因肢体功能障碍，影响其自理生活能力时，则应进行 ADC 评定。常用的日常生活活动能力评定有功能独立性评定量表、巴塞尔指数等。

2. 康复治疗

康复治疗的目的是通过多种手段减轻疼痛和不适，减轻炎症，防止肌肉萎缩，维持关节的活动度和改善心肺功能，预防并发症，避免产生严重脊柱畸形；改善全身的功能状态，使患者心理健康最大限度地独立生活，提高患者生活质量和社会适应能力。

（1）中医康复疗法

1）针刺疗法：以补肾强督、祛邪通络为治疗原则，主穴取肾俞、命门、腰阳关、夹脊、委中，依据病邪性质辨证取穴。寒湿明显者加风府、关元；风热明显者加风池；疼痛走窜者加膈俞、血海；关节疼痛者加大椎、环跳。合并坐骨神经痛者，选用环跳、委中、承山等穴。以捻转手法进针，风寒湿热邪偏盛者用泻法，肝肾亏虚者用补法。留针 30 分钟，留针期间每隔 10 分钟行针一次。可根据病情选用温针灸法，脊背疼痛采用夹脊穴排刺，最痛处针上加灸，以助强督祛邪。此外，可选用耳针法在相应区压痛点及腰骶椎、胸椎、颈椎、肾、肝、神门等耳穴行王不留行子贴压并适度按揉；若有关节肿胀者，可选用皮肤针疗法，在患处局部用梅花针轻叩，以皮肤潮红色为度。

2）督灸疗法：督灸是在督脉上自大椎穴至腰俞穴施以隔药隔姜发疱灸的灸疗方法。督灸粉主要由麝香、菟丝子、肉桂等药物组成，生姜为衬隔物，再加之以艾炷铺灸，共奏益肾通督、温阳散寒、壮骨透肌、破瘀散结、通痹止痛之效。施灸时间每次 2～3 小时，操作方法如下：①患者取舒适俯卧体位；②取穴，由大椎穴至腰俞穴；③消毒；④涂抹姜汁；⑤撒督灸粉；⑥覆盖桑皮纸；⑦垒姜泥，将备好的新鲜姜泥均匀地铺在大椎穴至腰俞穴一段的桑皮纸上使之呈下宽上窄的梯形；

⑧施灸，在姜泥上放置橄榄状的艾炷，使之呈叠瓦状，点燃整条艾炷的上、中、下三点，任其自燃自灭，连灸3壮；⑨清理；⑩择日水疱引流。

3）拔罐：对改善呼吸受限及缓解疼痛有一定的疗效。

4）推拿按摩：强直性脊柱炎以和营通络、温通经脉、解痉止痛、滑利关节为治疗原则，常取背部督脉及膀胱经腧穴、环跳、秩边、居髎、委中、阳陵泉、足三里、夹脊等穴。手法包括㨰、按、揉、点、弹拨、扳、擦等法。在患者脊柱两侧膀胱经相应腧穴如肺俞、膈俞、肝俞、脾俞、胃俞、肾俞、大肠俞等处施以擦、按、揉等法，以达和营通络之效；以肘尖自上而下直推夹脊穴，再以小鱼际擦法作用于背部督脉及膀胱经，横擦腰骶部，以透热祛邪，达温通经脉之效；点按膀胱经腧穴及夹脊穴，再揉拨脊柱两侧骶棘肌以达到放松肌肉、解痉止痛的目的；双手掌重叠自上而下节律按压脊柱胸段至腰骶、骶髂处，配合患者呼吸节奏，再加以腰骶、骨骼及髋关节的被动后伸运动，以滑利关节。

5）小针刀疗法：对于肌肉痉挛或挛缩而引起的疼痛，效果较好，主要是对痛点进行纵剥和横剥治疗，一次可治疗2~3个痛点，每周1次，3次为1个疗程。

6）中药外治法：如中药熏蒸、贴敷疗法等。

（2）现代康复疗法

1）休息：①卧位，应睡硬板床，仰卧或侧卧时应保持躯干、肢体伸直，预防屈曲畸形，枕头不宜过高或过低（去枕状态），卧位时避免长时间采用一种体位，仰卧、侧卧应交替进行。侧卧时要选用合适的枕头，以保持头颈与躯干处于同一水平，避免出现颈、胸、腰椎的屈曲畸形。每日应定时俯卧训练2~3次，每次30分钟，髋关节伸展以利于躯干及下肢屈曲畸形的预防和矫正。②座位，应坐直角硬靠背木椅，腰背挺直，椅高度为从坐下时双脚刚好平置地面，膝关节呈90°屈曲为宜，不宜长时间坐沙发或过软的椅子，尤其是躺椅。劳累时可将臀部后靠，腰背紧贴在椅背上休息。

2）物理因子治疗：强直性脊柱炎物理治疗可增加局部血液循环，松解粘连，消炎，减轻疼痛和僵硬，维持关节活动度。常用的物理疗法有以下几种，可根据疾病分期选择合适的治疗。①紫外线或水杨酸离子导入疗法，适用于急性炎症期。②超短波或微波疗法，温热量，多用于非急性期。每次12~15分钟，能深部热透，改善血液循环促进病理代谢产物消散，有利于骨与软骨营养。③音频电疗，具有消炎镇痛、松解组织的作用，每日1次，每次20~30分钟。④蜡疗，多采用蜡饼法，每次30~40分钟。⑤其他疗法，温泉浴、热水浴或药浴、水中运动、磁疗、超声波治疗等。

3）运动疗法：主要在于缓解肌肉痉挛，减轻疼痛；牵伸关节囊及韧带，防止其短缩，预防或减轻脊柱及周围关节的强直、畸形；保持良好的胸廓活动度；防止或减轻肢体因失用而致肌肉萎缩；维持骨密度和强度，防止骨质疏松；维持全身活动能力。学者对患者的运动方式观点不一，有学者主张重点训练挛缩的背部伸肌群的肌力，有学者强调各关节的肌力训练，还有学者推崇有氧运动，但其目标主要在于防止或减轻脊柱、髋关节僵直畸形，保持关节处于最佳功能位置；保持整体的运动功能。一般来说，运动疗法适用于强直性脊柱炎的整个病程中。①维持胸廓活动度，促进膈肌的运动：如每日做胸式或腹式呼吸运动、扩胸运动、旋肩呼吸运动等。②保持脊柱灵活性的运动：如颈、腰、髋各个方向旋转运动、膝胸运动、猫背运动等脊柱与背伸运动，站立时脊柱尽可能保持挺直，正确姿势对防止脊柱弯曲非常重要。③全身有氧运动：如散步、慢跑、游泳等。④外周关节运动：每日进行上下肢各关节的主动运动及被动运动，尤其是髋伸肌和外旋肌的练习，下蹲起立、行走跑步、抬腿外旋等运动，以保持髋关节的屈伸、内收、外展功能。⑤耐力性运动：患者病情稳定，一般情况良好时，可进行游泳、慢跑、登山、打羽毛球等运动，可增强全身肌力，促进心肺功能，防止脊柱畸形。

4）辅助器具的应用：对因疼痛而活动受限及脊柱强直且畸形的患者，应在综合治疗的基础上，选择必要的支具或自助具进行日常生活能力训练。对于行走困难者应选择适当的手杖或步行器，穿鞋困难者应选用持物器及长柄鞋拔，对如厕困难者应根据畸形程度调节坐便器高度并进行相应的使用训练。

5）心理治疗：参照本章第五节类风湿关节炎心理治疗介绍。

三、骨 关 节 炎

（一）骨关节炎的概述

骨关节炎是以局部关节软骨磨损破坏，并累及软骨下骨、滑膜组织、关节囊、韧带和肌肉等所有结构，出现相邻软骨下骨板骨质增生、骨唇形成特征的一种非对称性、非炎性的慢性骨关节病，也称退行性关节炎、骨性关节病或增生性关节炎，主要累及膝关节、髋关节、脊柱及手指关节。

（二）骨关节炎的临床康复

1. 康复评定

（1）疼痛评定：常用的疼痛评估方法有数字评估法、脸谱评估法、词语描述法。

（2）关节肿胀评定：关节肿胀评定：①轻度肿胀。肿胀范围较小，只是略显肿胀，一般适用于轻微创伤、早期骨折的情况。对应的肿胀程度为轻微肿胀、局部膨胀。②中度肿胀。肿胀范围更广，出现局部肿胀难以忽略的现象，有时会伴随疼痛和不适感。对应的肿胀程度为明显肿胀、不规则的肿块。③重度肿胀。肿胀区域非常广，严重影响患者的肢体活动和正常功能。患者可能会产生强烈的不适感，包括剧烈的疼痛、明显肿胀、色素变化。对应的肿胀程度未明显改变，在其他症状下出现重度不适的情况。

（3）关节活动范围评定：确定关节功能状况，明确关节活动异常的原因，指导康复治疗。

（4）肌力评定：肌力是指肌肉或肌群收缩的力量，分 0～Ⅴ 六级，必要时注明"+"或"–"号。具体评估方法如下。①0 级：无可探测的肌肉收缩。②Ⅰ 级：可触及肌肉有轻微收缩，但无关节运动。③1+级：肌肉有强力收缩，但无关节运动。④Ⅱ–级：去除肢体重力的影响，关节能活动到最大活动范围的 1/2 以上，但不能达最大活动范围。⑤Ⅱ级：去除肢体重力的影响，关节能活动到最大活动范围。⑥Ⅱ+级：去除肢体重力的影响，关节能活动到最大活动范围，如对抗重力，可活动到最大活动范围的 1/2 以下。⑦Ⅲ–级：可对抗肢体本身重力，关节能活动到最大活动范围的 1/2 以上，但不能达最大活动范围。⑧Ⅲ级：可对抗肢体本身重力，关节能活动到最大活动范围。⑨Ⅲ+级：可对抗肢体本身重力，关节能活动到最大活动范围，且在运动终末可抗轻度阻力。⑩Ⅳ–级：能对抗比轻度稍大的阻力活动到最大活动范围。⑪Ⅳ级：能对抗中等度阻力活动到最大活动范围。⑫Ⅳ+级：能对抗比中等度稍大的阻力活动到最大活动范围。⑬Ⅴ–级：能对抗较充分阻力稍小的阻力活动到最大活动范围。⑭Ⅴ级：能对抗完全阻力活动到最大活动范围。

（5）关节畸形评定：膝关节内翻畸形最常见，第 1 跖趾关节外翻，脊柱后弯等均影响正常步态，也影响到髋关节和踝关节的正常生物力线及负荷。

（6）手功能评定：手的灵巧性和协调性的评定。

（7）下肢功能评定：Harris 髋关节功能评定标准；HSS 膝关节评分系统。

（8）日常生活活动能力评定：因为疼痛经常影响到关节炎患者的功能发挥，需要直接测试患者的独立生活所必需的关节活动情况。一般采用 Bather 指数评定日常生活活动能力，可了解患者日常生活活动能力水平。

2. 康复治疗

充分控制关节疼痛，减轻关节肿胀，保护关节，维持或增加关节活动度，维持或增加肌力、耐力、平衡能力以及关节稳定性，改善功能，延缓和阻止病情发展，降低致残率。

（1）中医康复疗法

1）针刺疗法：骨关节炎受累关节部位较多，多以病变部位辨证取穴。颈椎关节受累者，以病变部位夹脊穴、大椎、肩髃、曲池、足三里、悬钟为主穴，配以身柱、肾俞、环跳、阳陵泉、肩井、天宗、阳池、中渚等；手部关节受累者，取曲池、手三里、外关、支沟、合谷、中脘、悬钟、中渚；脊背受累者，主取华佗夹脊穴，配以太冲、内庭、委中、昆仑等；腰椎关节受累者，取督脉、足太阳膀胱经穴为主，选取肾俞、腰阳关、阿是穴、委中为主穴，寒湿甚配风府、命门，劳损甚配膈俞、次髎，肾虚明显配志室、太溪，痛甚者配水沟、后溪等；膝关节受累者，取犊鼻、内膝眼，配以鹤顶、血海、足三里、阴陵泉、阳陵泉、阿是穴；足跟痛取太溪、照海、申脉、大陵。留针30分钟，每隔8分钟捻转行针1次。也可在阿是穴予皮肤针叩刺出血，再行火罐治疗。

2）艾灸疗法：颈项部病变者，主穴取天柱、大椎、风池、大杼、肩髃、肩井、后溪，上肢麻木配以外关。每日施灸2次，每穴3~5壮。可用温针灸或艾条灸。腰部病变者，主穴取肾俞、委中、志室、腰阳关，湿胜者加阴陵泉、三阴交；劳损者加局部阿是穴；肾阳虚加命门、关元；肾阴虚加太溪。每日施灸1~2次，每次5~10壮。可用艾条灸或隔姜灸。坐骨神经痛，主穴取夹脊穴、秩边、环跳、腰阳关、委中、阳陵泉、承山、悬钟，配穴见腰痛加肾俞、关元俞，臀部痛加次髎，大腿后侧痛加承扶、殷门，膝痛加足三里，踝痛加昆仑。每日1~2次施灸，每穴3~5壮。可用艾条灸或温针灸。膝胫冷痛，取曲泉、厉兑；膝风肿痛，取足三里、阴陵泉、阳陵泉、太冲、昆仑；脚膝酸痛，取阳陵泉、足三里、委中、行间；脚膝麻痹，取阳陵泉、阴陵泉、三阴交。采用艾条灸，每日施灸1~2次，每次20分钟。

3）推拿疗法：以疏经通络、行气活血为治疗原则，由于受累部位不定，依据部位辨证取穴：颈项部、肩背部、上肢部受累者，取风池、风府、肩中俞、肩内俞、肩井、天宗、极泉、曲池、手三里、合谷、后溪等穴，先以滚法、一指禅推法作用于颈、肩、背部，然后以揉、拿、按法作用于颈、肩及两侧肩胛骨内缘，上肢部以揉、拿、一指禅推法作用于相应穴位；腰背部、下肢部受累者，取肾俞、大肠俞、腰阳关、环跳、承扶、殷门、委中、承山、昆仑等穴，先以擦法施于脊柱两侧膀胱经，着重于腰部，再以滚法施于患侧臀部及下肢后外侧部，其间以拇指、肘尖点压腰阳关、肾俞、居髎、环跳、承扶、委中、阿是穴；膝髌周围受累者，取鹤顶、内外膝眼、阳陵泉、血海、梁丘、伏兔、委中、承山、风市等穴，以滚法重点施于股四头肌、大腿后侧、腘窝、小腿后侧，点揉膝周穴位，拿委中、承山，以按揉合弹拨法交替作用于髌韧带、内外侧副韧带，作屈膝摇法配合膝关节屈伸、旋转等辅助动作。

（2）现代康复疗法

1）休息：一般关节炎患者无须卧床休息，对急性期肿痛的关节宜局部休息，以利于缓解疼痛、炎症和预防挛缩。急性期关节肿痛严重者，则应卧床休息、病变关节局部需用夹板或支具固定，防止畸形。当负荷关节或关节受累时，应限制其活动量。

2）运动疗法：包括被动活动、主动助力活动、主动活动（包括等长等张练习及等速练习）、增强肌力活动（等长等张练习）、肌耐力练习和牵张练习等。关节活动练习是防止和矫正畸形的基础，在急性期可作轻柔的被动活动，要注意多轴关节的各个活动轴位。有氧运动就是大肌群长时间中等强度的运动，常见的有氧运动有散步、游泳、园艺、打太极拳、跳舞（如交谊舞、广场舞）、平地骑自行车等。

3）物理因子疗法：具有消炎、消肿、镇痛，缓解肌肉痉挛，促进局部血液循环的作用。常用的有热疗（如蜡疗、红外线疗法）、超声波、低中频电疗（如音频、干扰电、调制中频等）、高频电疗（如短波疗法、超短波疗法、微波疗法等）等。

4）支具与辅助器具：主要是日常生活活动辅助器具，如夹板、拐杖轮椅、持物器、穿衣器等。支具与矫形器常用于炎性疼痛或不稳定性关节，以减少关节活动，有助于消肿止痛，保持关节功能位，矫正畸形。足部矫形器可通过支持或矫正生物力学关系减轻膝骨关节炎患者的疼痛。外侧楔形鞋垫可减轻膝关节内侧压力，从而减轻膝骨关节炎患者的疼痛及非甾体抗炎药的用量。治疗膝骨关节炎患者的疼痛症状还可以使用髌骨束带。减重或不负重膝关节束带，以转移受累部位的压力。

5）心理治疗：参照本章第五节类风湿关节炎心理治疗介绍。

展　望

一门迅速发展的新兴学科的产生、发展、初步完善，到逐渐形成体系，需要多年甚至几代人的艰苦努力，没有探索和创新，科学技术就不可能发展，而探索和创新，又难免幼稚和不妥，关键是应该有探索和创新发展的勇气。百花齐放，百家争鸣，才有利于学术发展。风湿病学作为一门相对独立的学科，是临床发展的需要，风湿病的患病率和致残率都较高，风湿病种类多，病情复杂，群体庞大，除了药物治疗之外，康复也是风湿病治疗中重要的一环，中西医结合康复在风湿病综合治疗中能够更好地发挥其作用，从而为患者缓解疼痛，提高生活质量。康复医学理论和技术还在不断发展中，我们应在临床康复工作中不断积累经验与方法，不断地总结提升，搭好风湿病与康复之间的桥梁，完善风湿病康复，合力攻坚风湿病。

一、研究进展小结

风湿病学是个既古老又新兴的学科，"风湿性疾病"有其旧的寓意，也有其新的内涵，风湿病学在我国虽起步较晚，但发展速度较快，近年来在发病机制的研究、新检查手段的引进和新药物的使用方面都取得了许多新进展，但我国风湿病研究方面所取得的成绩与我国患者多、医生少的现实不相称，如能进行横向联合、合力攻关，相信一定会取得更好的成绩。

风湿病群体介入康复才能达到患者身体功能水平恢复的最大化。中医康复具有"简、便、验、廉"的特点，易于在基层、社区甚至家庭中推广，在减轻风湿病群体的疾病状态，减少药物依赖，降低医疗成本，改善整体健康中的作用极其重要。中医药在风湿病康复方面的优势突出，中医顺应自然、培养正气的健康思想与"致中和者必久寿"的摄生主张在维持良好身心功能、预防各种疾病发生发展、减缓因增龄导致功能和活动能力下降中都发挥着重要的作用；"形神合一"的传统运动与导引术（如太极拳和八段锦）不仅能改善运动能力、提高心肺功能，还能有效改善认知功能，改善精神和心理功能；针灸能改善各类功能障碍，缓解疼痛，提高生活活动能力等；结合现代康复在慢性病康复方面的建议，例如根据功能障碍的程度和特点，考虑患者的兴趣和能力水平，制订和实施运动处方，采用有氧运动或传统运动训练，能最大限度地改善患者的功能水平和活动能力，显著提高其生活质量。

结合中医和西医康复医学各自的特点，优势互补，相互融合，是发展中西医结合康复，提高康复临床疗效的重要途径，也是中国特色康复医学体系发展的主流趋势。中西医结合风湿病康复的发展突飞猛进，新概念、新理论、新技术、新方法正在不断地涌现，这就要求我们不断地进行知识更新，以功能为核心，将中医和西医康复相互协同，互相借鉴，优势互补，重视功能评估和社会参与的目标，在康复协作组中共同制订康复计划并完成康复治疗方案，相互配合实施，可以避免单一中医或西医康复治疗的局限性，以取得最佳效果。《健康中国行动（2019—2030年）》提出要"提供系统连续的预防、治疗、康复、健康促进一体化服务，提升健康服务的公平性、可及性、有效性、实现早诊早治早康复"。中西医结合康复在风湿病中的应用及临床康复一体化还需要更多的研究、实践与积累，需要不断努力与完善，共同推动和发展。

二、存在的问题小结

（1）风湿病中医康复思想与现代康复理念互通不够普及，中西医结合风湿病康复一体化进展缓慢。

（2）风湿病中医康复虽然很明确提出整体功能指导思想，但缺乏功能障碍系统分类，可量化的标准也较欠缺。

（3）中西医结合风湿病康复理论挖掘、梳理优化及其科技的投入和研发不足。

三、可能的改进方向或措施

（1）不断强化风湿病中医康复思想与现代康复理念互通及正确健康观的科普教育；提高风湿病中西医结合整体康复服务水平和能力；加大中西医结合康复在风湿病临床服务能力的建设；加强中西医结合康复在风湿病中的应用；实现"以健康为中心"的转变，重视顶层设计，团队融合，努力推动风湿病中西医结合康复一体化发展进程。

（2）将整体功能和活动能力作为中西医结合康复工作的指标。只有在整体功能观指导下进行康复实践，考虑局部与功能的整体性，将风湿病中医和西医康复有效技术进行合理融合，实现康复方案的优化，才能真正起到提质增效的作用，也实现全面康复管理。

（3）开展中西医结合风湿病康复结局研究；推广中西医康复共性技术；加强中西医结合风湿病康复专有设备研发、推广、应用；加强中西医结合风湿病康复规范化、标准化研究等。

（叶志中）

附篇一
风湿病中、西医诊治指南汇编

附篇二
常用风湿病动物模型

参 考 文 献

陈立典，陶静，2021. 中西医结合康复指南[M]. 北京：人民卫生出版社，1-5.

陈佩仪，2017. 中医护理学基础：中医特色[M]. 2 版. 北京：人民卫生出版社.

范永升，2021. 中西医结合临床风湿病学[M]. 北京：中国中医药出版社.

葛均波，徐永健，王辰，2018. 内科学[M]. 9 版. 北京：人民卫生出版社.

耿研，谢希，王昱，等，2022. 类风湿关节炎诊疗规范[J]. 中华内科杂志，61（1）：51-59.

顾越英，叶霜，2010. 生物制剂在风湿病的应用[J]. 中华临床医师杂志（电子版），4（2）：133-134.

郭云良，赵峻，李琴，2018. 中西医结合医学导论[M]. 2 版. 北京：科学技术文献出版社.

何成奇，李建军，2021. 骨科康复技术[M]. 北京：电子工业出版社，325-327.

何东仪，程鹏，汪荣盛等，2023. 强直性脊柱炎中西医结合诊疗指南[J]. 上海医药，44（13）：23-30，43.

何清湖，2018. 中西医结合思路与方法[M]. 2 版. 北京：中国中医药出版社.

黄烽，朱剑，王玉华等，2022. 强直性脊柱炎诊疗规范[J]. 中华内科杂志，61（8）：893-900.

黄一珊，鲍婷婷，赵林华等，2023. 脏腑风湿理论在自身免疫性疾病中的应用[J]. 中国科学基金，37（1）：92-97.

姜平，吴心瑶，杜星辰，等，2023. 基于数据挖掘、网络药理学的中医药治疗痛风遣方用药规律及作用机制[J]. 上海中医药杂志，4（4）：72-82.

姜泉，罗成贵，巩勋，等，2021. 骨关节炎病证结合诊疗指南[J]. 中华中医药杂志，36（2）：929-933.

姜泉，王海隆，巩勋，等，2018. 类风湿关节炎病证结合诊疗指南[J]. 中医杂志，59（20）：1794-1800.

李达，姜泉，刘蔚翔，等，2023. 基于"正邪理论"探讨风湿免疫病的特点与论治[J]. 北京中医药大学学报，46（5）：593-598.

李萍，王银洁，曹义，2019. 四妙散加减对比秋水仙碱治疗痛风疗效和安全性的 Meta 分析[J]. 中国中医急症，28（3）：449-452.

栗占国，2022. 凯利风湿病学[M]. 11 版. 北京：北京大学医学出版社.

连芬萍，王秀丽，唐玉萍，2020. 风湿免疫科专科护士实操手册[M]. 长春：吉林大学出版社.

刘维，2019. 中医风湿病学临床研究[M]. 北京：人民卫生出版社：160-175.

刘维，2023. 痛风及高尿酸血症中西医结合诊疗指南[J]. 中医杂志，64（1）：98-106.

石金杰，刘宏潇，2023. 强直性脊柱炎证候规范化及客观化的研究与思考[J]. 中华中医药学刊，41（8）：177-180.

陶黎，刘梅洁，薛欣，等，2018. 益肾蠲痹丸对肾虚胶原诱导性关节炎大鼠踝关节骨质破坏的影响[J]. 中医杂志，59（5）：420-426.

陶庆文，罗静，王建明等，2021. 原发性干燥综合征中西医结合医疗质量控制指标专家共识（2021 版）[J]. 中日友好医院学报，35（2）：70-72.

王瑞辉，冯晓东，2017. 中医康复学[M]. 2 版. 北京：中国中医药出版社，85-126.

王银萍，李洋，2016. 白细胞介素-6 生物学功能及其生物制剂在风湿病领域的应用[J]. 中华临床免疫和变态反应杂志，10（1）：63-68.

魏兆楠，陈永熙，2021. 实验性血管炎动物模型研究进展[J]. 内科理论与实践，16（1）：53-59.

温斌，何春辉，照日格图等，2023. 中西医治疗类风湿性关节炎的临床进展[J]. 新疆中医药，9（2）：105-107.

吴岚，蔡同凯，张立超，等，2018. 系统性红斑狼疮动物模型及其发病机制研究进展[J]. 药学实践杂志，36（6）：481-483，492.

徐桂华，张先庚，2019. 中医临床护理学[M]. 北京：人民卫生出版社，261-266.

徐闪闪，王龙，张霞，等，2021. 过敏性紫癜动物模型研究进展[J]. 中华中医药杂志，7（3）：1539-1542.

徐雅菲，赵志斌，廉哲雄，2021. 原发性胆汁性胆管炎动物模型的研究进展[J]. 临床肝胆病杂志，37（10）：2280-2285.

徐愿，罗静，韩曼等，2022. 中医药治疗风湿免疫领域临床优势病种的探讨[J]. 中国实验方剂学杂志，8（9）：198-204.

叶冠成，陈光耀，江雯欣，等，2019. 类风湿关节炎动物模型研究进展[J]. 安徽中医药大学学报，38（5）：88-92.

于博，韩建文，2022. 银屑病动物模型研究进展[J]. 皮肤病与性病，8（4）：290-296.

袁博，王金海，方晓丽，等，2017. 家兔类风湿关节炎寒证模型的建立与病理学研究[J]. 中华中医药杂志，32（7）：3117-3120.

张文，厉小梅，徐东等，2020. 原发性干燥综合征诊疗规范[J]. 中华内科杂志，59（4）：269-276.

《中成药治疗优势病种临床应用指南》标准化项目组，2023. 中成药治疗类风湿关节炎临床应用指南（2022 年）[J]. 中国中西医结合杂志，43（3）：261-273.

中华医学会风湿病学分会，国家皮肤与免疫疾病临床医学研究中心，中国系统性红斑狼疮研究协作组. 2020. 2020 中国系统性红斑狼疮诊疗指南[J]. 中华内科杂志，59（3）：172-185.

周静媛，刘肖珩，沈阳，等，2021. 骨质疏松症动物模型的构建及实验方法研究进展[J]. 生物医学工程研究，40（1）：83-87.

邹峻，陈永，曲环汝，等，2021. 中国白塞综合征中西医结合诊疗专家共识（2020 年）[J]. 老年医学与保健，27（1）：14-20, 29.

Backhaus M, Kaufmann J, Richter C, et al, 2015. Comparison of tocilizumab and tumour necrosis factor inhibitors in rheumatoid arthritis: A retrospective analysis of 1603 patients managed in routine clinical practice[J]. Clinical Rheumatology, 34（4）：673-681.

Boyman O, Comte D, Spertini F, 2014. Adverse reactions to biologic agents and their medical management[J]. Nature Reviews Rheumatology, 10（10）：612-627.

de Bruin F, de Koning A, van den Berg R, et al, 2018. Development of the CT Syndesmophyte Score（CTSS）in patients with ankylosing spondylitis: data from the SIAS cohort[J]. Annals of the Rheumatic Diseases, 77（3）：371-377.

Devauchelle-Pensec V, D'Agostino M A, Marion J, et al, 2012. Computed tomography scanning facilitates the diagnosis of sacroiliitis in patients with suspected spondylarthritis: results of a prospective multicenter French cohort study[J]. Arthritis & Rheumatism, 64（5）：1412-1419.

Flint J, Panchal S, Hurrell A, et al, 2016. BSR and BHPR guideline on prescribing drugs in pregnancy and breastfeeding-Part I : standard and biologic disease modifying anti-rheumatic drugs and corticosteroids[J]. Rheumatology, 55（9）：1693-1697.

Hou T Z, Qureshi O S, Wang C J, et al, 2015. A transendocytosis model of CTLA-4 function predicts its suppressive behavior on regulatory T cells[J]. Journal of Immunology, 194（5）：2148-2159.

Johnson T R, Weckbach S, Kellner H, et al, 2007. Clinical image: dualenergy computed tomographic molecular imaging of gout[J]. Arthritis Rheum, 56（8）：2809.

Li Q L, Yuan Q, Jiang N, et al, 2022. Dihydroartemisinin regulates immune cell heterogeneity by triggering a cascade reaction of CDK and MAPK phosphorylation[J]. Signal Transduction and Targeted Therapy, 7（1）：222.

Lin Y, Ouyang Y, Hu M Y, et al, 2022. Multifunctional nanoparticles of sinomenine hydrochloride for treat-to-target therapy of rheumatoid arthritis via modulation of proinflammatory cytokines[J]. Journal of Controlled Release: Official Journal of the Controlled Release Society, 348：42-56.

Mandl P, Navarro-Compán V, Terslev L, et al, 2015. EULAR recommendations for the use of imaging in the diagnosis and management of spondyloarthritis in clinical practice[J]. Annals of the Rheumatic Diseases, 74（7）：1327-1339.

Mao X, Li W J, Chen W J, et al, 2020. Exploring and characterizing a novel combination of paeoniflorin and talatizidine for the treatment of rheumatoid arthritis[J]. Pharmacological Research, 153：104658.

Mauro D, Thomas R, Guggino G, et al, 2021. Ankylosing spondylitis: an autoimmune or autoinflammatory disease?[J]. Nature Reviews Rheumatology, 17（7）：387-404.

McGeachy M J, Cua D J, Gaffen S L, 2019. The IL-17 family of cytokines in health and disease[J]. Immunity, 50（4）：892-906.

Ranganath V K, Hammer H B, McQueen F M, 2020. Contemporary imaging of rheumatoid arthritis: Clinical role of ultrasound and MRI[J]. Best Practice & Research Clinical Rheumatology, 34（6）：101593.

Ren S J, Liu H, Wang X T, et al, 2021. Acupoint nanocomposite hydrogel for simulation of acupuncture and targeted delivery of triptolide against rheumatoid arthritis[J]. Journal of Nanobiotechnology, 19（1）：409.

Sandhya P, Kurien B, Danda D, et al, 2017. Update on pathogenesis of sjogren's syndrome[J]. Current Rheumatology Reviews, 13（1）：5-22.

Sciascia S, Roccatello D, Radin M, et al, 2022. Differentiating between UCTD and early-stage SLE: from definitions to clinical approach[J]. Nature Reviews Rheumatology, 18（1）：9-21.

Stack R J, Mallen C D, Jinks C, et al, 2014. P1. Delays between the onset of symptoms and first rheumatology consultation in patients with rheumatoid arthritis: a national survey[J]. Rheumatology, 53（suppl_1）：i34.

Wei S J, Zhang Q, Xiang Y J, et al, 2021. Guizhi-Shaoyao-Zhimu decoction attenuates bone erosion in rats that have collagen-induced arthritis via modulating NF-κB signalling to suppress osteoclastogenesis[J]. Pharmaceutical Biology, 59（1）：260-272.

Zhou L, Hong G J, Li S F, et al, 2020. Fangchinoline protects against bone loss in OVX mice via inhibiting osteoclast formation, bone resorption and RANKL-induced signaling[J]. International Journal of Biological Sciences, 16（2）：309-319.